Ronald McRae

Zugänge in der
orthopädischen Chirurgie

Ronald McRae

Zugänge in der orthopädischen Chirurgie

Mit Beiträgen von John Bingham
472 Originalillustrationen des Autors

Deutsche Ausgabe, übersetzt und bearbeitet von
Prof. Dr. W. Pförringer

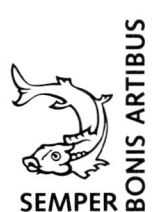

Gustav Fischer Verlag
Stuttgart · New York · 1990

© Longman Group UK Limited 1987
Churchill Livingstone
Medical Division of Longman Group UK Limited

Titel der Originalausgabe
Practical Orthopaedic Exposures

Die Veröffentlichung der Übersetzung von Practical Orthopaedic Exposures, 1. Auflage, erfolgt in Übereinstimmung mit Churchill Livingstone, London.

Anschriften des Autors und des Übersetzers:

Ronald McRae, F.R.C.S., Consultant Orthopaedic Surgeon, Southern General Hospital, Glasgow. Honorary Clinical Lecturer in Orthopaedics, University of Glasgow. Lecturer in Anatomy, Glasgow School of Chiropody. Member of the Institute of Medical and Biological Illustration.

Professor Dr. W. Pförringer
Staatliche Orthopädische Klinik
Harlachinger Str. 51
D-8000 München 90

Geschützte Warennamen (Warenzeichen) wurden **nicht** besonders kenntlich gemacht. Aus dem Fehlen eines solchen Hinweises kann also nicht geschlossen werden, daß es sich um einen freien Warennamen handelt.

Wichtiger Hinweis
Die pharmakotherapeutischen Erkenntnisse in der Medizin unterliegen laufendem Wandel durch Forschung und klinische Erfahrungen. Autor und Übersetzer dieses Werkes haben große Sorgfalt darauf verwandt, daß die in diesem Werk gemachten therapeutischen Angaben (insbesondere hinsichtlich Indikation, Dosierung und unerwünschten Wirkungen) dem derzeitigen Wissensstand entsprechen. Das entbindet den Benutzer dieses Werkes aber nicht von der Verpflichtung, anhand der Beipackzettel zu verschreibender Präparate zu überprüfen, ob die dort gemachten Angaben von denen in diesem Buch abweichen und seine Verordnung in eigener Verantwortung zu bestimmen.

CIP-Titelaufnahme der Deutschen Bibliothek

MacRae, Ronald:
Zugänge in der orthopädischen Chirurgie / Ronald McRae. Mit Beitr. von John Bingham. 472 Orig.-Ill. d. Autors. Dt. Ausg. übers. u. bearb. von W. Pförringer. – Stuttgart ; New York : Fischer, 1990
  Einheitssacht.: Practical orthopaedic exposures ⟨dt.⟩
  ISBN 3-437-11267-8
NE: Pförringer, Wolfgang [Bearb.]

Für die deutsche Ausgabe
© Gustav Fischer Verlag · Stuttgart · New York · 1990
Wollgrasweg 49 · D-7000 Stuttgart 70
Das Werk einschließlich aller seiner Teile ist urheberrechtlich geschützt. Jede Verwertung außerhalb der engen Grenzen des Urheberrechtsgesetzes ist ohne Zustimmung des Verlages unzulässig und strafbar. Das gilt insbesondere für Vervielfältigungen, Übersetzungen, Mikroverfilmungen und die Einspeicherung und Verarbeitung in elektronischen Systemen.
Gesamtherstellung: Graph. Großbetrieb Friedrich Pustet, Regensburg
Printed in Germany

Vorwort zur deutschen Ausgabe

Operationen, gleich welcher Art, werden entscheidend bereits durch den chirurgischen Zugang zum gewünschten Operationsfeld bestimmt und damit ihr Ausgang ebenfalls, zumindestens in Anteilen, festgelegt. Die sehr genaue Kenntnis der Anatomie ist hier ebenso unentbehrlich wie das Wissen um den vorgesehenen technischen Ablauf der Operation. Umso mehr ist zu bedauern, daß gerade im deutschsprachigen Raum bei der Ausbildung zum Arzt dem Fach Anatomie generell zu wenig Aufmerksamkeit gewidmet wird, wobei dies ganz im Gegensatz zu den angloamerikanischen Ländern steht. Die Lektüre eines Buches über operative Zugangswege wird erst dann den angestrebten Erfolg vermitteln können, wenn die Basis des Verständnisses, nämlich die anatomischen Kenntnisse in ausreichendem Maße vorhanden sind. So muß es dem Leser auch dieses Werkes auferlegt werden, sich selbst zu prüfen, ob seine anatomischen Kenntnisse den Anforderungen genügen, die er selbst an sich stellt, die aber auch durch seine Arbeit an ihn gestellt werden.

Eines der verbindenden Dinge auf der Erde ist in der Medizin auch die Anatomie, die weder Rassenschranken noch Nationalitätengrenzen oder ähnliches kennt. Dennoch ist bei der Übersetzung eines angloamerikanischen Werkes dieser Thematik auffällig, daß in verschiedenen Gebieten doch grundsätzliche Unterschiede im Denken bestehen. Dies bezieht sich sowohl auf die Art und Weise, wie eine Operation in manchen Teilgebieten technisch durchgeführt wird, aber auch wie man hier auf die generelle Betrachtung eines orthopädischen Problems eingeht. Ich habe versucht, bei meiner Übersetzung in diesen Fällen auf die bestehenden Unterschiede der Denkweisen zwischen deutscher und englischer «orthopädischer Schule» hinzuweisen. Die Arbeit von Ronald McRae kann nicht hoch genug eingeschätzt werden, und der mit orthopädischen Operationen Vertraute vermag eigentlich dann die Schwierigkeit der Erstellung eines derartigen Werks zu beurteilen, wenn er zum einen die Mehrzahl der hier beschriebenen Operationen selbst durchgeführt, zum anderen auch die unterschiedlichen Denkweisen der verschiedenen Sprachgruppen kennengelernt hat. Ich bin überzeugt, daß dieses Buch einen wertvollen Beitrag zur orthopädischen Chirurgie im deutschsprachigen Raum liefern wird, zumal es mit typisch englischer Prägnanz und Beschränkung auf das Wesentliche, ohne irgendwelche Notwendigkeiten auszulassen, verfaßt ist. Das was zum Verständnis dieses Buches darüber hinaus notwendig ist, ist in der Einführung des Verfassers dargestellt.

München, im Januar 1990　　　　　　　　　　　　　　　　　　　　　Wolfgang Pförringer

Inhalt

Einführung	1
Wirbelsäule	3
1. Halswirbelsäule	4
2. Brustwirbelsäule	11
3. Lumbalwirbelsäule	16
Die obere Extremität	23
4. Schulter	24
5. Humerusschaft	43
6. Ellenbogen	51
7. Unterarm	66
8. Handgelenk und Hand	74
Die untere Extremität	87
9. Hüfte	88
10. Femurschaft	113
11. Das Knie	128
12. Schienbein und Wadenbein	140
13. Sprunggelenk und Fuß	148
Sachregister	164

Einführung

Macht man sich daran, über das Thema «chirurgische Zugänge» zu schreiben, stößt man auf einige Schwierigkeiten. Erstens macht die große Anzahl der beschriebenen Zugänge eine vollständige Aufzählung unmöglich. Selbst eine nur oberflächliche Literaturdurchsicht fördert bereits eine umfangreiche Bibliographie zu Tage, die sich in die größeren chirurgischen Veröffentlichungen hinein verzweigt und bis auf den allerersten medizinischen Bericht zurückführt. Es ist deshalb notwendig eine Auswahl zu treffen, eine Auswahl die unvermeidlich zu Auslassungen führt.

Zweitens kann die Frage nach der Herkunft eines Zuganges selten sicher geklärt werden. Untersucht man die eingeführten «klassischen» Zugänge kritisch, stößt man meist im Werk eines «unbesungenen» Autors auf eine frühere Beschreibung von überraschender Ähnlichkeit; in ähnlicher Weise findet man in der Regel eine noch größere Anzahl späterer Beschreibungen, die für sich Originalität beanspruchen, deren Abweichungen von der klassischen Vorgehensweise jedoch so subtil sind, daß sie nur bei differenziertester Betrachtung sichtbar werden. Trotz dieses Umstandes entstand beim Verfassen des vorliegenden Werkes der Eindruck, daß dem Leser kein guter Dienst erwiesen würde, wenn die seit langem etablierten Eponyme im Text nicht erschienen.

Drittens ist es für einen Chirurgen ungewöhnlich, einen Zugang mehr als ein- oder zweimal zu praktizieren, ohne ihm eine kleine persönliche Note zu verleihen. Derartige Ausschmückungen können auch von unseren Kollegen und Lehrern ohne besondere Erwähnung übernommen worden sein, was zu der Versuchung führen könnte, jede Beschreibung kritisch zu bewerten, die sie nicht einschließt: Für jede Auslassung dieser Art entschuldige ich mich deshalb im voraus.

Aus der großen Anzahl der Zugänge, die für eine Beschreibung zur Verfügung stehen, wurde nach den folgenden Prinzipien ausgewählt:

1. Volle Anerkennung wird der Weisheit und Weitsicht Henrys gezollt, der die Bedeutung von Inzisionen betonte, die beim Auftreten von Schwierigkeiten erweitert werden können. Um aus seinem Buch[1] zu zitieren, das zu den bedeutendsten Werken nicht nur der chirurgischen, sondern auch der englischen Literatur gehört: «Der Zugang, der wirkungsvoll mit dem ‹großen Arsenal des Zufalls› wetteifern will, muß jeder Verschiebung gewachsen sein und deshalb eine Reichweite besitzen, wie die Zunge des Chamäleons, um dahin zu reichen, wo es erforderlich ist.» Deshalb habe ich mich auf Zugänge konzentriert, die erweitert oder weiterentwickelt werden können, und Vorschläge gemacht, wie dies jeweils erfolgen kann.
2. Etliche Zugänge sind auf Grund ihrer allgemeinen Brauchbarkeit fest als «klassi-

---

[1] Henry A. K., 1957, Extensil Exposure. Livingstone, Edinburgh.

sche» Zugänge etabliert. Meiner Meinung nach ist es unentbehrlich, einige aus dieser Kategorie aufzunehmen.

3. Wo mehrere Chirurgen verschiedene, aber prinzipiell ähnliche Vorgehensweisen beschrieben haben, habe ich diejenige ausgewählt, die am besten eingeführt erscheint, und unter der Überschrift «Variationen» nützlich erscheinende spezielle Modifikationen aufgeführt.

4. Ich habe viele Zugänge nicht aufgeführt, die, obwohl eindeutig originär, gegenüber anderen, die nach den vorstehend beschriebenen Kriterien ausgewählt wurden, wenig Vorteile zu bieten scheinen. Für jede anatomische Region wurden mehrere Zugänge aufgenommen und für den Anfänger Hilfen gegeben, damit er denjenigen auswählen kann, der für seinen Zweck der geeignetste ist: Trotzdem wird sehr nachdrücklich empfohlen, alle Zugänge zu einem bestimmten Gebiet zu lesen, ehe man sich auf Gelände begibt, mit dem man nicht so ohne weiteres vertraut ist. Wo die Erfahrung nahelegt, daß einige der zugrundeliegenden anatomischen Prinzipien im Detail nicht bekannt sein könnten, wurden einige solche Einzelheiten aufgeführt, damit man sich die Zeit sparen kann, in den entsprechenden anatomischen Texten suchen zu müssen.

Das Ziel der Zeichnungen ist es, durch die Vermittlung der einem Zugang zugrunde liegenden Prinzipien und die Erläuterung der einzelnen Stufen seines Ablaufes zu informieren; sie sollen nur Diagramme sein. Text und Abbildungen sind eng miteinander verzahnt und sollten nicht unabhängig voneinander betrachtet werden.

Ich habe einige Vereinheitlichungen vorgenommen, die erwähnt werden müssen. Zugunsten der Kontinuität und um Verwirrungen zu vermeiden, wird bei den Extremitäten immer die *rechte* Seite des Patienten gezeigt, im Falle der Wirbelsäule ist, aus Gründen, die in den einzelnen Abschnitten genannt werden, die *linke* Seite abgebildet. Damit die Orientierung nicht verloren geht, wird das Körperteil im allgemeinen nicht abgedeckt abgebildet, und der Blickwinkel (der vielleicht manchmal etwas ungewöhnlich erscheint) ist der des Operateurs. Damit diese Sicht nicht versperrt wird, wurden Hände (manchmal ohne Handschuhe abgebildet) nicht immer maßstäblich gezeichnet oder sogar weggelassen, so daß die Instrumente im Raum zu schweben scheinen.

Zahlen in runden Klammern verweisen im Text auf Zahlen in der zugehörigen Abbildung, meist die darüberstehende, in Ausnahmefällen auf die vorangegangene. (Zahlen in runden Klammern in den Legendenüberschriften geben die Reihenfolge der Schritte an.) Zahlen in eckigen Klammern beziehen sich auf die Literaturangaben am Ende jedes Kapitels. Die Großbuchstaben L,M,A,P in den Zeichnungen stehen für lateral, medial, anterior und posterior.

Wirbelsäule

Allgemeine Einführung

In der normalen orthopädisch-chirurgischen Praxis wird eine Darstellung der Wirbelsäule nicht sehr oft benötigt. Mit den vergleichsweise direkten posterioren Zugängen zur Hals-, Brust- und Lendenwirbelsäule kann man die Probleme, die normalerweise auftreten, recht adäquat lösen.

Es bleibt eine Anzahl von Fällen übrig, bei denen der posteriore Zugang nicht ausreicht und eine angemessene Darstellung ein alternatives Vorgehen erfordern kann, das ein größeres Risiko trägt. Dies nicht nur wegen der Gefährdung größerer Strukturen, sondern auch auf Grund der Seltenheit der Ausführung und der vergleichsweise geringeren Vertrautheit des Operateurs mit der entsprechenden Region. Einige Zugänge sind derart speziell, daß es, im allgemeinen Durchschnitt gesehen, ungewöhnlich wäre, wenn sie im normalen Arbeitsleben eines Chirurgen jemals benötigt würden.

Bei der Planung dieses Kapitels wurde dahingehend entschieden, den posterioren Zugang mit einigen seiner Varianten zusammen mit einer Anzahl der häufigsten Alternativen zu beschreiben. Damit sollten die meisten Fälle abgedeckt sein, denen man begegnet.

Auf Literatur zu eher ungewöhnlichen Zugängen wird verwiesen, und in den einführenden Abschnitten der jeweiligen Wirbelsäulenbereiche wird durch Verweis auf Abbildungsnummern angezeigt, welche Zugänge illustriert dargestellt sind.

1. Halswirbelsäule

Einführung

Es ist nahezu überflüssig zu betonen, daß der Zugang zur Halswirbelsäule selten einfach ist: dieser vergleichsweise kurze Wirbelsäulenabschnitt stellt, abgesehen davon, daß er das wertvolle Rückenmark und die Vertebralarterien enthält, auch eine außergewöhnliche Ansammlung wichtiger Strukturen dar, die alle einem Zugang von vorne oder von den Seiten im Wege liegen: Nur von der Dorsalseite ist die HWS relativ schwach «verteidigt». Es ist in der Tat ein glücklicher Umstand, daß die Mehrzahl pathologischer Erscheinungen im Cervicalbereich durch einen hinteren Zugang behandelt werden kann.

In der nicht seltenen Situation, daß eine cervicale Instabilität entweder das Hauptproblem oder zumindestens einen wichtigen Faktor darstellt, ist es normalerweise von vitalem Interesse, die Bewegung der Halswirbelsäule vor, während und nach dem operativen Eingriff zu kontrollieren: Dies kann zu verschiedenartigen Problemen in der anästhesiologischen Einleitungsphase und während der Intubation führen sowie auch während des Unterhalts und des Ausleitens der Anästhesie. Es ist daher unabdingbar, daß hier ein Anästhesist mit den nötigen Spezialkenntnissen tätig wird. Auch die Lagerung des Patienten auf dem OP-Tisch muß mit spezieller Sorgfalt durchgeführt werden und es kann notwendig werden, spezielle Vorkehrungen unter sorgfältiger Überwachung für die Anlage oder die kontinuierliche Aufrechterhaltung einer Schädelextension während des operativen Eingriffs und möglicherweise auch danach zu treffen. In jeder Situation, bei der der hintere Zugang gewählt wird sollte bedacht werden, wie der Patient schnell und sicher zu jedem Zeitpunkt in die Rückenlage gewendet werden kann, beispielsweise für den Notfall eines plötzlichen Herzstillstands. Sollte dem Patienten bereits eine Halo-Beckenextension angelegt worden sein, muß darauf geachtet werden, daß die vertikalen Haltestäbe nicht irgendeinen vorgesehenen chirurgischen Zugang behindern. Für den Fall, daß der Patient unter Extension in einem Strykerrahmen gepflegt wird, ist es häufig bequemer, eine Operation vorzunehmen ohne diesen Rahmen zu entfernen.

Der Hals, wie auch das Gesicht, ist stark vaskularisiert und Blutverlust kann, sogar bevor skelettäre Strukturen freigelegt sind, durchaus substantiell werden; in einer tieferen Schicht können die Verästelungen des Batson-Plexus das Problem des Blutverlusts deutlich vergrößern. Es ist deshalb wesentlich, die Positionierung des Patienten entsprechend zu gestalten: In Bauchlage muß das Becken unterlegt werden, so daß das Abdomen frei ist und erhöhter intraabdomineller Druck nicht entsteht. Die Luftwege müssen unbehindert sein und eine 10° retrovertierte Trendelenburg-Position sollte idealerweise eingehalten werden. Gekreuztes Blut in ausreichender Quantität und bipolare Diathermie sollten unbeschränkt zur Verfügung stehen.

Für den Fall, daß bei cervicalen Spondylodesen Knochentransplantationen vorgenommen werden, erweist sich das Becken als der bevorzugte Entnahmeort und die Abdeckung muß dies berücksichtigen. Für den Fall einer Halo-Beckenextension kann eine vorhergehende Fensterung des entsprechenden Gipsverbandes notwendig sein. Für den Fall einer Decortication um Spongiosa freizulegen, die im Anlagerungsbereich die Fusion beschleunigen soll, haben sich kleine Meißel als relativ sicher erwiesen; nichtsdestoweniger ist dies oft ein langsamer und mühsamer Operationsschritt und ein nicht ideales Ergebnis kann als Folge eines behinderten Zugangs entstehen. Dies kann auch der Fall sein, wenn durch die Fragilität der knöchernen Strukturen, an denen mit dem Hohlmeißel gearbeitet wird, eine Limitierung der Axialkraft, die auf den Hohlmeißel einwirkt, bedingt ist. Ein erheblich befriedigenderes Resultat kann manchmal durch die Verwendung von Hochgeschwindigkeitsbohrern erreicht werden, wobei es essentiell ist, zu jeder Zeit diese Geräte unter perfekter Kontrolle zu haben und die Geräte selbst in einem technisch perfekten Zustand zu halten. Der Operateur selbst muß mit dem benutzten Material vertraut sein, und jede Unaufmerksamkeit kann zu einem Disaster führen. Folgende Faktoren bedürfen der besonderen Aufmerksamkeit:

1. Die Bohrer müssen scharf sein und auch bei voller Geschwindigkeit rotieren, ohne zu verklemmen. Der korrekte Sitz im Bohrfutter muß vor Gebrauch überprüft werden.

2. Im Arbeitsbereich des Bohrers sollten weder Kompressen noch Weichteile wie Muskel- oder Bindegewebe sein, die ungewollt vom Bohrer erfaßt werden könnten und verursachen, daß der Bohrer auf gefährliche Weise verrutscht.

3. Es sollte verhindert werden, daß der Knochen, während der Cortex entfernt wird, durch Bohrreibungen verbrennt. Diese Gefahr kann dadurch minimiert werden, daß darauf geachtet wird, daß der verwendete Bohrer scharf ist, daß die Rotationsgeschwindigkeit nicht durch erhöhten Druck auf die Bohrspitze herabgesetzt wird, daß das Bohrinstrument in leicht kreisender Bewegung eingesetzt wird und nicht kontinuierlich an einer Stelle angepreßt wird und, sofern dies für notwendig gehalten wird, durch Kühlen des Bohrgebiets mit Kochsalzlösung, die mittels einer Spritze appliziert wird.

Hintere Zugänge (Darstellung 1–10)

Es ist von Vorteil, daß der am meisten benutzte Zugang, nämlich der posteriore auch der sicherste ist, wobei er aus chirurgischer Sicht auf den meisten Ebenen der Halswirbelsäule eher ermüdend ist als hohe Ansprüche stellt, da eine nicht unbeträchtliche Zeitspanne auf das Abpräparieren von Muskeln im Rahmen der operativen Freilegung verwandt wird. Der hintere Zugang wird vom Orthopäden meist gewählt, um Wirbelsäuleninstabilitäten anzugehen, die zumeist die Folge von Trauma, chronischer Polyarthritis oder auch eines «großzügigen» neurochirurgischen Vorgehens bei einer Laminektomie sind.

Hintere Zugänge zur Halswirbelsäule wurden von vielen Autoren wie Rogers [1] sowie Murphy und Southwick [2] beschrieben. Die Bedeutung der Unverletztheit der posterioren Elemente zur Aufrechterhaltung der Wirbelsäulenstabilität ist seit langem bekannt und wurde besonders von Holsworth [3] dargestellt. Halswirbelsäuleninstabilitäten, besonders nach Trauma, gehen meist mit Rupturen der Interspinalligamente oder mit Frakturen der Prozessus spinosi einher. Neben der Tatsache, daß ein hinterer Zugang das operative Angehen dieser Strukturen erlaubt, ist es ein zusätzlicher Vorteil, daß die offene Reposition einer Facettengelenksdislokation in den meisten Fällen gleichzeitig mit einer Spondylodese im betroffenen Gebiet einhergehen kann, was sich nicht nur als effektiv, sondern auch als mechanisch vorteilhaft erwiesen hat. Als die anteriore spinale Fusion, wie sie Cloward [4] dargestellt hat, den Gipfel ihrer Popularität erreicht hatte, wurde vielerorts versucht, diesen Eingriff auch auf die Behandlung der posterioren Instabilität auszudehnen. Die hohe Rate von Fehlschlägen hat dem erneuten Zurückgreifen auf die posteriore Fusion für posteriore Instabilitäten Bahn gemacht. In allen Fällen von Instabilitäten unterhalb C 2 bei gleichzeitig intakten Laminae empfiehlt es sich, Spongiosa an beide Seiten der Prozessus spinosi in der betroffenen Höhe anzulegen, nachdem die Prozessus spinosi und die Laminae decortiziert wurden. Die vom Ileum entnommene Spongiosa wird normalerweise mit Drähten oder Nähten an den Laminae oder den Spinalfortsätzen fixiert. Nach Laminektomie, beispielsweise nach ausgedehnter Dekompression, können die Knochenteile dann an den unteren Gelenkfortsätzen fixiert werden [2]. Auch die Verwendung von H-förmigen corticospongiösen Blöcken ist beschrieben [5]. Bei Instabilitäten zwischen C 1 und C 2 (beispielsweise nach Densfrakturen) kann eine örtliche hintere Spondylodese effektiv sein [6, 7]. Allerdings ist in einigen Fällen der hintere Bogen des Atlas zündholzdünn, so daß das Fusionsgebiet bis zum Occiput ausgedehnt werden muß. Als Alternative kann eine posteriore Fusion mit einer anterioren Fusion, die gleichzeitig durchgeführt wird, kombiniert werden (Böhler befürwortet dieses Vorgehen [8]). Die Einbeziehung des Occiput ist natürlich essentiell für den, wenn auch selteren, Fall einer atlantooccipitalen Instabilität [9]. Die unwillkommene Nähe der Dura, des Hirnstamms, und der hier nach hinten verlaufenden Vertebralarterien verlangen ein aufmerksames Auge und eine sichere Hand bei der Darstellung dieser anatomischen Region. Bei vielen cervicalen Fusionen kann Knochenzement eingesetzt werden, um die aus Knochenspänen und Draht erstellten Fusionen zu verstärken, wobei hierdurch die Notwendigkeit einer zusätzlichen äußeren Fixation verringert wird [1]. Hintere Zugänge machen die Bauchlage des Patienten notwendig und dies kann, wie ausgeführt, verschiedene Probleme für den Anästhesisten ergeben.

Vorderer Zugang (Darstellung 11–14)

Die Wirbelkörper der Halswirbelsäule unterhalb C 2 und die beiden obersten Brustwirbelkörper können dargestellt werden, indem die Ebene zwischen der A. carotis interna auf der einen Seite, der Schilddrüse, Trachea und dem Ösophagus auf der anderen Seite gewählt wird. Dieser Zugang ist direkt und kann unter entsprechenden Vorsichtsmaßnahmen mit vergleichsweise geringem Zeitaufwand und Blutverlust gewählt werden. Er wurde sehr schön von Southwick and Robinson [11] dargestellt, sowie von Cloward [4], Bailey und Badgely [12] wie auch von anderen Autoren [13]. Er wird meist bei der Behandlung von Tumoren, bei Infektionen der Wirbelkörper sowie bei cervicalen Bandscheibenschäden gewählt. Im Falle einer cervicalen Spondylose können so vordere Osteophyten, die entsprechende Symptome auslösen, entfernt werden, auch eine örtliche Spondylodese kann durch diesen Zugang vollzogen werden. Modifikationen des Standardzugangs von vorne erlauben die Darstellung der Querfortsätze und der Vertebralarterien in Höhe von C 3 bis C 7. Es muß festgehalten werden, daß bei diesem Zugang, trotz der Darstellung der anterioren Seite der Wirbelkörper, die wirkliche Ebene antero-lateral liegt. Um die zwei proximalen Halswirbel zu erreichen, kann für einen echten vorderen Zugang die Darstellung durch die Hinterwand des Pharynx [14] gewählt werden. Das Hauptproblem dieses Zugangs ist die ausgesprochen hohe postoperative Infekthäufigkeit. Dies Vorgehen empfiehlt sich nicht bei dem Risiko der Verletzung der Dura (mit der Möglichkeit einer aufsteigenden Meningitis), bei der Notwendigkeit der Verwendung von Knochenverpflanzung oder in Fällen spinaler Instabilität. Der Zugang ist auch eingeschränkt in Fällen, in denen es notwendig wird, auch die Vorderwand von C 3 darzustellen. In diesen Fällen empfiehlt sich die Entfernung eines Schneidezahns, die Durchtrennung der Mandibula sowie der Zunge im Gebiet der zentralen Raphe bis zur Spitze der Epiglottis [15]. Die unteren Anteile der Halswirbelsäule sowie die oberen der Brustwirbelsäule können von vorne durch einen thorakalen Zugang [16] dargestellt werden. Geschieht dies von rechts, wird, im Gegensatz zum Zugang von der linken Seite, das Verletzungsrisiko des Ductus thoracicus reduziert.

Laterale retropharyngeale Zugänge

Die vergleichsweise schwierigen Zugänge haben den deutlichen Vorteil der Darstellbarkeit der oberen Cervicalwirbel, ohne die Notwendigkeit der Öffnung der pharyngealen Wand, wobei gleichzeitig das Infektionsrisiko gesenkt wird. Sie können auch für pathologische Vorgänge oder Frakturen am Dens, für die Biopsie und, falls notwendig, für die komplette Exzision von Vertebralkörpern bei Tumoren verwandt werden. Auch die vordere Fusion von der Höhe der Basis des Occiput bis zum Wirbelkörper Th 1 kann durch diese Zugänge durchgeführt werden. Zwei Zugangswege medial des Carotisgefäßnervenbündels sind besonders schwierig und tragen ein überdimensionales Maß an Risiko. Beschrieben von De Andrade und McNab [17] verlangt ein Zugang die Extension des Halses und eine äußerst ausführliche Präparation in der Gegend der Carotiden, wohingegen der von Riley [18] beschriebene Zugang eine unilaterale Dislokation des Kiefers auf der Seite des Zugangs verlangt. Henry [19] stellt diese Region hinter dem Gefäßnervenbündel des Carotis dar und dieser Zugang wurde von Whitesides [20] sowohl aufgenommen wie auch modifiziert. Der Zugang hat seine speziellen Schwierigkeiten. Es muß darauf geachtet werden, eine Facialislähmung genauso zu vermeiden wie eine Parotisfistel oder ein obstruktives retropharyngeales Ödem. Letztgenannte Komplikation tritt besonders häufig nach sehr ausführlicher chirurgischer Präparation in dieser Region auf und so ist es empfehlenswert, daß im Falle der Wahl dieses Zugangswegs routinemäßig die Operation mit einer Tracheotomie abgeschlossen wird. Böhler, der einen weniger traumatischen retropharyngealen Zugang mit Hilfe tomographischer Untersuchungen wählt, ist der Ansicht, daß dieser Zugang eine adäquate Darstellung des Dens bei Frakturen gewährleistet, um hier eine innere Stabilisierung vornehmen zu können. Manchmal kombiniert er diesen Zugang mit einem routinemäßigen Zugang von hinten, wenn größere Instabilitätsprobleme sowohl eine vordere wie eine hintere Fusion von C 1 mit C 2 [8] verlangen.

6 Wirbelsäule

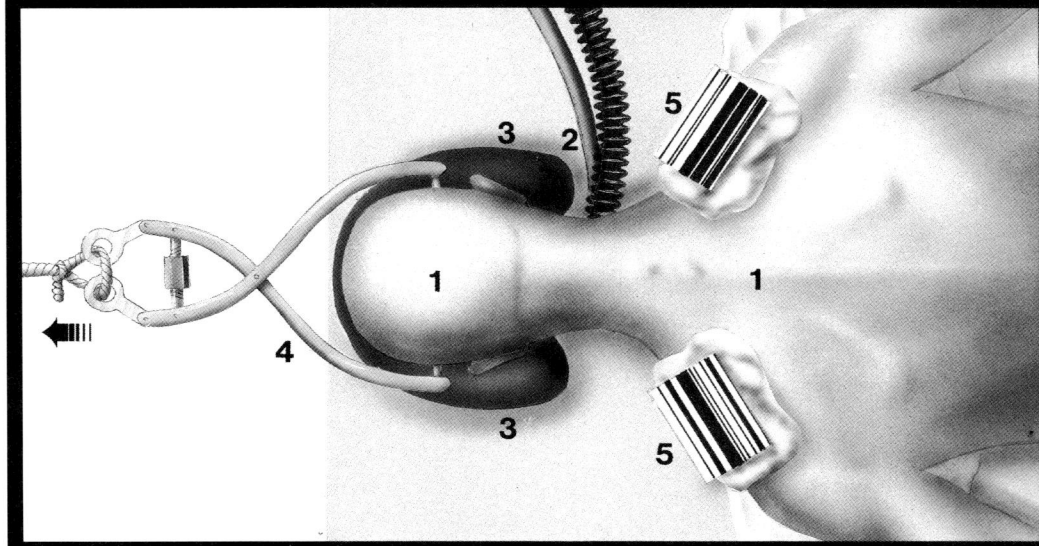

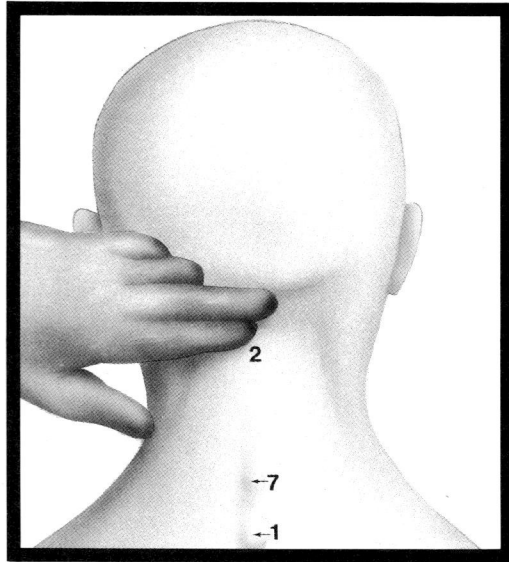

1. Hinterer Zugang zur Halswirbelsäule; Lagerung: Der Patient wird nach Intubation (2) vorsichtig in die Bauchlage (1) gedreht (dies sollte unter ärztlicher Überwachung geschehen, um größere Bewegungen im Cervicalbereich zu vermeiden). Das Becken muß unterlegt werden, um die Atmung zu unterstützen und erhöhten Gefäßdruck zu vermeiden. Ein Steigbügelkissen (3) kann zur Unterstützung wie auch zur Erleichterung der Anästhesie verwandt werden. Im allgemeinen ist es von vitaler Bedeutung, die Schädelextension aufrecht zu erhalten: für den Fall des Fehlens entsprechender Einrichtungen können hier Improvisationen notwendig werden (beispielsweise mit einem Exetertisch oder einem ähnlichen orthopädischen Tisch, wobei der Patient mit dem Kopf fußwärts gelagert wird, und die Extensionsklammern an eine der Vorrichtungen zur Beinextension gehängt werden). Die Schultern brauchen entsprechenden Gegenhalt mit geformten Stützen (5) oder durch Zuggurtung. Für den Fall, daß die Operation auf einem Strykertisch durchgeführt wird, sollte dieser angehoben werden, um eine 10° nach hinten geneigte Trendelenburg-Position zu erreichen.

2. Anatomische Orientierungspunkte für den hinteren Zugang: Der äußere occipitale Vorsprung und der Prozessus spinosus von Th 1 werden identifiziert. Zu beachten ist, daß letzterer stärker vorsteht als der sogenannte Vertebra prominens (C 7). Der Prozessus spinosus von C 2 ist selten palpabel, er liegt zwei Fingerbreiten distal des äußeren occipitalen Vorsprungs.

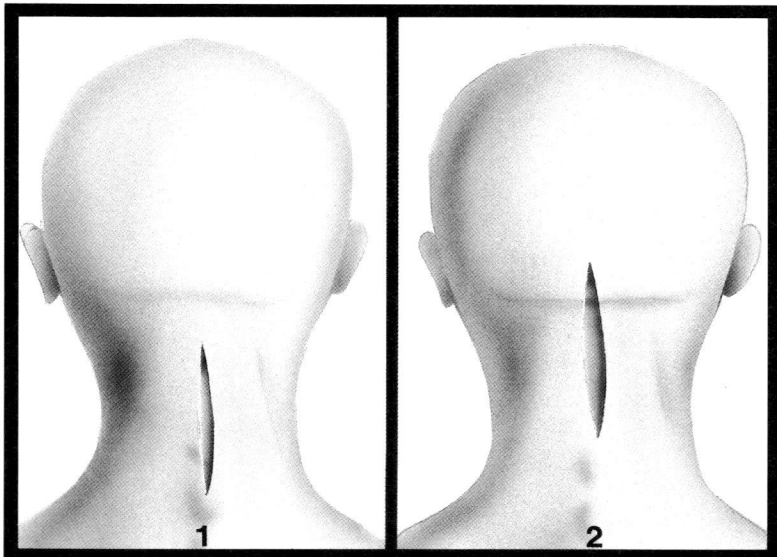

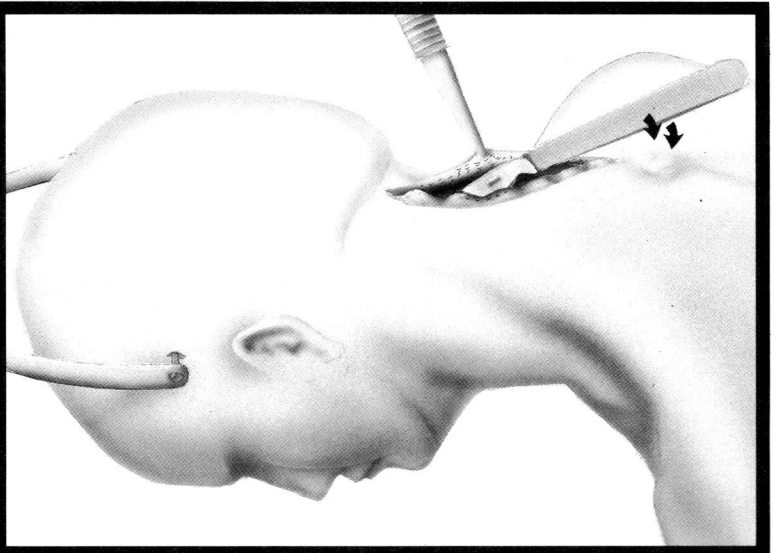

3. Hinterer Zugang; Inzision: Da die Laminae anatomisch tief liegen, muß die Inzision entsprechend lang sein. Es sollte die exakte Mittellinie über den Prozessus spinosi gewählt werden. In der Regel sollte die Inzision von C 2 bis etwa Th 1 (a 1) reichen, um die normalerweise involvierte Gegend von C 4, 5 und 6 zu erreichen. Um die oberen zwei Cervicalwirbel und das Occiput darzustellen, sollte die Inzision von dem äußeren occipitalen Vorsprung oder sogar etwas darüber bis etwa in die Mitte zwischen C 2 und Th 1 (2) reichen. Bei starker Weichteilausbildung des Halses müssen diese Ausmaße der anatomischen Präparation vergrößert werden.

4. Hinterer Zugang; Durchführung (1): Die anatomische Präparation sollte auf einer Breite der Prozessus spinosi erfolgen. Der Messergriff wird horizontal gehalten und die Verwendung der Messerspitze sollte unterbleiben. Die Klinge sollte seitlich gegen die Prozessus spinosi geführt werden, so daß die Ligamenta interspinalia geschont werden, wohingegen alle anderen Weichteilstrukturen lateral abgetrennt werden. Die Dissektion endet an der Basis der Prozessus spinosi.

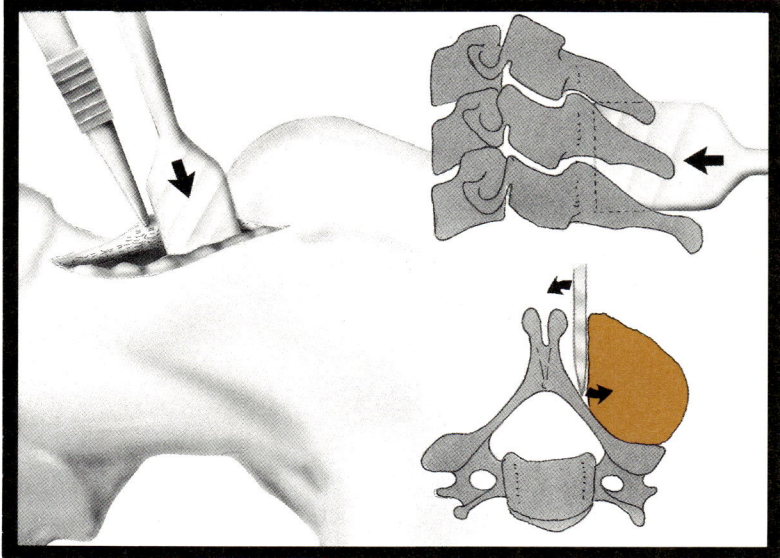 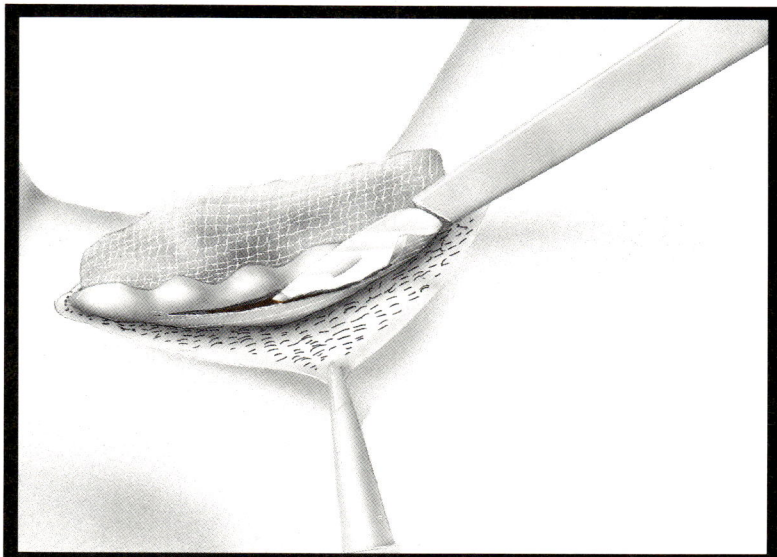

5. Darstellung (2): Bei intakten Laminae (d. h., wenn sie nicht frakturiert sind oder von Tumoren oder vorausgegangenen operativen Eingriffen zerstört wurden) kann ein primär schneller und wenig gewebeschonender Zugangsweg durch die Verwendung eines breiten Osteotoms zur Abdrängung der Weichteile gewählt werden. Die Breite des Osteotoms muß eine intervertebrale Distanz überschreiten. Die Schneidfläche sollte parallel zu den Dornfortsätzen verlaufen und ein Abdrängen sollte entlang der Seitflächen der Dornfortsätze erfolgen, bis das Osteotom Kontakt mit den Laminae hat. Unter festem Knochenkontakt wird der Osteotomgriff so geneigt, daß die Klinge über die Laminae fährt.

6. Darstellung (3): Mit fortschreitender Präparation wird der Erector spinae zur Seite gehalten und größere Blutungen werden mit bipolarer Diathermie gestillt. Es wird dennoch ein ständiges kapilläres Bluten verbleiben, so daß nach ausreichender Darstellung der einen Seite hier das Inzisionsgebiet mit Kompressen tamponiert wird und die Haltehaken entfernt werden. Nun wird ein identischer Vorgang auf der Gegenseite durchgeführt. Auch hier wird nach ausreichender Darstellung die Tamponierung vorgenommen werden. Bei starkem initialen Blutverlust wird von manchen Chirurgen die örtliche Injektion von 1%igem Xylocain mit einer 1:1000-Verdünnung von Noradrenalin im gleichen Volumen physiologischer Kochsalzlösung zur Erringung einer entsprechenden Hämostase durchgeführt.

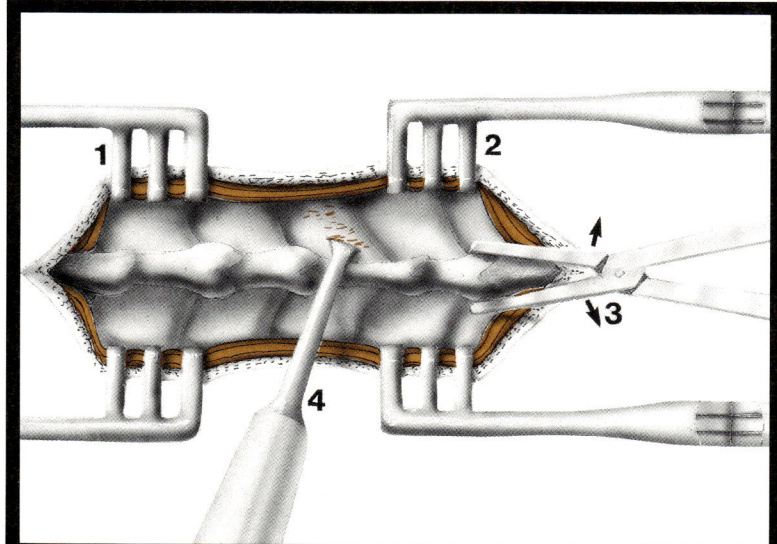 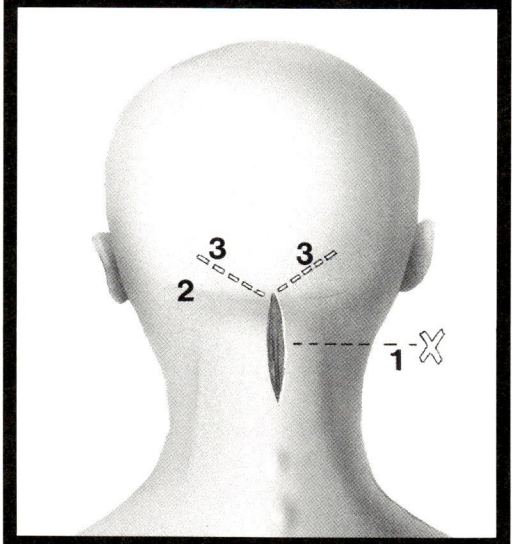

7. Darstellung (4): Es wurden nun alle Kompressen entfernt und starke, selbsthaltende Wundspreizer am proximalen (1) und distalen (2) Ende der Inzision eingebracht. Die anatomische Höhe der Darstellung wird nochmals überprüft, indem folgende Punkte aufgesucht werden: a) der Dornfortsatz von C 2 ist deutlich vorstehend b) bei Luxationsfrakturen findet sich oft ein zerrissenes interspinales Ligament, aber eine unverzügliche Festlegung der anatomischen Ebene kann in schwierigen Fällen durch das Fassen eines Dornfortsatzes mit Kocherklemme (3) unter Feststellung der relativen Mobilität getroffen werden; c) auch bei geringstem Zweifel sollten Röntgenkontrollen mit einer entsprechenden Markierung durchgeführt werden. Danach sollte die anatomische Darstellung mit feinerer Präparation durchgeführt werden, wobei ein kleines Raspatorium (4) und ein Skalpell verwandt werden, um verbleibendes Weichteilgewebe an den Seiten der Prozessus spinosi, den Laminae und, falls nötig, an den Facettengelenken zu entfernen.

8. Variationen (1); hinterer Zugang zum Atlantooccipitalgelenk (1): Der Processus spinosus von C 2 (1) wird aufgesucht, er liegt normalerweise 2 Querfinger distal der äußere Occipitalprotuberanz (2); (in einer tieferen Schicht kann dieser Dornfortsatz identifiziert werden, da er groß und zweigeteilt ist). Inzisionen nach unten auf den Fortsatz, dann Ausdehnen der Inzision nach proximal zur äußeren occipitalen Protuberanz (2) und distal bis zu C 4 oder C 5. Nach proximal kann die Inzision beliebig nach jeder Seite erweitert werden (3).

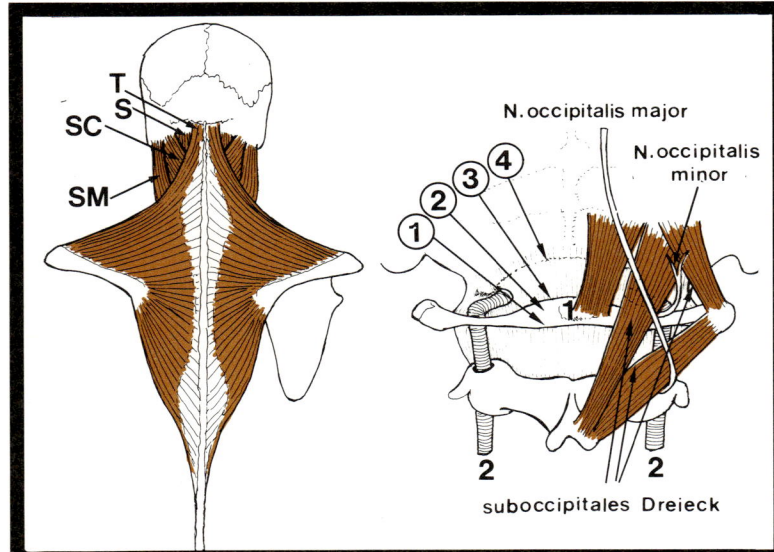 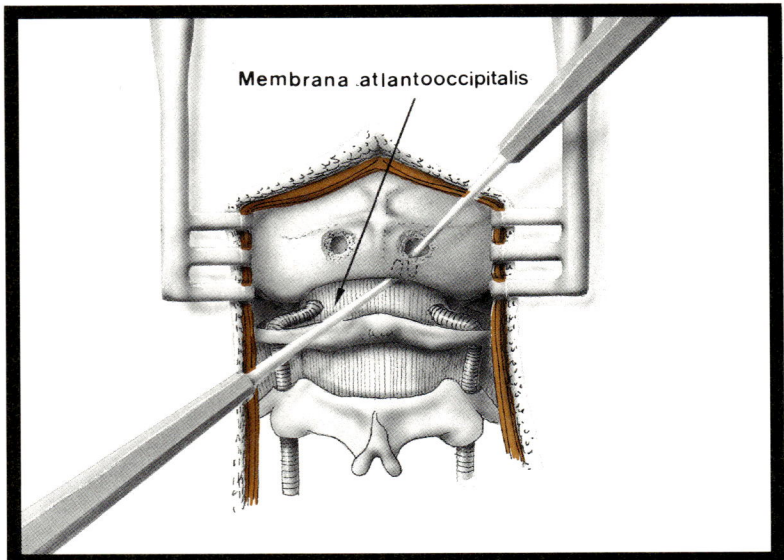

9. Hinterer Zugang zum Atlantooccipitalgelenk (2): Von der Mittellinie ausgehend wird der Trapezius (T), der M. semispinalis (S) und der M. splenius capitis (SC) von den Spinae und dem Occiput abgeklappt. Lokalisierung des posterioren Tuberculum von C 1 (1) und des Foramen magnum. Eine leichte Flexion des Halses am Atlantooccipitalgelenk kann notwendig werden, um die Muskulatur des suboccipitalen Dreiecks darzustellen. Die Nähe der Vertebralarterien (2) und Venen, die aus C 1 austreten, um nach medial und proximal zu verlaufen, sollte bedacht werden. Es ist sicherer, nacheinander den inferioren Teil des hinteren Atlasbogens darzustellen, danach den posterioren Anteil, und, falls notwendig, einen nur begrenzten Anteil des superioren Anteils des Bogens sowie den occipitalen Anteil des Foramen magnum.

10. Variationen (2): Hinterer Zugang für die atlantooccipitale Fusion: Die initiale Darstellung ist in Abbildung 8 und 9 beschrieben. Der occipitale Rand des Foramen magnums wird dargestellt, wobei sehr darauf geachtet wird, vertebrale Gefäße nicht zu verletzen oder die Dura zu inzidieren. Zwei Bohrlöcher mit 1 cm Durchmesser werden 0,5 cm neben der Kante des Foramen magnum und 0,5 cm von der Mittellinie versetzt angebracht. Sobald eine entsprechende Bohrtiefe erreicht wurde, stellt sich die Dura zusammen mit zwei konkaven Öffnungen im spongiösen Bereich dar, als ideales Lager des großzügigen Knochentransplantats. Zwei entsprechend gebogene Disektoren werden unter entsprechender Vorsicht durch die Bohrlöcher nach unten und nach oben über die Kante des Foramen magnums eingebracht, um die Dura so weit wie nötig vom Knochen zu lösen.

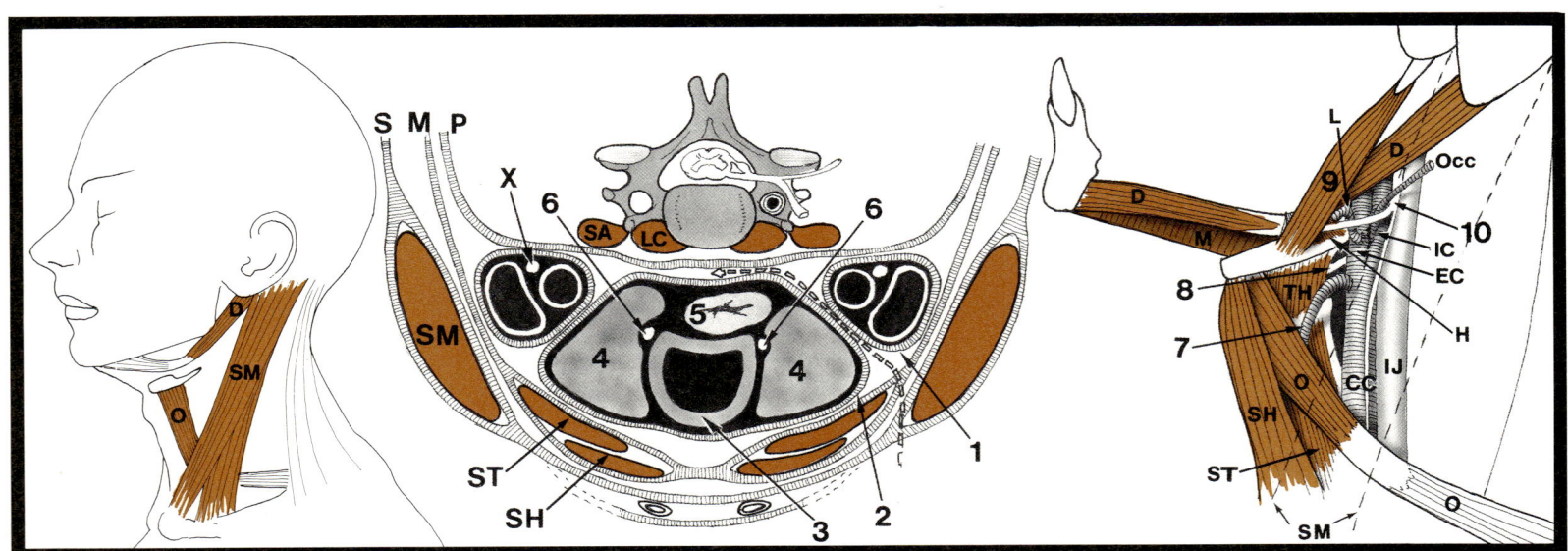

11. Vorderer Zugang zur Halswirbelsäule; anatomische Überlegungen: Der chirurgische Zugang geht durch das Carotisdreieck, das vom Sternocleidomastoideus (SM), dem hinteren Bauch des Digastricus (D) und dem vorderen Bauch des Omohyoideus (O) begrenzt wird. Die Ebene der Dissektion verläuft zwischen der Fascia alaria (1), der Gefäßscheide der Carotis auf der einen Seite und der Visceralfascie (2), die die Trachea (3), die Schilddrüse (4), den Ösophagus (5) und den Ramus recurrens des N. laryngeus (6) auf der anderen Seite umfaßt. Bei stumpfer Präparation dieser Schicht ist die Gefahr von neurologischen oder vaskulären Schädigungen stark reduziert. An der oberen Grenze dieser Trennungsebene liegt die A. thyreoidea superior (7) mit dem oberen laryngealen Nerven (8) genau darüber. Für den Fall, daß der proximale Anteil der Wirbelsäule dargestellt werden muß (d. h. bis zum und einschließlich C 3), sollte der obere Laryngealnerv aufgesucht werden; die A. thyreoidea superior sollte, soweit möglich, geschont werden. Weiter proximal liegt der M. styloideus (9) und Digastricus (beide können getrennt werden) und der N. hypoglossus (10) (der geschont werden muß). Nach proximal ist die Schnittausdehnung noch weiter möglich, aber dies beinhaltet die Mobilisation des N. hypoglossus und des N. laryngeus superior sowie die Dislokation des Temporomandibulargelenks – Eingriffe, die nach Möglichkeit unterbleiben sollten. S + M = oberflächliche und mittlere Lage der tiefen Cervicalfascie. P = tiefe oder prävertebrale Schicht. SA = Scalenus anterior, LC = Longus capitis und Longus cervicis, SH = Sternohyoideus, ST = Sternothyroideus, TH = Thyrohyoideus, M = Mylohyoideus, H = Hypoglossus, Occ = Occipitalarterie, L = A. linualis, CC = A. carotis communis, EC = A. carotis externa, IC = A. carotis interna, IJ = Vena jugularis interna, X = N. vagus.

Halswirbelsäule 9

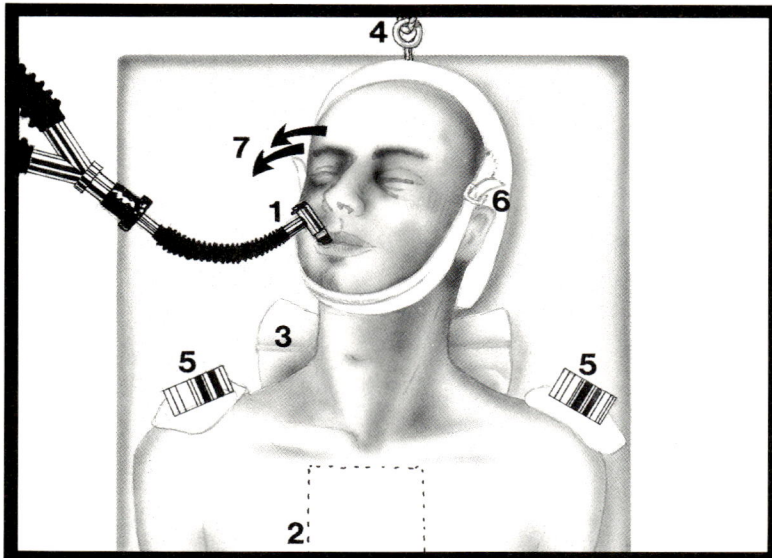

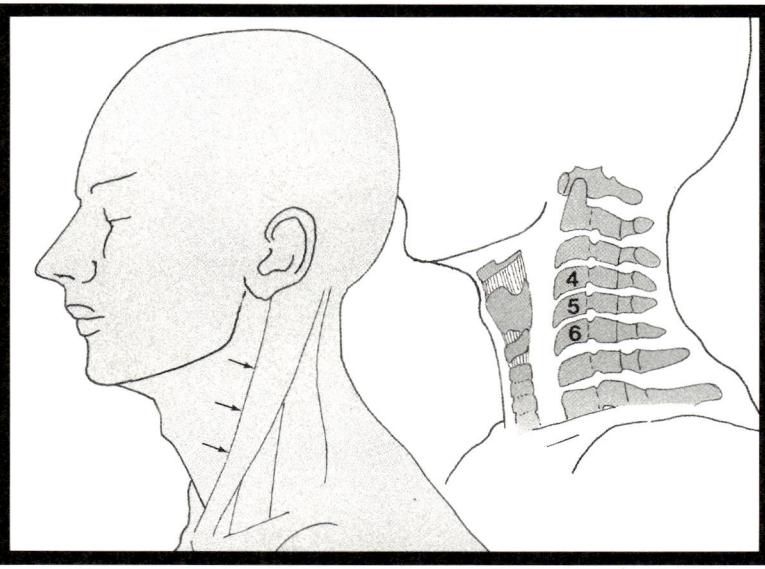

12. Vorderer Zugang und Lagerung: Intratrachealanästhesie (1) ist notwendig. Ein gerolltes Tuch sollte zwischen den Schulterblättern plaziert werden, um die Schultern zurückfallen zu lassen und der Hals sollte am Kopf-Hals-Übergang mit einem gefalteten Tuch unterstützt werden (3). Für den Fall, daß Extension (4) notwendig ist, müssen entsprechende Vorkehrungen getroffen werden einschließlich Gegenzug an den Schultern (5). Vielfach wird die routinemäßige Anwendung von 2–5 kg Schädelextension empfohlen, um die Wirbelsäule in Gesamtextension zu halten. Der sicherste und wahrscheinlich nützlichste Zugang ist von links und für den Fall dieses Zugangs sollte der Kopf leicht nach rechts (7) rotiert sein. Das obere Ende des Operationstisches sollte angehoben werden, um Blutungen entgegen zu wirken.

13. Vorderer Zugang; Orientierungsmarke: Palpatorisch kann die Vorderkante des Sternocleidomastoideus identifiziert werden, wobei es hilfreich sein kann, diese entsprechend zu markieren. Strukturen des Larynx sollten palpiert werden, wobei der Schildknorpel und der Ringknorpel identifiziert werden. Beachte, daß der Schildknorpel normalerweise gegenüber C 4/5 liegt, während der Ringknorpel gegenüber C 6 liegt.

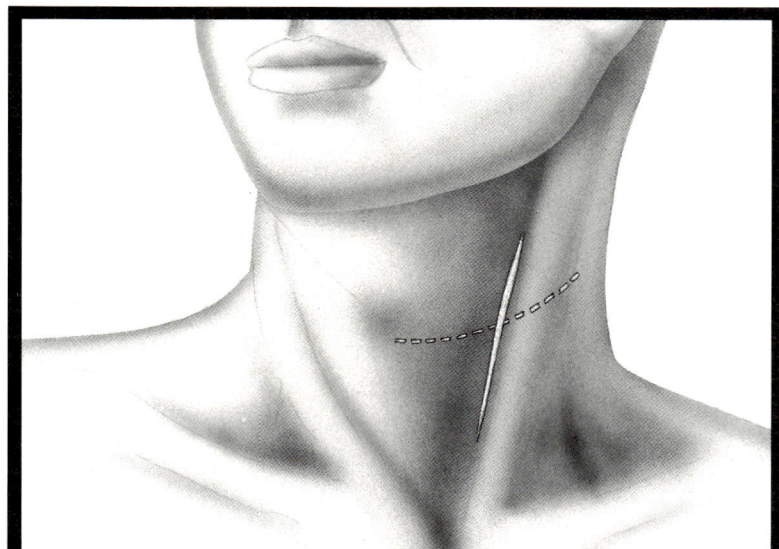

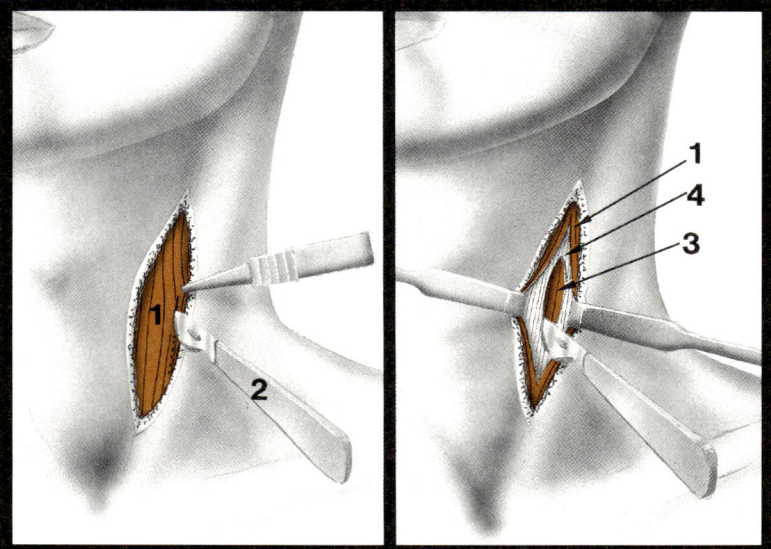

14. Vorderer Zugang; Inzision: Eine longitudinale Inzision sollte vorgenommen werden, wenn drei oder mehr Wirbelkörper dargestellt werden müssen. Die Inzision sollte an der vorderen Grenze des M. sternocleidomastoideus liegen, mit ihrer Mitte über den zentralen, darzustellenden Wirbelkörpern. Eine Querinzision ergibt eine erheblich schönere Narbe, aber der operative Zugang ist weniger gut. Sie sollte in der Mittellinie beginnen und den natürlichen Hautfalten des Halses folgen und sich über den Muskelbauch des Sternomastoideus bis kurz nach seinen hinteren Rand erstrecken. Die Inzision muß in der entsprechenden Wirbelkörperhöhe angebracht werden.

15. Vorderer Zugang; Darstellung (1): Die Muskelfasern des Platysma (1) werden identifiziert. Sie werden von den darunterliegenden Strukturen abgehoben bis zu den seitlichen oder inferioren Inzisionsbegrenzungen und die Fasern werden parallel zur Schnittführung getrennt (2). Die Intermuskulärschicht wird aufgesucht und dargestellt. Dies geschieht zwischen dem Sternocleidomastoideus (3) einerseits und den rotatorischen Muskeln des Halses andererseits, indem die oberflächliche und mittlere Schicht der tiefen Cervicalfascien (4) getrennt wird (siehe auch Abb. 11).

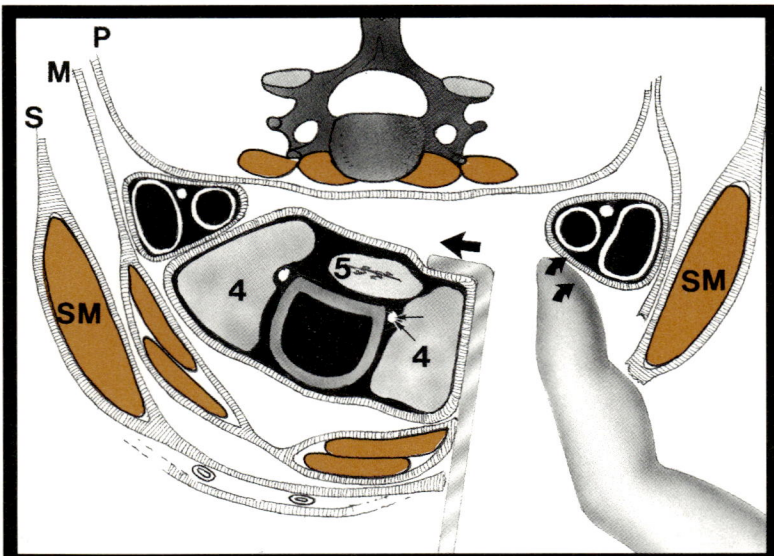
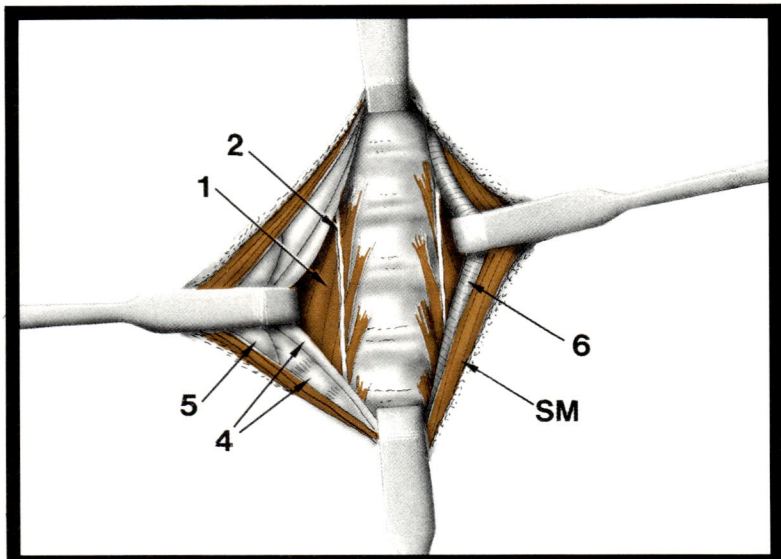

16. Darstellung (2): Die A. carotis communis wird identifiziert (Pulsschlag); die mediale Vena thyroidalis muß eventuell unterbunden werden. Der vordere Bauch des Omohyoideus wird entweder zurückgehalten oder gespalten. Die mittlere Schicht der tiefen Cervicalfascie wird inzidiert und die Hauptschicht der Präparation damit eröffnet. Die Carotisscheide wird nach lateral manuell gehalten (und hiermit geschützt) und die stumpfe Dissektion wird tief bis hinter den Ösophagus fortgesetzt, um die vorderen Anteile der Vertebralkörper darzustellen. Es werden nun stumpfe Haken benutzt, um Ösophagus und Carotisbündel zu trennen. Der aufsteigende Ast des N. recurrens, der in der Tiefe zwischen Ösophagus und Trachea liegt, wird so normalerweise aus der Präparationsebene genommen.

17. Darstellung (3): Die Wirbelkörper werden palpiert und damit die Höhe der Darstellung gesichert. Die örtliche Identifikation von Knorpelvorsprüngen kann hilfreich sein, aber Röntgenaufnahmen unter Verwendung von Markierungszeichen können notwendig werden. Die prävertebrale Fascie wird in der Mittellinie eröffnet, um das vordere Längsband darzustellen. Falls nötig, wird der M. longus colli (1) von den Seiten der Vertebralkörper abgelöst, sowie auch von der Vorderseite des Prozessus transversus (hierbei müssen die darüberliegenden sympathischen Nerven (2) geschont werden), soweit notwendig, sollten die Vertebralarterien unter Sicht des Auges dargestellt werden. Man beachte, daß die austretenden Nervenwurzeln auf ihrem Weg zum Plexus brachialis *hinter* den Vertebralarterien liegen (siehe Abb. 11). 4 = Ösophagus und Trachea; 5 = Schilddrüse; 6 = Carotidenbündel.

18. Distale Extension: Der Zugang kann nach distal erweitert werden, indem die A. thyroidea inferior und die Vene, die auf Höhe C 6 oder C 7 liegen, getrennt werden. Es muß große Vorsicht angewandt werden, um eine Verletzung des Ductus thoracicus zu vermeiden, der aus dem Thorax lateral an der linken Seite des Ösophagus aufsteigt. Er schlingt sich über die A. subclavia, um in die Vena subclavia einzutreten.

Wundschluß
1. Wenn der Omohyoideus durchtrennt wurde, sollte er End-zu-End genäht werden.
2. Das Platysma sollte mit nicht resorbierbaren Nähten verschlossen werden.
3. Die Haut sollte mit feinen Nähten geschlossen werden. Um eine entsprechende Wundheilung unter möglichst geringer Narbenbildung zu erzielen, sind sorgfältige atraumatische Techniken mit frühzeitiger Nahtentfernung angebracht.

Beachte
a) Wenn der Ösophagus verletzt werden sollte, muß sofort genäht werden; jede Knochentransplantation sollte in diesem Fall in einem späteren Schritt erfolgen, um die Risiken der Infektion zu minimieren. Nasogastrale Intubation sollte in diesem Fall vorgenommen und solange aufrecht erhalten werden, bis die Wundheilung eingetreten ist.
b) Blutungen durch eine zufällige Verletzung der Vertebralarterien können normalerweise mit Gelfoam (Hämostatikum) kontrolliert werden.
c) Der N. recurrens steigt links mit dem Carotidenbündel in den Thorax ab, schlingt sich unter dem Aortenbogen durch und steigt in den Hals zwischen Trachea und Ösophagus auf. Bei vorsichtigem Einsatz von Wundhaken sollte er normalerweise nicht verletzt werden, vorausgesetzt, daß die Fascienschichten nicht eröffnet wurden. Auf der rechten Seite ist der Verlauf des N. recurrens weniger vorhersehbar. Normalerweise verläuft er um die A. subclavia, aber er kann auch vom Carotidenbündel zum Larynx auf Höhe der Schilddrüse verlaufen und hierbei leicht verletzt werden.

2. Brustwirbelsäule

Hinterer Zugang (siehe auch Lumbalwirbelsäule, Darstellung 1–6, allgemeine Prinzipien)

Der hintere Zugang ermöglicht in allen Höhen die direkte Darstellung der posterioren Anteile der Brustwirbelsäule. Er sollte und *muß* bei Verletzungen der posterioren Anteile der Thorakalwirbelsäule oder für Eingriffe der posterioren Stabilisierung und Fusion gewählt werden. Dennoch muß darauf hingewiesen werden, daß bei Kompressionen des Rückenmarks, die durch Läsionen der vorderen Anteile (d.h. von den Wirbelkörpern) hervorgerufen wurden, die Laminektomie allein selten hilfreich ist, so daß sich in derartigen Fällen ein alternativer Zugang als notwendig erweisen kann.

Vorderer transthorakaler Zugang (Darstellung 10–15)

Dieser Zugang ermöglicht direkte Darstellungen der meisten Thorakalwirbel und sollte für ausgedehntere Resektionen, Debridements und Fusionen, speziell wenn die Wirbelsäule über mehrere Ebenen betroffen ist, gewählt werden. Ein Nachteil ist das größere operative Risiko. Zur Darstellung der ersten zwei Thorakalwirbel genügt selten ein transthorakaler Zugang, ein supraclaviculärer Zugang ist hier zu bevorzugen (16). Die selbe Region kann durch eine Osteotomie des Sternums (21) dargestellt werden, wobei dies Vorgehen allerdings mit einer hohen Mortalität verbunden ist.

Der Zugang zu Th 11 und Th 12 kann zuweilen deutlich eingeschränkt sein und in Fällen, in denen die distale Thorakalwirbelsäule zusammen mit der oberen Lendenwirbelsäule dargestellt werden soll, hat sich ein transdiaphragmatischer, thoracoabdominaler Zugang bewährt (22). Dieser Eingriff trägt ein vertretbares Mortalitätsrisiko in sich. Beachte, daß Th 8 ein guter Zugang zur Lumbalwirbelsäule, zusammen mit einer *limitierten* Darstellung der untersten zwei Brustwirbelkörper, durch einen linksseitigen vorderen retroperitonealen Zugang mittels eines Flankenschnitts erreicht werden kann (siehe Lumbalwirbelsäule, Darstellung 9–13). Dieser Eingriff hat den Vorteil einer sehr viel geringeren Mortalität.

Der posterolaterale Zugang (Darstellung 1–9)

Verschiedene Variationen des posterolateralen Zugangs haben verbreiteten Eingang gefunden (Costotransversektomie, laterale Rachotomie (23, 24)). Sie ermöglichen die direkte Darstellung der Processus transversus, der Bogenwurzeln und der Wirbelkörper einer beschränkten Anzahl von Wirbeln ohne Eröffnung der Pleura. Die Darstellung der mittleren Thorakalwirbel kann etwas eingeschränkt sein, vor allem innerhalb der Konkavität einer Kyphose, aber es ergibt sich an beiden Enden der Thorakalwirbelsäule keine Zugangsbehinderung. Der Zugang trägt ein geringes operatives Risiko mit sich und ist weniger aufwendig als eine Thoracotomie; folglich ist er besonders bei älteren Patienten oder Patienten mit hohem operativen Risiko geeignet. Der Zugang eignet sich gut für Biopsien der Wirbelkörper, lokale Debridements und eine anterolaterale Dekompression des Rückenmarks. Er kann aber auch für die, allerdings seltenen, Bandscheibenvorfälle der Brustwirbelsäule benutzt werden.

Brustwirbelsäule: Zugänge und Indikationen

Hinterer Zugang:	Reposition und innere Fixation von dislozierten Frakturen Hintere Dekompression Hintere Fusionen Tumorresektionen, die die hinteren Anteile der Wirbelsäule einbeziehen
Vorderer Zugang: (transthorakal)	Ausräumung tuberkulöser Wirbelkörper, besonders in Fällen von ausgedehnten Prozessen oder Befall mehrerer Ebenen Tumorresektionen Debridements der vertebralen Osteitis oder Discitis Korrektur bestimmter skoliotischer Deformitäten Korrektur bestimmter ausgeprägter Kyphosen Dekompressionen des Marks in Fällen anterior gelegener Tumoren oder Infektionen Reposition von Frakturen der Wirbelkörper mit nach hinten verschobenen Fragmenten
Posterolateraler Zugang:	Biospie der Bogenwurzeln oder Wirbelkörper Debridement tuberkulöser oder eitriger Osteitis der Wirbelsäule, besonders bei alten oder Hochrisikopatienten Anterolaterale Dekompression des Marks Tumorresektion Discotomie des thorakalen Bandscheibenvorfalls

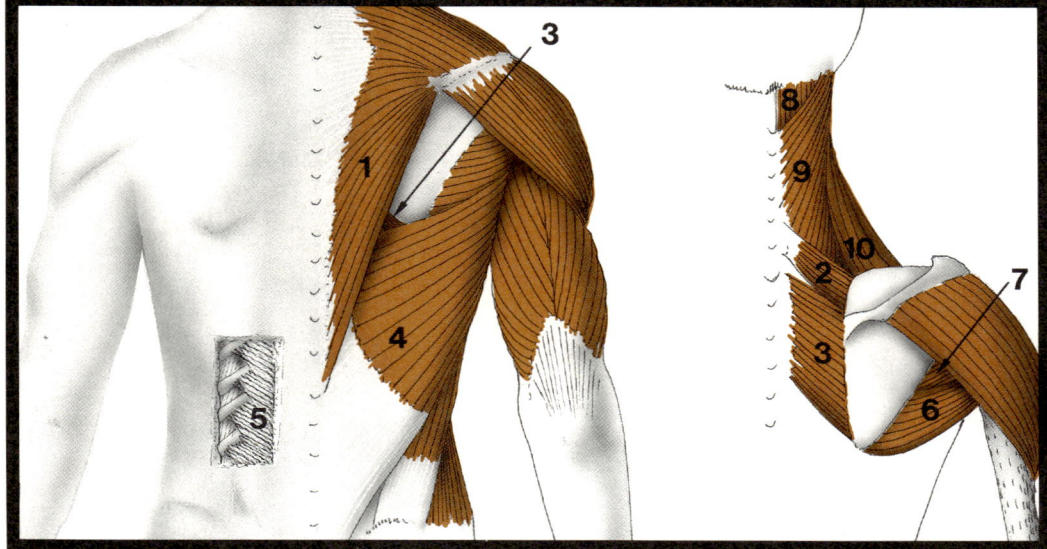 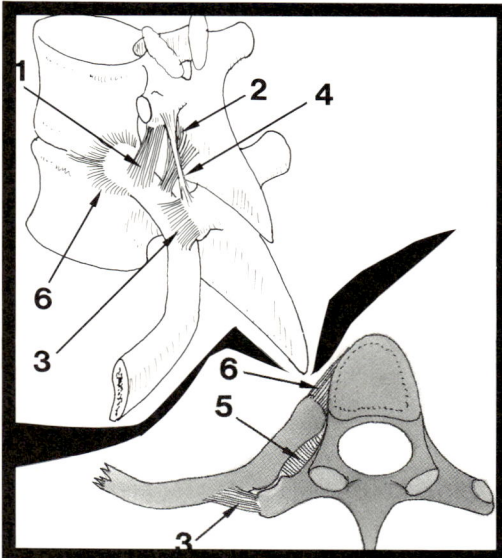

1. Der posterolaterale Zugang zur Brustwirbelsäule: Anatomische Überlegungen (1); die oberflächlichen Muskeln: Der Hautschnitt wird parallel zu den Processus spinosi in Höhe des Rippenwinkels gelegt. Über die ganze Länge der Thorakalwirbelsäule liegt der Trapezius (1) als der oberflächlichste Rückenmuskel. Seine Fasern müssen geteilt werden, um Zugang zu tieferen Schichten zu gewinnen. Unterhalb des Trapezius liegen der M. rhomboideus minor (2) und major (3), der M. latissimus dorsi (4), der M. serratus posterior inferior (5). Die Höhe des Zuganges legt fest, welche dieser Muskeln durchtrennt werden müssen: Th 1–Th 5: Trapezius und Rhomboideus; Th 5–Th 7: Trapezius; Th 7–Th 9: Trapezius und Latissimus dorsi; Th 9–Th 12: Trapezius, Latissimus dorsi und Serratus posterior inferior. (6) = Teres maior; (7) = Teres minor; (8) = Semispinalis capitis; (9) = Splenius capitis; (10) = Levator scapulae.

2. Anatomische Überlegungen (2); Rippengelenke: Jede Rippe artikuliert mit einem Processus transversus und mit den Körpern der zwei benachbarten Wirbel. Ein System von Bändern stabilisiert diese Gelenke und fixiert Rippe an Rippe; dies schließt das Lig. anterius und posterius costotransversum (1 und 2), das laterale costotransversale Ligament (Tuberculi costae) (3), das intertransversale Ligament (4), das interosseale costotransversale Ligament (5) und die costovertebralen (radialen) Ligamente (6) ein.

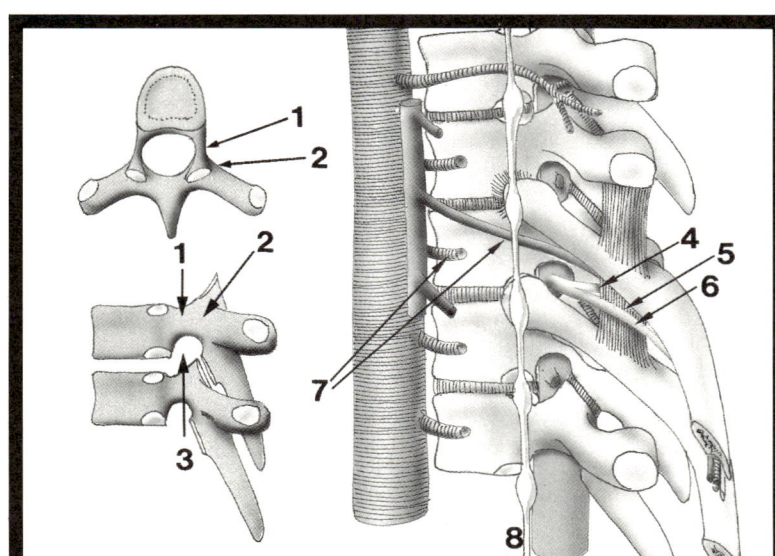 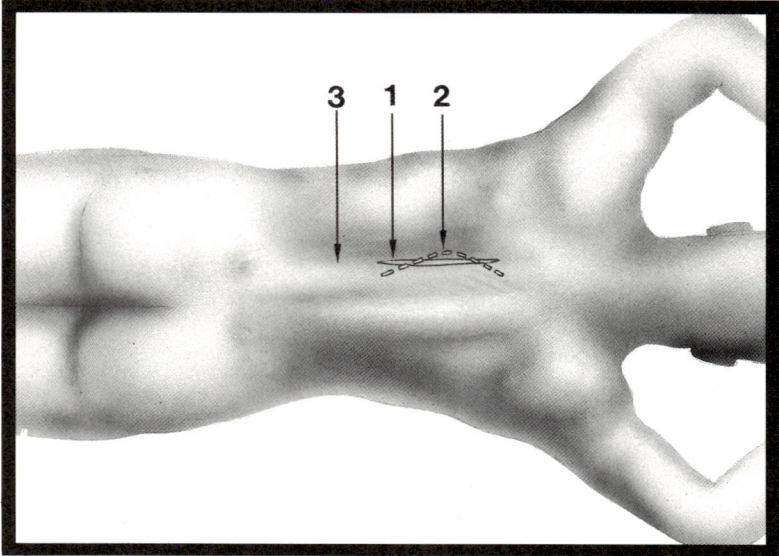

3. Anatomische Überlegungen (3); Lagebeziehung: Die Bogenwurzel (1) liegt vor der Basis des Processus transversus (2). Darüber und darunter liegen die Foramina intervertebralia (3). Jeder Nerv tritt aus dem unteren Anteil eines Foramens aus. Der Ramus dorsalis (4) verläuft nach hinten, medial zum vorderen costotransversalen Ligament (5); der vordere Ramus, Ramus anterior (6), verläuft vor dem Ligament während er nach lateral zieht, um in die subcostale Vertiefung am Rippenbogenwinkel einzutreten. Die Intercostalgefäße (7) verlaufen um die Taille der Wirbelkörper, bevor sie die dorsalen und vorderen Gefäße abgeben. Der sympathische Grenzstrang (8) verläuft über die Rippenköpfchen.

4. Der posterolaterale Zugang zur Wirbelsäule; Lagerung: Der Patient kann in Bauchlage oder in Seitenlage gelagert werden. Intubation ist unumgänglich, vor allem im Hinblick auf die Möglichkeit einer unabsichtlichen Eröffnung der Pleura.

Inzision: Man führe eine longitudinale (1) oder leicht ausschwingende (2) Inzision in Höhe des Rippenbogenwinkels aus; der Rippenwinkel liegt normalerweise etwa 6 cm lateral der Mittellinie und die korrekte Inzisionslinie ist durch die paraspinale Vertiefung markiert (3), die entlang der seitlichen Begrenzung des Erector spinae verläuft. Das Zentrum der Inzision sollte in Höhe der darzustellenden Wirbel liegen.

Brustwirbelsäule 13

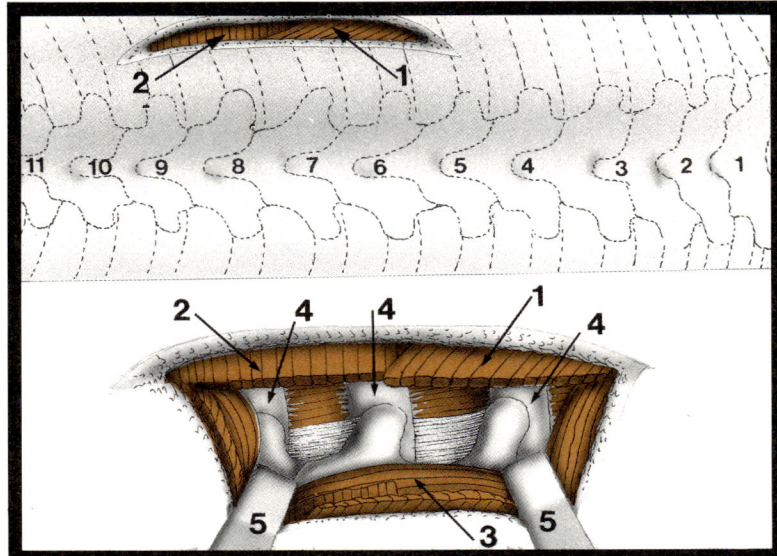

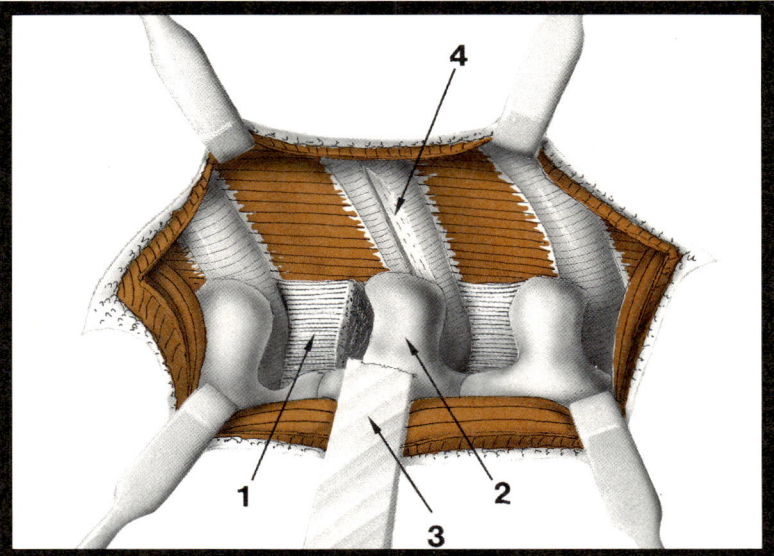

5. Der posterolaterale Zugang zur Wirbelsäule; Darstellung (1.): Man palpiere den Rippenwinkel und spalte in dieser Höhe den Trapezius (1) und alle anderen oberflächlichen Muskeln dieser Region (dargestellt Latissimus dorsi (2)). Der M. erector spinae (3) wird von den Rippen (4) abgetragen und die Muskeln werden nach medial (5) abgedrängt. Wenn die Muskelmasse so ausgeprägt ist, daß die Darstellung schwierig bleibt, sollten die Muskelfasern quer durchtrennt werden. Bevor die Darstellung fortgesetzt wird, sollte die Höhe der Wirbelkörper bestätigt werden: Zu empfehlen sind Röntgenaufnahmen mit einem röntgendichten Markierungszeichen.

6. Darstellung (2): Die costotransversalen Ligamente (1) werden durchtrennt und der Processus transversus (2) wird dargestellt. Der Processus transversus wird mit einem Luer abgetragen oder an seiner Basis mit einem Meißel durchtrennt (3). Knochenblutungen können unter Zuhilfenahme von Knochenwachs gestoppt werden. Dann wird das Periost der Rippe (4) durchtrennt und eine sorgfältige subperiostale Darstellung vorgenommen, wobei besonders darauf geachtet wird, nicht die Pleura oder den neurovaskulären Strang zu verletzen. Die Rippe wird am Rippenwinkel mit einem Rippen- oder Knochenosteotom durchtrennt.

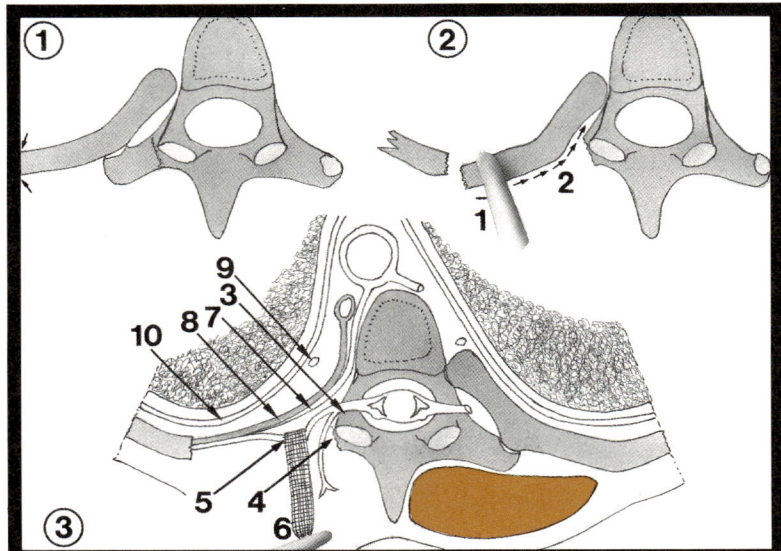

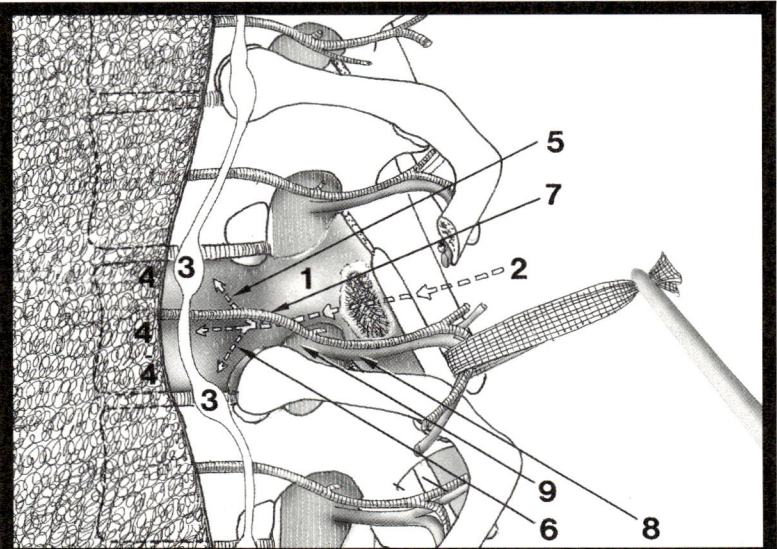

7. Darstellung (3): Mit einer Haltezange (1) wird der mediale Anteil der Rippe nahe der Durchtrennungsstelle gefaßt; die Rippe wird nach medial (2) verfolgt, wobei das Instrument stets direkt am Knochen verbleibt. Ligamentäre Verwachsungen werden durchtrennt, so daß die Rippe entfernt werden kann. Sobald das Ende der Rippe exzidiert ist, wird die Bogenwurzel (3) vor der Basis des durchtrennten Processus transversus (4) lokalisiert. Die Foramina intervertebralia unterhalb der Rippe werden dargestellt, desgleichen die korrespondierenden spinalen (intercostalen) Nerven (5), die aus Sicherheitsgründen mit einem in Kochsalz getränkten Nervenbändchen (6) zur Seite gehalten werden sollten. Die Gefäße, die die Rami dorsalis begleiten, werden unterbunden. (7) = Intercostalarterie; (8) = Intercostalvene; (9) = Sympathischer Grenzstrang; (10) = Pleura.

8. Darstellung (4): Man folgt nun der Bogenwurzel (1) nach vorne, wobei dieser Zugang (2) relativ frei von Gefäßen und Nerven ist. Der sympathische Grenzstrang (3) und die Pleura (4) werden angehoben. Sobald der Wirbelkörper dargestellt ist, wird die Darstellung nach oben (5) und unten (6) fortgesetzt, wobei darauf geachtet werden muß, die segmentalen Gefäße (7) zu schonen. Sollte die Darstellung unzureichend sein, ist der gesamte Vorgang unter Entfernung der darüber- und darunterliegenden Rippe zu wiederholen. Falls notwendig, muß eines der Intercostalgefäße unterbunden werden. Wird Dekomprimierung angestrebt, folge man der Nervenwurzel medial (8), um Mark und Dura (9) darzustellen; unter Schonung von Mark und Dura wird mit dem Luer soviel wie notwendig von der Bogenwurzel und dem Wirbelkörper entfernt. Die Gelenkfacetten sollten erhalten bleiben.

9. Wundschluß: Beachte folgende Punkte: 1. Spülen der Wunde mit Kochsalzlösung; 2. Der Anästhesist soll die Lunge belüften, hierbei wird nach Pleuraverletzungen gesucht. Falls notwendig, wird die Pleura verschlossen und ein thorakaler Drain eingelegt. 3. Ein Redondrain wird in die Wunde gelegt. 4. Der Muskelschluß erfolgt in Einzelschichten. 5. Man beurteile die Stabilität der Wirbelsäule; falls notwendig, muß der Patient in einem Strykerrahmen gepflegt werden.

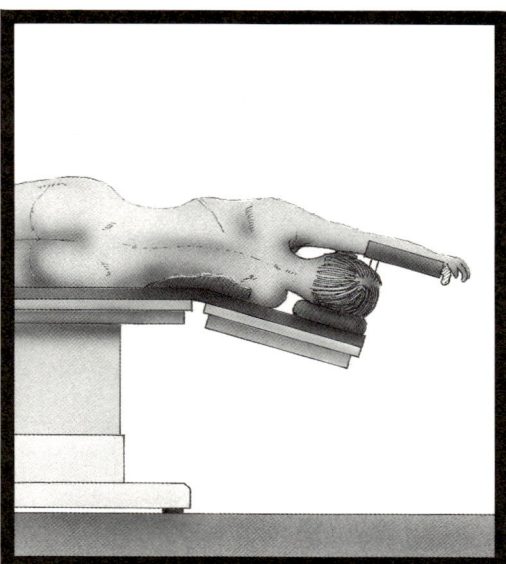

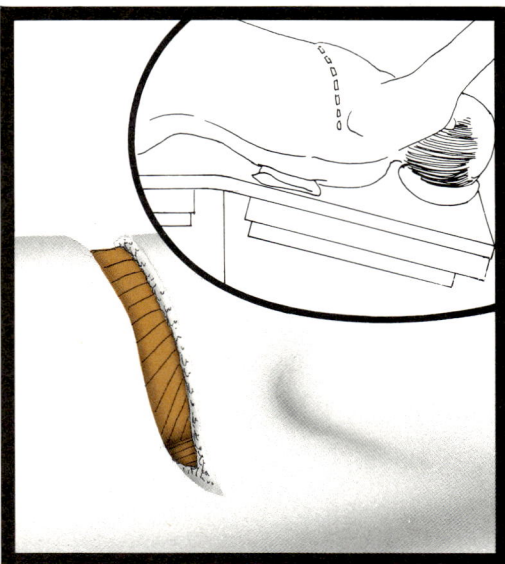

10. Vorderer transthorakaler Zugang zur Brustwirbelsäule: Ganz allgemein ist ein Zugang von der linken Seite her der beste und von distal kann das Herz normalerweise vergleichsweise einfach mobilisiert werden, wobei proximal die anteriore Position der Subclavia- und Carotisgefäße ausreichenden Zugang ermöglichen. Vorzuziehende Positionierung: Lagerung auf die rechte Seite, wobei der linke Arm überhalb des Kopfes fixiert wird und ein Kissen in der rechten Axilla zum Schutz des Plexus brachialis eingefügt ist.

11. Inzision: Die Inzision sollte entlang der Linie eines Intercostalraums erfolgen. Es sollte der entsprechende Intercostalraum auf Höhe der Läsion gewählt werden. Wenn mehrere Segmente betroffen sind, wird der proximalste Intercostalraum gewählt. **Darstellung:** Die Fasern der oberflächlichen Muskeln (Trapezius, Latissimus dorsi, Serratus anterior) werden parallel zur Inzision durchtrennt. In höheren Ebenen kann es notwendig werden, die Rhomboiden zu durchtrennen, um die Anhebung der Scapula zu ermöglichen.

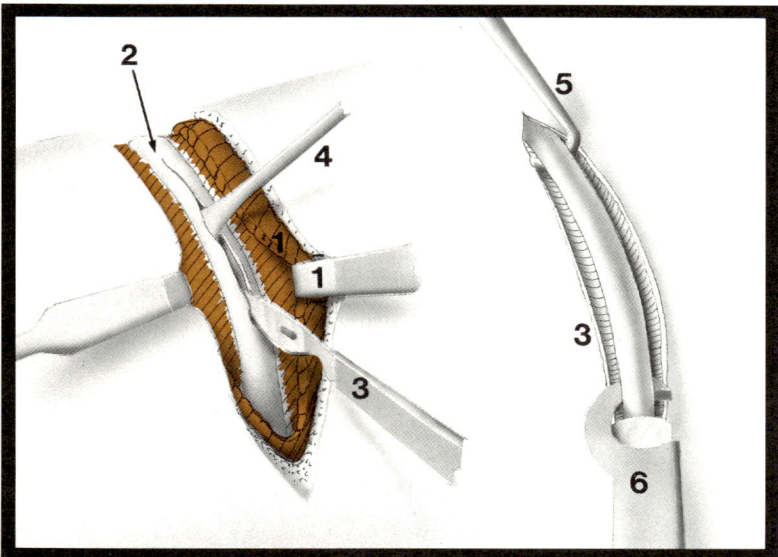

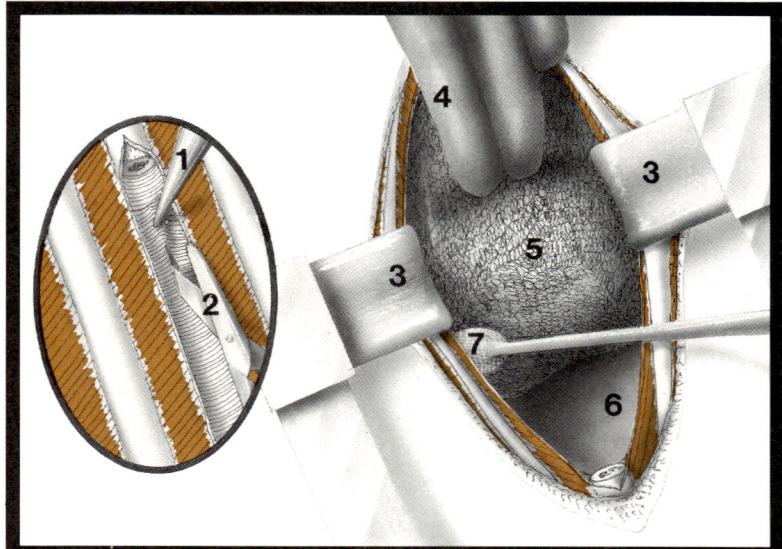

12. Darstellung (2): Die oberflächlichen Muskeln (1) werden zur Seite gehalten. Nachdem die entsprechende Rippe dargestellt wurde (2), wird das Periost inzidiert (3) und zwar über die gesamte Länge. Das Periost wird entlang der ganzen Rippe abgehoben, wobei ein Raspatorium (4) oder ein Rippenstripper (5) verwendet wird. Bei entsprechender Sorgfalt werden so die Intercostalgefäße geschont. Dann wird die Rippe mit einem Rippen- oder Knochenosteotom (6) sowohl am Knochen-Knorpel-Übergang wie auch am Rippenwinkel durchtrennt. Das entsprechende Rippensegment wird entfernt, es kann für eventuelle Knochenverpflanzungen aufbewahrt werden.

13. Darstellung (3): Die parietale Pleura (1) auf dem Grund des Rippenbetts wird von der darunterliegenden Lunge abgehoben und eine kleine Öffnung in der Pleura angebracht. Diese wird sorgfältig mit einer Schere (2) entlang der ganzen Inzisionslänge erweitert, Rippenspreizer (3) werden eingebracht. Die Lunge sollte manuell kollabiert werden (4). Dies kann durch Adhäsionen zwischen der Lunge (5) und der parietalen Pleura (6) verhindert werden. In diesem Fall sollten diese Adhäsionen durch stumpfe Dissektion gelöst werden, wobei hierfür ein kleiner Tupfer (7) in einer langen Kocherklemme verwandt werden kann. Gelegentliche feste Adhäsionen können den Einsatz einer Präparationsschere erfordern.

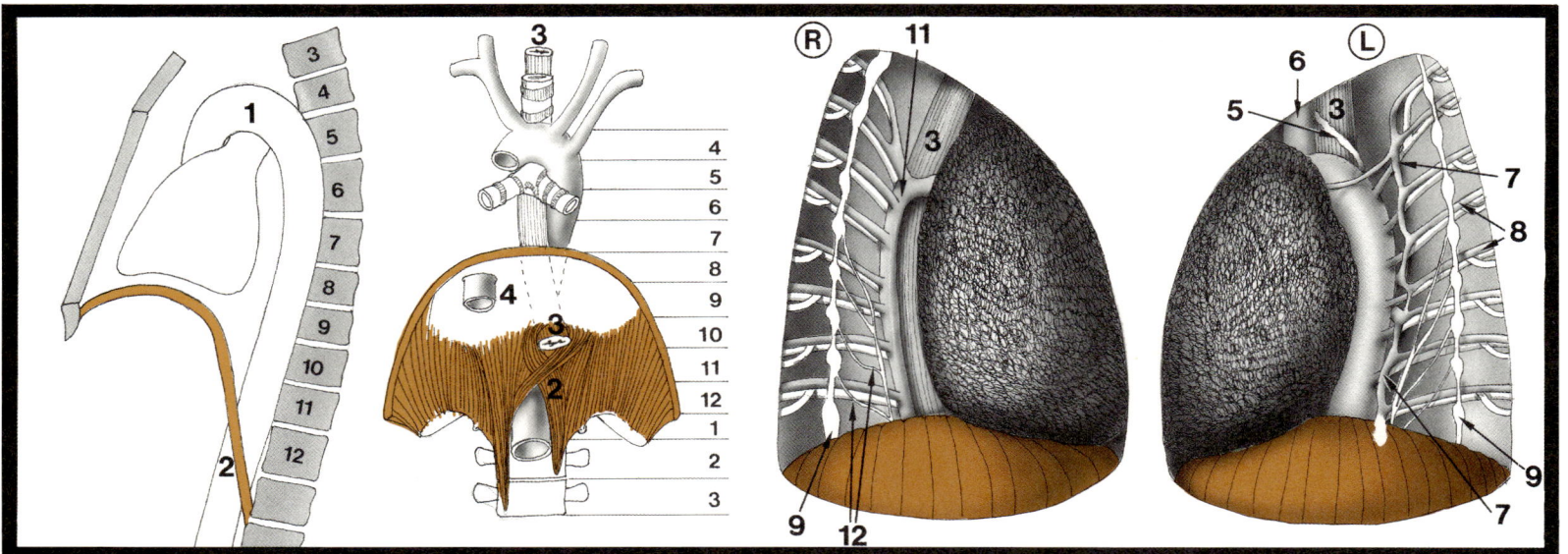

14. Anatomische Lagebeziehungen, Orientierungspunkte und anatomische Ebenen: Beachte folgende wichtigen Punkte: a) Der Aortenbogen (1) reicht an die Wirbelsäule in der Höhe von Th 4 und liegt hier sehr nahe vor der Fläche des Wirbelkörpers. – b) Die Aorta liegt zuerst linksseitig der Wirbelkörper der Brustwirbelsäule und erreicht dann allmählich die Mittellinie; sie verläßt den Thorakalraum gegenüber der Bandscheibe Th 12/ L 1, unterhalb des linksseitigen Anteils des Diaphragmas (2). Das Diaphragma wird von Oesophagus (3) und IVC (4) auf Höhe von Th 10 respektive Th 8 durchdrungen. – c) Oberhalb des Aortenbogens liegen der Oesophagus, der Ductus thoracicus (5) und die A. subclavia (6). In seinem aufsteigenden Verlauf kreuzt der Ductus thoracicus von rechts nach links hinter dem Oesophagus; danach verläuft er über der lateralen Seite des Oesophagus nach vorn. – d) Die Venae hemiazygos (7) liegen an der posterolateralen Oberfläche der Aorta und nehmen die Intercostalvenen (8) auf. – e) Die Zwischenwirbelscheiben sind stets deutlich prominente Strukturen und die Intercostalgefäße liegen *zwischen* ihnen (siehe folgende Darstellung). Diese Gefäße verbinden die Aorta, die Venae hemiazygos und azygos. Die Intercostalgefäße verlaufen hinter dem sympathischen Grenzstrang (9) und nähern sich den Intercostalnerven (10) lateral davon. – f) Auf der rechten Seite liegt die Vena azygos (11) neben der posterolateralen Fläche des Oesophagus. Sie verläuft über den Hilus der rechten Lunge, um in die Vena cava superior einzutreten. – g) Der sympathische Grenzstrang verläuft entlang der Rippenköpfchen. Grenzstrang und die Nervi splanchnici (12) liegen über den segmentalen Gefäßen. – h) Die radiologische Festlegung der Operationshöhe unter Verwendung eines röntgendichten Markierungszeichens ist oft unentbehrlich.

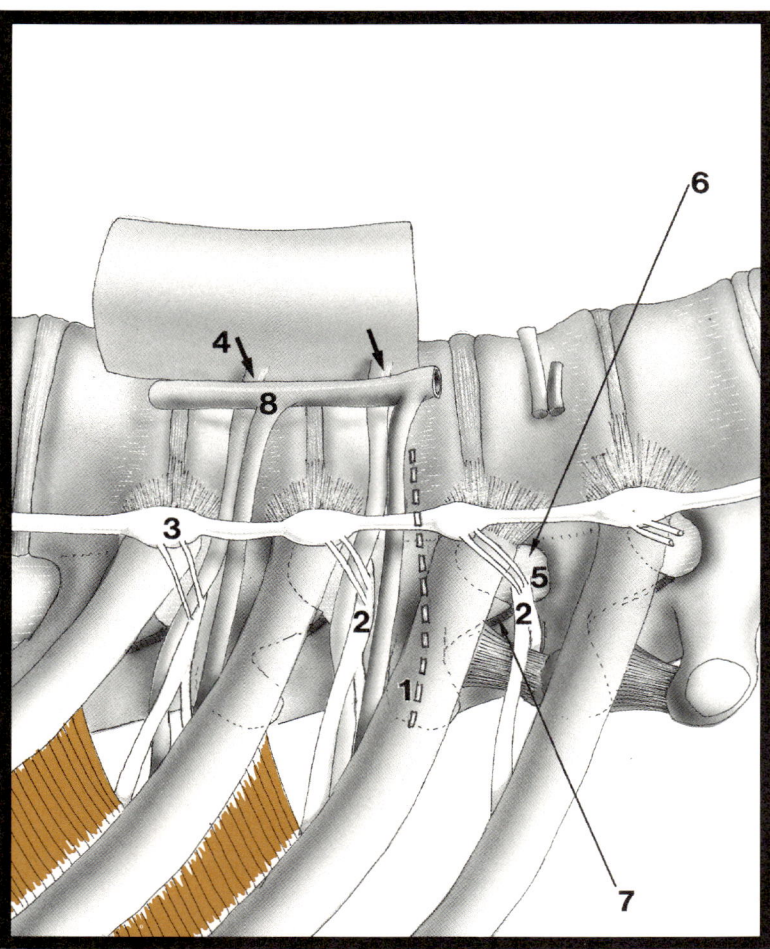

15. Darstellung (4): Parietale Pleura über der vorderen Rippenoberfläche (1) durchtrennen, Inzision bis zum Wirbelkörper verlängern. Pleura elevieren, dabei Spinalnerven (2) und sympathischen Grenzstrang (3) schonen. Wenn die Aorta mobilisiert werden muß, müssen die in der näheren Umgebung liegenden Intercostalgefäße aufgesucht und unterbunden werden (4); so wenig dieser Gefäße durchtrennen wie möglich, und dies zudem nur auf einer Seite, um das Risiko einer Gefährdung der Blutversorgung des Rückenmarks so gering wie möglich zu halten. Bei vorderer Dekompression des Rückenmarks verfolgt man den Spinalnerv in den Kanal (5), wobei Knochen und Bandstrukturen nur anterior entfernt werden, um das Risiko einer Verletzung von Dura und Mark (6) herabzusetzen. Dies ist in Fällen anatomischer Veränderungen aufgrund einer Erkrankung oder Deformität von besonderer Bedeutung. In der Nähe der Dura und des Marks keinen Elektrokauter verwenden, Blutungen sollten mit Knochenwachs oder «Gelfoam» (= Hämostyptikum) kontrollieren. (7) = Facettengelenk; (8) = Vena hemiazygos. **Wundschluß:** 1. Zwei Bühlaudrainagen werden eingebracht. Sie sollten ein oder zwei Rippen überhalb und unterhalb der resezierten Rippe eingelegt werden. Subcutane Untertunnelung mit der Drainage über eine kurze Strecke vor der Penetration im Zwischenrippenraum hilft die Luftdichtigkeit zu gewährleisten. Ende des oberen Drains in Richtung Lungenspitze führen, Ende des unteren Drains in Richtung des unteren Zwerchfellwinkels. 2. Auseinandergetrennte Rippen approximieren; der Verschluß wird mit dicken, resorbierbaren Nähten an beiden Enden der Thorakotomie, direkt um die Rippen verlaufend, zusammengehalten. 3. Periostale Inzision verschließen, desgleichen die Intercostalmuskulatur unter Verwendung einer fortlaufenden Naht. 4. Durchtrennte Anteile des M. serratus anterior, trapezius, latissimus dorsi und, falls notwendig, der Rhomboiden in Einzelschichten adaptieren. 5. Wundschluß mit subcutanen Nähten und Hautnaht. – 6. Drains an Saugflaschen anschließen. **Nachbehandlung:** 1. Die Drainagen werden entfernt, wenn sowohl die Luft- wie die Blutabsaugung aufgehört hat und in den Röntgenaufnahmen eine zufriedenstellende Expansion der Lunge nachgewiesen ist; in keinem Fall früher als 48 Std. postoperativ. 2. Eine unzureichende Stabilität der Wirbelsäule kann eine entsprechende vorsichtige Pflege in einem Strykerrahmen erfordern.

3. Lumbalwirbelsäule

Der hintere Zugang in der Mittellinie (Darstellung 1–7)

Von allen Zugängen zur Lendenwirbelsäule ist der direkte Zugang in der Mittellinie der allgemein nützlichste. Er erlaubt nahezu unlimitierte Ausweitung, und ergibt einen hervorragenden Zugang zu den Processus spinosi und den vertebralen Laminae. Durch eine stärkere Retraktion kann die Darstellung der Processus transversi bis zu ihren Enden normalerweise problemlos erfolgen. Bei sorgfältiger Beachtung der Lagerung des Patienten, um sowohl eine thorakale wie abdominale freie Bewegung zu gewährleisten, ist dieser Zugang als ausgesprochen sicher zu bezeichnen. Andauernde Blutungen können ein Problem sein, obwohl einige Maßnahmen möglich sind, um dies Problem so gering wie möglich zu halten [25]. Die Darstellung ist besonders geeignet, um die offene Reposition und/oder Stabilisierung von spinalen Frakturen vorzunehmen, genauso wie für die hintere Dekompression sowie für die Darstellung des Spinalkanals, desgleichen für intertransversale und andere posteriore Fusionen.

Der postero-laterale Zugang (Darstellung 8)

Durch den normalen hinteren Zugang können die Bogenwurzeln nur unzureichend dargestellt werden und die Wirbelkörper noch weniger. Für den Fall, daß es notwendig wird, diese Strukturen deutlicher darzustellen, wird ein anterolateraler Zugang notwendig. Für den Fall, daß ein limitierter Zugang ausreicht, kann ein posterolateraler Zugang [26] gewählt werden. Dies hat eine gewisse Ähnlichkeit mit einer Costotransversektomie im Bereich der Thorakalwirbelsäule; genauer gesagt ist es ein weniger ausgedehnter Eingriff und daher für ältere oder Hochrisikopatienten mehr geeignet. Der Eingriff beinhaltet das Abheben des Processus transversus, um einen Zugang nach vorne zu erreichen. Er kann für Biopsien, örtliche Dekompressionen, Drainagen oder Debridements verwandt werden. Zu beachten ist, daß immer nur eine Seite eines Wirbelkörpers durch eine Inzision dargestellt werden kann: sofern ein Zugang zu beiden Seiten notwendig wird, muß eine symmetrische Inzision auf der anderen Seite angelegt werden. Paarige Inzisionen, die diese Darstellung benutzen, aber den Processus transversus schonen, werden nicht selten für intertransversale Fusionen der Wirbelsäule [27] benutzt.

Der anterolaterale Zugang (Darstellung 9–14)

Die distalen drei Lendenwirbel können durch einen Inzisionstyp dargestellt werden, der für die Sympathektomie [28] verwandt wird. Wenn die Standardinzision des lateralen Flankenschnitts modifiziert und ein Teil der 12. Rippe entfernt wird [29], ist es möglich, die zwei oberen Lumbalwirbel ebenfalls darzustellen. Dieser Zugang gibt die Möglichkeit zur Drainage oder Fusion, er wird bei ausgedehntem Wirbelkörperbefall, besonders über mehrere Etagen, oder bei einem zu drainierenden Psoasabszeß, empfohlen. Wenn die Verbindungen der Ligamenta arcuata zum Processus transversus von L 1 durchtrennt werden, kann zusätzlich ein limitierter Zugang auf Th 12 und sogar bis zu Th 11 gewonnen werden (für eine ausgedehntere Darstellung dieser Wirbel ist u. U. ein thorakoabdominaler Zugang [22] zu wählen).

Vordere retro- und transperitoneale Zugänge [30/31]

Die vorderen Zugänge haben den Vorteil einer etwas besseren Darstellung und Zugangsmöglichkeit, haben aber den Nachteil, daß sie die Mobilisierung der großen Gefäße voraussetzen. Zusätzlich beinhalten sie das Risiko einer urogenitalen Komplikation (diese wird durch die mögliche Irritation des Plexus hypogastricus hervorgerufen), sogar wenn auch Vorkehrungen getroffen werden, dieses Risiko zu minimieren [32]. Diese Zugänge sollten am besten für Instabilitäten der Wirbelsäule, bei denen die Processus transversi und Processus spinosi ohnehin fehlen, und für bestimmte Tumoren vorbehalten bleiben.

Lumbalwirbelsäule: Zugänge und Indikationen

Hinterer Mittellinienzugang:	Reposition und Osteosynthese von Frakturen und Dislokationen
	Hintere Dekompressionen
	H-förmige Knochenverpflanzung, intertransversale und andere hintere Fusionen
	Discotomien von Bandscheibenvorfällen
	Tumorexzisionen, die die hinteren Wirbelanteile befallen haben
Posterolateraler Zugang:	Biopsie der Wurzelbogen und des Wirbelkörpers
	Drainage oder Debridement lokalisierter Osteitis tuberculosa, besonders bei älteren oder Hochrisikopatienten
	Intertransversale Fusion
	Beschränkte vordere Dekompression des Marks
Anterolateraler Zugang:	Drainage oder Debridement ausgedehnter Osteitis tuberculosa
	Debridement eitriger Osteitis oder Discitis
	Drainage des Psoasabszeß
	Vordere spinale Fusion
	Vordere Dekompression in Fällen von anterioren Tumoren oder Infektionen
	Tumorexzisionen, die die Wirbelkörper beinhalten
Vorderer Zugang:	Exzision ausgedehnter Tumoren, die die Wirbelkörper erfaßt haben
	Anteriore Spinalfusion, insbesondere in Fällen des Fehlens der posterioren Elemente

Lumbalwirbelsäule 17

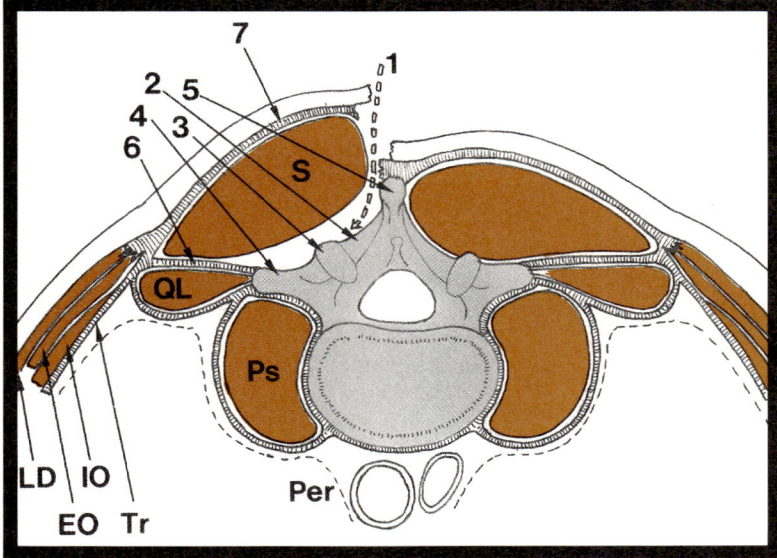

1. Hinterer Zugang zur Lendenwirbelsäule; anatomische Überlegungen (1): Der Zugang (1) ist direkt und einfach. Er umfaßt die seitliche Abdrängung der Sacrospinalmuskulatur (S) aus der Rinne zwischen den Laminae (2), den Facettengelenken (3) und den Processus transversi (4) auf der einen Seite und den Processus spinosi (5) auf der anderen. 6 und 7 = hintere und vordere Schichten der Lumbalfascie; Ps = Psoas; QL = Quadratus lumborum; LD = Latissimus dorsi; EO = M. obliquus externus; IO = M. obliquus internus; Tr = M. transversus; Per = Peritoneum.

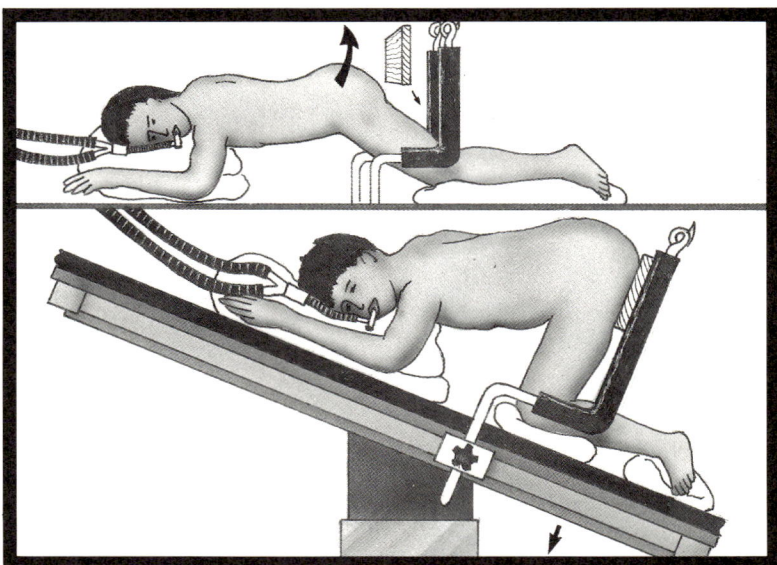

2. Positionierung auf dem Operationstisch: Der Patient wird intubiert in Bauchlage gebracht. Um vaskuläre Stauungen zu vermeiden, sollte das Abdomen absolut frei sein und eine kniende Position wird befürwortet. Sofern ein Hastingsrahmen nicht verfügbar ist, kann derselbe Effekt dadurch erreicht werden, daß ein Brett zwischen Lithotomiestützen *zuverlässig* fest am Tisch angebracht wird. Das Becken des Patienten wird angehoben, bis das Gesäß auf dem Brett ruht; der Tisch wird dann gekippt, bis das Gewicht des Patienten die Lagerung stabilisiert. Knie und Unterschenkel müssen auf guter Polsterung ruhen und ringförmig angebrachte Klebebänder werden als zusätzliches Haltemoment benützt.

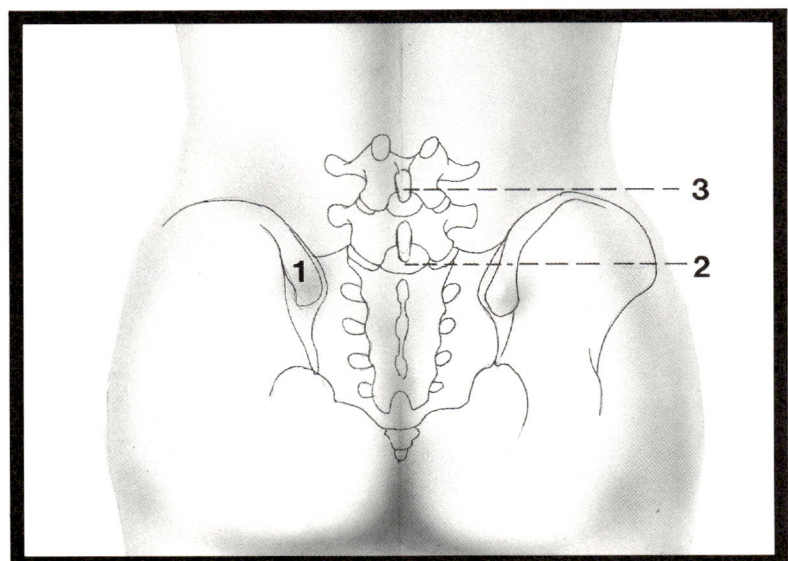

3. Orientierungspunkte: Die sogenannten «Venusgrübchen» (1) markieren die Lage der Spinae iliacae posteriores superiores: Der Prozessus spinosus von L 5 liegt in etwa derselben Höhe (2), der Prozessus spinosus von L 4 liegt normalerweise in Höhe der Oberkanten der Crista iliaca (3). **Inzision:** Die Inzision sollte entweder direkt auf oder neben der Mittellinie durchgeführt werden, und oberhalb der Wirbel, die dargestellt werden sollen.

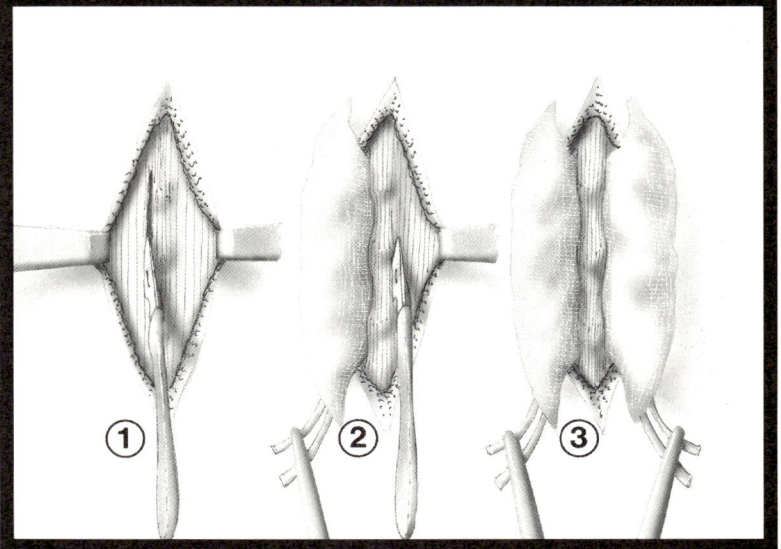

4. Darstellung (1): Die Haut wird seitlich über die lateralen Begrenzungen der Processus spinosi retrahiert. Nun wird die Skalpellklinge flächig direkt an der Seite des Processus spinosus bis in eine Tiefe von 1,5 cm hinuntergeführt. Die Inzision wird nach distal geführt, um die lateralen Anteile der succesiv folgenden Dornfortsätze über die ganze Länge der Wunde darzustellen. Diese Seite der Inzision wird austamponiert, um die flächenhafte Blutung, die normalerweise auftritt, zu kontrollieren. Die scharfe Darstellung wird auf der anderen Seite der Dornfortsätze wiederholt und auch diese Seite wird tamponiert.

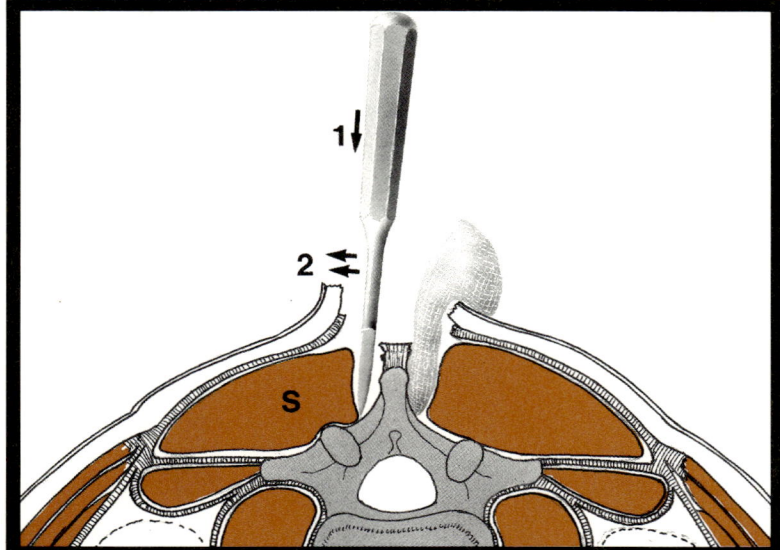

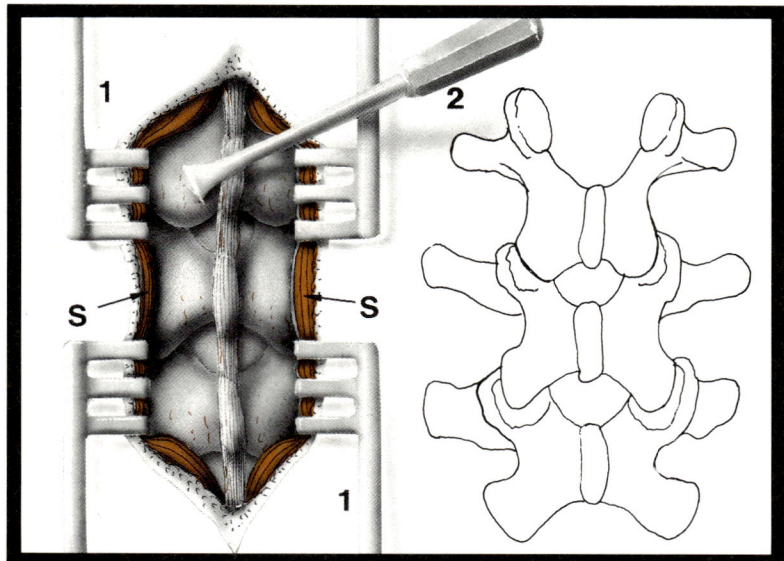

5. Darstellung (2): Die Kompressen in der zuerst dargestellten Seite werden entfernt und ein Osteotom (Typ Albee 8 cm oder breiter) wird eingebracht. Die Schneidefläche wird parallel zur Haut gehalten und der Osteotomgriff vertikal. Das Instrument wird in die Wunde (1) eingebracht, wobei es direkt an den Seiten von zwei Dornfortsätzen entlanggeführt wird. So wird die Klinge nach unten direkt auf die Laminae geführt. Nun wird das Osteotom nach lateral geschoben (2) und als Raspatorium benutzt, hierbei wird der M. sacrospinalis abgedrängt. Die Breite der Klinge, die über zwei Wirbelbreiten geht, sollte das unabsichtliche Eröffnen des Neuralkanals verhindern.

6. Zugang (3): Das anteriore und laterale Abschieben durch entsprechende Osteotombewegungen wird über die ganze Inzisionslänge wiederholt und danach wird sorgfältig austamponiert. Dieser Vorgang wird auch auf der anderen Seite der Processus spinosi wiederholt. Nun wird der Sacrospinalis (S) mit Haken zurückgehalten und mit Hilfe bipolarer Diathermie werden alle eventuellen Blutungen koaguliert. Starke selbstspannende Wundspreizer können nun an beiden Enden der Inzision eingesetzt werden (1), eine sorgfältigere Darstellung der Laminae und Prozessus spinosi wird durch Entfernung eventuell verbliebener Muskelfasern mit einem schmalen Raspatorium (2) durchgeführt. (Die normalen Positionen der Wirbel zueinander sind im rechten Teilbild dargestellt, gegenüber dem linken Bild allerdings etwas verkleinert und nach unten verschoben.)

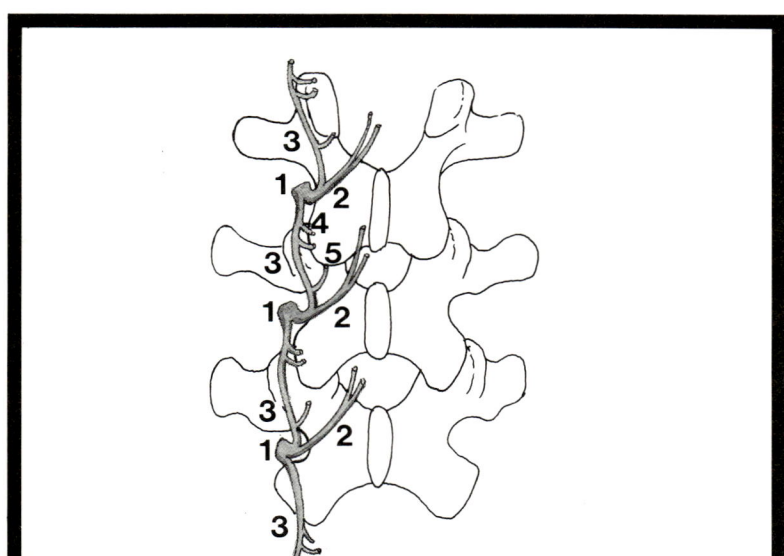

7. Zugang (4): Nach Darstellung der Facettengelenke und der Prozessus transversi erlaubt eine genaue Kenntnis der vaskulären Anatomie dieser Gegend, daß größere Gefäße unterbunden werden, bevor u. U. unangenehme Blutungen eintreten (25). Jeder Endast (1) einer segmentalen Lumbalarterie gibt eine intraartikuläre Arterie (2) ab, die über die Pars interarticularis auf ihrem Weg zur Versorgung des M. sacrospinalis verläuft. Eine kommunizierende Arterie (3) verbindet dieses Segment mit dem darunterliegenden (in dem es (1) und (2) verbindet). Die kommunizierende Arterie gibt superiore und inferiore Gelenkäste in der Gegend der Facettengelenke ab. Bedeutende Gefäße (nicht dargestellt) verlaufen *vor* dem Prozessus transversus: jede scharfe Darstellung entlang den Vorderflächen der Prozessus transversus sollte vermieden werden, denn jede hierdurch ausgelöste Blutung dieser

Gefäße kann umfangreich und ausgesprochen schwierig zu kontrollieren sein. Generell gilt, daß Blutungen bei der lateralen Darstellung des hinteren Zugangs dadurch reduziert werden können, daß die angesprochenen Gefäße identifiziert und koaguliert werden. Man lokalisiert die Gefäße nach sorgfältiger Durchtrennung der dünnen Fascienschicht an jeder der oberen Gelenkfacetten, unter der die entsprechenden Gefäße liegen.

Wundschluß:
1. Vor dem Wundschluß sollte eine abschließende Kontrolle eventuell noch bestehender Blutungen erfolgen. Blutungen aus eröffneten Knochenanteilen können mit Knochenwachs kontrolliert werden.
2. Der M. sacrospinalis wird an die interspinalen Ligamente leicht angeheftet.
3. Der Schluß der lumbodorsalen Fascie und der Haut erfolgt in Einzelschichten.
4. Sollte eine spinale Instabilität verbleiben, muß der Patient in einem Strykerrahmen (oder einem Gipsbett, sofern keine neurologischen Ausfälle vorhanden sind) gepflegt werden.

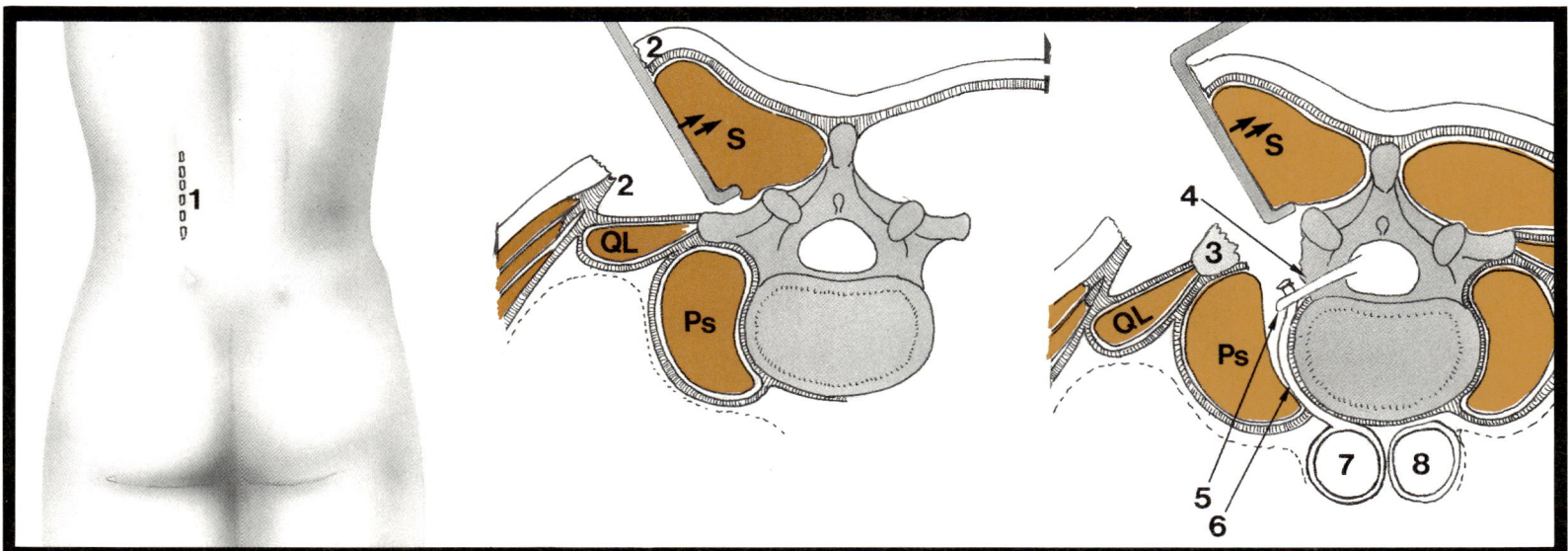

8. Posterolateraler Zugang zur Lendenwirbelsäule; Lagerung: Im Fall, daß eine bilaterale Darstellung gewünscht wird, sollte der Patient in Bauchlage liegen. Für den Fall einer einseitigen Darstellung kann eine Seitenlage gewählt werden. **Inzision:** Diese wird über der lateralen Seite des M. sacrospinalis (1) durchgeführt. Das Zentrum der Inzision sollte wiederum über den entsprechenden Wirbeln liegen. **Darstellung (1):** Zur Darstellung der Prozessus transversi wird die lumbale Fascie (2) gespalten und die Inzision wird entlang den seitlichen und vorderen Oberflächen des Sacrospinalis (S) vertieft, wobei man überhalb der vorderen Schicht der Lumbalfascie bleibt. Der Sacrospinalis wird nach medial zur Seite gehalten, um die Prozessus transversi (beispielsweise für eine intertransversale Fusion) darzu- stellen. **Darstellung (2):** Zur Darstellung des Wirbelkörpers wird der Prozessus transversus (3) an seiner Basis mit dem Osteotom abgetragen. Er wird, zusammen mit den muskulären und sehnigen Anteilen, nach lateral gehalten. Der Wurzelbogen wird palpiert (4), die Spinalnerven, die aus den entsprechenden Foramina oberhalb und unterhalb des Wurzelbogens austreten, werden aufgesucht und geschont. Der Psoas wird vom Wirbelkörper abgeschoben: die Lumbalgefäße (6) werden ligiert oder kauterisiert. Sie liegen an der taillierten Vertiefung der Wirbelkörper unterhalb des Psoas. Wenn eine Darstellung des Wirbelkörpers noch mehr nach ventral notwendig wird, ist darauf zu achten, Verletzungen der Aorta (7) oder der Vena cava inferior (8) zu vermeiden.

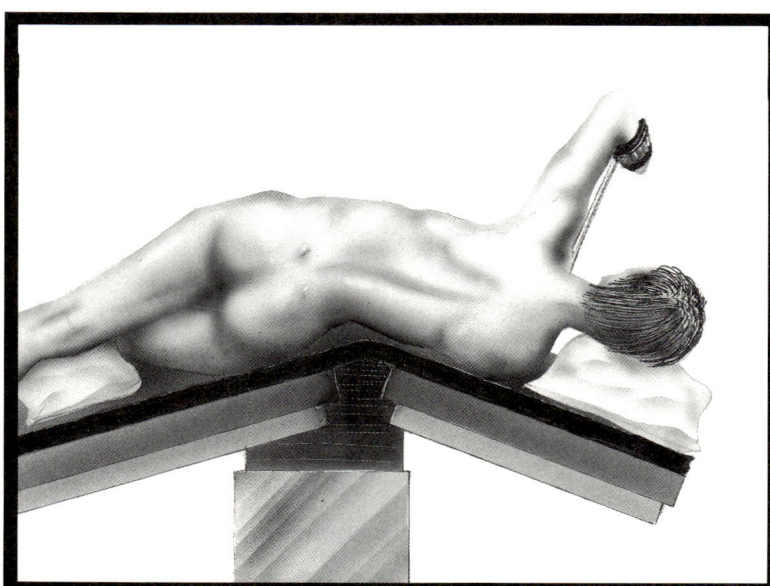

9. Anterolateraler Zugang zur Lendenwirbelsäule; Lagerung: Der beste und sicherste Zugang ist der von der linken Seite, und mit Ausnahme schwerwiegender Gründe, die für ein anderes Vorgehen sprechen, sollte stets der *linke* anterolaterale Zugang gewählt werden. Eine Seitenlagerung des Patienten kann so vorgenommen werden, daß der linke Arm in der Schulter abduziert und im Ellenbogengelenk gebeugt gelagert wird. Sofern eine gewisse laterale Flexion der Wirbelsäule nicht störend ist, ist eine Kippung des Tisches (wie bei einer Nephrektomie) hilfreich, um den Zwischenraum zwischen dem Rippenbogen und der Crista iliaca zu öffnen. Einige Operateure ziehen dennoch die Lagerung des Patienten in der Halbseitenlage oder sogar in der Rückenlage vor.

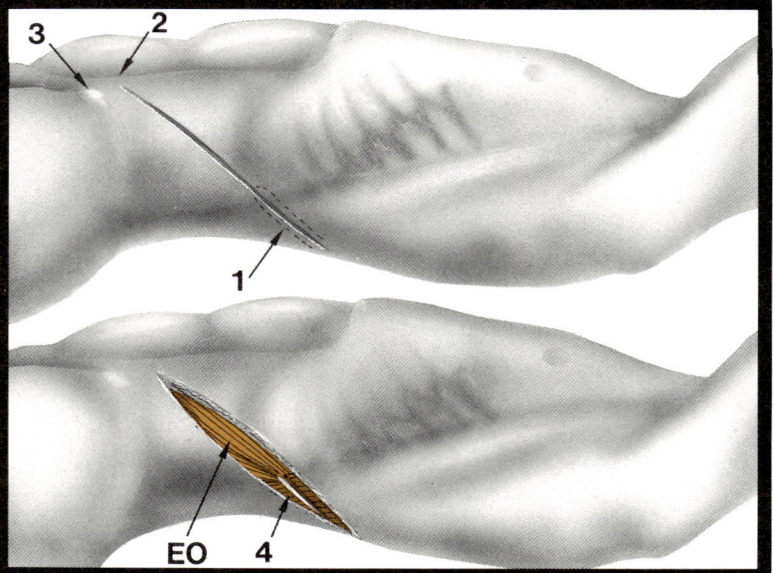

10. Anterolateraler Zugang zur Lendenwirbelsäule; Inzision: Die 12. Rippe (1) wird durch Palpation identifiziert. Der hintere Anteil der Inzision sollte entlang der Linie der vorderen zwei Drittel der Rippe verlaufen. Die Inzision wird schräg nach vorne gezogen, um auf die laterale Begrenzung der Rectusscheide (2) in der Nähe der Spina iliaca anterior superior (3) zu stoßen. Die Inzision wird entlang der Verlaufsrichtung der Muskelfasern des M. obliquus externus (EO) durchgeführt. **Darstellung:** Die 12. Rippe wird dargestellt, wobei, soweit nötig, die darüberliegenden Faseranteile des Latissimus dorsi (4) und des Serratus posterior inferior gespalten werden. Das Periost überhalb der Rippe wird eröffnet und entlang der Circumferenz der Rippe abgeschoben, so daß die distale Rippenhälfte exzidiert werden kann.

20 Wirbelsäule

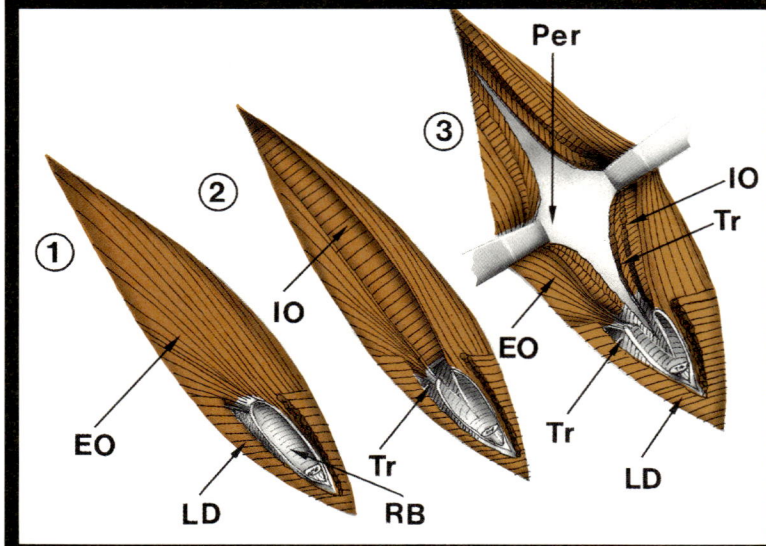

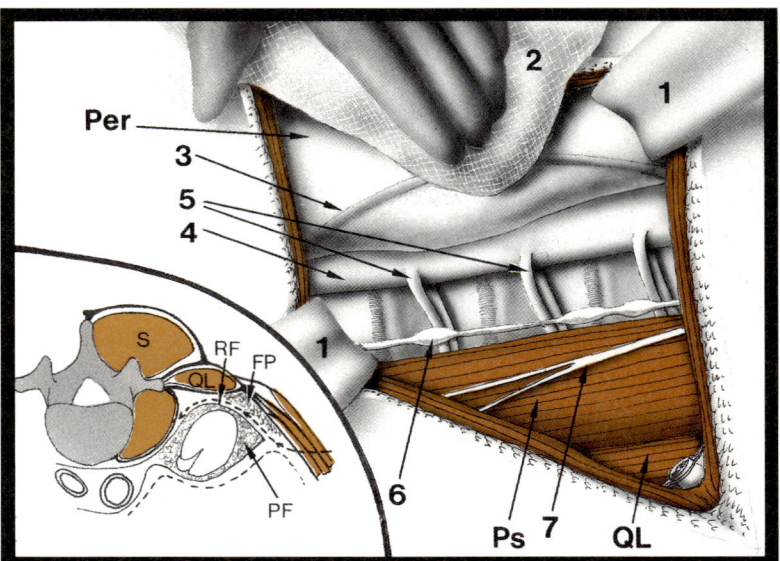

11. Darstellung (1): Die nächsten Schritte sind in den folgenden Zeichnungen dargestellt. Nach der Darstellung des Rippenbettes (RB) wird der M. obliquus externus (EO) entlang der Verlaufsrichtung seiner Muskelfasern in der gesamten Inzisionslänge durchtrennt. Nun wird der M. obliquus internus (IO) und der M. transversus (Tr) wiederum in Verlaufsrichtung der Inzision so eröffnet, daß das Peritoneum (PR) dargestellt wird. Das Peritoneum wird vorsichtig nach vorne abgeschoben, wobei es von der hinteren abdominalen Wand gelöst wird. Wenn der Patient in Seitenlage ist, wird dieses peritoneale Ablösen durch das Eigengewicht der Eingeweide, die zur anderen Seite fallen, begünstigt.

12. Darstellung (2): Im proximalen Teil der Inzision sollte besser der Fascia renalis (RF) als dem Peritoneum gefolgt werden. Hierbei werden Niere, Ureter und entsprechende Gefäße nach vorne abgedrängt. Es sollte versucht werden, keine scharfe Präparation innerhalb oder im Fettkörper (FP), der innerhalb der renalen Fascie liegt, durchzuführen. (PF = Perinephritisches Fett). Indem man direkt an der renalen Fascie bleibt, wird der M. quadratus lumborum (QL) und der Psoas (Ps) dargestellt. Die Wundränder werden mit einem abdominalen Selbstspreizer offengehalten (1). Das Peritoneum und die darunterliegenden Eingeweide werden mit kochsalzgetränkten Bauchtüchern geschützt (2). Man sollte sich vergewissern, daß der Ureter (3) nach vorne weggehalten wird; die Aorta (4), die Lumbalarterien (5), der sympathische Grenzstrang (6) sollten dargestellt werden. (7) = N. genito-femoralis.

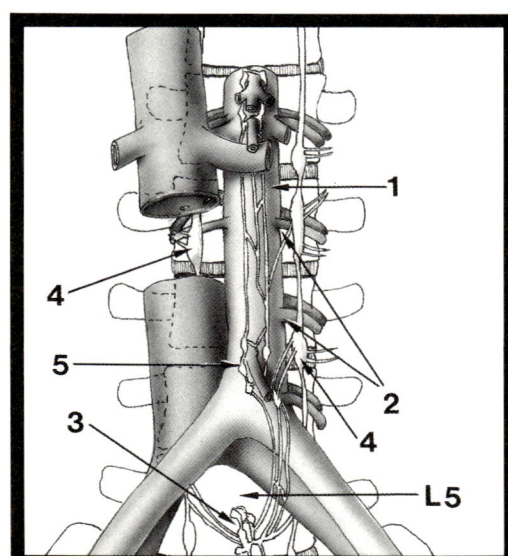

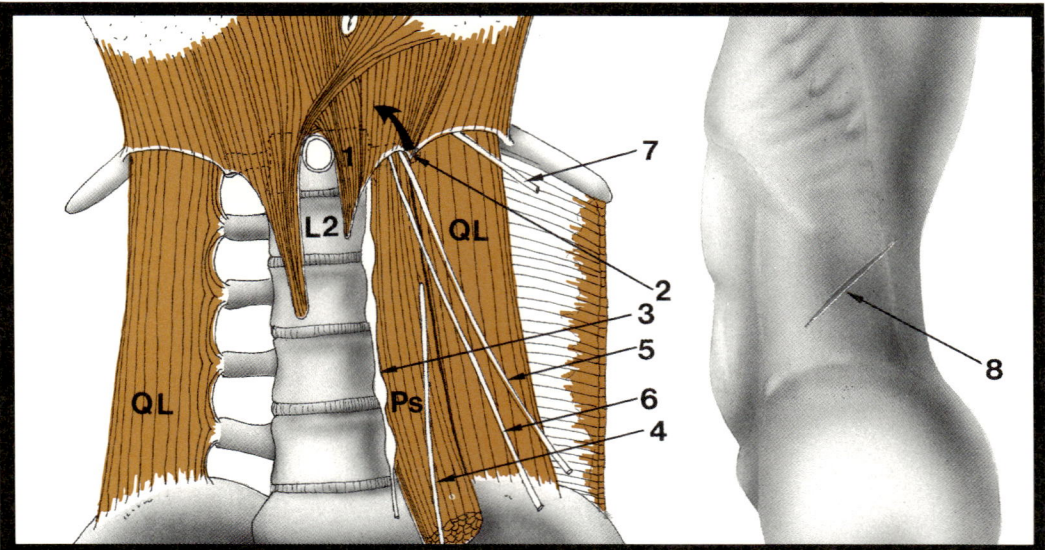

13. Darstellung (3): Um das Risiko einer Ischämie im Rückenmarksbereich so gering wie möglich zu halten, sollten bei der Mobilisation der Aorta (1) so wenig Lumbalgefäße wie möglich durchtrennt und für den Fall der Durchtrennung sollte dies möglichst nahe an der Aorta durchgeführt werden (2). Oberhalb L 5 sollte die Darstellung nahe am Knochen erfolgen, um Schädigungen des Plexus hypogastricus (3) zu vermeiden; der Plexus hypogastricus hat Anteile vom sympathischen Grenzstrang (4) und den Mesenterial-Ganglien und -Plexus (5), deshalb können hier Schädigungen zur Impotenz führen.

14. Darstellung (4): Die Darstellung der oberen Lumbalwirbel wird hier durch den linken Zwerchfellwinkel (1) verwehrt, da dieser an das Lig. longitudinale anterior bis nach L 2 fixiert ist. Der Diaphragmabogen muß vom Ligament abgetrennt werden, um die oberen Lumbalwirbel darzustellen. Um Th 12 (und oft auch Th 11) darzustellen, ohne die Parietalpleura zu eröffnen, muß die Verbindung (2) des Lig. arcuatum mediale zum Prozessus transversus von L 1 durchtrennt werden. Das Ligament wird nach vorne gehalten. Durch stumpfe Präparation wird die hintere Schicht der Parietalpleura von den Wirbelkörpern und unteren Rippen nach hinten abgehoben. Der sympathische Grenzstrang (3) und der Psoas werden nach dorsal gehalten. Es ist darauf zu achten, Schädigungen des N. genito-femoralis (4), des Hypogastricus (5) und der Ilioinguinalnerven (6) zu vermeiden. (7) = Subcostalnerv. **Variationen:** Für eine beschränkte Darstellung von L 3 und 4 allein kann eine kleinere Inzision (8) als Flankenschnitt gewählt werden.

Literatur, Wirbelsäule

1. Rogers WA 1957 J Bone Joint Surg [Br] 39A:341
2. Murphy MJ, Southwick WO 1983 The Cervical Spine, The Cervical Spine Research Society. Lippincott, Philadelphia, p 504
3. Holdsworth FW 1963 J Bone Joint Surg [Br] 45B:6
4. Cloward RB 1958 Neurosurgery 15:602
5. Murphy MJ, Ogden JA, Southwick WO 1980 Surg Clin North Am 60(5):1035
6. Brook AL, Jenkins EW 1978 J Bone Joint Surg [Br] 60:279
7. Griswold DM, Albright JA Shiffmand E et al 1978 J Bone Joint Surg [Br] 60A:285
8. Bohler, J 1928 J Bone Joint Surg [Br] 64A:18
9. Robinson RA, Southwick WO 1960 Instructional Course Lecture, American Academy of Orthopedic Surgeons. Mosby, St Louis
10. Keggi & Clark, quoted by Murphy MJ, Southwick WO 1983 The cervical spine, The Cervical Spine Research Society. Lippincott, Philadelphia, p 512
11. Southwick WI, Robinson RA 1957 J Bone Joint Surg [Br] 39A:364
12. Bailey RW, Badgley CE 1960 J Bone Joint Surg [Br] 42A:565
13. Rothman RH, Simeone FA 1982 The Spine. Saunders, Philadelphia, p 113–116
14. Fang HS, Ong GB 1962 J Bone Joint Surg [Br] 44A:1588
15. Hall JE, Dennis F, Murray J 1977 J Bone Joint Surg [Br] 59A:121
16. Nanson EM 1957 Surg Gynecol Obstet 104:118–120
17. deAndrade JR, McNab I 1969 J Bone Joint Surg [Br] 51A:1621
18. Riley, quoted by Murphy MJ, Southwick WO 1983 The cervical spine, The Cervical Spine Research Society. Lippincott, Philadelphia, p 518
19. Henry AK 1975 Extensile Exposure, 2nd Edn. Livingstone, Edinburgh, p 53–80
20. Whitesides Te Jr, McDonald P 1978 Orthop Clin North Am 9(4):
21. Cauchoix J, Binet J 1957 Ann R Coll Surg Engl 27:237
22. Rothman RH, Simcone FA 1982 The spine, 2nd Ed. Saunders, Philadelphia, p 158–163
23. Seddon HJ 1956 Modern trends in orthopaedics. Butterworth, London, p 220–245
24. Capener N 1954 J Bone Joint Surg [Br] 36B:173–179
25. MacNab I, Dall D 1971 J Bone Joint Surg [Br] 53B:628–637
26. Southwick WI, Robinson Ra 1957 J Bone Joint Surg [Br] 39A:631–643
27. Watkins MB 1953 J Bone Joint Surg [Br] 35A:1014–1018
28. Royle ND 1924 Surg Gynecol Obstet 39:701–720
29. Royle ND 1924 Surg Gynecol Obstet 39:701–720
30. Lilly Gd, Smith DW, Biggane CF 1954 Surgery, 35:1–8
31. Fang HSY, Ong GB, Hodgson AR 1964 Clin Orthop 35:16–33
32. Hoover NW 1968 J Bone Joint Surg [Br] 50A:194–210
33. Duncan HJM, Jonck LM 1965 S Afr J Surg 3:93–96

Die obere Extremität

4. Schulter

Einführung

Humeruskopf und Humerushals, das Glenohumeralgelenk, und der Plexus brachialis liegen tief in einer stark vaskularisierten Region und müssen mit Sorgfalt und Geduld angegangen werden. Der bei weitem am meisten benutzte und auch nützlichste Zugang ist der vordere Zugang nach Henry (1): er gibt einen relativ guten Zugang zu Kopf und Hals des Humerus und wird im allgemeinen verwendet, um den vorderen oder unteren Anteil des Glenohumeralgelenks und/oder den Plexus brachialis darzustellen. Der Zugang kann nach distal zum Humerusschaft erweitert werden oder proximal in die Halsbasis, um einen erweiterten Zugang zu den Axillargefäßen und zum Plexus brachialis zu ermöglichen. Er ist der am meisten benutzte Zugang bei der operativen Behandlung der rezidivierenden vorderen Schulterluxation. Es scheint in der Tat so zu sein, daß die Narbenbildung, die aus diesem Zugang resultiert, einen wesentlichen Anteil an der Effizienz jeder einzelnen spezifischen diesbezüglichen Operation (2) innehat. Der Zugang wird auch bei der offenen Behandlung von Frakturen des proximalen Drittels des Humerus, Luxationsfrakturen der Schulter sowie zur Versorgung proximaler Bizepssehnenrisse benutzt, außerdem der Exzision von Knochentumoren und der Behandlung von knöchernen Infektionen (3). Der hauptsächliche Nachteil dieses klassischen vorderen Zugangs ist die daraus resultierende Hautnarbe, die zumeist sehr stark sichtbar und oft bedauerlicherweise von Keloidbildung begleitet ist. Schwierigkeiten können bei sehr fettleibigen oder sehr muskulösen Patienten auftreten, wobei durch die Tiefe der Wunde der Zugang erschwert wird. Die Region ist stark vaskularisiert und ernstere Blutungen aus der Thoracoacromialgegend oder von der Vena cephalica können nur durch große Sorgfalt vermieden werden. Durch übereifrigen Zug am M. coracobrachialis können Schädigungen an dem darunterliegenden N. musculocutaneus resultieren; der N. axillaris kann durch exzessive Manipulation des Arms geschädigt werden. Generell jedoch ist dieser Zugang sehr direkt und wenn er mit der notwendigen Sorgfalt im Detail ausgeführt wird, sind Komplikationen selten. Er ist der Zugang der Wahl und nur spezielle Begleitumstände führen zur Wahl eines anderen Zugangs.

Für den Fall, daß es von Bedeutung ist, die Entwicklung von Keloiden an der Narbe zu vermeiden (wie dies manchmal beispielsweise bei Behandlung weiblicher Patienten notwendig werden kann), kann manchmal auch eine vordere axilläre Inzision zur Anwendung kommen (4). Zur ausgedehnten und schnellen Darstellung der subclaviculären und axillären Gefäße, sowie des brachialen Plexus, kann der vordere Zugang von Fiolle und Delmas verwandt werden. Eine modifizierte und nicht so ausgedehnte Variation des vorderen Zugangs kann zur Anwendung kommen, um die coracoclaviculären Bänder, die laterale Hälfte der Clavicula und das Acromioclaviculargelenk, bei der chirurgischen Versorgung der Acromioclavicularsprengung, darzustellen.

Ein *supero-lateraler Zugang* wird zur Entfernung von Kalkdepots in der Rotatorenmanschette benutzt. Bei Rotatorenmanschettenrupturen und Frakturen des Tuberculum majus hat dieser Zugang nur geringen Wert, da eine Ausweitung nach distal den N. axillaris gefährdet (3); der Zugang nach proximal kann dennoch verbessert werden, indem das Acromion (4, 6) durchtrennt wird. Eine noch ausgeprägtere Darstellung der Rotatorenmanschette kann durch eine Acromionektomie erreicht werden. Wenn eine breitflächige Darstellung des lateralen Humerusanteils im proximalen Drittel notwendig wird, kann ein *subdeltoidaler Zugang* benutzt werden. Die Abtragung des Muskels von unten hat den Vorteil vergleichsweise blutarm zu sein und die Durchtrennung von Muskelfasern zu vermeiden, wobei gleichzeitig der N. axillaris gut geschützt bleibt. Dieser Zugang kann am proximalen Humerus für das Debridement und die Drainage einer chronischen Osteitis benutzt werden, ebenso wie für die Resektion von Tumoren, für die Behandlung von Pseudoarthrosen und von einigen Abduktionsfrakturen (5). Er ermöglicht nur eine schlechte Darstellung des Humeruskopfs oder des Glenohumeralgelenks und die Narbe ist ausgesprochen groß.

In Fällen der Darstellung des Tuberculum majus und der Vorderwie Rückseite des Glenohumeralgelenks kann der ganze Ansatz des M. deltoideus an der Clavicula und an der Scapula abgetragen und der Muskel nach unten geklappt werden. Hierbei können Blutungen ein Problem darstellen und eine sehr sorgfältige Blutstillung ist während des gesamten Eingriffs notwendig und essentiell. Dieser Zugang kann bei der Resektion von Tumoren von besonderem Wert werden, wenn diese den proximalen Humerus erfaßt haben; der Zugang kann erweitert werden, indem das Acromion exzidiert wird. Wo es notwendig wird, den hinteren Aspekt der Schulter darzustellen, muß einer der *hinteren Zugänge* gewählt werden. Diese sind besonders bei der Versorgung hinterer Schulterluxationen indiziert, aber auch bei der Behandlung von Tumoren am hinteren Anteil des Gelenks, können diese Zugänge verwendet werden, genauso wie für bestimmte Arthrodesetypen und einige Frakturtypen der hinteren Anteile des Glenoids (3). Verletzungen der axillären sowie der suprascapulären Nerven und Gefäße sind die hauptsächlichen Komplikationen der hinteren Zugänge.

Empfohlene Zugänge

Indikation	Zugang
Irreponible vordere Luxation	Vorderer Zugang
Vordere Luxation mit subcapitaler Fraktur (mit oder ohne Schäden des Plexus brachialis)	Vorderer Zugang
Traumatische Läsionen des Plexus brachialis	Vorderer Zugang mit oder ohne Erweiterung nach cervical; Fiolle und Delmas
Rezidivierende vordere Luxation	Vorderer Zugang, vorderer axillärer Zugang bei Frauen
Fraktur des proximalen Humerus	Vorderer Zugang mit Erweiterung zum Humerus
Nicht reponierbare hintere Luxation oder rezidivierende hintere Luxation	Hinterer Zugang
Hintere Luxation mit Instabilität als Folge einer hinteren oder unteren Fraktur des Glenoids	Hinterer Zugang oder hinterer Zugang nach Judet
Scapulafrakturen	Hinterer Zugang nach Judet
Acromioclavicularsprengung	Modifizierter vorderer Zugang nach Roberts
Rotatorenmanschettenrupturen	Supero-lateraler Zugang oder Acromionektomie
Rotatorenmanschettenimpingementsyndrom	Zugang mit Acromionektomie
Infektionen oder Gelenkerkrankungen in Glenohumeralgelenk: Drainage, Abstrich oder Biopsie	Vorderer Zugang
Infektionen der Metaphyse des Humerus: a) Biopsie b) Drainage	Vorderer Zugang, subdeltoidal (A)
Arthrose a) des AC-Gelenks b) im Glenohumeralgelenk	Acriomionektomie / Vorderer oder subdeltoidaler Zugang (B) oder andere Zugänge
Neoplasma a) Biopsie	Vorderer, hinterer oder superolateraler Zugang, je nach Tumorlokalisation
b) Resektion	Vorderer Zugang oder subdeltoidal (B) bei ausgedehntem Befall
Notfallmäßige Darstellung des Hauptgefäßbündels und des Plexus brachialis	Fiolle und Delmas

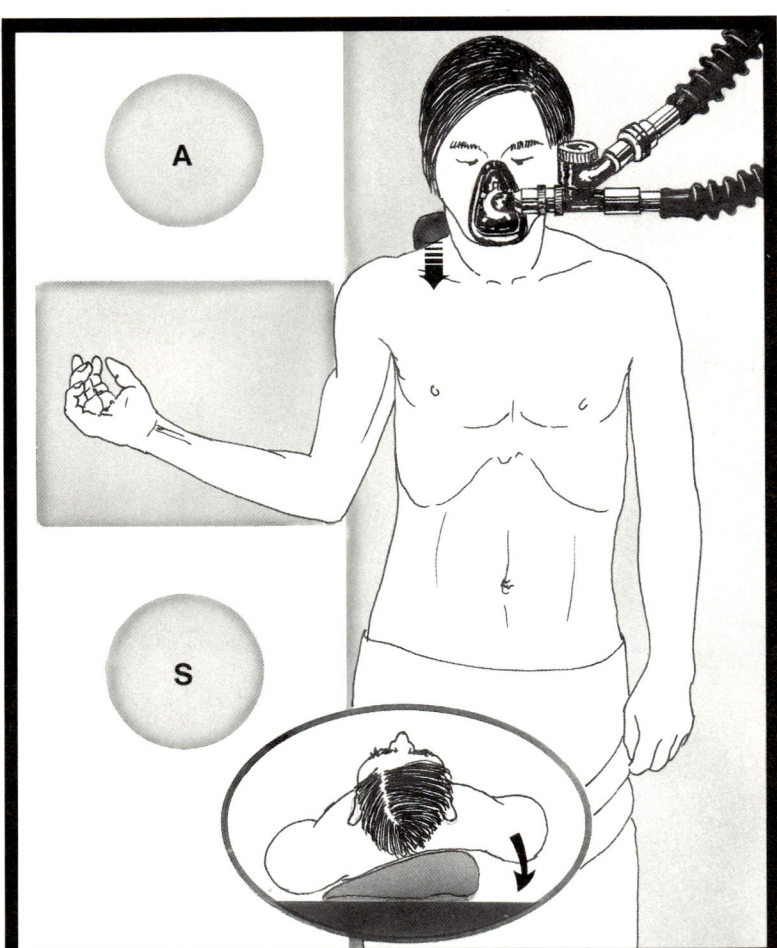

1. Der vordere Zugang (Henry) zur Schulter; Lagerung des Patienten: Der Patient liegt in Rückenlage und der Anästhesist befindet sich mit seinem Gerät auf der kontrolateralen Seite. Da der zu erwartende Blutverlust u. U. beträchtlich ist, sollten 2–3 Konserven gekreuzten Blutes vorrätig sein. Ein Sandsack soll unter die Wirbelsäule gelegt werden, so daß die Schulter zum Abdecken angehoben und daß sie während des operativen Eingriffs nach hinten absinken kann, um einen besseren Zugang zum Gelenk zu ermöglichen. Es kann hilfreich sein, den Sandsack so nach distal zu lagern, daß sein Oberrand unterhalb der Höhe der Spina scapulae zu liegen kommt. Ein Armtisch unterstützt den Arm, wobei er in der Breite nicht über den Ellenbogen des Patienten hinausgehen sollte, um den Bewegungsraum des Operateurs nicht zu erschweren. Bei der Präparation der Haut und während des Abdeckens der Extremität soll die Schulter 80 Grad abduziert und 30 Grad gebeugt werden, wobei dies durch einen Assistenten geschieht, der die Hand hält. Dies ermöglicht den Zugang zur Axilla und zum hinteren Anteil der Schulter. Ein Gazestrumpf kann zum Abdecken von Hand und Unterarm benützt werden; es ist wichtig, daß nach dem Abdecken der Arm genügend Freiraum in der Bewegung hat, um die Innen- und Außenrotation der Schulter im Glenohumeralgelenk zu ermöglichen. Eine transparente Klebefolie (z. B. «Steridrapes»), die an der Vorderseite der Schulter aufgebracht wird, hilft, die Orientierungspunkte zur korrekten Schnittführung aufzusuchen. S = Position des Chirurgen, A = Position des Assistenten.

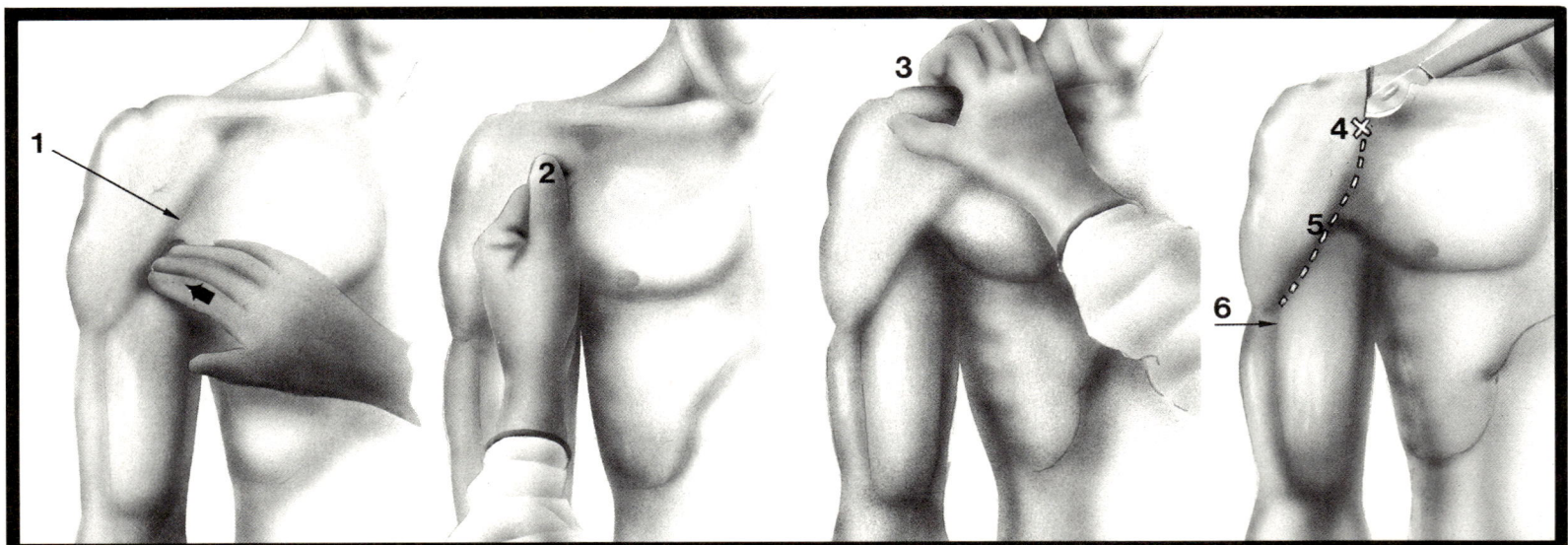

2. Die «Schulterriemen»inzision; Aufsuchen der Orientierungspunkte: Der Arm wird von der Position, die in der vorausgegangenen Darstellung gezeigt ist, so gelagert, daß er am Körperrand in neutraler Rotation anliegt. Die Hand des Chirurgen wird über die Pectoralismuskulatur gelegt, wobei die Fingerspitzen fest gegen die Haut drücken und nach lateral geschoben werden: So wird der ansteigende Muskelrand des M. deltoideus aufgesucht, der die seitliche Begrenzung des Sulcus deltoideopectoralis (1) darstellt. Nun wird in der Tiefe mit dem Daumen der tastbare Prozessus coracoideus aufgesucht (2). Mit dem über die Schulter nach hinten tastenden Finger wird die Spina scapulae (3) identifiziert. **Die Inzision:** Der Beginn der Inzision liegt nahe an der Spina scapulae und zieht sich über den Vorderteil der Schulter in sagittaler Ebene bis zum Coracoid (4). Danach wird die Inzision leicht nach lateral gekrümmt, um in den Sulcus deltoideopectoralis (5) zu verlaufen. Die laterale Kante des Bizeps (6) sollte nicht überschritten werden (Identifikation siehe Abb. 14). Der proximale Anteil dieses Standardzugangs kann Modifikationen notwendig machen, wenn die Darstellung des Plexus brachialis notwendig wird (siehe Abb. 21).

Schulter 27

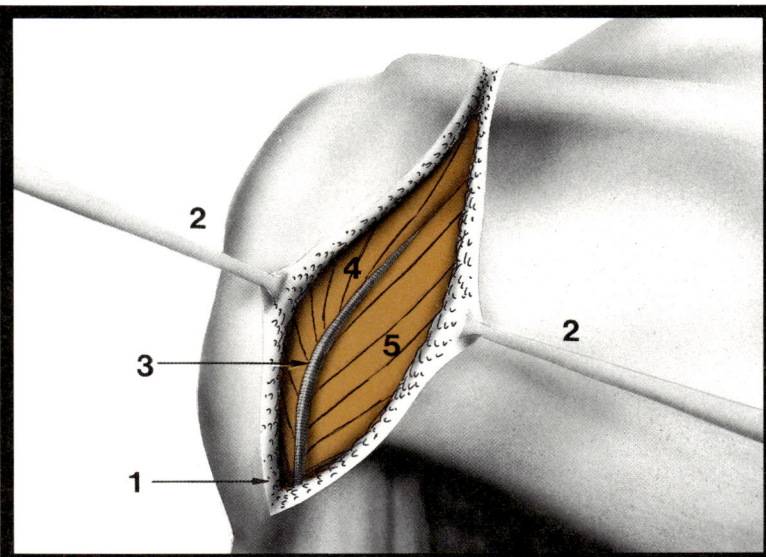 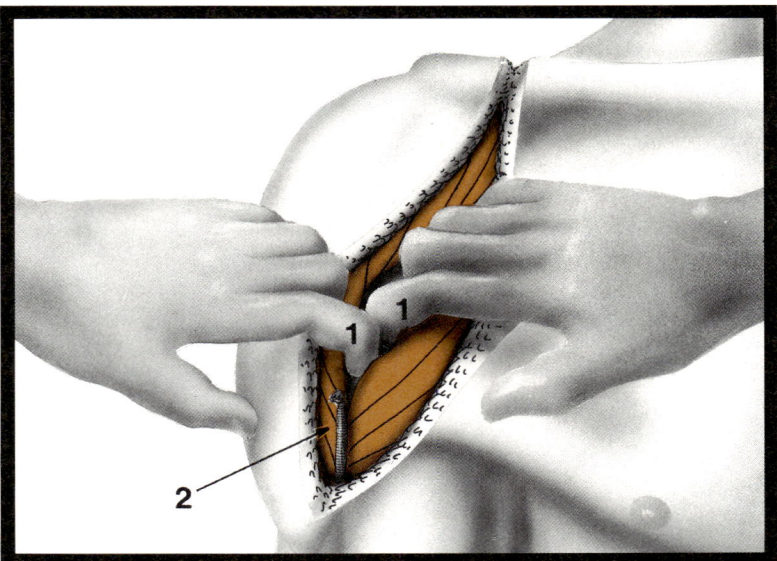

3. Zugang (1); Identifizierung des Sulcus deltoideopectoralis: Es ist zu beachten, daß die subcutane Fettschicht (1) oft sehr ausgeprägt ist. Die Präparation beginnt am distalen Ende der Inzision, wobei durch stumpfe Präparation, am besten mit einem Stieltupfer, die Fascie aufgesucht wird. Die Durchtrennung erfolgt parallel zum Hautschnitt. Haut, Fett und Fascie werden beidseits abgeklappt (2). Die Vena cephalica wird aufgesucht: sie liegt im Sulcus zwischen dem M. deltoideus lateralis (4) und dem Pectoralis major (5) medial und stellt einen Hauptorientierungspunkt des Zugangs dar.

4. Zugang (2): Der Sulcus deltoideopectoralis wird stumpf mit den Fingern (1) eröffnet. Selbst bei sehr sorgfältigem Vorgehen kann die Vena cephalica oft verletzt werden und es wird daher vielfach die Vene bereits zu Beginn des Eingriffs (2) unterbunden. Für den Fall, daß die Schonung der Vene sich als besonders wünschenswert erweist, kann sie nach medial zusammen mit einigen Muskelfasern des M. deltoideus, die vom Muskelrand abgelöst werden, zur Seite gehalten werden. Eventuelle vaskuläre Zuflüsse können ohne Bedenken unterbunden werden. Die Darstellung des Sulcus deltoideopectoralis wird so durchgeführt, daß die Kante des M. deltoideus manuell angehoben werden kann.

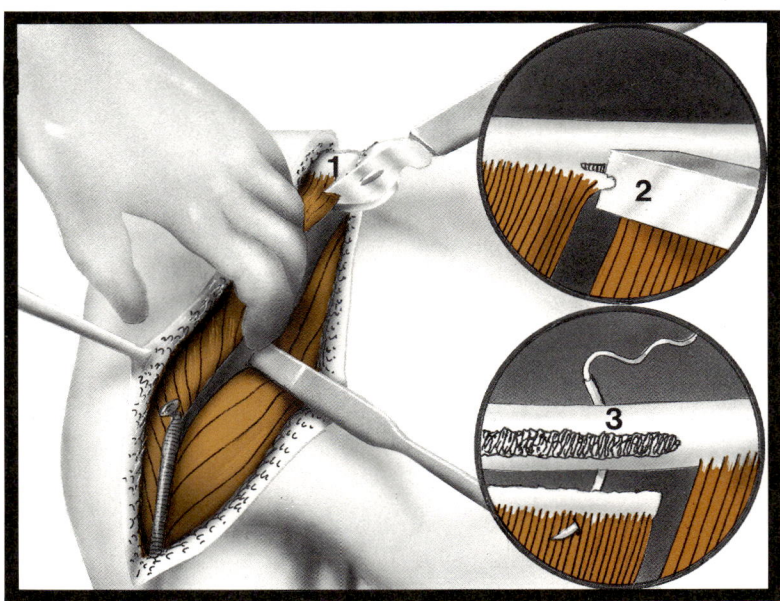 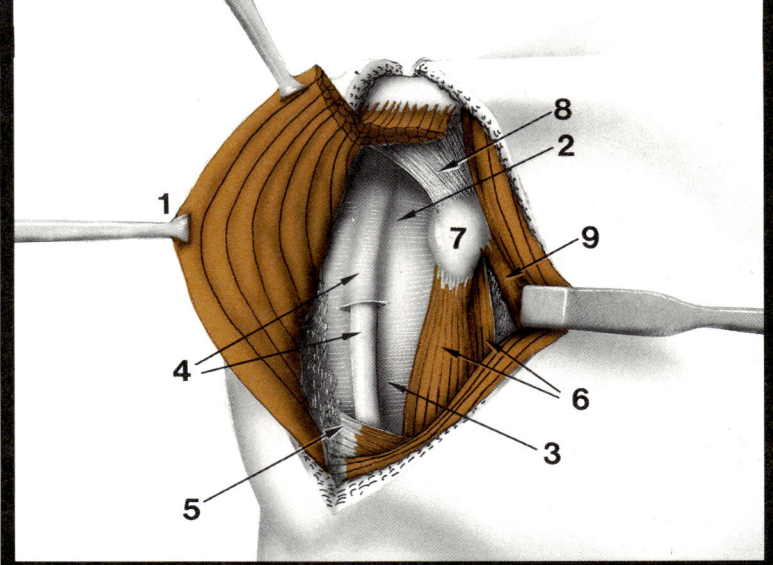

5. Zugang (3); Abklappen des M. deltoideus: Allgemein wird zum jetzigen Zeitpunkt der claviculäre Ansatz des Deltoideus abgelöst, wobei einige Chirurgen, soweit dies möglich ist, es vorziehen, den Muskel nur durch starke Retraktion abzudrängen. Die Durchtrennung des Deltoideus sollte unter dem Gesichtspunkt der späteren Reinsertion erfolgen. Die Muskelfasern können etwa 0,5 cm von der Clavicula (1) durchtrennt werden, um so genügend Gewebe an der Clavicula zu belassen, um später eine Naht durchführen zu können. Als Alternative empfiehlt Henry eine dünne Knochenschicht abzutragen, die den Ansatz des Muskels an der Clavicula enthält, wobei dies mit einem Meißel gegen die Schrägkante der Clavicula (2) geschieht. Bei diesem Vorgehen werden knöcherner Anteil und Deltoideus später refixiert, indem eine einzelne Naht um die Clavicula (3) gelegt wird.

6. Zugang (4): Das Abklappen des M. deltoideus (1) stellt den Humeruskopf (2) und den proximalen Schaft (3) des Humerus dar. Die lange Bizepssehne (4), die im Sulcus bicipitalis liegt, ist normalerweise deutlich sichtbar, genauso wie der Ansatz des Pectoralis major (5). Der mediale Anteil des Humeruskopfes und das Glenohumeralgelenk liegen unterhalb der vereinigten Sehnen des kurzen Bizepskopfes und des M. coracobrachialis (6) (sie strahlen vom Processus coracoideus (7) aus). Eine Schicht darunter liegt die Sehne des M. subscapularis. Diese Darstellung kann ausgeweitet werden, um einen besseren Zugang zum proximalen Humerusschaft (Abb. 14) zu gewährleisten. Man beachte das Ligamentum coracoacromiale (8) und den M. pectoralis minor (9).

28 Die obere Extremität

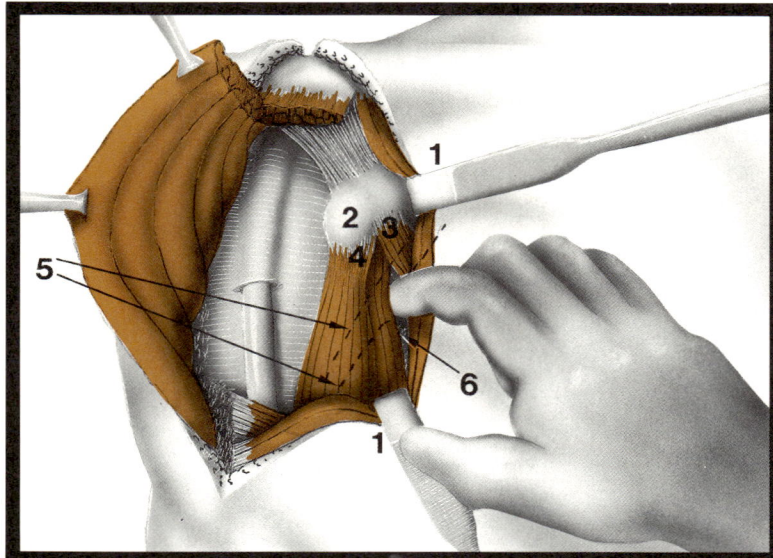

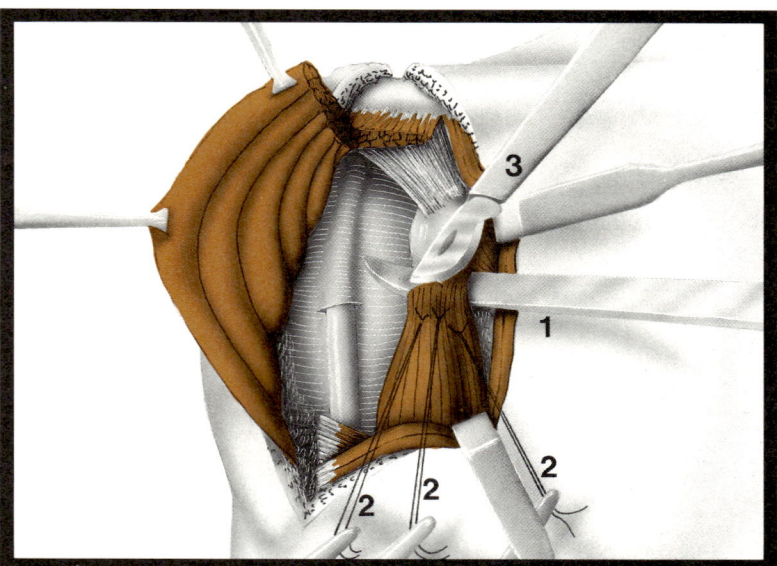

7. Zugang (5): Die Darstellung des Glenohumeralgelenkes ist aufwendiger. Der M. pectoralis major (1) wird zur Seite gehalten und das Coracoid (2) identifiziert. Desgleichen der Pectoralis minor (3), der M. coracobrachialis und der kurze Bizepskopf (4). Unterhalb des letzteren liegt der N. musculocutaneus; Axillargefäße liegen unterhalb des M. pectoralis minor. Jede Verletzung dieser Strukturen muß sorgfältigst vermieden werden. Die Lage des N. musculocutaneus zeigt Variationen (5) zwischen 1 und 5 cm distal des Prozessus coracoideus. Nun wird mit dem Finger der Raum zwischen Pectoralis minor und den vereinigten Sehnen des M. coracobrachialis und des kurzen Bizepskopfs erweitert.

8. Zugang (6): Es wird nun eine Kocher-Sonde (1) zwischen die Ursprünge des Coracobrachialis und des kurzen Bizepskopfs geschoben, wobei man so nahe wie möglich am Prozessus coracoideus bleibt. Zwei oder drei Haltenähte werden im Muskel (2) angebracht; hierdurch werden Blutungen nach der Durchtrennung des Muskels reduziert und das Beiseitehalten nach distal wird genauso erleichtert wie das Aufsuchen des Muskels beim Wundschluß. Es empfiehlt sich auf der Kochersonde (3) sorgfältig zu inzidieren, da dies der wesentliche Schritt ist, um den N. musculocutaneus zu schonen. Als Alternative kann auch die Spitze des Coracoids mit ihren Muskelansätzen osteotomiert werden: für diesen Fall sollte ein Loch in das Coracoid gebohrt werden, um eine Schraubenrefixation zu ermöglichen.

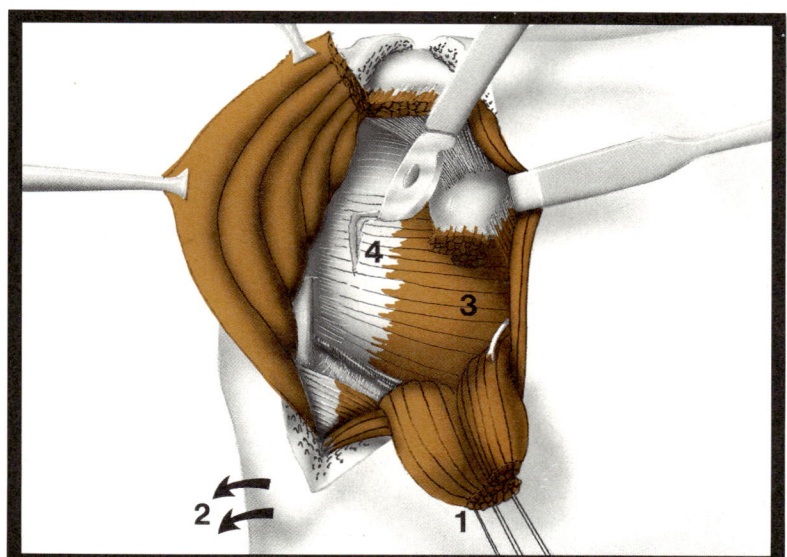

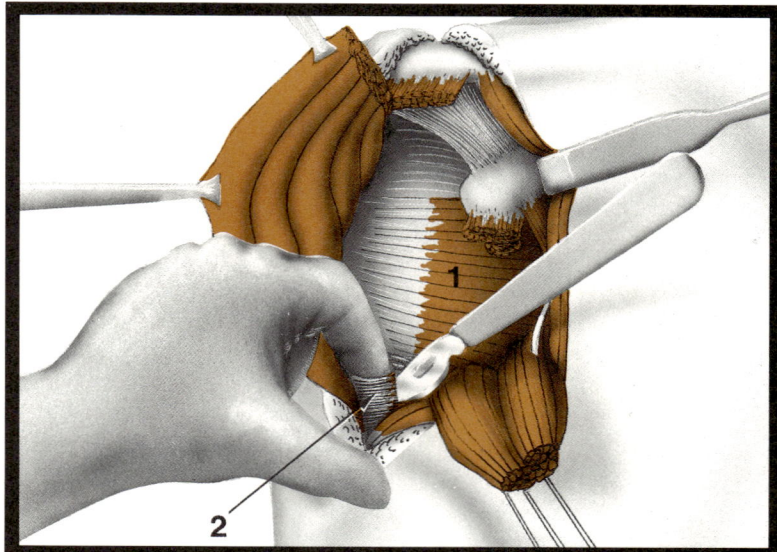

9. Zugang (7): Durch Zug an den Haltefäden wird der Coracobrachialis und der kurze Bizepskopf (1) nach distal gezogen. Die Außenrotation der Schulter (2) ermöglicht die Darstellung der Insertion und des muskulären Anteils des Subscapularis (3). Wenn nur ein beschränkter Zugang notwendig ist, wird die Gelenklinie ertastet und in einer L-förmigen Inzision des Subscapularis und der darunterliegenden Kapsel (4) das Gelenk eröffnet. Nota bene: Bei schlanken Patienten kann ein ausreichender Zugang (beispielsweise für Synovialbiopsien) oft erreicht werden, ohne daß die Sehnen am Processus coracoideus oder des M. deltoideus abgetragen werden, indem diese unter starken Zug zur Seite gehalten werden und die Schulter sehr stark außenrotiert wird.

10. Zugang (8): Für eine breitflächige Darstellung des Glenohumeralgelenks muß der Subscapularis (1) rechtwinklig zu seiner Faserverlaufslinie durchtrennt werden. Vorher muß der untere Anteil des Muskels dargestellt werden. Wenn dies nicht ohne Schwierigkeiten möglich ist, kann eine Inzision im proximalen Anteil des sehnigen Ansatzes des Pectoralis maior notwendig werden. Hierbei wird ein Finger unter die obere Kante der Sehne (2) gesteckt und diese angehoben und nahe am Humerus durchtrennt, wobei eine Schnittlänge von 1 cm ausreichend sein sollte.

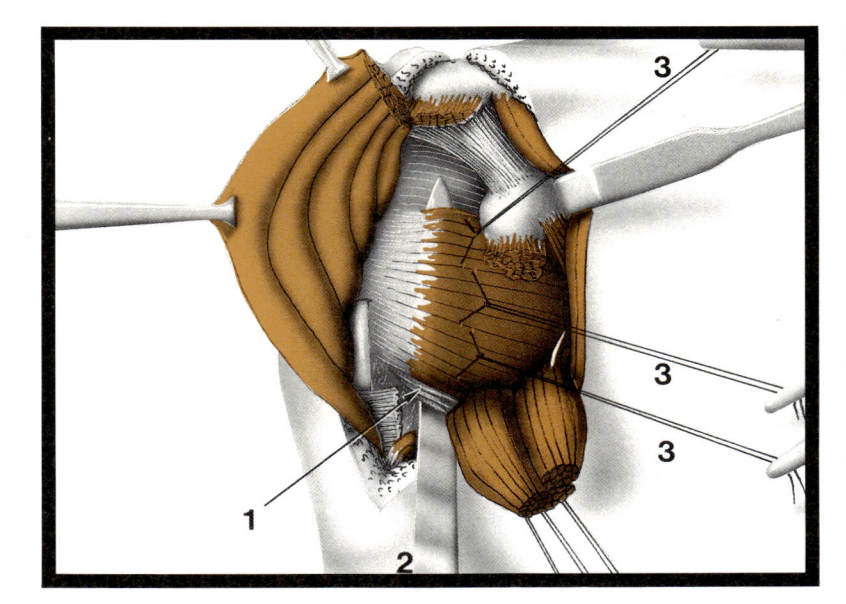

11. Zugang (9): Der Hinterrand des Subscapularis ist normalerweise durch drei kleine Venen (1) gekennzeichnet, wobei letztere verkautert werden können. Eine kleine Horizontalinzision durch die Fascie unterhalb des Subscapularis ermöglicht das Einführen einer Kochersonde (2) von unten nach oben unter den Muskel. Haltefäden (3) sollten im Subscapularis angelegt werden, bevor dieser durchtrennt wird. Dies dient zum einen zur Stillung von Blutungen, zum anderen erleichtert es das Wiederaufsuchen des Muskels während des Wundschlußes (der Muskel tendiert dazu, sich zu retrahieren und im medialen Wundgebiet zu verschwinden, wobei die Suche nach dem Muskel den Plexus brachialis und seine Begleitgefäße gefährden kann).

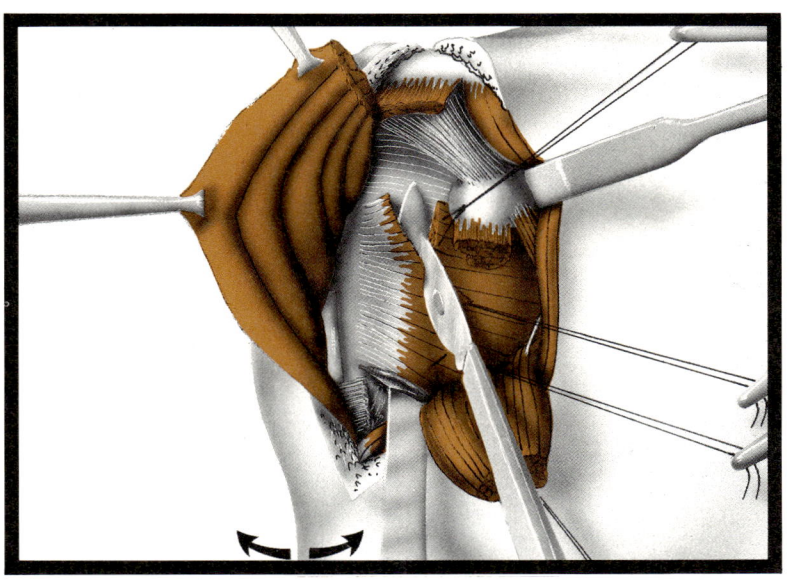

12. Zugang (10): Die Gelenkkapsel des Schultergelenks wird dargestellt, indem auf der Kochersonde nach unten der Schnitt erfolgt. Dies sollte langsam erfolgen, um jede Blutung sofort stillen zu können. Im allgemeinen wird eine vertikale Inzision von 3 cm Länge und eine Inzision des Subscapularis ausreichend sein. Andere Schnittführungen können beispielsweise für Rekonstruktionen nach Putti-Platt bei rezidivierender vorderer Schulterluxationen gewählt werden: je weiter medial die Inzision liegt, umso mehr wird die Außenrotation im Gelenk eingeschränkt. Die exakte Lokalisation der Inzision kann durch Rotation der Schulter erleichtert werden.

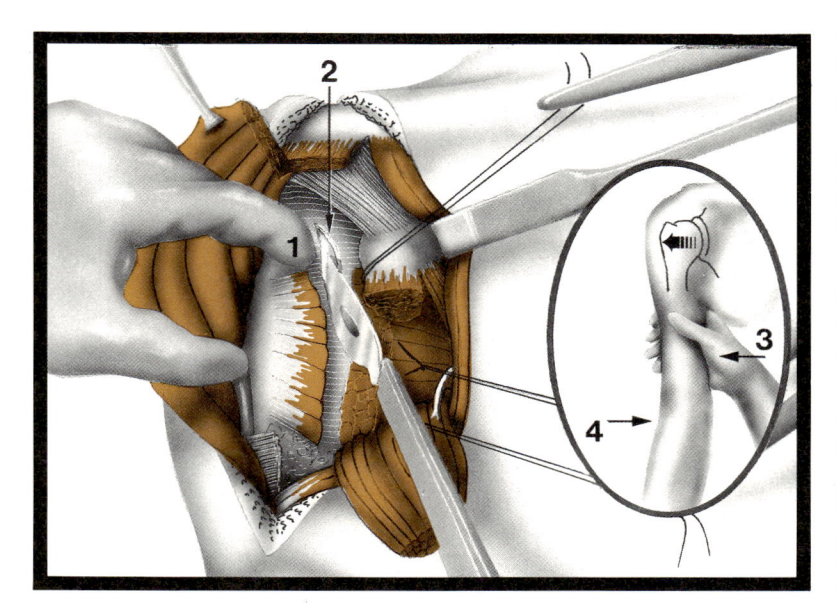

13. Zugang (11): Die Konturen des Humeruskopfes werden manuell (18) getastet und die Kapsel (2) wird durchtrennt, um das Gelenk an der gewünschten Stelle zu eröffnen (im allgemeinen ca. 0,5 cm lateral der Labrumkante und parallel zu ihr). Die genaue Eröffnungsstelle richtet sich nach der Art der durchzuführenden Operation. Der Zugang kann durch starken Druck auf die Medialseite des Oberarms (3) erleichtert werden, wobei Gegendruck am Ellenbogengelenk (4) erzeugt wird oder indem vorsichtig Hohmannhaken zwischen den Humeruskopf und das Glenoid gesetzt werden.

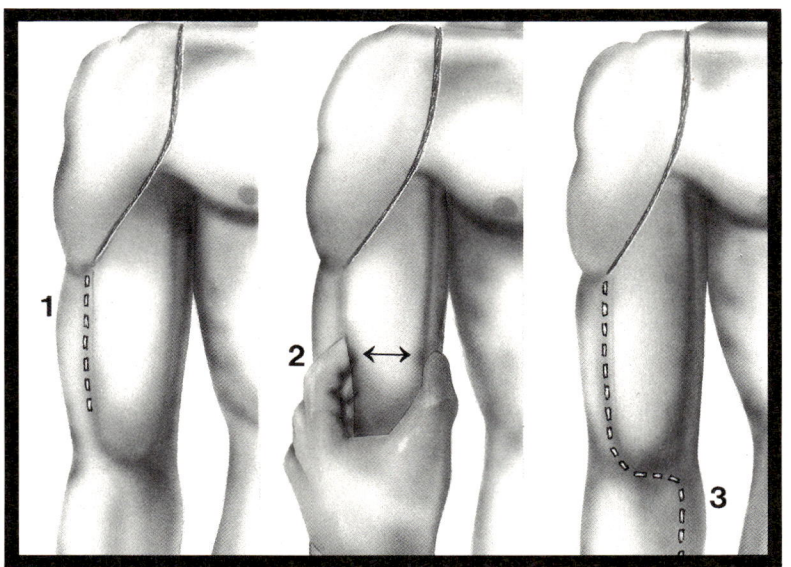

14. Erweiterungen und Variationen (1); die erweiterte Darstellung des Humerusschaftes: Derartige Erweiterungen können beispielsweise bei der Darstellung einiger Frakturformen notwendig werden. Hierbei muß der Hautschnitt distal parallel und lateral zur Kante des Bizepsmuskels (1) erweitert werden. Diese Muskelkante kann durch Bewegung des Muskels nach links und rechts (1) identifiziert werden, die Bewegung erfolgt über dem fixierten, unter dem Bizeps liegenden M. brachialis, dessen Fasern in der Folge vertikal durchtrennt werden, um die Mittellinie des Humerus darzustellen. Diese Erweiterung ist identisch zum anterolateralen Zugang zum Humerusschaft (siehe Humerus, Darstellung 1–7). Falls notwendig, kann die Inzision weiter nach distal geführt werden, um Ellenbogen und Unterarm freizulegen (3).

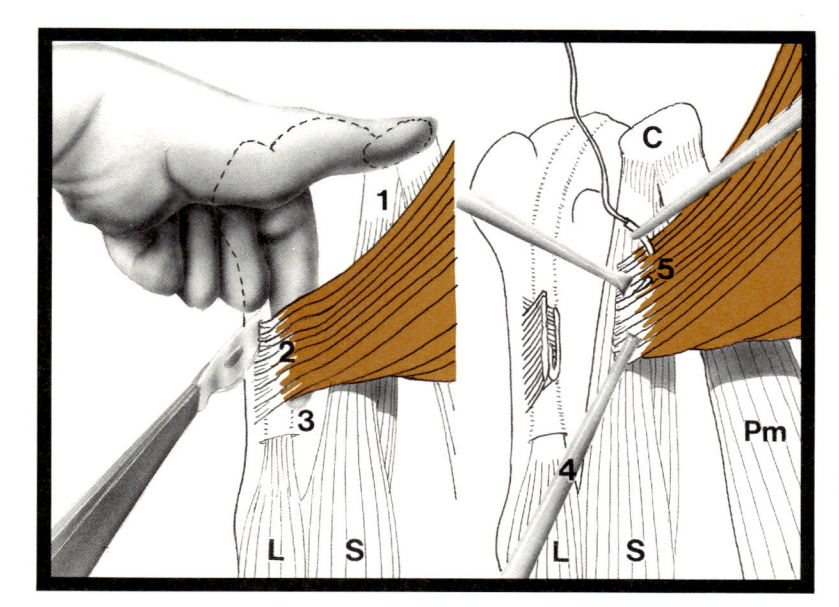

15. Erweiterung und Variationen (2); Darstellung der Axillargefäße und des Plexus brachialis (1): Der proximale Humerus wird wie beschrieben (Darstellung 1–6) freigelegt, aber der M. coracobrachialis und der kurze Bizepskopf (1) werden nicht nach unten geklappt: statt dessen wird der M. pectoralis major (2) nahe an seinem Ansatz durchtrennt, wobei ca. 0,5 cm für die spätere Refixation stehenbleiben. Der sehnige Anteil des Muskels wird angehoben, um eine schonende Durchtrennung (3) zu ermöglichen. Die proximale Kante wird mit einer Kocherklemme (4) gehalten, bevor sie retrahiert und zwei oder drei Halteähte (5) werden gelegt. Die Klemme kann dann gelöst werden. L = Langer Kopf des Bizeps; S = Kurzer Kopf des Bizeps; C = Coracoid, Pm = Pectoralis minor.

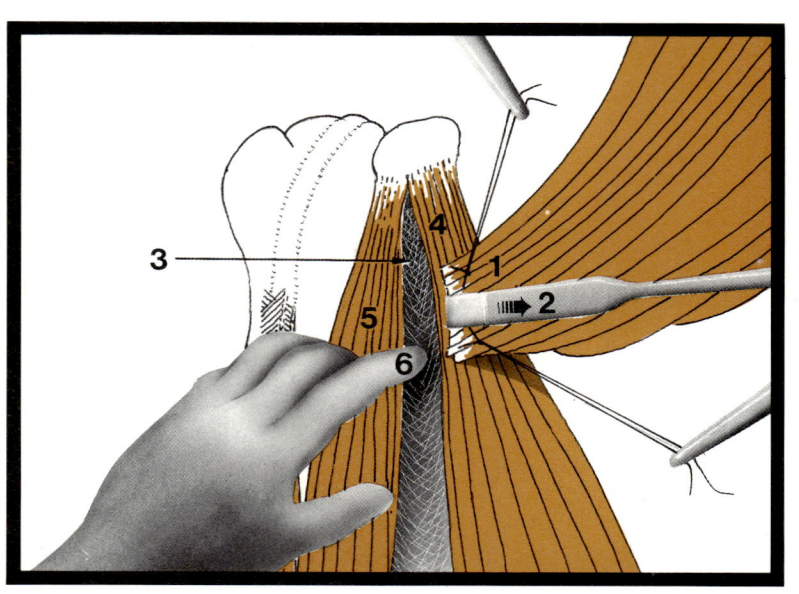

16. Die Axillargefäße und der Plexus brachialis (2): Der Pectoralis major (1) wird nach medial (2) gehalten. Der Raum zwischen dem Pectoralis minor (4), der medial liegt, dem Coracobrachialis und kurzen Bizepskopf (5), der lateral liegt und der wie ein umgekehrtes V (3) geformt ist, wird dargestellt. Die korrekte Position wird anhand der pulsierenden A. brachialis (6) überprüft. Die Fascie, die den Plexus brachialis bedeckt, wird nahe der Kante des Coracobrachialis eröffnet, wobei darauf geachtet werden muß, den N. musculocutaneus zu schonen (siehe Abb. 7).

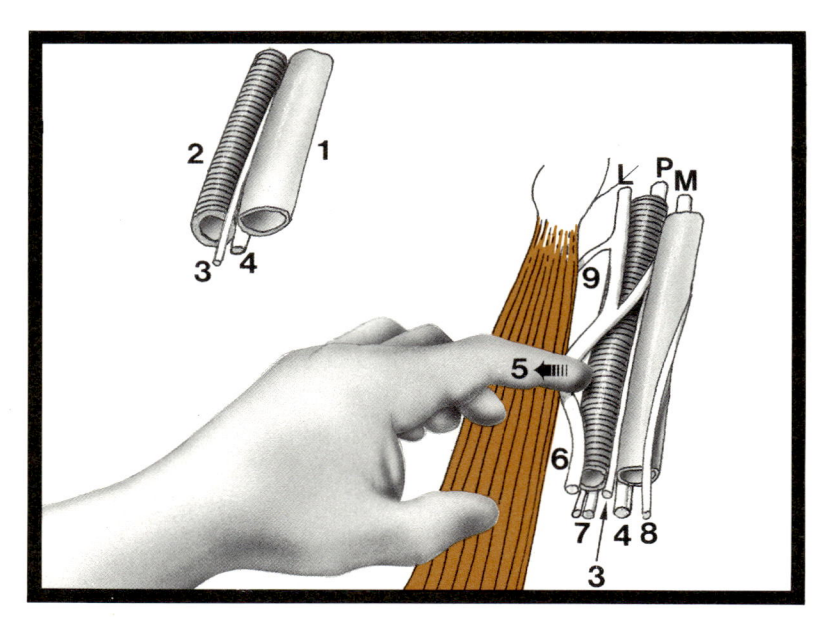

17. Die Identifikation anatomischer Strukturen: Man beachte folgende Hinweise: a) Die Vene (1) liegt medial zur Arterie (2). b) In der Vertiefung zwischen den Gefäßen liegt der N. cutaneus medialis des Unterarms (3) frontal und der N. ulnaris (4) hinter ihm. c) Wenn man mit dem Finger von medial nach lateral (5) über die Arterie streicht, trifft man auf den N. medianus (6) (Manöver nach Faraboeuf). d) Der N. radialis und der N. axillaris (7) liegen hinter der Arterie und sind schwierig darzustellen (siehe nächste Abb.). Um nach proximal mehr Raum zu gewinnen, kann der M. pectoralis minor zurückgeschlagen werden, aber zur Erzielung einer großflächigen Darstellung muß die Clavicula durchtrennt werden (Darstellung 26). L, P, M = laterale, posteriore, mediale Äste (8) = N. cutaneus medialis; (9) = N. musculocutaneus.

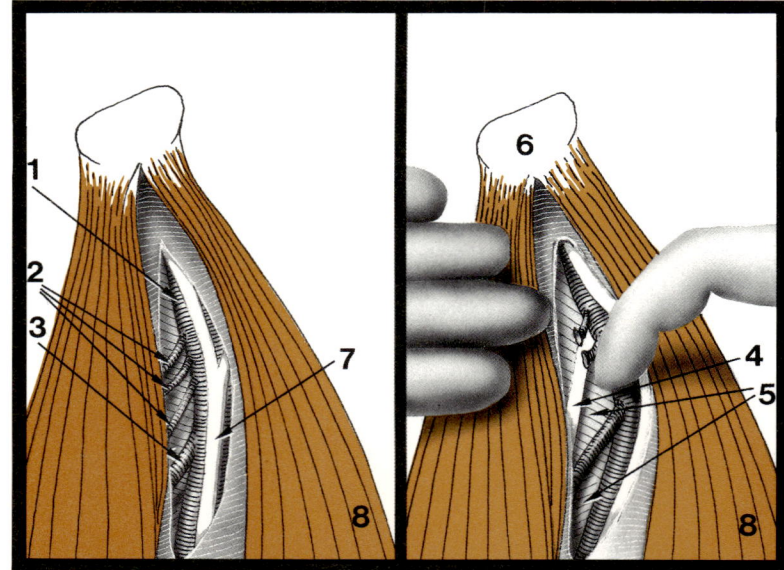

18. Identifikation anatomischer Strukturen (2); der proximale Anteil des N. radialis: Die A. brachialis (1) wird mobilisiert, so daß sie nach medial zur Seite gehalten werden kann. Sie nimmt normalerweise einige Muskeläste (2) auf, die unterbunden und durchtrennt werden müssen, wobei die A. profunda (3) geschont werden muß. Der N. radialis (4) kann dann aufgesucht werden, er liegt auf dem M. teres major und dem Latissimus dorsi (5), vier Fingerbreiten distal zum Prozessus coracoideus und vom Hauptnervengefäßstrang durch eine dünne Fascie getrennt. 7 = N. medianus, 8 = Pectoralis minor.

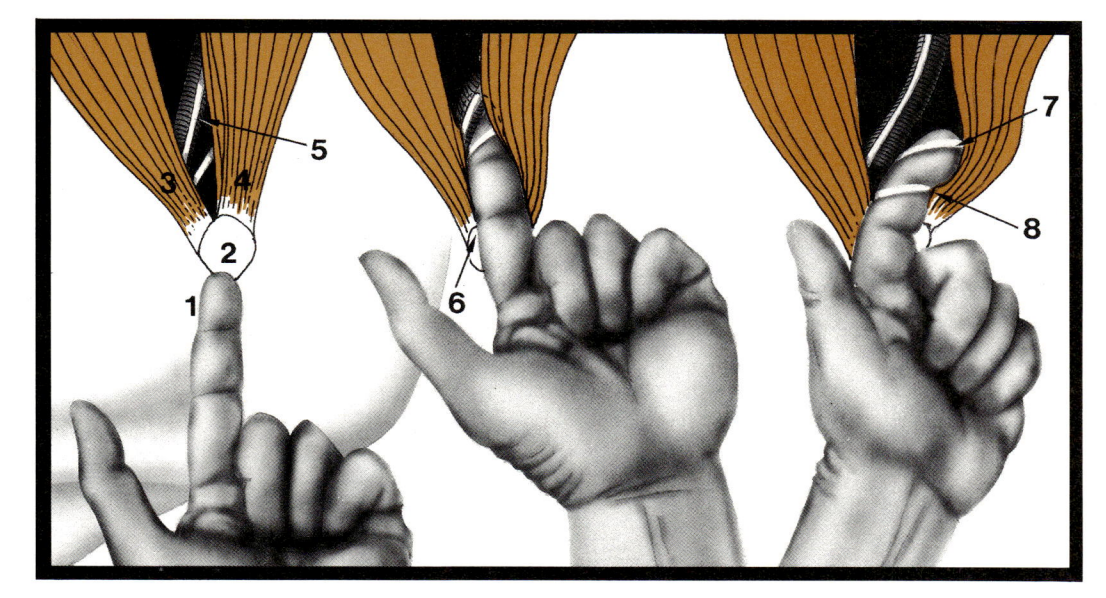

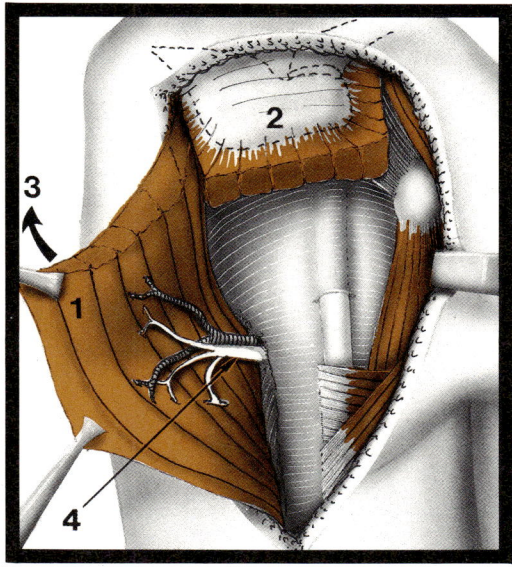

19. Identifikation anatomischer Strukturen (3); der axilläre Anteil des N. axillaris (Henry's Manöver): Der Untersucher steht am Kopf des Patienten und benützt für die rechte Schulter seinen linken Zeigefinger (1). Der Finger wird nahe am Coracoid (2) in den Zwischenraum zwischen Pectoralis minor (3) und Coracobrachialis (4) eingeführt und bleibt so auf der lateralen Seite des Gefäßnervenbündels (5). Der Finger wird nach unten hinten und medial geführt, bis der Fingernagel in Kontakt mit dem Subscapularis ist und das proximale IP-Gelenk (6) das Coracoid berührt. Der Finger wird nach lateral rotiert und im distalen Interphalangealgelenk gebeugt. Der Finger sollte so den N. axillaris (7) aufnehmen. Er darf nicht mit dem mehr obig gelegenen N. musculocutaneus (8) verwechselt werden. Henry beschreibt den Zugang zum Nerven als äußerst schwierig und die Durchtrennung der Clavicula als notwendig, sofern Interventionen am Nerv notwendig werden (Abb. 21 ff).

20. Identifikation anatomischer Strukturen (4); der laterale Anteil des N. axillaris: Um den lateralen Anteil des N. axillaris darzustellen muß die Abtragung des Deltoideus (1) rund um das Acromion fortgesetzt werden (2). Der Muskel wird zur Seite gehalten (3) um die Nerven (4) darzustellen, desgleichen seine Begleitarterie, die in die Unterseite des M. deltoideus eintritt.

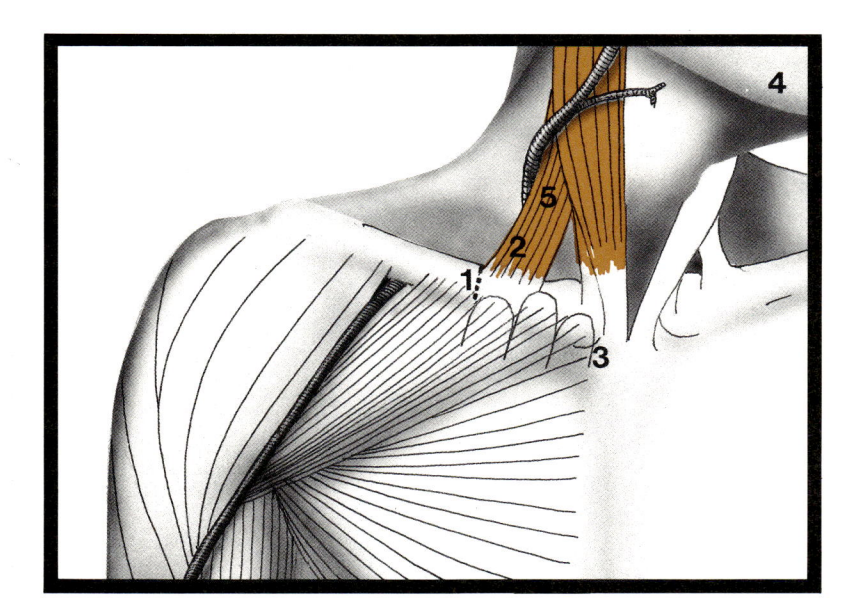

21. Erweiterung und Variationen (3); die Darstellung des axillären und cervicalen Anteils des Plexus brachialis (1): Um die oberen Anteile des Plexus brachialis oder den N. axillaris insbesondere darzustellen, ist es notwendig, die Clavicula zu durchtrennen. Der Ort der Durchtrennungsstelle (1) ist problematisch, er sollte am lateralen Ende des claviculären Anteils des M. sternocleidomastoideus (2) liegen. Diese Seite des Muskels liegt oberhalb der lateralen Anteile des Scalenus anterior und normalerweise drei Fingerbreiten neben dem sternalen Claviculaende (3). Sie kann normalerweise erst dargestellt werden, indem der Kopf des Patienten auf die Gegenseite rotiert wird (4). Es ist zu beachten, daß die Vena jugularis externa die tiefe Fascie in derselben Höhe (5) durchdringt.

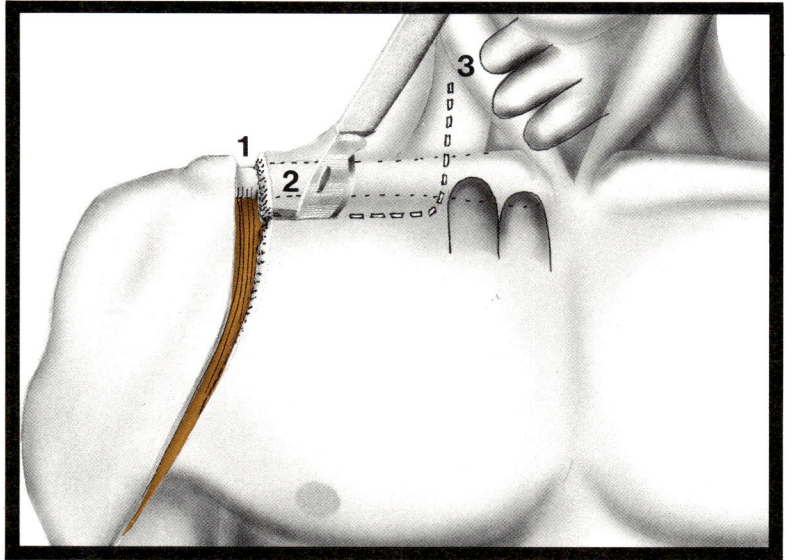

22. Die axillären und cervicalen Anteile des Plexus brachialis (2); Inzision (H): Wenn eine vorbestehende Schulterriemeninzision (1) ausgedehnt werden soll, folgt man dem unteren Anteil der Clavicula (2) nach medial bis zu einer Fingerbreite unterhalb der gewünschten Durchtrennungsstelle der Clavicula (d. h. zu einem Punkt 2 Fingerbreiten neben dem medialen Ende der Clavicula). Die Inzision wird nach oben gezogen entlang der Hinterkante des Sternocleidomastoideus bis sie eine Ebene etwa drei Finger (3) über dem Sternoclaviculargelenk erreicht.

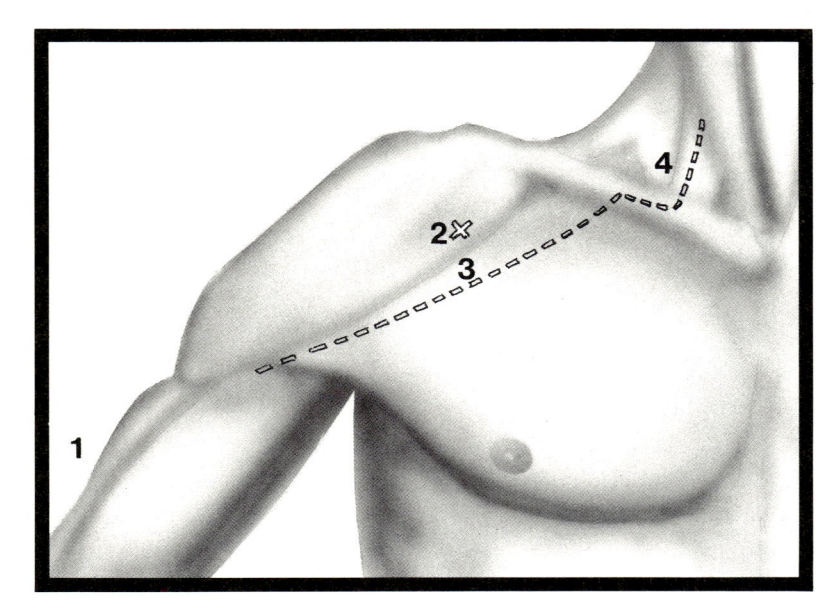

23. Die axillären und cervicalen Anteile des Plexus brachialis (2); die Inzision (B): Wenn die Darstellung der axillären und cervicalen Anteile des Plexus das ursprüngliche Operationsziel ist und nicht eine unvorausgesehene Erweiterung einer mehr distal gelegenen Darstellung, ergibt sich die Möglichkeit der Wahl zweier Inzisionen, die einen etwas besseren Zugang ergeben und eine dreizackige Narbe vermeiden. *Wenn die Darstellung der Gefäße und Nerven allein notwendig ist,* wird die Schulter um 45 Grad abduziert (1), das Coracoid (2) aufgesucht und der erste Teil der Inzision einen Finger breit medial davon (3) etwa in der Verlaufsrichtung des Armes vorgenommen. Man folgt der Unterkante der Clavicula und komplettiert den Hautschnitt wie im vorausgegangenen beschrieben (4).

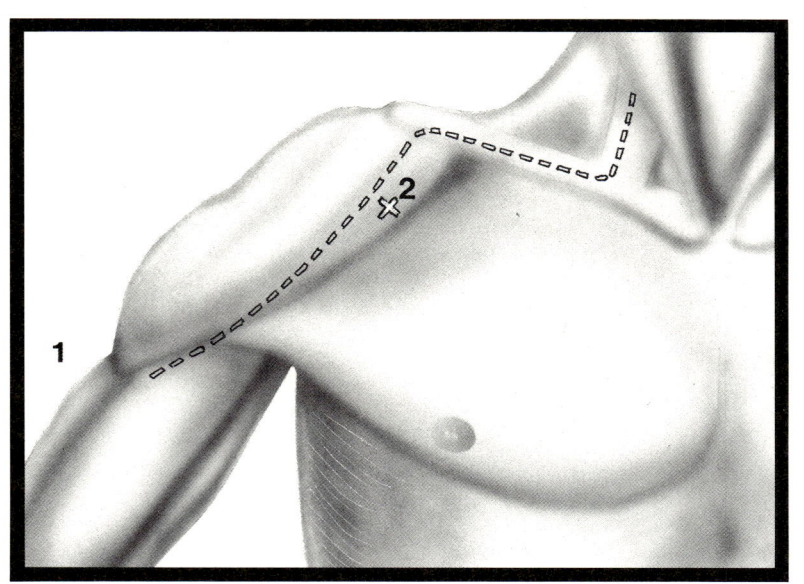

24. Axilläre und cervicale Anteile des Plexus brachialis (2); die Inzision (C): Wenn ein Zugang gewünscht wird, der sowohl eine gute Darstellung des Schultergelenks und der Gefäße und Nerven im Hals- und Axillärbereich ermöglicht (beispielsweise bei Luxationsfrakturen der Schulter zusammen mit einer Lähmung des Plexus brachialis) wird der Arm wiederum um 45 Grad abduziert (1). Das Coracoid wird aufgesucht und der Hauptteil der Inzision wird in Verlaufsrichtung des Arms einen Finger breit lateral vom Coracoid angelegt. Wenn die Unterkante der Clavicula erreicht ist, wird dieser wie zuvor gefolgt, wobei die Inzision nach oben zum Hals medial der Stelle der gewünschten claviculären Durchtrennung erfolgt.

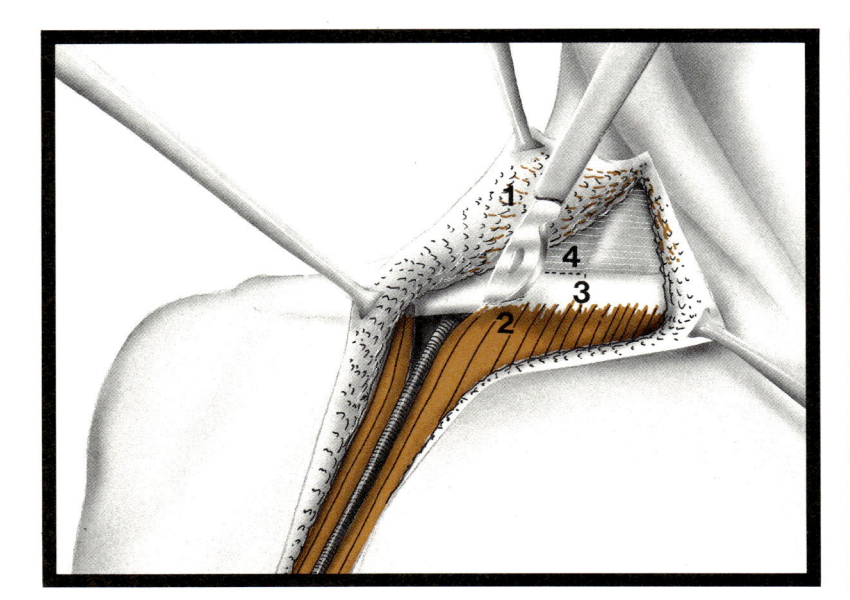

25. Axilläre und cervicale Anteile des Plexus brachialis (2); Darstellung (1): Nach Anlegung des gewünschten Hautschnitts werden die Hautanteile zusammen mit dem Platysma zur Seite gehalten (1). Der claviculäre Anteil des Pectoralis minor (2) wird bis zur Höhe der gewünschten Knochendurchtrennung (3) abgelöst. Nun wird vorsichtig die äußerste der drei Lagen der tiefen Fascia cervicalis eröffnet, bis zum Oberrand der Clavicula (4). Das Periost wird sehr vorsichtig an der gewünschten Durchtrennungsstelle der Clavicula abgeschoben.

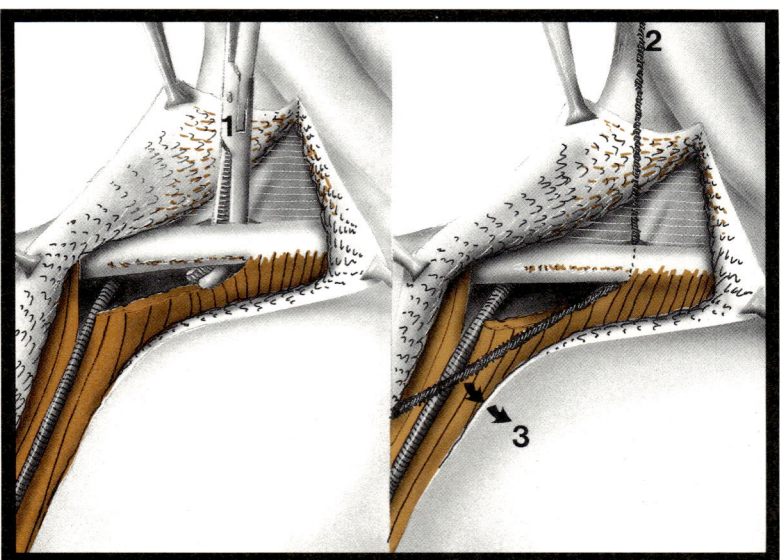

26. Die axillären und cervicalen Anteile des Plexus brachialis (2); Darstellung (2): Unter Zuhilfenahme einer starken gebogenen Kornzange (1), die um die Clavicula geführt wird, wird eine Giglisäge (2) in Höhe der gewünschten Durchtrennungsstelle eingeführt. Nun wird die Clavicula durchtrennt, wobei darauf geachtet werden sollte, die Säge so flach wie möglich zu führen, soweit dies die Weichteilverhältnisse zulassen. Das Gewicht des nach hinten fallenden Armes sollte das distale Claviculafragment anheben und so den M. subclavius darstellen. Dieser wird durchtrennt, wobei darauf geachtet wird, die große, transversal darunter verlaufende A. scapularis zu schonen.

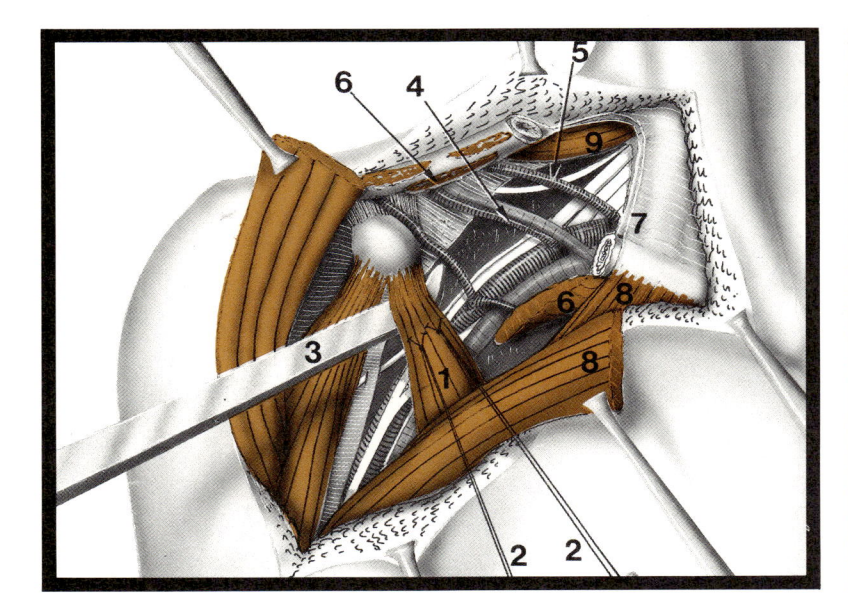

27. Die axillären und cervicalen Anteile des Plexus brachialis (2); Darstellung (3): Der Plexus kann nun breitflächig durch vorsichtige Präparation der Fascie dargestellt werden, wobei der Weg von der Innenseite nach proximal gewählt werden sollte. Zum Zwecke einer ungestörten Darstellung wird der Pectoralis minor (1) nach medial abgetragen: Haltefäden (2) werden in den Muskel gelegt, die Inzision erfolgt auf einer Kochersonde (3), die zwischen dem Muskel und dem Plexus eingebracht wird. Im proximalen Wundbereich sollten die suprascapulären Gefäße (4) und die A. cervicalis transversa (5) geschont werden. 6 = Subclavius, 7 = cervicale Fascie, 8 = Pectoralis major, 9 = Omohyoideus.

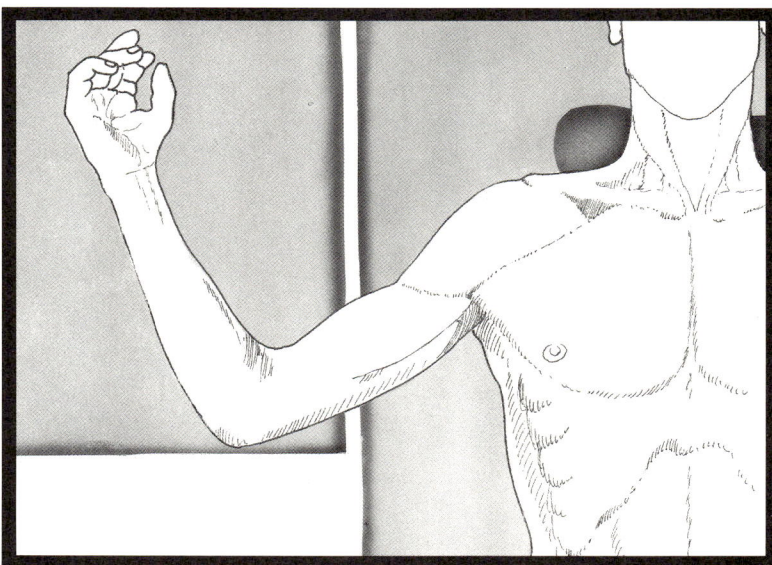

28. A. axillaris und subclavia und der Plexus brachialis; der Zugang nach Fiolle und Delmas [15] (1): Dieser Zugang ist besonders dann empfehlenswert, wenn keine Gewißheit über die Höhe einer vaskulären Verletzung besteht und demzufolge eine breitflächige Darstellung notwendig wird. Sicherheit kombiniert sich hier mit Schnelligkeit (die Beschreiber sprechen von einer Zugangszeit von 3 Minuten!). **Lagerung:** Ein Sandsack wird zwischen die Schulterblätter gelegt (wie im vorausgegangenen beschrieben), so daß später die Schulter frei zurückfallen kann. Der Ellenbogen ist gebeugt und die Schulter abduziert und außenrotiert.

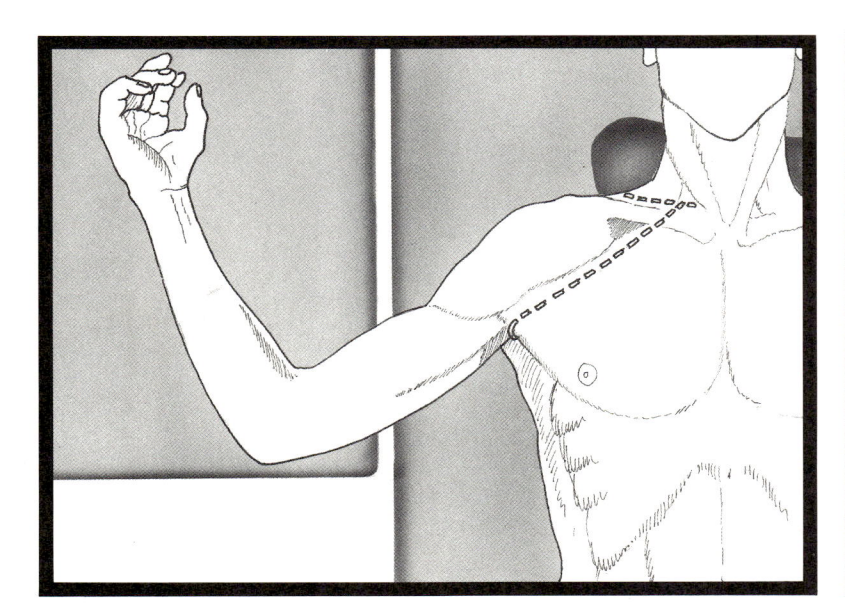

29. Der Zugang nach Fiolle und Delmas (2); die Inzision: Diese ist T-förmig: a) Der horizontale Balken der Inzision wird parallel zur Clavicula gelegt und liegt 1 cm oberhalb des Oberrandes der Clavicula. Er sollte 3 cm neben dem Sternoclaviculargelenk beginnen und sich 8 cm nach lateral ziehen. Es wird nur die Haut durchtrennt. b) Der vertikale Schenkel beginnt 2 cm neben dem medialen Ende der 1. Inzision. Er wird nach distal geführt und läuft um die Lateralseite des Pectoralis major einen Fingerbreit neben dem lateralen Rand der Axillarfalte.

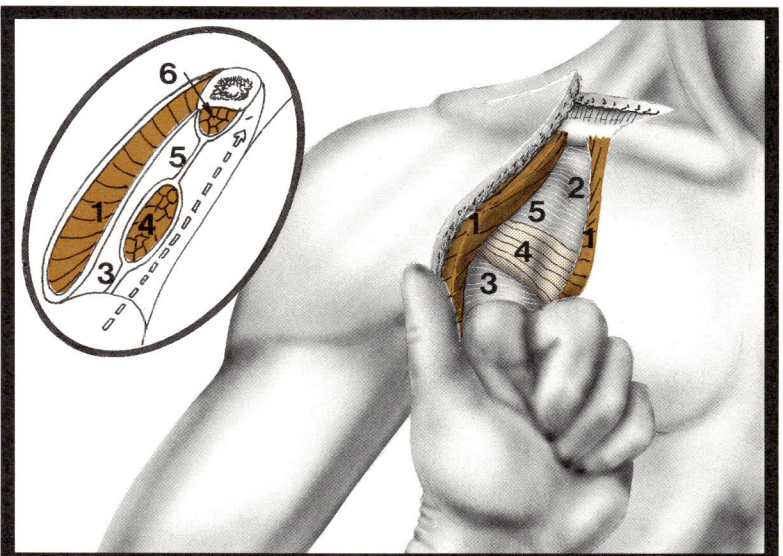

30. Der Zugang nach Fiolle und Delmas (3); Darstellung (1): Der Pectoralis major (1) wird mit seiner Sehne (über die ganze Länge) im Verlauf der Hautinzision durchtrennt. Die Muskelfasern werden am unteren lateralen Ende der Inzision zur Seite gehalten und die Fascia axillaris wird eröffnet. Ein Finger wird in die Wunde eingebracht, nach oben geschoben und oberflächlich bis zur Spitze der Clavicula (2) gebracht. Diese Fascienschicht (die die Fascia clavipectoralis (3), den Pectoralis minor (4) und die Membrana costocoracoidalis (5) enthält) wird von der Thoraxwand abgehoben und mit einer Schere bis zur Clavicula durchtrennt.

34   Die obere Extremität

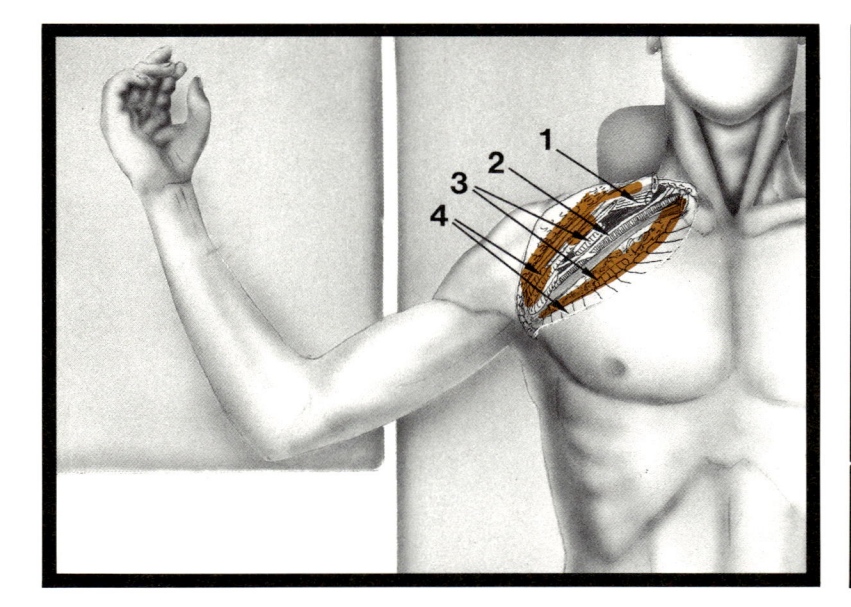

31. Der Zugang nach Fiolle und Delmas (3); Darstellung (2): Man verbleibe direkt auf dem Knochen, weil das Periost der Clavicula abgetragen wird, bevor diese mit einer Giglisäge so nahe wie möglich am Sternoclaviculargelenk durchtrennt wird. Durch das Eigengewicht des Arms öffnet sich der Axillarraum wie ein Buch. Der M. subclavius (1) wird je nach Bedarf durchtrennt. Arteria und Vena subclavia, die axillären Gefäße und ihre Äste, der Plexus brachialis sind übersichtlich dargestellt (2). Durch Anheben des Ellenbogens wird jeder eventuelle Druck auf diese Strukturen weggenommen. **Wundschluß:** Der Pectoralis minor (3) wird mit einer fortlaufenden Naht und der Pectoralis major (4) und seine Sehne mit Einzelknopfnähten verschlossen (Versorgung der Clavicula wie in Abb. 35).

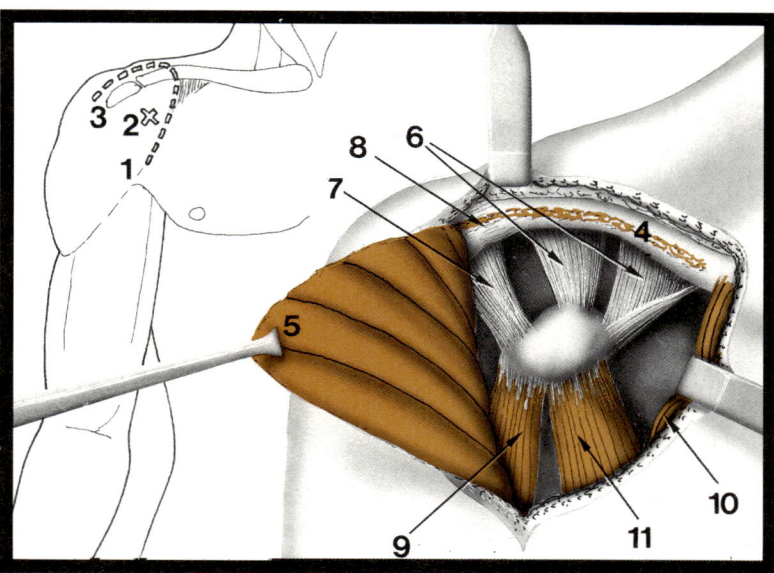

32. Erweiterungen und Variationen (4): Modifizierter vorderer Zugang bei AC-Gelenkssprengungen (Roberts): Der Sulcus deltoideopectoralis wird aufgesucht (1), das Coracoid (2) und der Außenrand des Acromions (3) werden lokalisiert. Die Inzision folgt der Clavicula (4) nahe an ihrem Oberrand, wobei sie sich nach lateral unterhalb des Acromions erstreckt. Medial sollte sie entlang der Kante des Deltoideus bis kurz unterhalb der Höhe des Coracoids verlaufen. Die Haut wird zur Seite gehalten, der Deltoideus abgetragen und nach lateral geklappt (5), um das Coracoid, das Lig. coracoclaviculare (6), das Coracoacromiale-Ligament (7) und das Acromioclaviculargelenk (8) darzustellen. 9 = Coracobrachialis, 10 = Pectoralis major, 11 = Pectoralis minor.

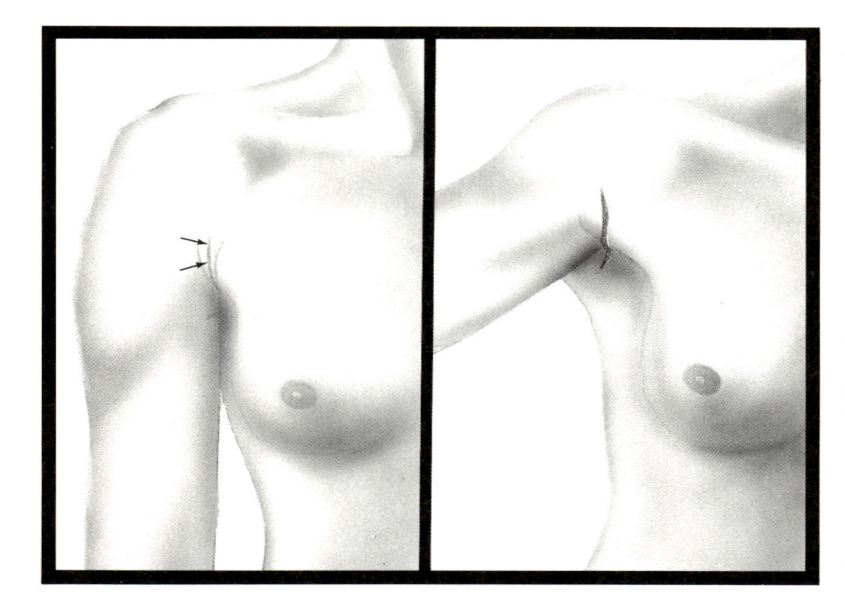

33. Erweiterungen und Variationen (5); vorderer axillärer Zugang (1): Die Narbe dieses Zugangs ist unauffällig und fällt mit der inneren Armfalte zusammen, wenn der Arm angelegt ist, wodurch keine Tendenz zur Narbenverbreiterung besteht. Dennoch ist der Zugang hier eingeschränkt und der Operateur sollte mit den anatomischen Orientierungspunkten des vorderen Zugangs (Henry) vertraut sein. Der Patient liegt auf dem Rücken, ein Sandsack unter Wirbelsäule und Schulterblatt. Der Arm liegt in 80–90 Grad Abduktion und Außenrotation. Die Inzision wird in der Mitte der vorderen Axillarfalte gelegt und verläuft 5–6 cm oberhalb und unterhalb der Axilla.

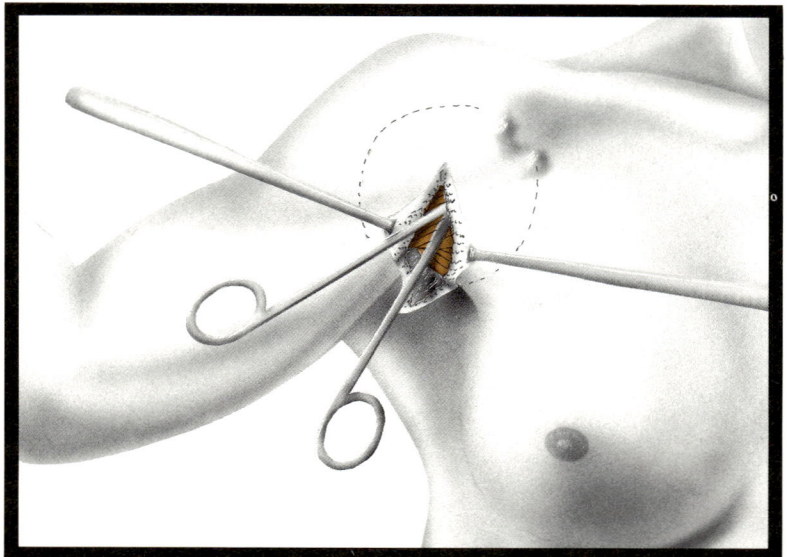

34. Vorderer axillärer Zugang (2): Die Hautränder müssen breitflächig unterminiert (1) werden, wobei dies durch stumpfe Operation mit Schere (2) geschieht. Diese Unterminierung ist im oberen Hautanteil von besonderer Bedeutung, um den Sulcus detoideopectoralis darzustellen. Sobald dieser lokalisiert ist, wird eröffnet (siehe Abb. 4), jedoch ohne Ablösung des Deltoideus. Es kann notwendig werden, die Sehne des Pectoralis major teilweise oder ganz vom Humerus abzulösen (siehe Abb. 15). Danach kann das Gelenk durch Zurückdrängen des Coracobrachialis und Durchtrennung des Subscapularis dargestellt werden. Cutane Nähte werden im Verlauf des Hautschlusses empfohlen.

35. Wundschluß bei den vorderen Zugängen zur Schulter: Folgende Punkte sind zu beachten:

1. Wenn die Clavicula durchtrennt wurde, setzt das damit verbundene Durchtrennen der Muskulatur und das entsprechende Abschieben die darunterliegenden großen Gefäße größeren Verletzungsgefahren von seiten der Claviculaenden aus, als dies bei einer normalen Claviculafraktur der Fall sein würde. Dieser Umstand erfordert sorgfältiges, individuell angepaßtes Vorgehen. Im Zweifelsfall sollte die Clavicula einer Osteosynthese unterzogen werden, beispielsweise mit einer dünnen Platte und Schrauben (empfohlen wird das Kleinfragmentinstrumentarium der AO). Ansonsten genügt eine breite Armschlinge, die nach Hautschluß zusammen mit einem Thoraxverband angebracht wird, oder auch ein schlauchförmiger Netzverband (beispielsweise «Netelast») kann genügen.
2. Die Wiederherstellung der Strukturen, die am Coracoid ansetzen, bereitet selten Schwierigkeiten, da die sehnigen Anteile hier Verankerungsmöglichkeiten für Knopfnähte ergeben. Wenn der Pectoralis minor nicht abgetragen wurde, kann eine zusätzliche Fixation des M. coracobrachialis durch Vernähen der benachbarten Muskelbäuche über eine Länge von 3 cm unterhalb des Coracoids erreicht werden.
3. Der M. deltoideus kann mit direkten Nähten refixiert werden. Wenn ein Knochenanteil von der Clavicula abgetrennt wurde, kann eine zirkulär verlaufende Naht, wie in der vorausgegangenen Abb. 5 beschrieben, gesetzt werden. In jedem Fall kann eine zusätzliche sichere Fixation durch 2 oder 3 Nähte über dem proximalen Anteil des Sulcus deltoideopectoralis gewonnen werden (d. h., daß die Kanten des Deltoideus und des Pectoralis major vernäht werden).
4. Im Falle der Gelenksrekonstruktion bei rezidivierender vorderer Luxation des Glenohumeralgelenks kann der M. subscapularis so refixiert werden, daß der mediale Anteil den lateralen Anteil überlappt, wodurch die Muskelschicht verdoppelt wird, was, neben dem Schluß des vorderen Gelenksanteils, mindestens für einige Zeit die Außenrotation der Schulter deutlich einschränkt. Dies ist ein wesentlicher Teil der Operation nach Putti Platt und verlangt eine sorgfältige Auswahl der optimalen Inzisionsstelle des Muskels. Zusätzliche Verstärkung des vorderen Gelenkanteils kann durch Vernähung der sehnigen Anteile der gemeinsamen Sehne des Coracobrachialis und des kurzen Bizepskopf lateral erreicht werden, wobei diese direkt auf die Ansatzstelle des Pectoralis major genäht werden. Falls eine wesentliche kapilläre Blutung nach der Inzision der Strukturen verbleibt, empfiehlt sich die Einlage eines Redondrains.
6. Der Hautschluß sollte mit Sorgfalt vorgenommen werden, da durch Zug in der Narbe häufig Keloidbildung entsteht. Die subcutane Fettschicht wird mit enggesetzten Einzelknopfnähten verschlossen, wobei resorbierbare Nähte verwendet werden, um den Zug an den Hautenden zu reduzieren. Knopf- oder Intracutannähte können zum Hautschluß verwendet werden.
7. Der Verband und die anschließende Fixation der oberen Extremität hängen von der Art des durchgeführten Eingriffs ab. Nach Operationen der rezidivierenden Schulterluxation wird normalerweise das Gelenk in absoluter Ruhe in Adduktion, Innenrotation für 4–6 Wochen gehalten. In diesen Fällen kann der Wundverband wie folgt angelegt werden: Ein großes Wattepaket wird zwischen die Innenseite des Arms und die Thoraxwand gelegt und fest in die Axilla geschoben, um die Schweißsekretion dieser Gegend abzuleiten. Der Arm wird voll adduziert, so daß die Finger der operierten Seite über der gegenüberliegenden Schulter liegen. Der Arm wird in dieser Position fixiert, wobei elastische Binden zur Breitwickelung verwandt werden, eine Armschlinge kann, muß aber nicht, angelegt werden. Ein Thoraxbrett ist oft hilfreich: normalerweise ein Brett von 1 m Länge, 15 cm Breite und 1 cm Dicke. Es wird mit Talkum-Puder bestäubt und vom oberen Ende des Tisches unter den Kopf des Patienten und seine Schultern geschoben, bis es die Höhe der Lumbalwirbelsäule erreicht. Das Brett wird an seinem freien Ende gehalten und das Ende des OP-Tisches gesenkt, so daß der Kopf und der obere Anteil des Rumpfs des Patienten auf das Brett zu liegen kommen. Nun können breite Bandagen um den Oberkörper des Patienten unter Einschluß des Brettes problemlos gewickelt werden. Normalerweise empfiehlt sich die Verstärkung von Papierbinden durch 1 oder 2 Wickelungen mit ca. 7,5 cm breiten Klebebandagen (beispielsweise Elastoplast). Die Finger des Patienten bleiben frei. Wenn der Verband fertig ist, wird das Tischende in die normale Position gebracht und das unterstützende Brett aus dem Verband herausgezogen.

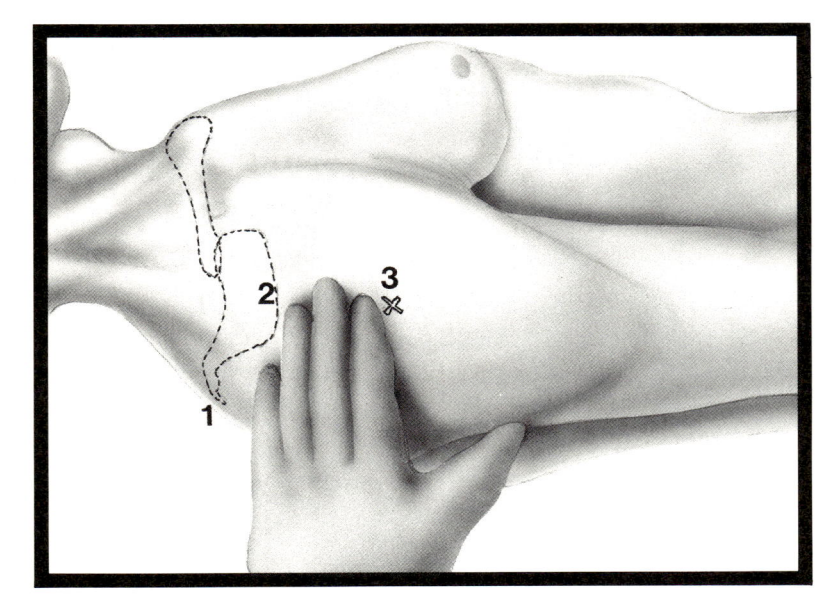

36. Der superolaterale Zugang zur Schulter (1): Dieser Zugang erlaubt nur eine eingeschränkte Darstellung der Rotatorenmanschette und des Tuberculum majus und ist außerdem nur schwierig zu erweitern. Dieser Einschränkung sollte man sich bei Wahl dieses Zugangs von vornherein bewußt sein. **Lagerung:** Die seitliche «Schlafposition» ist die beste, aber der Patient kann alternativ auch auf den Rücken gelegt werden, wenn ein Sandsack unter die Wirbelsäule und Schulter gelagert wird, wie es für den vorderen Zugang beschrieben wurde. Die Abdeckung sollte eine freie Beweglichkeit des Arms erlauben. **Orientierungspunkte (1):** Die Spina scapulae (1) wird palpiert, das Acromion und seine laterale Begrenzung werden identifiziert (2). Man beachte, daß der N. axillaris ungefähr drei Fingerbreiten distal des Acromions verläuft.

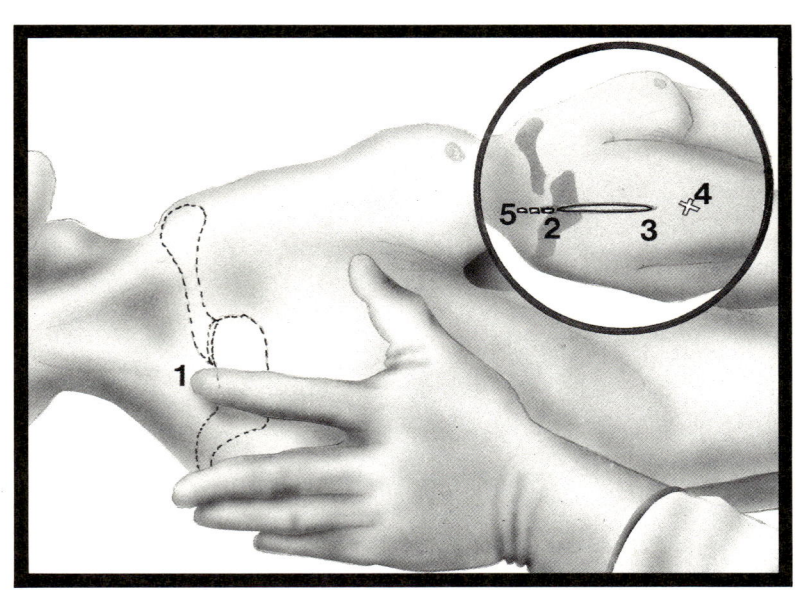

37. Der superolaterale Zugang (2); Orientierungspunkte (2): Nunmehr wird der Zwischenraum zwischen Clavicula und Spina scapulae dadurch identifiziert, daß ein Finger in diese Vertiefung gelegt wird (1). Dieser zeigt die Verlaufsrichtung der Hautinzision an. **Die Inzision:** Die Inzision wird an der Medialseite (2) des Acromions begonnen. Sie wird nach distal ausgedehnt, aber noch vor dem Autonomgebiet des N. axillaris (4) beendet. Für den Fall, daß der Zugang einer Erweiterung bedarf, muß diese proximal (5) in der Mittellinie zwischen Spina scapulae und der Clavicula durchgeführt werden.

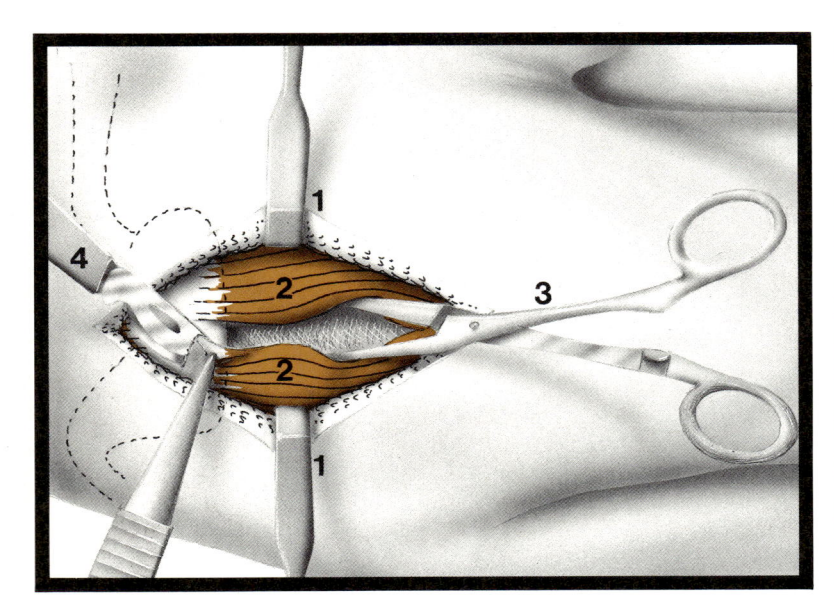

38. Der superolaterale Zugang (3); Darstellung (1): Die Haut wird zur Seite geklappt und retrahiert (1). Der Deltoideus (2) wird in Faserverlaufsrichtung eröffnet, wobei nach primärer Verwendung eines Skalpells eine stumpfe Präparation mit einer Gefäßklemme (3) vorgenommen werden sollte. Der sehnige Ansatz des M. deltoideus am Acromion wird über eine Länge von etwa 1 cm auf beiden Seiten abgetragen, wobei hier scharfe Präparation (4) notwendig wird.

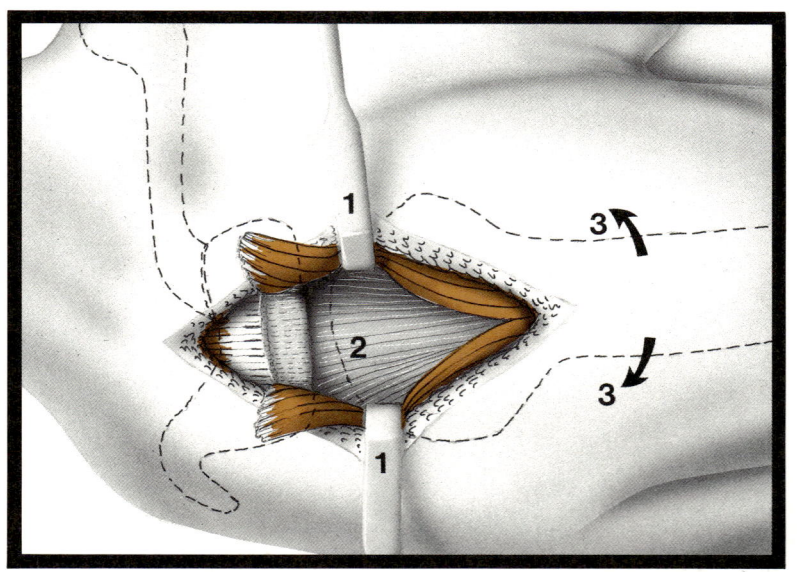

39. Der superolaterale Zugang (4); Darstellung (2): Die Wundhaken (1) werden an beiden Seiten des Deltoideus eingesetzt, um einen bescheidenen Anteil der Rotatorenmanschette (2) darzustellen. Durch Innen- und Außenrotation des Arms (3) bei mittelgradiger Abduktion kann etwa die Hälfte der gesamten Rotatorenmanschette zur Darstellung gebracht werden.

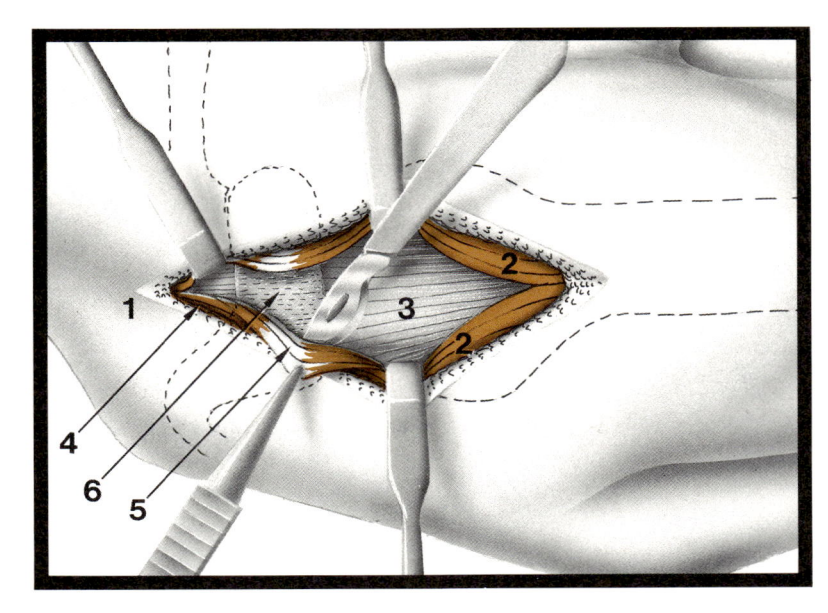

40. Der superolaterale Zugang; Erweiterungen und Variationen (1): Für ausgedehntere Darstellungen muß eine längere Hautinzision (1) als beschrieben, verwendet werden. Die Fasern des M. deltoideus (2) werden zur Seite gehalten, nachdem sie mit stumpfer Präparation bis zur Rotatorenmanschette (3) eröffnet wurden. Die Muskelfasern des Trapezius (4) werden in ähnlicher Weise eröffnet und ebenfalls zur Seite gehalten, um die Rotatorenmanschette darzustellen. Nun werden die sehnigen Ansätze des Deltoideus und Trapezius am Acromion abgetragen (5), dies erfolgt beidseitig, so daß das Acromion frei (6) über eine Länge von etwa 1 cm dargestellt ist. Anstelle eines Skalpells kann ein Osteotom benutzt werden, das den Vorteil hat, die Verbindung zwischen Trapezius und Deltoideus aufrecht zu erhalten.

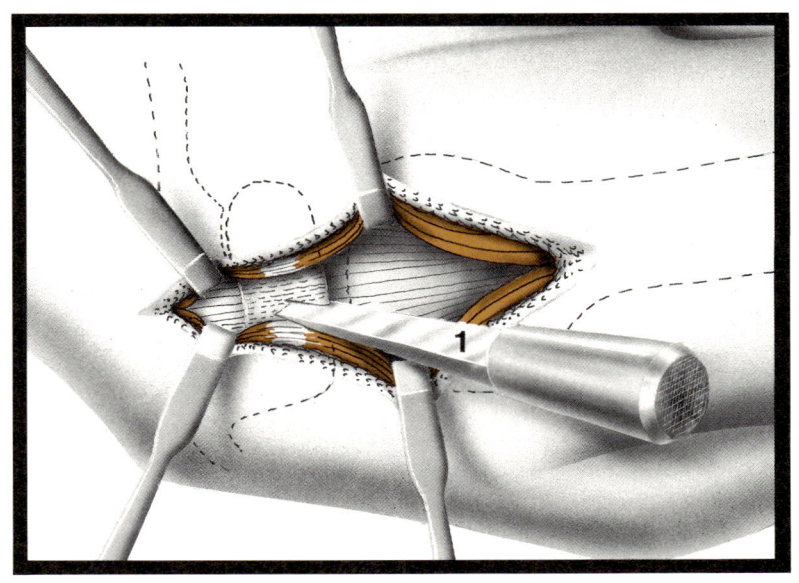

41. Der superolaterale Zugang; Erweiterungen und Variationen (1) (Fortsetzung): Das Acromion wird mit einem Osteotom (1) oder einer oszillierenden Säge durchtrennt. Indem die osteotomierten Anteile jeweils seitlich abgeklappt werden, kann ein deutlich größerer Anteil der Rotatorenmanschette dargestellt werden. Beim nachfolgenden Wundschluß genügt es, die sehnigen Anteile des M. deltoideus und des M. trapezius zu vernähen.

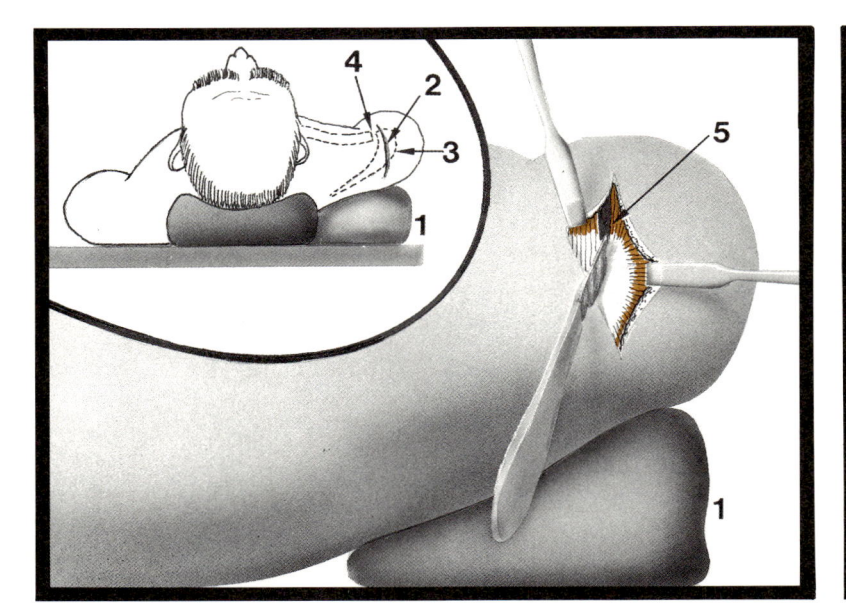

42. Erweiterungen und Variationen (2); der superolaterale Zugang mit Acromionektomie (1): Der Patient liegt auf dem Rücken mit einem Sandsack unter der betroffenen Schulter. Eine Säbelhieb-Inzision (2) wird parallel zur lateralen Kante des Acromions (3) gewählt, genau lateral zum Acromioclaviculargelenk (4). Der sehnige Ursprung des M. deltoideus wird durch eine vertikale Inzision durchtrennt, wobei diese die Muskelfasern nach vorne (5) und hinten eröffnet. Die sehnigen Anteile werden medial und lateral abgetragen, um das Acromion komplett darzustellen.

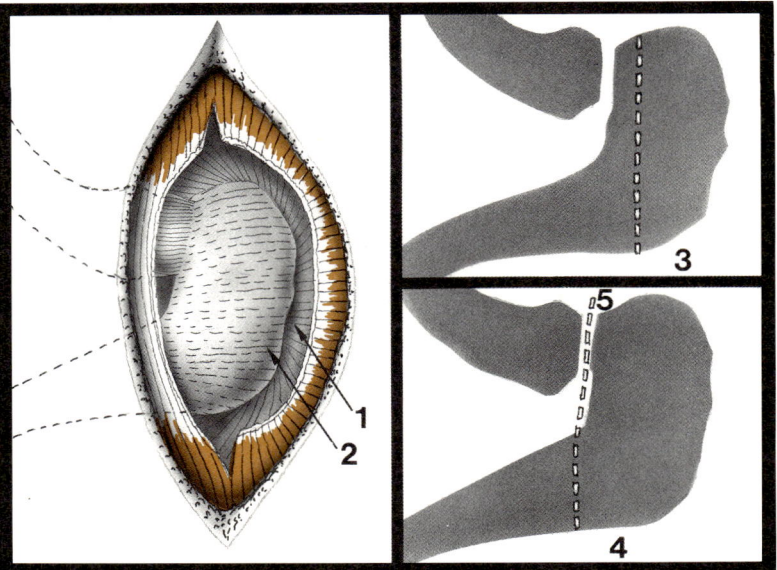

43. Der superolaterale Zugang mit Acromionektomie (2): Die Rotatorenmanschette (1) sollte nun bis tief unter die laterale Begrenzung des Acromions (2) sichtbar sein. Durch eine Osteotomie des Acromions kann eine noch bessere Darstellung erreicht werden; die Hälfte bis zu zwei Drittel des Acromions (3) können ohne wesentliche mechanische Folgen entfernt werden. In Fällen, in denen das Operationsziel ist, ein Impingement-Syndrom der Rotatorenmanschette unter dem Acromion zu beheben, kann letzteres (4) komplett entfernt werden, wobei dies zur Disartikulation des Acromioclaviculargelenks (5) führt. Dies gibt eine noch bessere Übersicht über die Rotatorenmanschette, wobei diese durch Innen- und Außenrotation der Schulter zusätzlich verbessert werden kann. In der Folge wird der M. deltoideus durch Einzelnähte refixiert.

38 Die obere Extremität

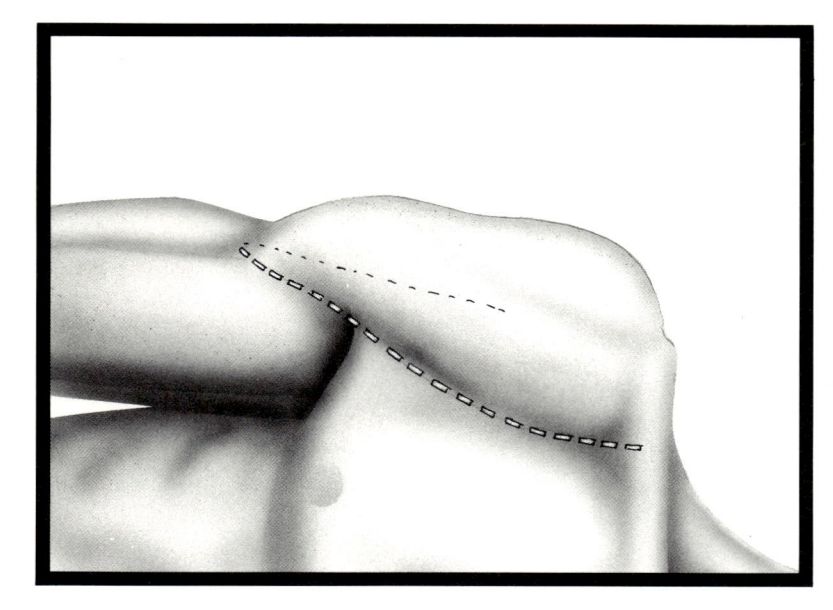

44. Der subdeltoidale Zugang mit proximaler Muskelabtragung; (1): Lagerung: Der Patient wird in die laterale Schlafposition gebracht und der Arm so abgedeckt, daß er frei bewegt werden kann. **Inzision:** Die Inzision ist V-förmig, wobei die beiden Schenkel des V's der vorderen und hinteren Begrenzung des Muskels folgen: Die Spitze des V's liegt an der Tuberositas deltoidea. Zu Beginn wird der Sulcus deltoideopectoralis (siehe Abb. 2) aufgesucht. Der vordere Schenkel der Inzision, der entlang des Sulcus verläuft, sollte von der Clavicula bis zur Tuberositas deltoidea geführt werden.

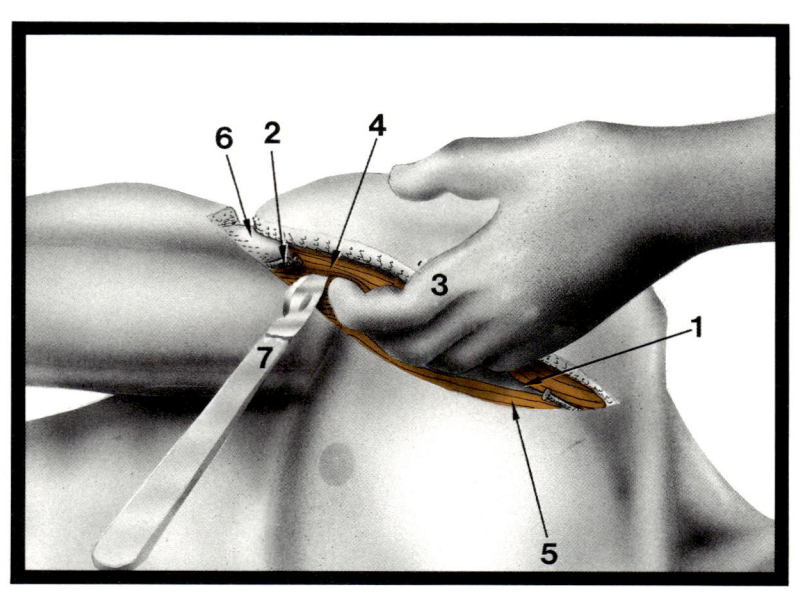

45. Der subdeltoidale Zugang mit proximaler Muskelabtragung (2): Die Haut wird soweit mobilisiert, daß der Sulcus deltoideopectoralis (1) identifiziert werden kann. Die Vena cephalica (2) wird unterbunden. Stumpfe Präparation mit den Fingern (3) hilft den M. deltoideus (4) vom Pectoralis major (5) zu trennen. Der M. deltoideus wird bis zu seinem Ansatz an der Tuberositas (6) mobilisiert; scharfe Präparation kann notwendig werden (7), um die Verbindung des M. deltoideus am Humerusschaft proximal der Tuberositas zu lösen.

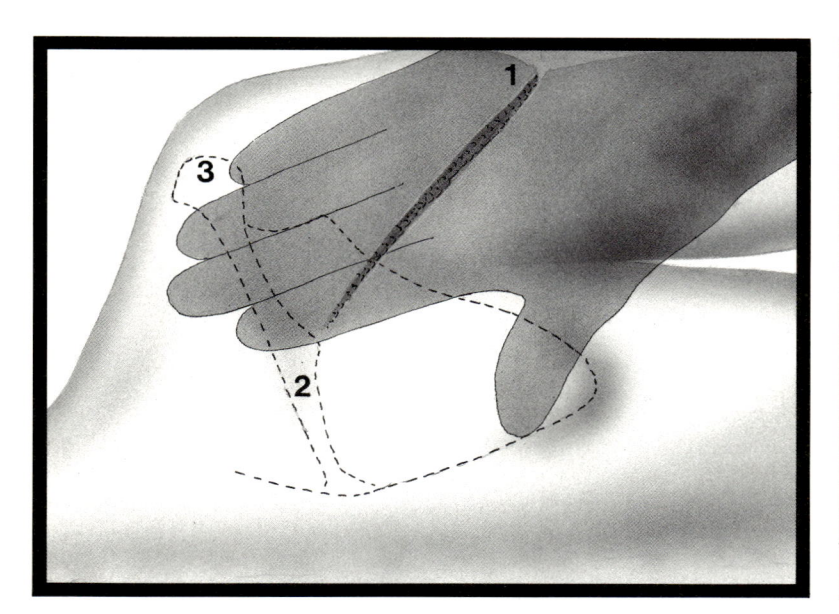

46. Der subdeltoidale Zugang mit proximaler Muskelabtragung (3): Man wende sich nunmehr dem hinteren Anteil der Inzision, der entlang der Hinterkante des M. deltoideus verläuft, zu. Die Inzision wird um die Tuberositas deltoidea (1) herum, schräg zur Rückseite der Schulter zur Spina scapulae (2) geführt. Die Inzision sollte auf die Spina scapulae, etwa eine Hand breit neben der lateralen Kante des Acromions (3), treffen. Die Haut wird soweit mobilisiert, um die Hinterkante des M. deltoideus identifizieren zu können und dieser wird auch hier bis zu seiner Ansatzstelle mobilisiert.

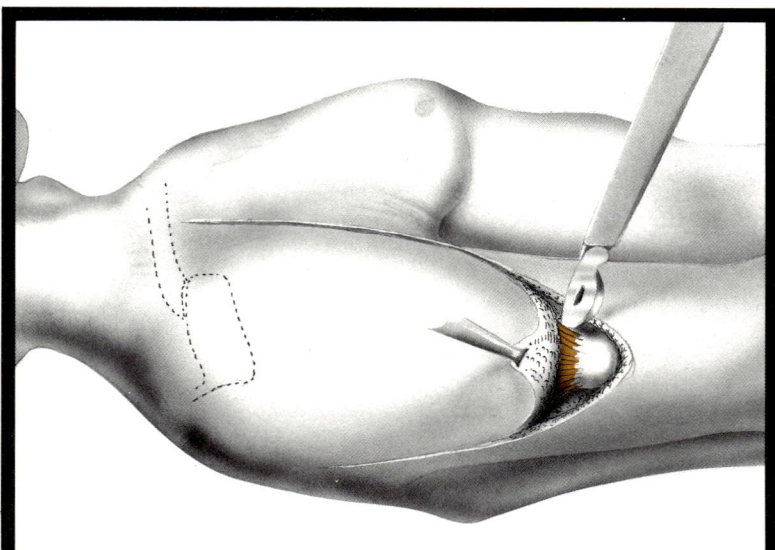

47. Der subdeltoidale Zugang mit proximaler Muskelabtragung (4): Der Ansatz des Deltoideus wird nun vom Knochen abgetragen und nach oben geklappt. Man bleibe dicht am Knochen, wobei die Möglichkeiten des Wundschlusses bedacht werden müssen und der Muskel mit nicht resorbierbaren Nähten, die durch Sehne und Periost geführt werden, refixiert wird. Diese Fixation wird durch einige resorbierbare Nähte verstärkt, die durch den Rand des M. deltoideus in benachbarte Muskeln (Pectoralis major und lateraler Kopf des Trizeps) gelegt werden.

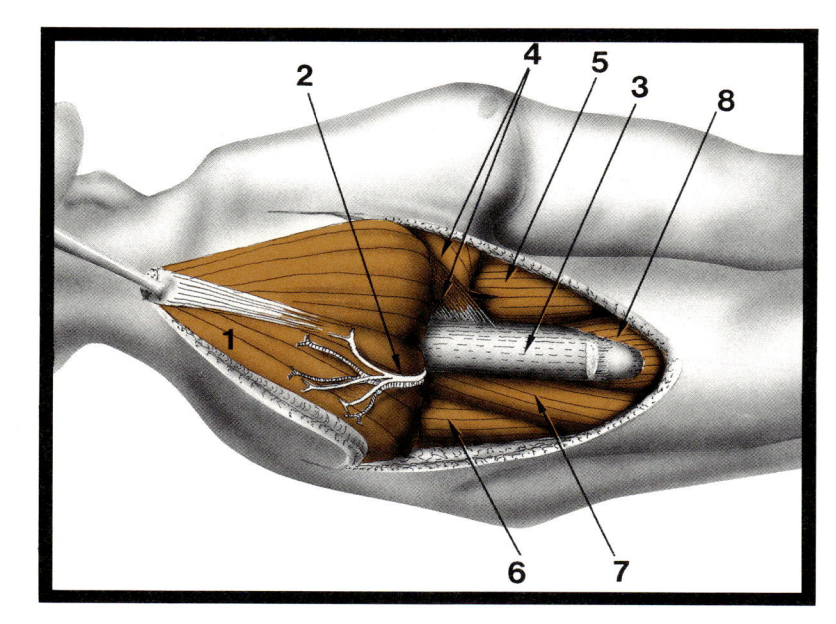

48. Der subdeltoidale Zugang mit proximaler Muskelabtragung (5): Der M. deltoideus, das subcutane Fett und die Haut können nun im ganzen nach oben geklappt werden (1). Der N. axillaris (2) wird in der Nähe des hinteren Anteils des Collum anatomicum des Humerus aufgesucht: idealerweise sollte er angeschlungen und mit dem Nervenbändchen vorsichtig aus der Gefahrengegend herausgehalten werden. Der laterale Aspekt des Humerus (3) bis in Höhe des Collum anatomicum sollte nun frei zugängig sein. 4 = Pectoralis major, 5 = Bizeps, 6 = Langer Kopf des Trizeps, 7 = Lateraler Kopf des Trizeps, 8 = Brachialis.

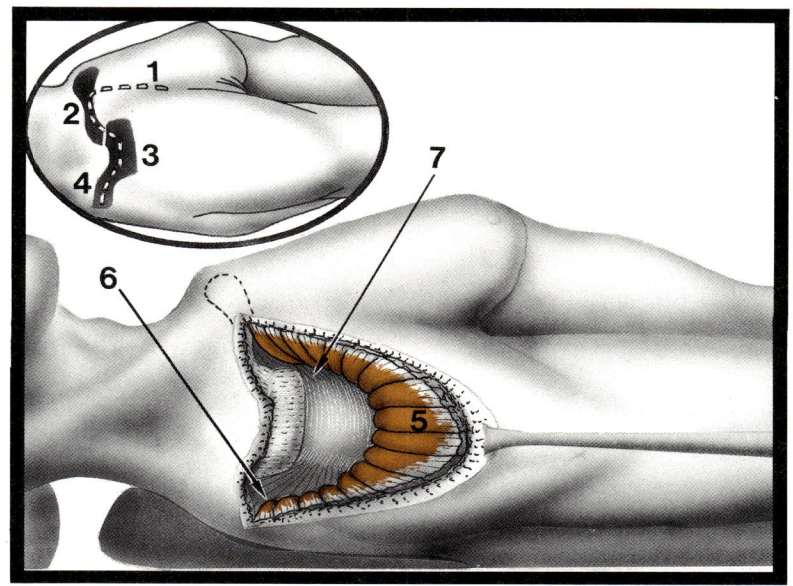

49. Subdeltoidaler Zugang mit distaler Abklappung des Muskels: Die Inzision wird in der Mitte des Sulcus deltoideopectoralis (1) begonnen. Sie wird zur Clavicula (2) verlängert, bevor man nach lateral zum Acromion (3) ausschwingt. Die Inzision sollte jetzt von der Spina scapulae (4) bis zur Margo medialis verlaufen. Die Haut wird soweit mobilisiert, daß der Ursprung des M. deltoideus durchtrennt werden kann. Der Muskel wird abgeklappt, wobei genügend Bindegewebe für die Readaptation verbleiben sollte. Beim Umklappen (5) sollte darauf geachtet werden, keinen Zug auf den N. axillaris (der nach Möglichkeit dargestellt werden sollte) auszuüben. Eine breitflächigere Darstellung der Rotatorenmanschette kann durch Exzision des Acromions (siehe Abb. 43) erreicht werden. 6 = Infraspinatus, 7 = Subscapularis.

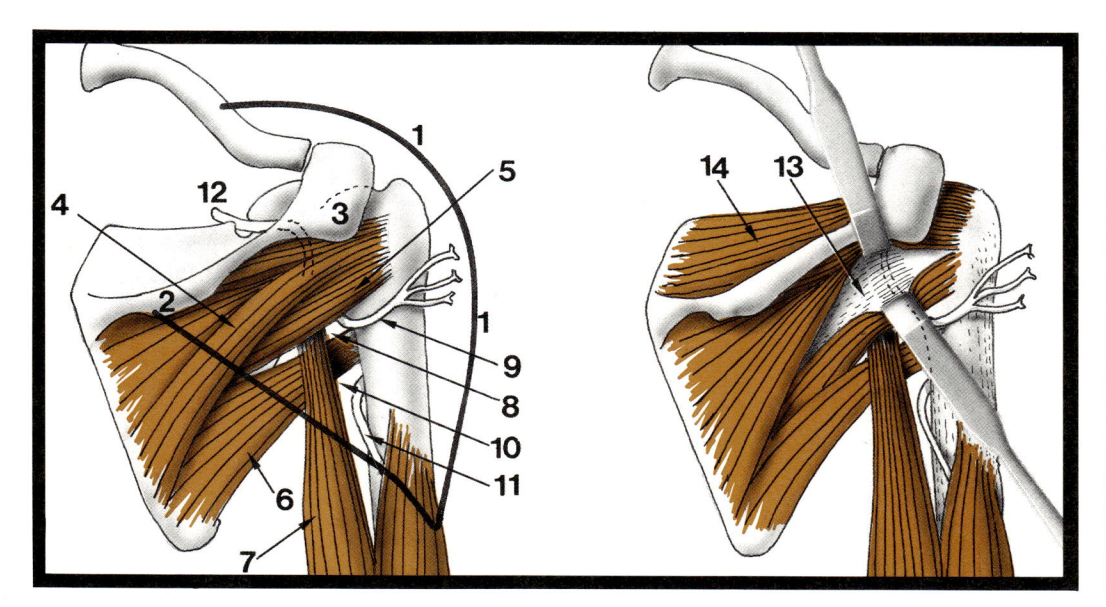

50. Hinterer Zugang (1); anatomische Überlegungen: Die Schulter liegt unterhalb der Deltoideuskappe (1) versteckt, wobei diese auf der Rückseite an der Spina scapulae (2) und am Acromion (3) ansetzt. Der Infraspinatus (4) und der Teres minor (5) inserieren am Humerushals und bedecken den hinteren Anteil des Glenohumeralgelenks. Der Teres major (6) ist vorne am Humerus fixiert und bildet zusammen mit dem langen Kopf des Trizeps (7) einen quadratischen Raum (8), durch den der N. axillaris (9) verläuft, sowie einen dreieckigen Raum (10), der den N. radialis (11) enthält. Der N. suprascapularis (12) verläuft um die Ecke in der Inzisura scapularis, um in die tiefe Schicht des M. infraspinatus einzutreten. Beim gebräuchlichsten der hinteren Zugänge wird der Raum zwischen Infraspinatus und Teres minor eröffnet (13). Um Zugang zu diesen Muskeln zu finden, muß der Deltoideus von der Spina scapulae abgetragen werden. 14 = Supraspinatus.

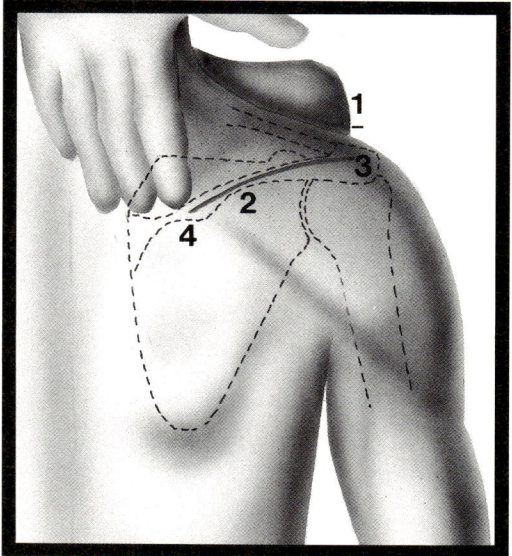

51. Hinterer Zugang (2); Inzision (8): Der Patient liegt in Halbbauchlage oder völliger Bauchlage mit einem Sandsack (1) unter dem vorderen Anteil der Schulter. Die Abdeckung muß so erfolgen, daß der Arm frei bewegt werden kann. Der Hautschnitt erfolgt über oder etwas unter der Spina scapulae (2). Er sollte vom Acromion (3) bis etwa zwei Fingerbreiten entfernt zum Margo medialis der Scapula (4) reichen.

40 Die obere Extremität

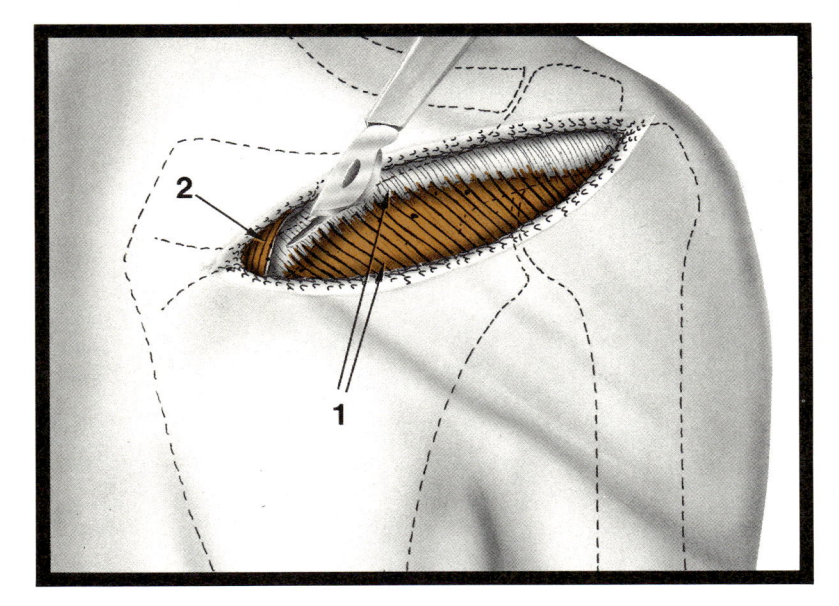

52. Hinterer Zugang (3); Darstellung (1): 1. Nun klappe man die Haut zurück, um den hinteren Ansatz des Deltoideus (1) an der Spina scapulae zu finden. Der Deltoideus wird scharf von der Spina scapulae abgetragen und zwar von Höhe des hinteren Muskelansatzes zur (lateralen) Begrenzung des Operationsgebiets. 2 = Trapezius.

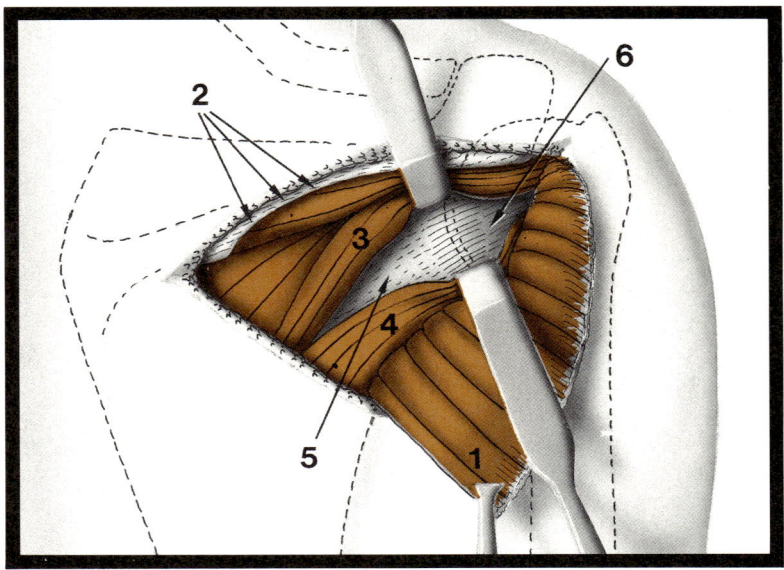

53. Hinterer Zugang (4); Darstellung (2): Der Deltoideus (1) wird nun von der Spina scapulae (2) nach unten gezogen. Der Zwischenraum zwischen Infraspinatus (3) und Teres minor (4) wird eröffnet, um den hinteren Aspekt der Scapula (5) und die Kapsel des Glenohumeralgelenks (6) sichtbar zu machen. Eine limitierte Darstellung des Gelenks kann nun durch Inzision der Kapsel parallel zum Unterrand des Infraspinatus erreicht werden.

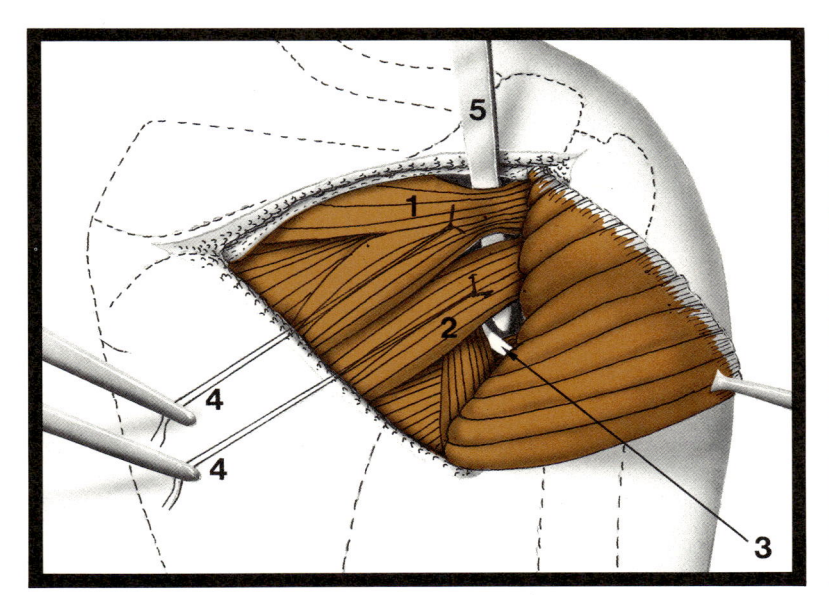

54. Hinterer Zugang (5); Darstellung (3): Um eine ausgedehntere Freilegung des Gelenks zu erhalten, kann es notwendig werden, den Infraspinatus (1) und oft auch den Teres minor (2) abzutragen. Unter Umständen muß die Hautinzision verlängert werden (siehe Abb. 55). Der N. axillaris (3) wird im Spatium quadratum aufgesucht und geschont. Haltefäden werden gelegt (4). Eine Kochersonde (5) wird unter dem M. infraspinatus und M. teres minor nahe ihres Ansatzes eingebracht und die Inzision auf der Sonde ausgeführt. Die Muskeln werden nach medial umgeschlagen, wobei darauf zu achten ist, keinen Zug auf den N. suprascapularis auszuüben. Die Gelenkkapsel wird vertikal eröffnet, um das Gelenk freizulegen. Für den Fall einer Operation nach Putti-Platt richtet sich die Ebene der Durchtrennung nach dem Ausmaß der gewünschten Einschränkung der Innenrotation.

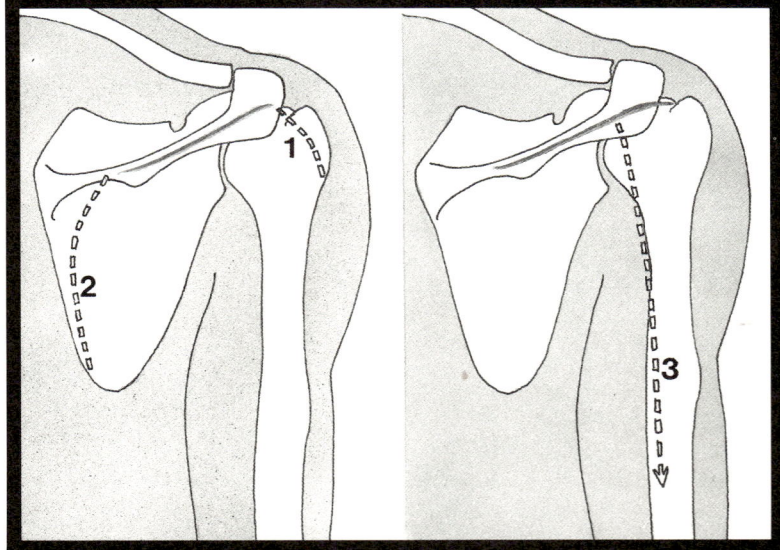

55. Hinterer Zugang (5); Ausweitungen und Variationen (1): Um größere Zugangsmöglichkeiten zu schaffen, kann der Basishautschnitt auf verschiedene Weise verlängert werden: A) 2–3 cm unterhalb des Acromions parallel zu den Muskelfasern des M. deltoideus (1) [9]; B) Ziehen nach distal, wobei der Hautschnitt der vertebralen Kante der Scapula bis zum Scapulawinkel folgt (2); C) Nutzung bei der Hautschnitterweiterung [10]. D) Um den hinteren Teil des Humerus darzustellen, kann die Inzision in eine T-förmige verwandelt werden, wobei der vertikale Anteil des T entlang des Humerusschaftes in Mittellinie des Oberarms (3) nach unten verläuft. Der Knochen wird dann zwischen dem langen und dem lateralen Kopf des Trizeps (siehe Humerus, Abbildung 21) [11], [12] dargestellt.

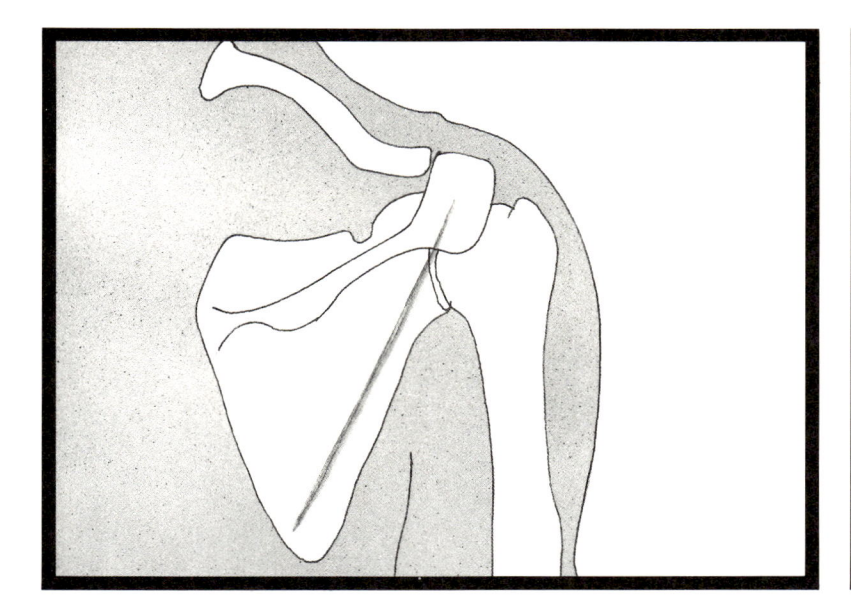

56. Hinterer Zugang (6); Ausweitungen und Variationen (2): E) Wenn eine nur limitierte Darstellung notwendig ist, kann die initiale Hautinzision vom Scapulawinkel bis zum Acromion geführt werden. Hierdurch wird die Notwendigkeit eines starken Zugs am unteren Hautlappen während der Präparation der Weichteile, bei der der Zwischenraum zwischen Infraspinatus und Teres minor dargestellt wird, vermieden. Eine Ausweitung dieses Zugangs ist allerdings schwieriger.

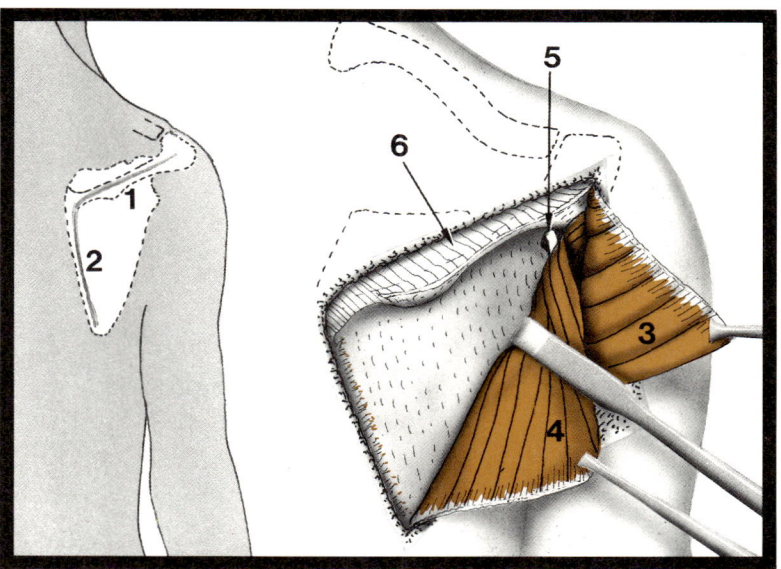

57. Ausweitungen und Variationen (3); Judet-Zugang: Um das Planum der Scapula darzustellen, wird eine Inzision entlang der Spina (1) gelegt und sie wird parallel zum vertebralen Rand (2) der Scapula verlängert. Der Deltoideus (3) wird scharf von der Spina scapulae abgelöst. Nun werden der Infraspinatus (4) und der Teres minor von der Scapula abgetragen. Der N. suprascapularis (5) sollte aufgesucht werden und Zug am Nerv nach Möglichkeit unterbleiben. Dieser Zugang kann auch bei der operativen Versorgung von Frakturen des Unterrands des Glenoids [13] zur Verwendung kommen. 6 = Trapezius.

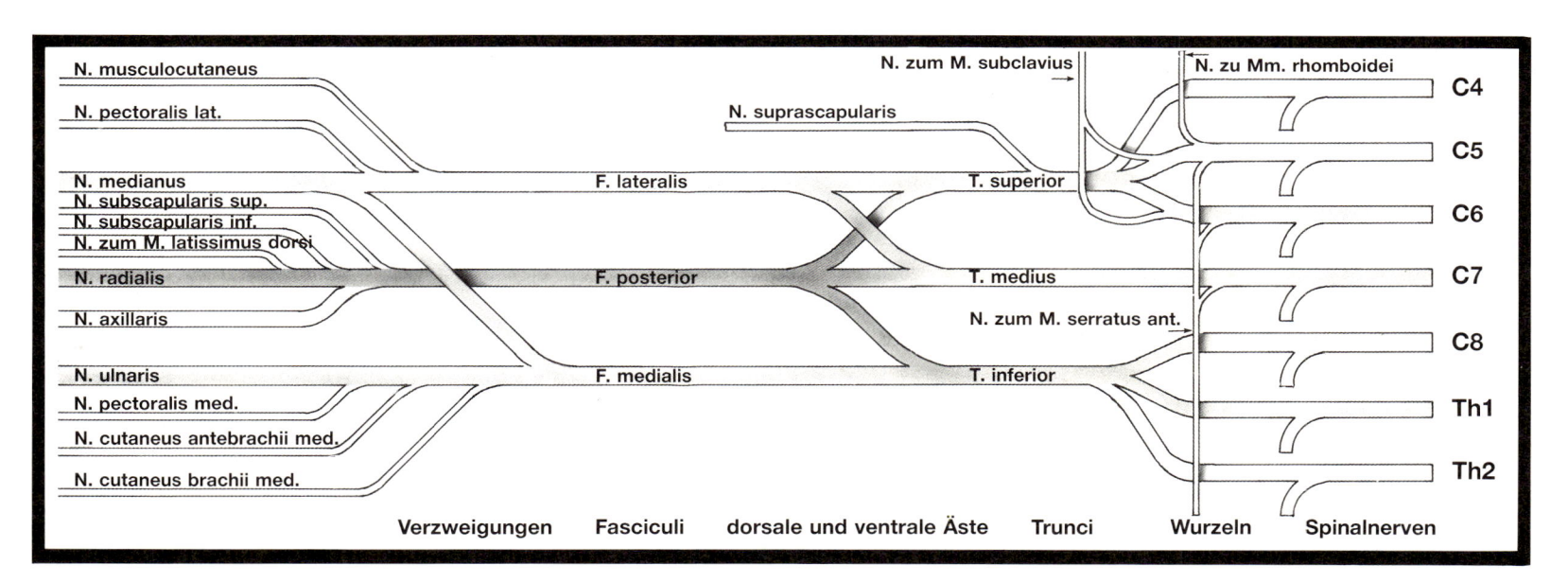

58. Der Plexus brachialis; Wurzeln: Die Wurzeln des Plexus werden von den Rami anteriores C 5–Th 1 mit gelegentlicher zusätzlicher Versorgung von C 4 und Th 2 gebildet. Sympathische Fasern werden von Th 1 beigesteuert. Die Wurzeln liegen zwischen dem Scalenus anterior und dem Scalenus medius. **Primärstränge (Trunci):** Die Trunci liegen am Grund des hinteren Halsdreiecks. Der Truncus superior wird von C 5 und 6 gebildet, der Truncus inferior von C 8–Th 1. C 7 allein bildet den mittleren Primärstrang (Truncus medius). Jeder Truncus teilt sich in ventrale und dorsale Äste hinter der Clavicula auf.
Sekundärstränge (Fasciculi): Die drei dorsalen Äste formen den Fasciculus posterior. Zwei ventrale Äste bilden den Fasciculus lateralis und der dritte ventrale Ast bildet den Fasciculus medialis. Die drei Fasciculi treten in die Axilla nahe am Beginn der A. axillaris ein, laufen um diese in ihrem mittleren Drittel (das hinter dem M. pectoralis minor liegt) herum und verzweigen sich in die Hauptnervenäste des Plexus im Bereich des unteren Drittels der Arterie.

Verzweigungen: *Von den Wurzeln:* 1. Ast zu den Mm. rhomboidei, 2. Ast zum M. subclavius, 3. Ast zum M. serratus anterior. *Von den Primärsträngen:* N. suprascapularis. *Vom Fasciculus lateralis:* 1. N. pectoralis lateralis, 2. N. musculocutaneus, 3. Ramus lateralis des N. medianus. *Vom Fasciculus medialis:* 1. Medialer Anteil des N. medianus, 2. N. pectoralis medialis, 3. N. ulnaris, 4. N. cutaneus brachii medialis, 5. N. cutaneus antebrachii medialis. *Von der Corda posterior:* 1. N. subscapularis ramus superior, 2. N. subscapularis ramus inferior, 3. N. zum M. latissimus dorsi, 4. N. radialis, 5. N. axillaris.

Literatur, Schulter

1. Henry AK 1957 Extensile Exposure. Livingstone, Edinburgh p 29–34
2. Watson-Jones R 1948 J Bone Joint Surg [Br] 30–B:6
3. Joyce III John J Harty M 1967 J Bone Joint Surg [Br] 49A:547
4. Leslie JT Ryan TJ 1962 J Bone Joint Surg [Br] 44A:1193
5. Martini M 1976 J Bone Joint Surg [Br] 58A:377
6. Kessel L Watson M 1977 J Bone Joint Surg [Br] 59B:168
7. Roberts SM 1934 Am J Surg 23:322
8. Boyd HB Sisk TD 1972 J Bone Joint Surg [Br] 54A:780
9. Rowe CR Yee LBK 1934 J Bone Joint Surg [Br] 26A:580
10. Abbott LC Lucas DB 1952 Ann Surg 136:392
11. Watson-Jones R 1976 In: Wilson JN (ed) Fractures and joint injuries. Churchill Livingstone, London, p 303
12. Henry AK 1957 Extensile Exposure. Livingstone Edinburgh, p 303
13. Muller, Allgöwer, Schneider, Willeneger 1977 Manual of Internal Fixation. Springer Verlag, Berlin, p 165
14. Fiolle J, Delmas J 1921 Surgical exposure of the blood vessels. Heinemann, London

5. Humerusschaft

Einführung

Der Schaft des Humerus liegt tief in die Muskulatur eingebettet, er wird vom Bizeps und Brachialis an seiner Vorderseite und vom Trizeps von hinten bedeckt. Die hauptsächlichen Gefahrenquellen beim Zugang sind das Gefäßnervenbündel, das anteromedial liegt und der N. radialis, der sich spiralig um den hinteren Schaftanteil windet.

Es gibt klassische Zugänge zum Schaft:

1. anterolateral [1]
2. anteromedial [2]
3. posterior [1]

Der anterolaterale Zugang ist der allgemein gebräuchlichste und am wenigsten riskante. Er hat den Vorteil, daß man ihn leicht nach oben erweitern kann, um Humeruskopf und Humerushals darzustellen, sowie nach distal, um Ellenbogen und Unterarm darzustellen.

Der anteromediale Zugang wird zur Darstellung des Gefäßnervenbündels gewählt und kann, falls gewünscht, bis zum Ellenbogen erweitert werden.

Der posteriore (hintere) **Zugang** ist sehr direkt und ergibt eine gute Darstellung des hinteren Schaftanteils. Es ist hierbei notwendig, den N. radialis aufzusuchen und zu schonen.

Empfohlene Zugänge

Indikation	Zugang
Frakturen des Humerusschaftes	
a) unkompliziert	Anterolateral
b) kompliziert durch Radialisparese	Posterior
Darstellung des Gefäßnervenbündels des Armes	Anteromedial oder posterior
Biopsie	Anterolateral
Darstellung des N. radialis	Posterior

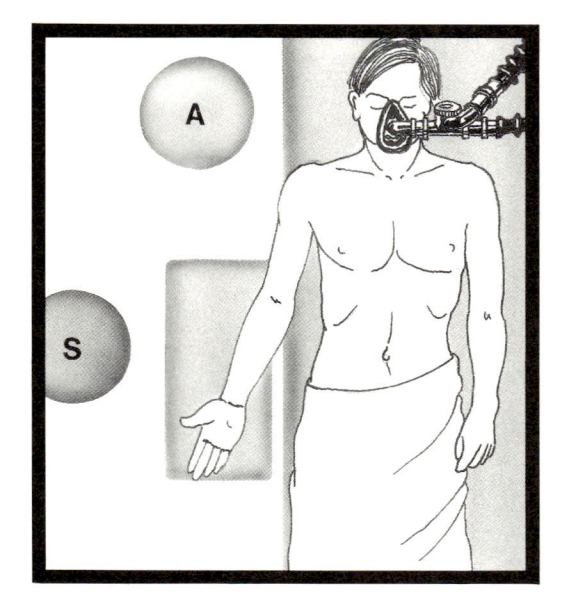

1. Lagerung: Der Patient liegt in Rückenlage, die Schulter in leichter Abduktion, der Arm auf einem kleinen Seitentisch (Handtisch). Falls abzusehen ist, daß eine Darstellung der Schulter notwendig wird, sollte ein Sandsack in entsprechender Position (siehe Schulter, Abb. 1) plaziert werden. Die Abdeckungen erfolgen so, daß die Ausdehnung des Hautschnittes (falls notwendig) möglich ist sowie Flexion des Ellenbogens und Rotation der Schulter. S = Operateur, A = Assistent.

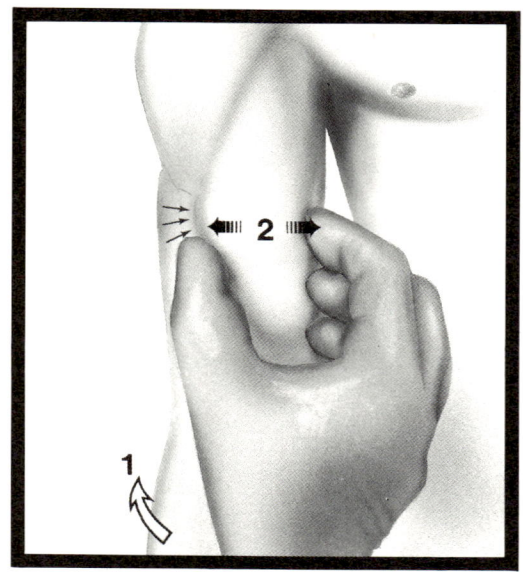

2. Orientierungspunkte: Der Ellenbogen wird gebeugt (1). Nun wird der Muskelbauch des Bizeps umfaßt und von links nach rechts bewegt (2). Bei Entspannung des Bizeps hat er eine limitierte aber durchaus definierte Bewegungsmöglichkeit auf dem darunterliegenden und relativ fixierten M. brachialis. Sobald die laterale Kante des Bizeps klar identifiziert wurde, kann der Hautschnitt vorgenommen werden.

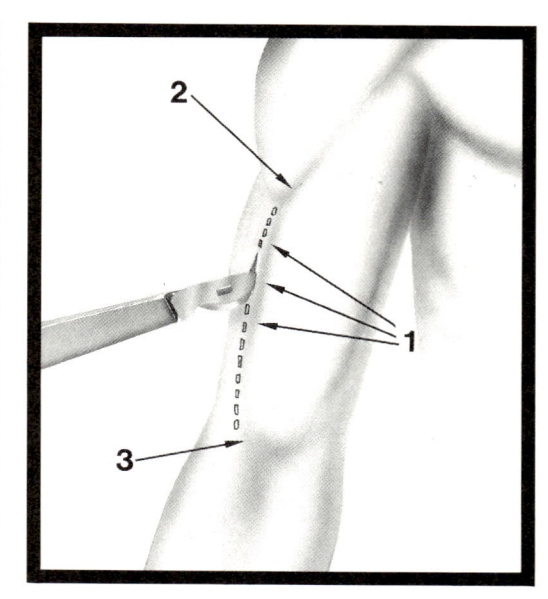

3. Inzision: Die Haut wird 1 cm neben der lateralen Kante des Bizeps eröffnet, der Schnitt erstreckt sich parallel zum Muskelbauch (1). Die Länge der Inzision ist abhängig vom geplanten Eingriff. Die proximalen und distalen Begrenzungen der Inzision sind normalerweise der Sulcus deltoideopectoralis (2) (siehe Schulter, Abb. 2) und die Ellenbogen-Beugefalte (3).

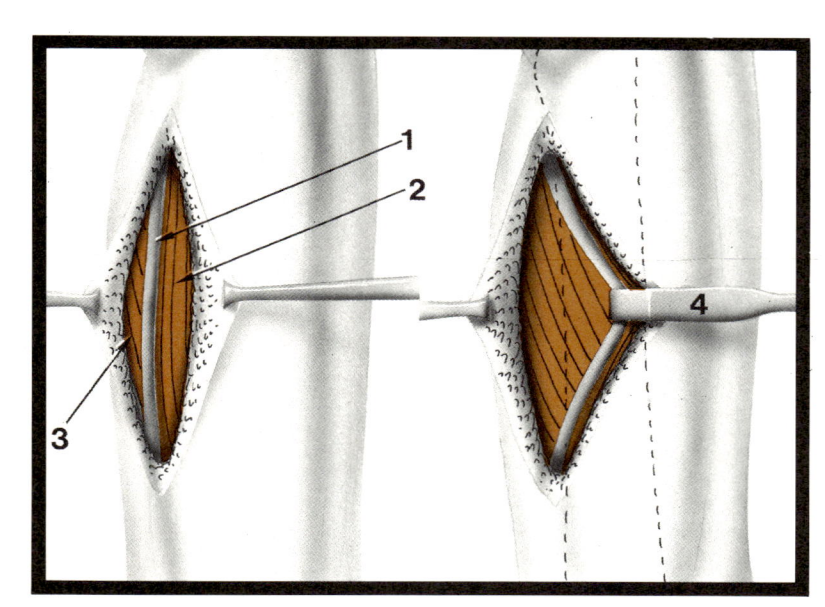

4. Darstellung: Es sollte sorgfältig darauf geachtet werden, die Vena cephalica (1) zu schonen, wenn die Hautlappen angehoben werden; sie liegt im oberflächlichen Fettgewebe, wobei der Bizeps (2) medial und der Brachialis (3) lateral zu finden sind. Bei Verlängerung der Inzision in Richtung Ellenbogen sollte der N. musculocutaneus, der unterhalb der lateralen Kante des Bizeps austritt, geschont werden. Nun werden der M. bizeps und die Vena cephalica nach medial gehalten (4). Es kann notwendig werden einige zuführende Äste zur Vene zu unterbinden. Man sollte daran denken, daß die Wand der Vena cephalica ausgesprochen dünn und damit leicht verletzlich ist: manchmal wird die Vene allerdings bereits zu Beginn der Operation unterbunden und dies scheint selten irgendwelche Probleme zu bereiten.

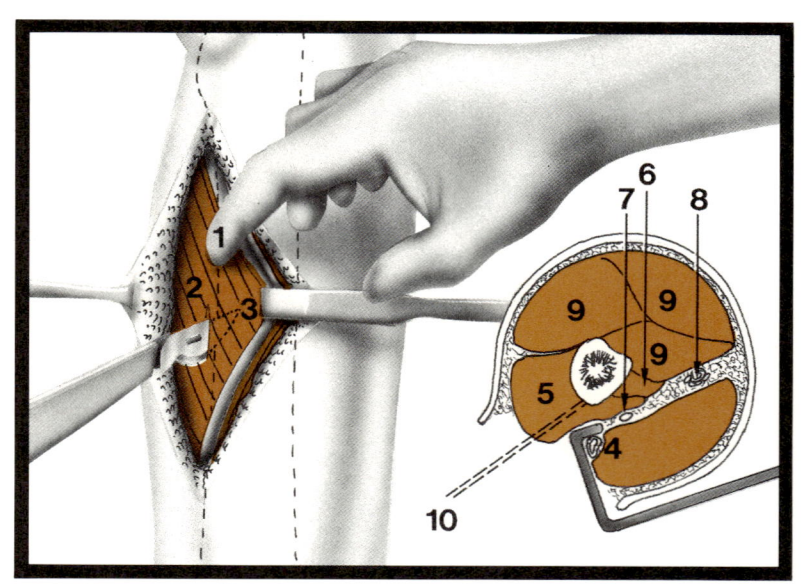

5. Darstellung (2): Die laterale Kante des Humerus (1) wird getastet, die Inzision erfolgt direkt auf den Knochen durch den M. brachialis (2), wobei die Messerspitze (3) in Richtung auf die Mittellinie weist. Auf der Querschnittszeichnung sind dargestellt: 4 = Vena cephalica und Bizeps, 5 = M. brachialis, 6 = M. coracobrachialis, 7 = N. musculocutaneus, 8 = Gefäßnervenbündel, 9 = M. triceps. Die Schnittrichtung durch den Brachialis ist eingezeichnet (10).

Humerusschaft 45

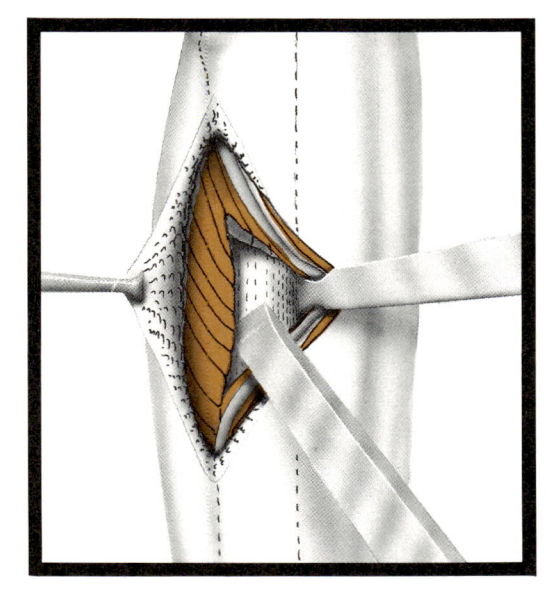

6. Darstellung (3): Der M. brachialis wird zur Seite gehalten, um den Humerusschaft darzustellen. Es wird zuerst die *mediale* Seite freipräpariert und dann ein Hohmann-Haken eingebracht. Bei der Abdrängung des M. brachialis nach lateral verbleibt das Rasparatorium direkt auf dem Knochen, da hierdurch das Risiko einer Verletzung des N. radialis deutlich herabgesetzt wird. Es ist ein Mythos, daß der N. radialis in der spiraligen muskulären Vertiefung liegt. Er kann bis zu 7 cm davon entfernt verlaufen, wobei er vom Knochen durch einen muskulären Anteil des Brachialis getrennt ist.

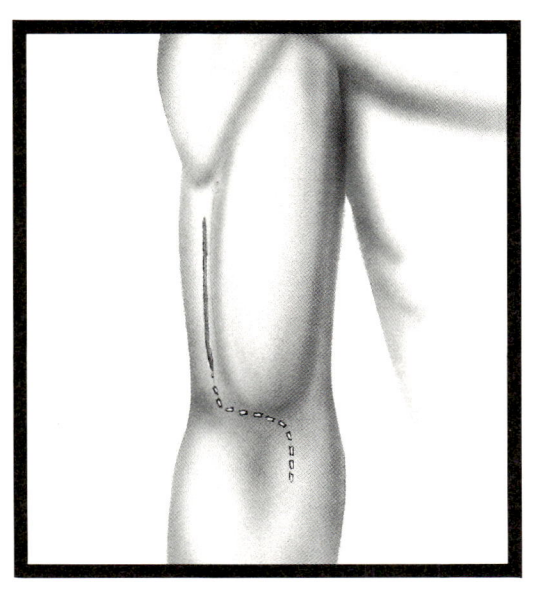

7. Erweiterung: Distal kann die Inzision direkt lateral am Bizeps entlang und quer in der Beugefalte des Ellenbogens über 2/3 ihrer Breite geführt werden: falls notwendig, kann ein zweiter Lappen mobilisiert werden, indem die Inzision auf den Unterarm fortgeführt wird. Diese Erweiterung sollte so durchgeführt werden, daß man die Bizepssehne nach medial zur Seite hält und den Ellenbogen beugt (bezüglich der genauen Ausführung siehe Kap. Ellenbogen, Abb. 12).

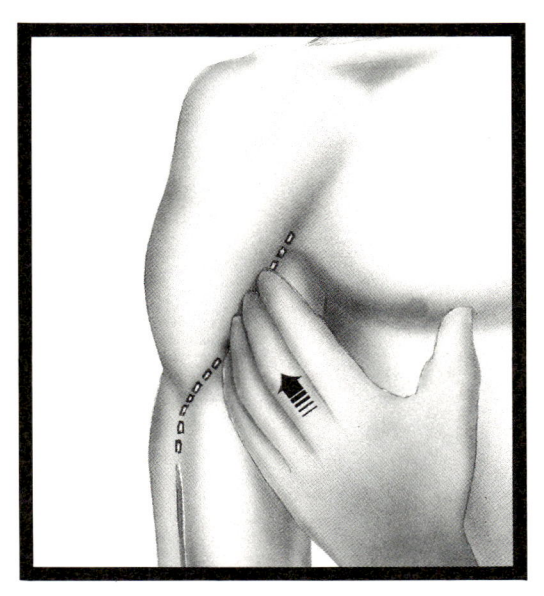

8. Erweiterung (2): Proximal kann die Inzision entlang des Sulcus deltoideopectoralis ausgedehnt werden. Dieser wird dadurch identifiziert, daß man die Finger auf der medialen Armseite in Richtung Schultereckgelenk bewegt und dabei die sich vorwölbende Kante des Deltoideus tastet. In einer tieferen Schicht liegt die Vena cephalica im Sulcus. Diese Erweiterung geht in den vorderen Zugang zur Schulter über, weitere Einzelheiten können bei der Beschreibung dieses Zugangs nachgelesen werden.

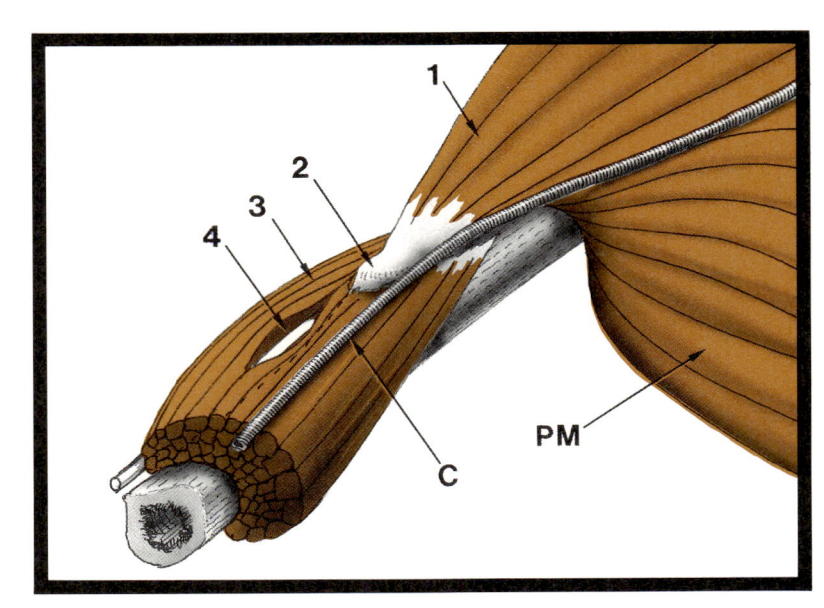

9. Anterolateraler Zugang; das Aufsuchen des N. radialis: Für den Fall, daß es notwendig wird, den N. radialis aufzusuchen, sollten folgende Punkte beachtet werden: Der am meisten distal gelegene Anteil des M. deltoideus (1) inseriert an der Eminentia deltoidea (Tuberositas, Tuberculum) (2). Der M. brachialis (3) wird durch den Deltoideus auf dieser Höhe V-förmig aufgeteilt. Der N. radialis (4) kann dadurch gefunden werden, daß die Muskelfasern des Brachialis, die den hinteren Schenkel dieses «V»'s bilden, eröffnet werden und zwar etwa 2 cm distal der Eminentia deltoidea. C = Vena cephalica. PM = Pectoralis major.

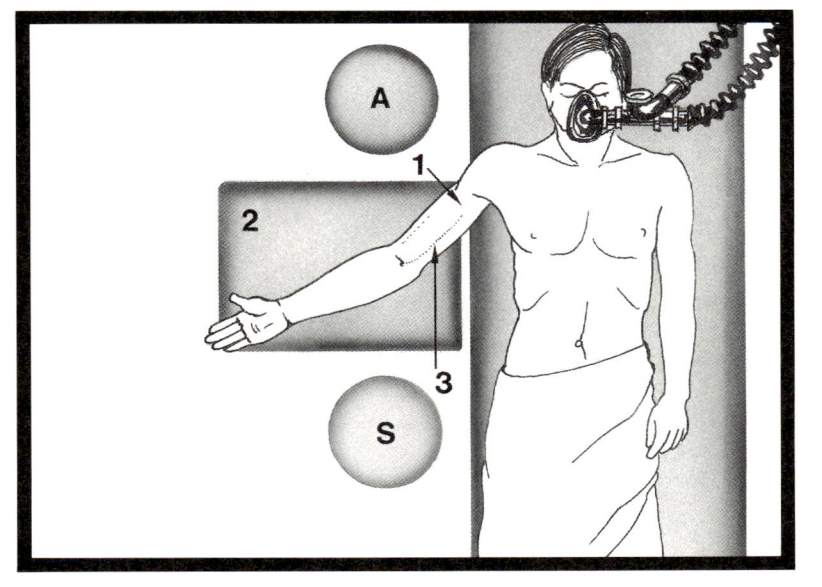

10. Anteromedialer Zugang; Lagerung: Der Arm liegt etwa 60° abduziert (1) auf einem Handtisch (2). Der Muskelbauch des Bizeps wird, wie in Abb. 2 beschrieben, gefaßt und durch seitliches Hin- und Herbewegen wird die Lage der *medialen* Begrenzung des Muskelbauchs (3) festgestellt. Die Position des Operateurs (S) und des Assistenten (A) sind eingezeichnet.

46 Die obere Extremität

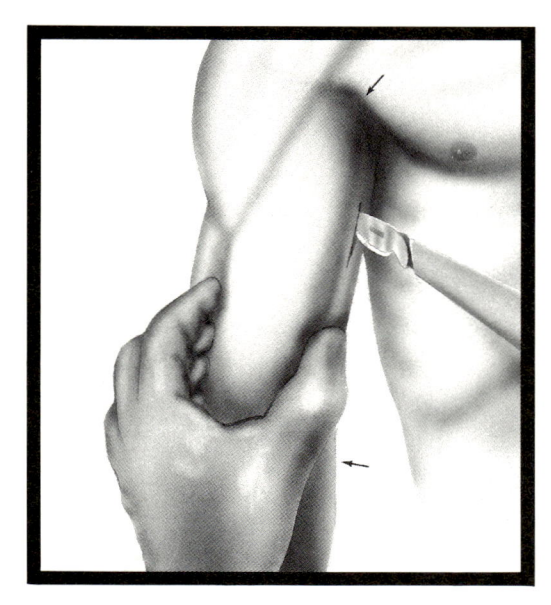

11. Anteromedialer Zugang; Inzision: Der Hautschnitt wird direkt entlang der medialen Kante des Muskelbauchs des Bizeps durchgeführt. Die Inzision kann nach proximal bis zur Pectoralisfalte und nach distal bis zur Beugefalte des Ellenbogens erweitert werden.

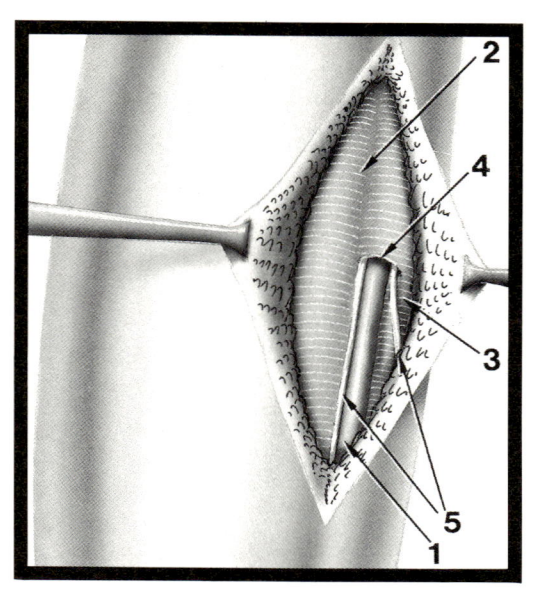

12. Darstellung (1): Die Hautlappen werden mobilisiert. Die Vena basilica (1), die im oberflächlichen Fettgewebe liegt, markiert die mediale Begrenzung des M. biceps (2). Dahinter finden sich das Septum intermusculare mediale und die Fascie, die den M. triceps bedeckt (3). Die Vena basilica verläuft durch eine Öffnung in der Fascie (4) auf ihrem Weg zur Vena brachialis oder Vena axillaris. Zwei Äste des N. cutaneus antebrachii medialis (5), von denen einer sehr nahe an der Vene verläuft, sollten geschont werden.

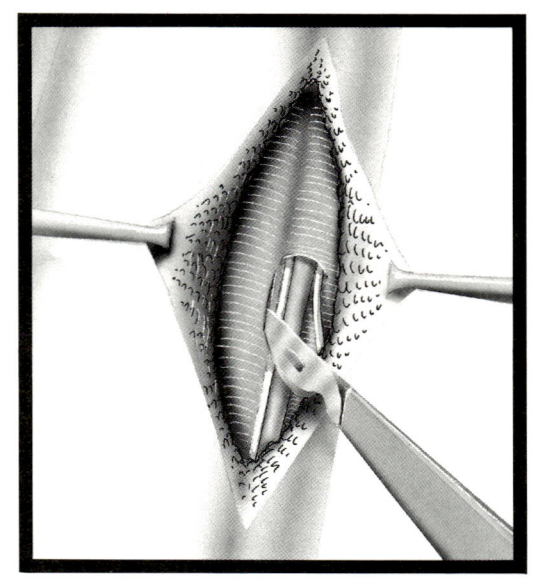

13. Darstellung (2): Die Fascie wird direkt neben der Vene eröffnet. Die Inzision wird nach oben und unten erweitert; wenn die Fascienöffnung der Vene erreicht ist, wird nach proximal über eine kurze Strecke der sorgfältige und schonende Gebrauch einer Präparierschere empfohlen.

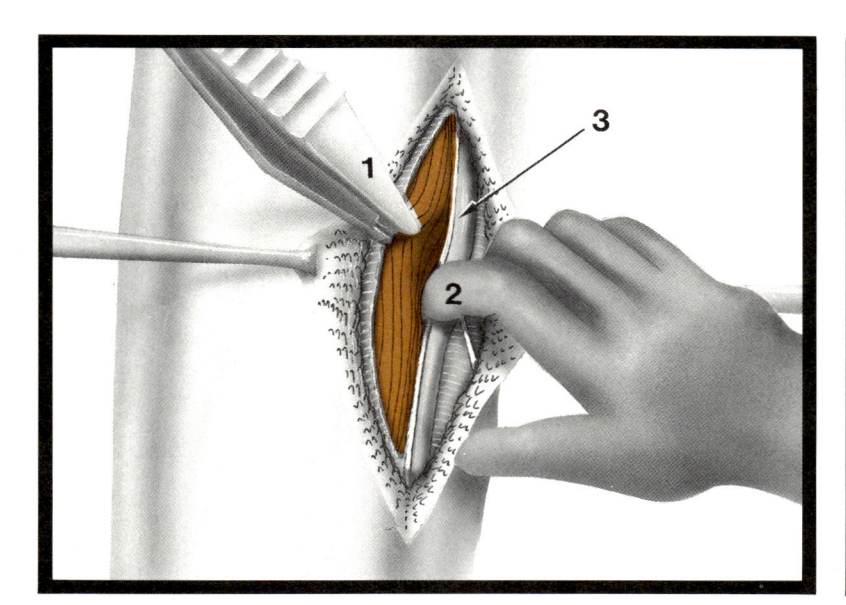

14. Darstellung (3): Der mediale Anteil des Bizeps wird mit einer Pinzette angehoben (1). Der Operateur (2) schiebt vorsichtig einen Finger unter die mediale Kante des Bizeps. Die Vena basilica (3) wird nach hinten abgedrängt und die schnurförmigen Strukturen des Gefäßnervenbündels ertastet. Um das Gefäßnervenbündel darzustellen eröffnet man vorsichtig den Fett-Bindegewebsraum, der unterhalb des Bizeps liegt. Die laterale Retraktion des Bizeps erleichtert den Zugang.

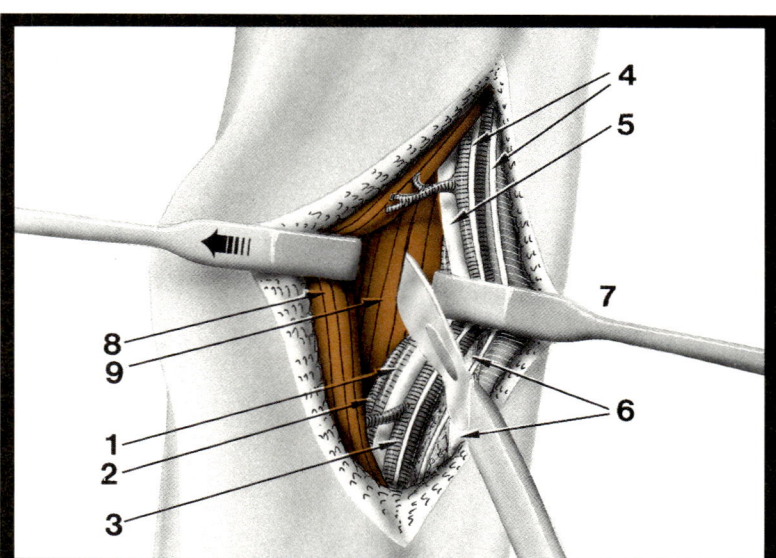

15. Darstellung (4): Folgende Strukturen können nun identifiziert werden: Die A. brachialis (1) und die Begleitvenen (2), die Vena basilica (3), der N. cutaneus antebrachii medialis (4) und die Nn. medialis (5) und ulnaris (6). Wenn der Humerusschaft auf diese Art dargestellt werden soll, muß das Gefäßnervenbündel vorsichtig nach medial (7) zur Seite gehalten werden. Der M. biceps (8) wird unter starkem Zug nach lateral abgedrängt. Der Humerusschaft wird unter dem M. brachialis (9) getastet und letzterer gespalten, um den Knochen darzustellen. Der Humerusschaft kann dann mit einem Rasparatorium präpariert werden, bevor Hohmann-Haken eingesetzt werden sollten.

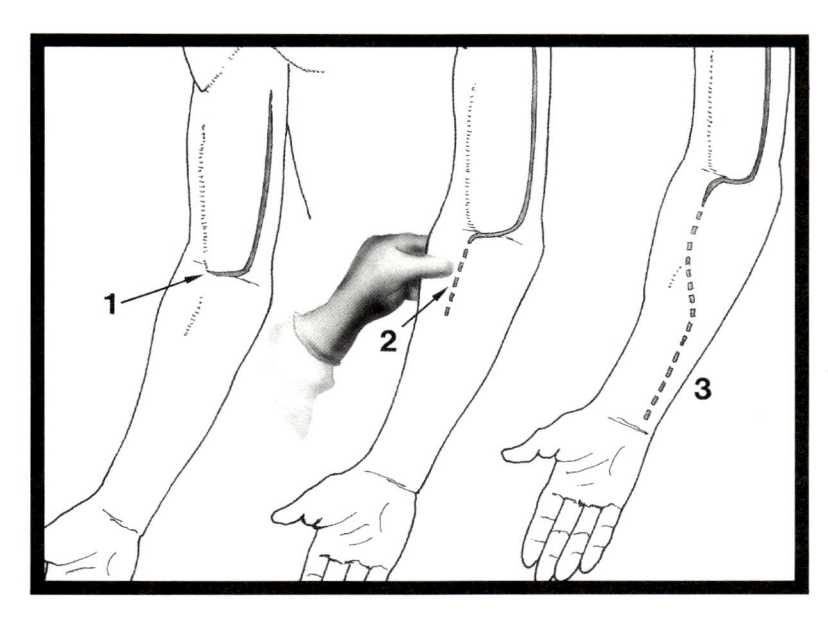

16. Erweiterung nach distal: Falls notwendig, kann die Inzision nach lateral über die Ellbeuge zur lateralen Begrenzung der Bizepssehne (1) fortgeführt werden. Die Inzision kann sogar noch weiter nach distal ausgedehnt werden, indem sie entlang der beweglichen Kante des gemeinsamen Muskelbauchs von Brachioradialis, Extensor carpi radialis longus und Extensor carpi radialis brevis (2) fortgeführt wird. Diese Darstellung ist bei der Suche nach der A. radialis und dem distalen Anteil des N. medianus nützlich (siehe Unterarm, Abb. 5 + 6). Im Fall der Präparation des ulnaren Gefäßnervenbündels distal, sollte die Inzision nach McConnell (3) gewählt werden (siehe Unterarm, Abb. 19).

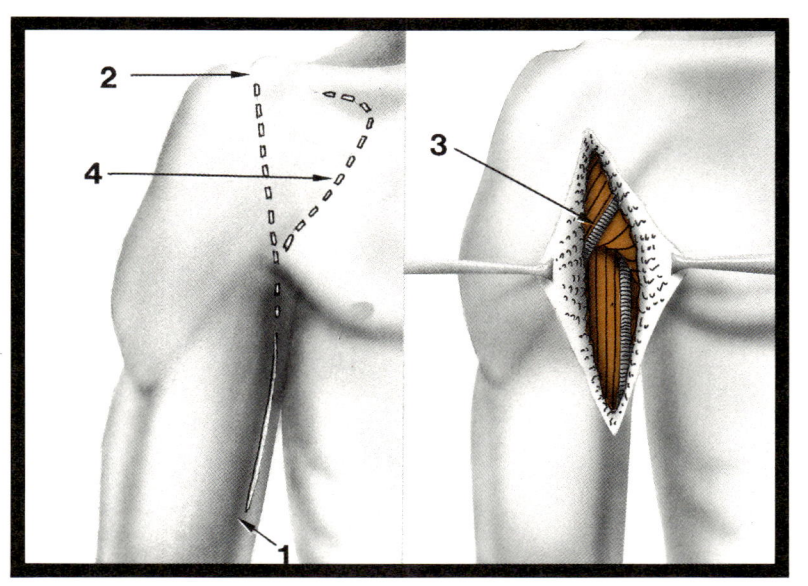

17. Proximale Erweiterung (1): Wenn nur eine limitierte Erweiterung gewünscht wird, wird die Inzision nach proximal in einer Linie, die von der Medialkante des Bizeps (1) bis zum Acromioclaviculargelenk (2) führt, ausgeführt. Diese proximale Erweiterung genügt normalerweise, um den Sulcus deltoideopectoralis, in dem die Vena cephalica (3) liegt, eindeutig zu identifizieren. Für eine ausgedehntere Darstellung ist die Abtrennung des claviculären Anteils des Ansatzes des M. deltoideus notwendig: in diesem Fall sollte die Inzision zuerst nach medial (4) verlaufen und dann entweder nach lateral entlang der Clavicula umschwenken oder in eine Schulterriemeninzision (siehe Schulter, Abb. 2) verwandelt werden.

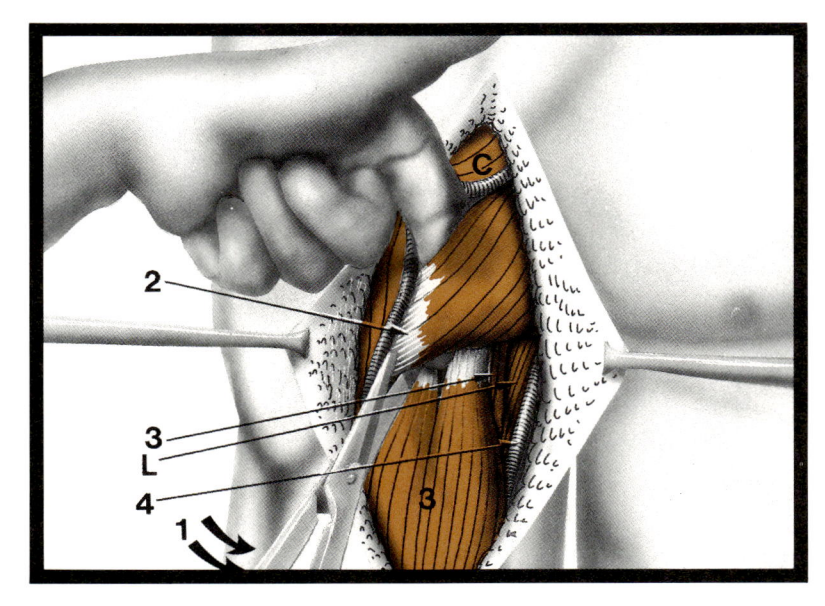

18. Proximale Erweiterung (2): Der Arm wird innenrotiert (1), um die sehnige Inzision des M. pectoralis major (2) im lateralen Anteil des Sulcus bicipitalis darzustellen. Ein Finger wird im Sulcus deltoideopectoralis eingebracht, gebeugt und der Pectoralis major an der darunterliegenden Muskelschicht (Bizeps und Coracobrachialis) (3) angehoben. Die sehnige Insertion wird mit einer Schere durchtrennt und nach medial gehalten, um eine ausgedehntere Darstellung des Gefäßnervenbündels (4) zu ermöglichen. L = Langer Bizepskopf, C = Vena cephalica.

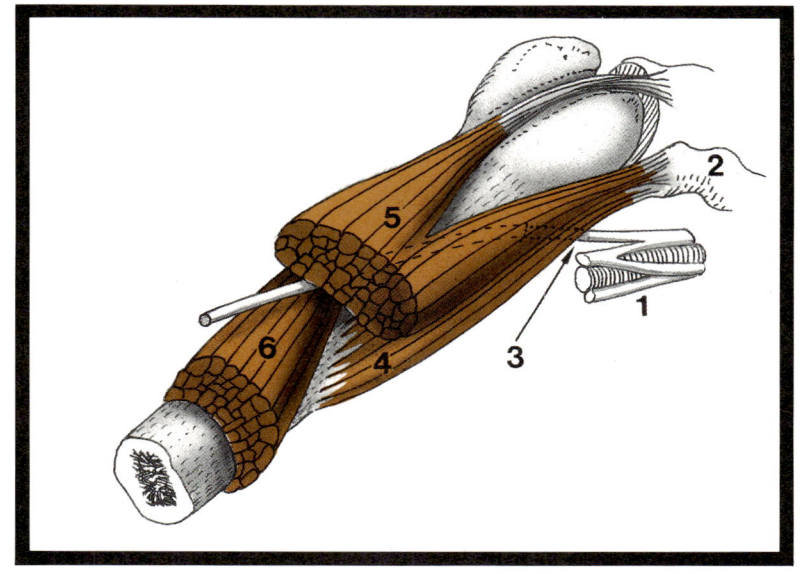

19. Proximale Erweiterung (3): Bei Präparation dieser Erweiterung muß beachtet werden, daß das Gefäßnervenbündel (1) nach medial zum Coracoid (2) verläuft. Auch die Verletzbarkeit des N. musculocutaneus (3), der nahe der hinteren Oberfläche des M. coracobrachialis (4), etwa 1–4 cm distal der Spitze des Prozessus coracoideus verläuft, muß beachtet werden. Des weiteren achte man darauf, wie der Nerv zwischen Bizeps (5) und Brachialis (6) verläuft. Bei mehr proximaler Darstellung sollte man den vorderen Zugang zur Schulter oder einer seiner Variationen wählen (siehe die entsprechenden Abschnitte).

48   Die obere Extremität

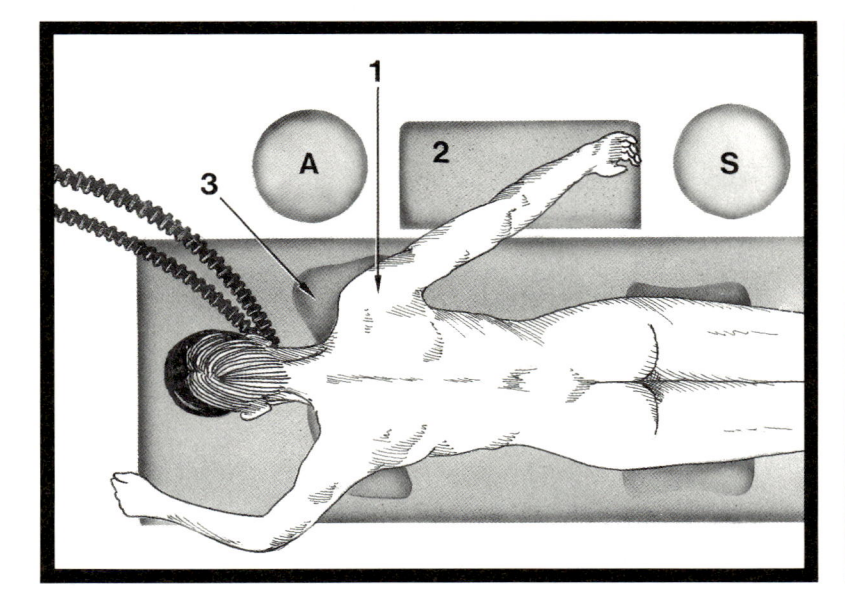

20. Der hintere Zugang zum Humerus; Lagerung: Der Patient liegt mit abduzierter Schulter (1) in Bauchlage, der Arm auf einem kleinen Seitentisch (2). Ein Sandsack unter der Schulter (3) wird, für den Fall daß dies notwendig werden sollte, eine entsprechende Schulterbeweglichkeit ermöglichen. Dieser Zugang ist nicht in Blutsperre möglich. Die Abdeckung der oberen Extremität muß so vorgenommen werden, daß Schulter und Ellenbogen bewegt werden können. Die Position des Operateurs (S) und des Assistenten (A) sind eingezeichnet. Alternativ kann der hintere Zugang auch in Rückenlage des Patienten mit dem Arm über der Brust erfolgen.

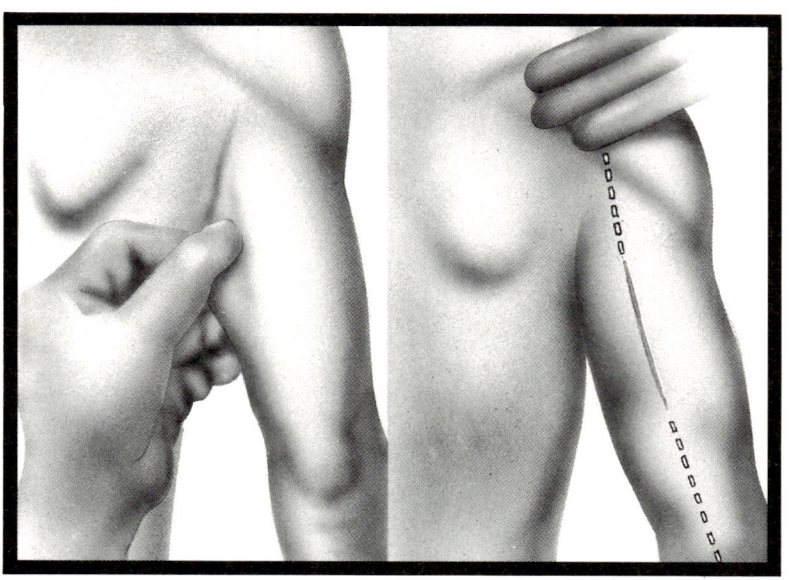

21. Der hintere Zugang zum Humerus; Schnittführung: Der Muskelbauch wird medial am hinteren Aspekt des Armes genau unter der Axilla umfaßt. Diese Muskelmasse stellt den langen Kopf des Trizeps dar, der vergleichsweise mobil ist. Durch Bewegungen von hinten nach vorn läßt sich die Linie des fixierten Muskelrandes (der sich mit dem lateralen Kopf des Trizeps vereinigt) feststellen. Die Inzision erfolgt genau lateral dieses muskulären Übergangs. Falls notwendig kann die Inzision nach distal entlang der Mittellinie des Olecranons oder auch proximal zu einem Punkt drei Finger breit unterhalb der Spina scapulae ausgedehnt werden.

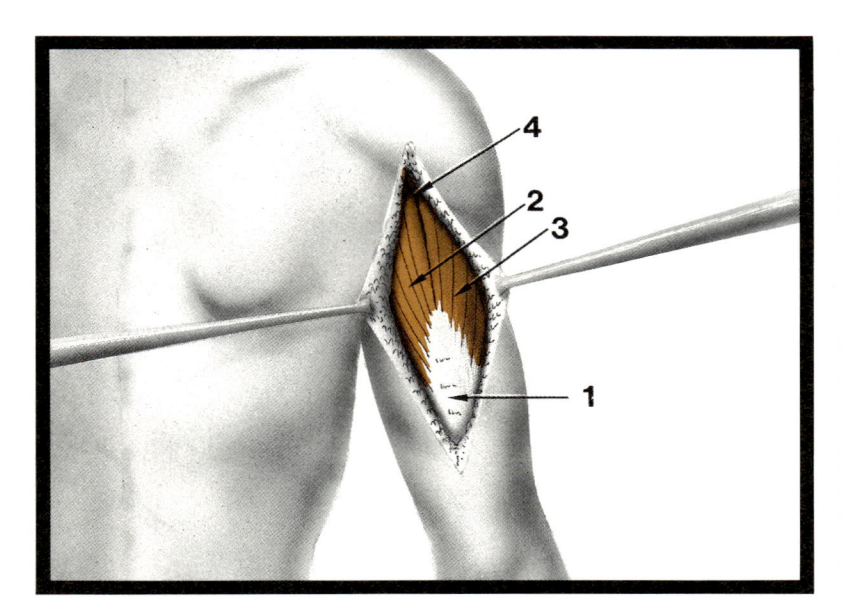

22. Der hintere Zugang zum Humerus; Darstellung (1): Die Haut wird zur Seite geklappt, um die beiden oberflächlichen Trizepsköpfe, die zusammen die derbe tricipitale Aponeurose (1) formen, darzustellen. Es ist notwendig, den Raum zwischen dem langen (2) und lateralen (3) Kopf des Trizeps zu finden. Dies ist am besten 3 cm unterhalb des unteren Rands des Deltoideus (4) möglich. Die relative Mobilität dieser beiden Muskelanteile ist wiederum ein hilfreiches Orientierungsmittel (5).

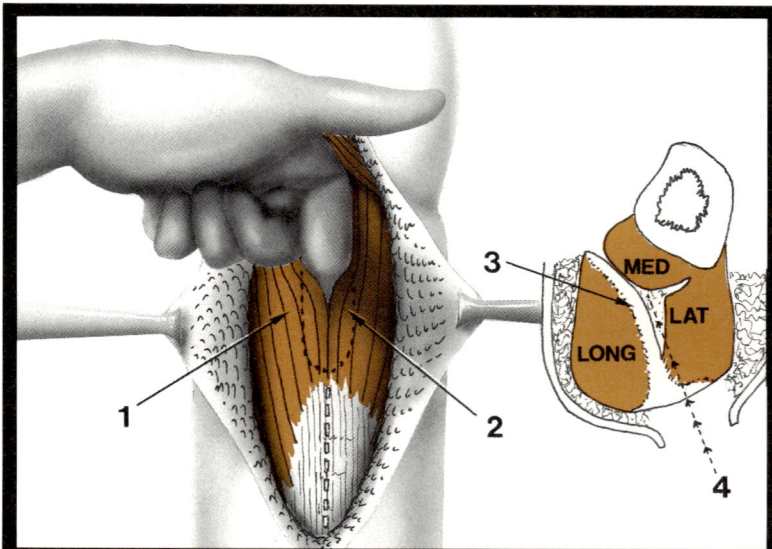

23. Darstellung (2): Der lange (1) und der laterale (2) Kopf des Trizeps werden getrennt; ein Finger wird in den frei werdenden Raum eingeführt, die beiden Muskelanteile werden von dem darunterliegenden tiefen medialen Anteil abgehoben. Die Trennung der beiden Muskelköpfe wird stumpf vorgenommen. Wenn die tricipitale Aponeurose erreicht ist, werden die schrägen Fasern des lateralen Kopfes scharf durchtrennt. Diese sind an die Lamina tendinosa (3) fixiert, die wiederum aus der tiefen Oberfläche des langen Trizepskopfs entsteht. Die Messerspitze wird medial (4) geführt, um die korrekte Durchtrennungsebene beizubehalten.

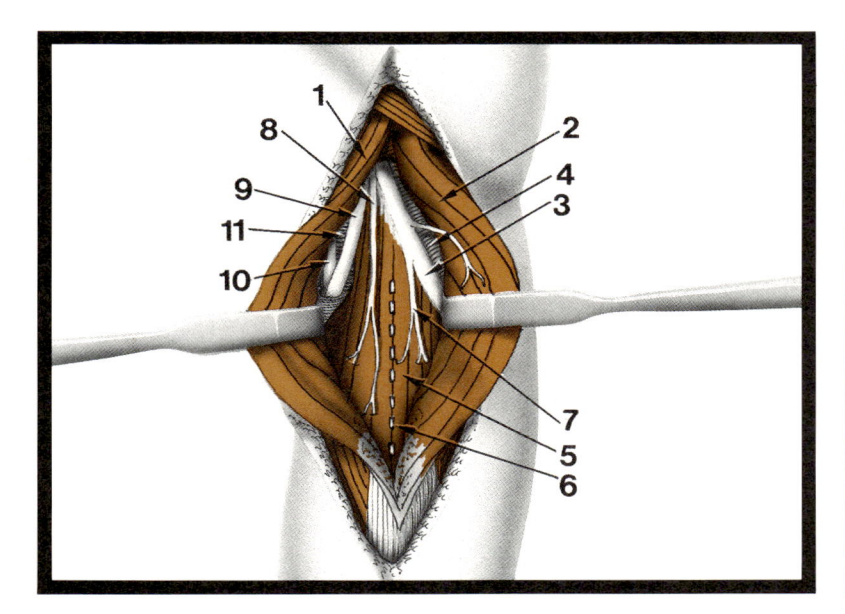

24. Darstellung (3): Der lange (1) und der laterale (2) Kopf des Trizeps werden zur Seite gehalten, um den N. radialis (3) darzustellen (dieser wird von der A. profunda brachii (4) begleitet), darunter wird der tiefe mediale Kopf des Trizeps (5) sichtbar. Der Humerusschaft kann durch vertikale Durchtrennung des medialen Trizepskopfes (6) dargestellt werden, zwischen den zwei Ästen des N. radialis (7, 8), die ihn versorgen (8 = N. ulnaris collateralis). Der N. ulnaris (9) und N. medianus (10) sowie die A. brachialis (11) zeigen sich auf der Medialseite des Arms.

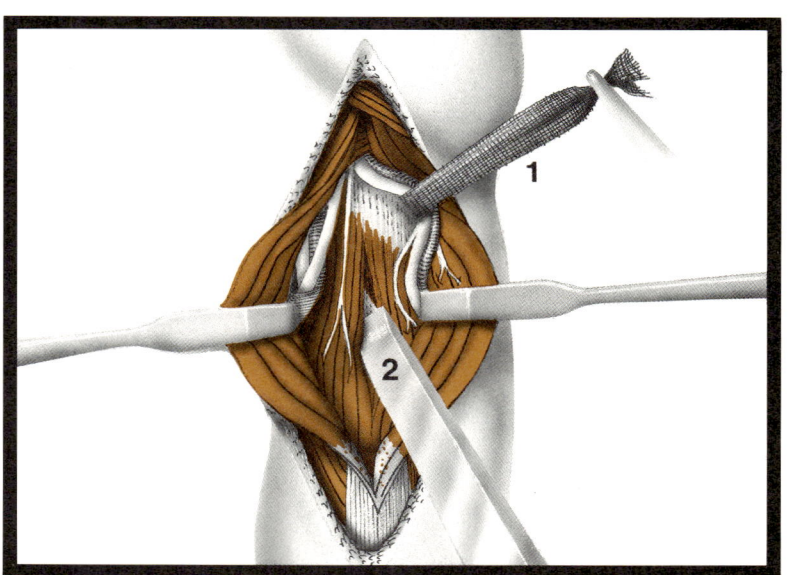

25. Darstellung (4): Zur maximalen Darstellung des Humerusschafts ist es notwendig, den N. radialis zu mobilisieren. Dies sollte *von unten nach oben* erfolgen, bevor er vorsichtig mit einem in Kochsalzlösung getränkten (1) Nervenbändchen zur Seite gehalten wird. Bei der Darstellung des Nervs ist es notwendig, darauf zu achten, die ihn begleitende A. profunda und auch die den lateralen und medialen Trizepskopf versorgenden Gefäße zu schonen. Wenn man streng in der Mittellinie bleibt, kann der größere Anteil der Rückseite des Humerusschaftes sicher dargestellt werden, wobei mit einem Rasparatorium (2) der Knochen von Periost befreit wird. Diese Darstellung kann nach distal bis zum Ellenbogen fortgesetzt werden.

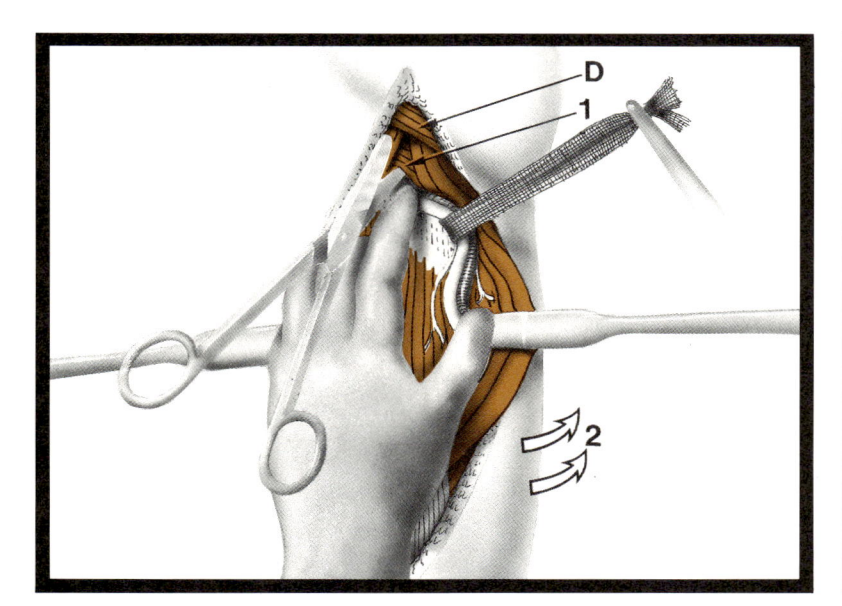

26. Durchführung; proximale Darstellung des N. radialis: Am proximalen Ende der Inzision kann eine weitere Darstellung des N. radialis wie folgt erreicht werden: der N. radialis (zusammen mit dem N. ulnaris) wird nach vorne geschoben, indem ein Finger um den Muskelrand des M. teres major und des Latissimus dorsi (1) geschoben wird. Mit diesem Finger wird auch der Nerv geschützt und danach werden die unteren Anteile dieser Muskeln durchtrennt, wobei sie durch Abduktion des Arms (2) zur Anspannung gebracht werden können. Hierdurch wird eine deutliche Verbesserung beim Zugang zum Nerv erreicht und die durchtrennten Muskeln können gegen Ende des Eingriffs readaptiert werden. D = Deltoideus.

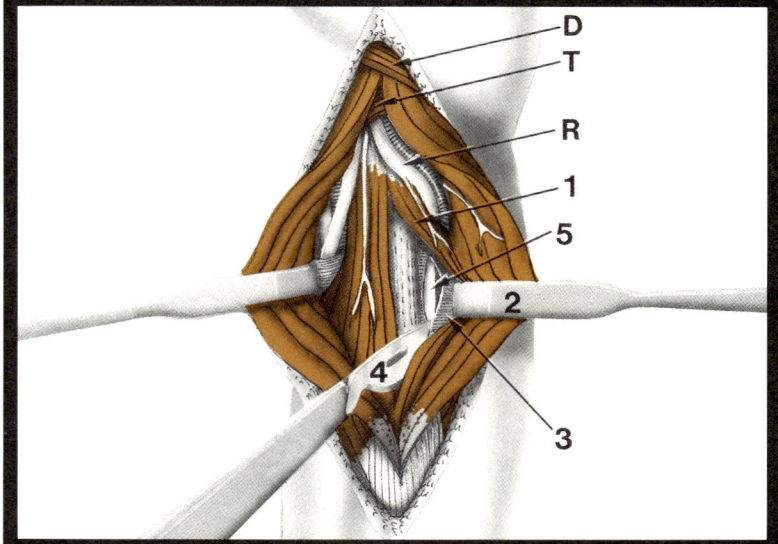

27. Durchführung; distale Darstellung des N. radialis: Man beginnt, indem man den medialen (tiefen) Kopf des Trizeps (1) im hinteren Anteil des Humerusschaftes nach lateral abschiebt. Ein Hohmann-Haken (2) wird eingeführt, um das Septum intermusculare laterale (3) darzustellen. Indem man direkt am Knochen bleibt und das Septum vertikal eröffnet (4), wird der N. radialis (5) dargestellt. D = Deltoideus, T = Teres major, R = N. radialis und A. profunda im proximalen Wundgebiet.

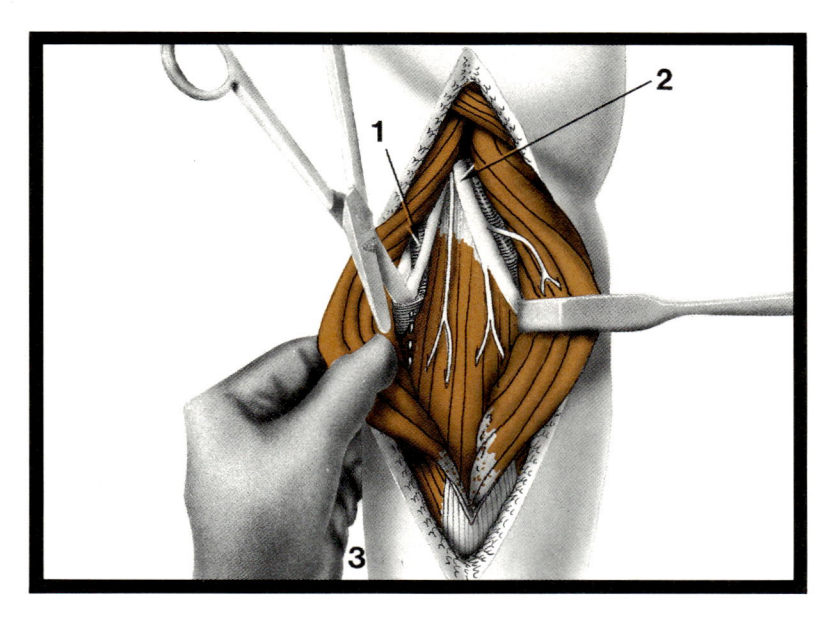

28. Durchführung; Darstellung des Hauptnervengefäßbündels einschließlich des N. medianus: Das Nervengefäßbündel (1) kann über eine kurze Strecke unterhalb des Eintritts des N. radialis (2) im proximalen Anteil des OP-Gebietes gesehen werden. Die Darstellung des Gefäßnervenbündels kann etwa 10–15 cm in Richtung zum Ellenbogen ausgedehnt werden; um dies zu tun, bleibe man nahe am Knochen und durchtrennt den medialen Trizepskopf und die darüberliegende Fascie. Die Darstellung des Bündels kann dadurch unterstützt werden, daß man es durch Druck der Fingerspitzen auf den vorderen Anteil des Arms (3) nach hinten zieht.

Literatur, Humerusschaft

1. Henry AK 1957 Extensile exposure. Livingstone Edinburgh, p 34–37
2. Fiolle J, Delmas J 1921 Surgical exposure of the deep seated blood vessels. Heinemann, London
3. Henry AK 1957 Extensile Exposure. Livingstone Edinburgh, p 15–25

6. Ellenbogen

Einführung

Der Zugang zum Ellenbogengelenk wird durch den ausladenden M. brachialis im vorderen Anteil, durch die ziemlich unzugängliche sehnige Insertion des Trizeps im hinteren Bereich und durch die riskante Lage der größeren Gefäße und Nerven des Arms nicht gerade leicht gemacht. Wenn allerdings ein bedingter Zugang notwendig ist, bietet dieser keine große Schwierigkeiten, und in den meisten Fällen ist es möglich, eine sehr hoch proximal angebrachte Blutsperre zu verwenden, die den Zugang wiederum erleichtert. Der direkte Zugang sollte sehr sorgfältig ausgewählt werden, bevor der Patient in Narkose versetzt wird, damit die entsprechenden Maßnahmen wie Lagerung des Patienten auf dem Operationstisch, Intubation, Verwendung eines Seittisches und anderer zusätzlicher Einrichtungen, ergriffen werden können. Die hauptsächlichen Zugänge zum Ellenbogen sind:

Von vorne: Vordere Zugänge ermöglichen einen ausreichenden Zugriff zur Vorderseite des Gelenks und haben den Vorteil, für eine breitflächige Darstellung des Humerusschaftes erweitert werden zu können. Obwohl der N. medianus und die A. brachialis normalerweise nicht sichtbar sind, können die Zugänge modifiziert werden, um dies zu ermöglichen.

Von der Seite: Dies ist der einfachste Zugang zum Ellenbogen und ergibt einen ausreichenden Zugriff auf das Radiusköpfchen und das Capitulum humeri. Der Zugang zum Rest des Gelenks ist massiv eingeschränkt. Die hauptsächliche und mehr oder minder einzige Gefährdung betrifft den N. interosseus posterior, und es ist ein Teil der Präparation des Zugangs und seiner Variationen, die entsprechenden Vorkehrungen zu treffen, um Schädigungen dieses Nervs zu vermeiden.

Von medial: Dieser Zugang ergibt einen guten Zugriff zur medialen Seite des Gelenks. Die Hauptgefährdung droht dem N. ulnaris, der aber normalerweise aufgesucht und mobilisiert wird, um ihn aus der Gefahrenzone zu bringen.

Von hinten: Der hintere Gelenkanteil ist unter der dicken Trizepssehne und der Aponeurosis tricipitalis verborgen. Der N. ulnaris liegt auch hier in der Gefahrenzone, er wird daher normalerweise mobilisiert, um seine Schonung zu gewährleisten. Die interartikuläre Durchtrennung des Olecranons mit Abklappen des Trizeps nach proximal ergibt die breitflächigste Darstellung von allen, hat aber den nicht zu unterschätzenden Nachteil einer interartikulären Osteotomie mit ausgeprägtem Risiko einer Einschränkung der Gelenksbeweglichkeit.

Andere Versionen des hinteren Zugangs ergeben unterschiedliche Zugriffsmöglichkeiten aufs Gelenk.

Die Hauptdarstellungsmöglichkeiten am Ellenbogen

1. Von vorn	(I) eingeschränkt	
	(II) ausgeweitet	a) Standard
		b) Darstellung neurovaskulärer Strukturen
		c) Zugang nach Fiolle und Delmas
2. Lateral	(I) Standard	
	(II) (Zur) Darstellung des N. interosseus posterior	
	(III) Kocher's Zugang	
3. Medial	(I) Transposition des N. ulnaris	
	(II) Ohne Transposition des N. ulnaris	
4. Von hinten	(I) mit interartikulärer Durchtrennung des Olecranons	
	(II) mit extraartikulärer Durchtrennung des Olecranons	
	(III) mit Abklappen und Durchtrennung des Trizeps	
	(IV) mit proximaler Durchtrennung der Trizepssehne).	

Empfohlene Zugänge

Operativer Eingriff	Zugang
Entfernung freier Körper aus	
a) Fossa coronoidea	Eingeschränkter vorderer
b) Radiohumerales Gelenkkompartiment	Lateral, Kocher
c) Anteromediales Kompartiment	Medial
d) Unsichere Lokalisation	Anterior eingeschränkt, mit oder ohne Erweiterung
Offene Frakturbehandlung von	
a) Radiusköpfchen oder Hals	Lateral, distal, Kocher
b) Lateraler Condylus humeri	Lateral, Kocher
c) Medialer Condylus	Medial
d) Humerus supracondylär ohne vaskuläre Komplikationen	Lateral
e) Humerus supracondylär mit vaskulären Komplikationen	Fiolle und Delmas
f) Humerus, Y- oder T-Fraktur	Hinterer Zugang oder kombiniert medial und lateral. Hinterer, Gordon oder Boyd
Synovektomie	Kombiniert medial und lateral
Synoviale Biopsie	Lateral
Osteochondrosis dissecans des Capitulum humeri	Lateral
Darstellung von Nerven	
a) Ulnaris	Medial
b) Medianus	Fiolle und Delmas
c) Distaler Radialis	Ausgeweiteter vorderer Zugang
d) N. interosseus posterior	Zugang von hinten, interossär
Aufsuchen der A. brachialis/radialis	Fiolle und Delmas oder ausgeweiteter vorderer Zugang
Gelenkersatz	
a) partiell, Radiusköpfchen	Lateral, Kocher
b) total	verschiedene, einschließlich hinterer Zugang

1. Vorderer Zugang zum Ellenbogen; generelle Prinzipien:
a) Das distale Ende des Humerus und des Ellenbogengelenks sind vom M. brachialis verdeckt, der am anterioren Anteil des Humerusschafts entspringt und am Prozessus coronoideus der Ulna ansetzt.

b) Um den vorderen Anteil des Ellenbogengelenks darzustellen werden die Muskelfasern des M. brachialis vertikal direkt lateral zur Mittellinie durchtrennt. Der Muskel kann dann durch Beugung des Ellenbogens entspannt werden, wobei hierdurch ein leichter Zugang zur Gelenkkapsel und zum vorderen Anteil des Gelenks erreicht wird.

c) Der M. brachialis liegt unter dem M. biceps, der Bizepssehne und der Fascia bicipitalis (Lacertus fibrosus).

d) Die Hauptstrukturen, die hierbei gefährdet werden, sind die A. brachialis und der N. medianus, die medial der Bizepssehne liegen. Die Inzision wird deshalb *lateral* der Bizepssehne in die Tiefe ausgeweitet. Durch *mediale* Retraktion der Bizepssehne und der darunterliegenden Strukturen werden Arterie und Nerv geschützt und der vordere Anteil des M. brachialis sicher dargestellt.

e) Wenn man nahe am lateralen Ende der Bizepssehne verbleibt und nicht weiter nach lateral abweicht, wird der N. radialis nicht tangiert.

f) Vorsichtige Präparation entlang der lateralen Seite der Bizepssehne vermeidet auch Schäden der Vena cephalica und des N. cutaneus lateralis des Unterarms (Endast des N. musculocutaneus).

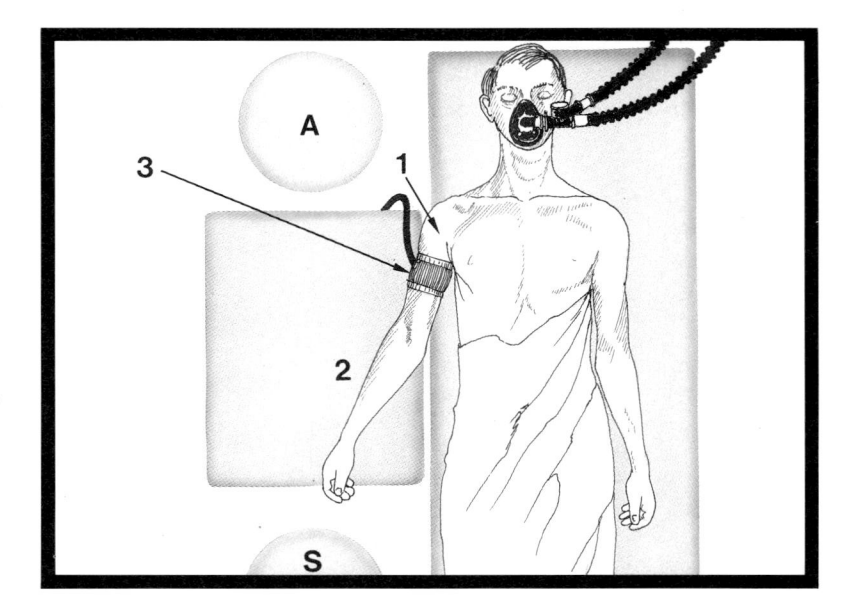

2. Vorderer Zugang zum Ellenbogen; Lagerung: Der Patient liegt in Rückenlage. Die Schulter ist leicht abduziert (1), der Arm liegt auf einem Seitentisch (2). Blutleere wird durch eine Esmarch-Bandage hergestellt, eine pneumatische Blutsperre so hoch wie möglich (3) angelegt. Beim Abdecken des Armes muß darauf geachtet werden, daß der Ellenbogen frei flektiert werden kann, sofern dies während des Eingriffs notwendig wird. Die relativen Positionen des Operateurs (S) und des Assistenten (A) sind angegeben.

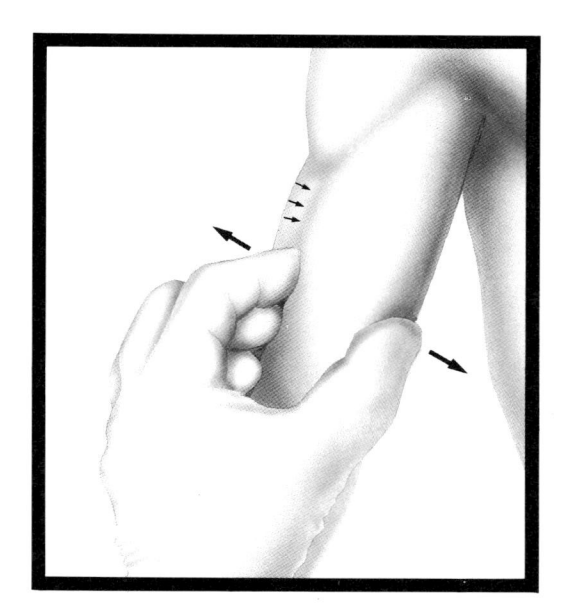

3. Vorderer Zugang; Orientierungspunkte: Der Ellenbogen wird leicht flektiert und der Muskelbauch des Bizeps umfaßt und der Muskel nach links und rechts hin und her bewegt. Da er im Vergleich mit dem darunterliegenden M. brachialis relativ mobil ist, erlaubt dieses Manöver die laterale Begrenzung des Bizeps akkurat zu bestimmen (siehe auch «Humerus»).

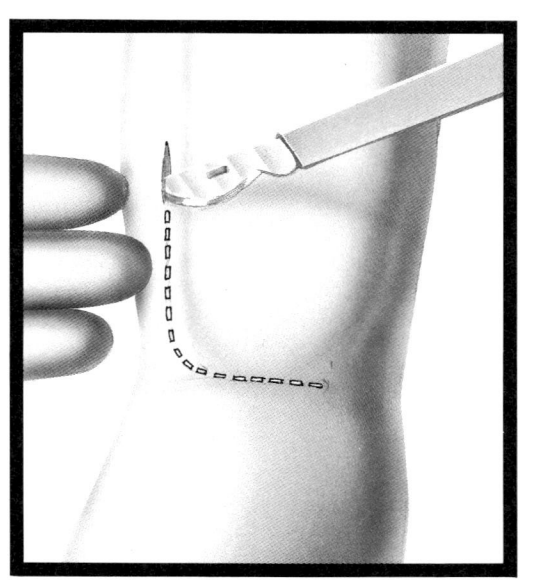

4. Vorderer Zugang; Schnittführung: Die Inzision wird 1 cm unterhalb der mobilen lateralen Kante des Bizeps begonnen. Je mehr man sich der Beugefalte des Ellenbogens nähert, umso mehr wird die Inzision nach medial geführt, wobei sie nach zwei Dritteln ihres Verlaufs über der Falte endet. Wenn nur ein eingeschränkter Zugang notwendig ist, beginnt die Inzision drei Fingerbreiten proximal der Ellenbogenbeugefalte. Die Inzision kann, sofern dies notwendig wird, leicht nach proximal, entlang der lateralen Bizepskante ausgedehnt werden.

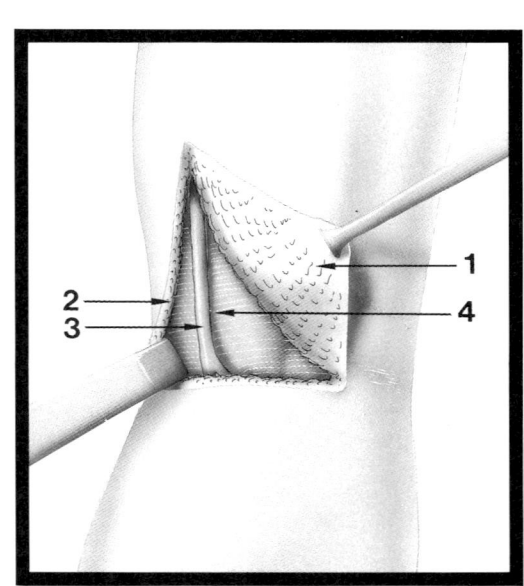

5. Vorderer Zugang; Darstellung (1): Der mediale Hautlappen (1) wird angehoben. Wenn der laterale Hautlappen (2) angehoben wird, sollte die Vena cephalica (3) ohne Schwierigkeiten im subcutanen Fett gefunden werden: die laterale Bizepskante (4) liegt direkt medial zur Vene. Der nächste Schritt des Zugang sollte der sein, den N. cutaneus antebrachii lateralis zu identifizieren, der unterhalb der Lateralkante des Bizeps in einer etwas tieferen Ebene austritt.

Ellenbogen 53

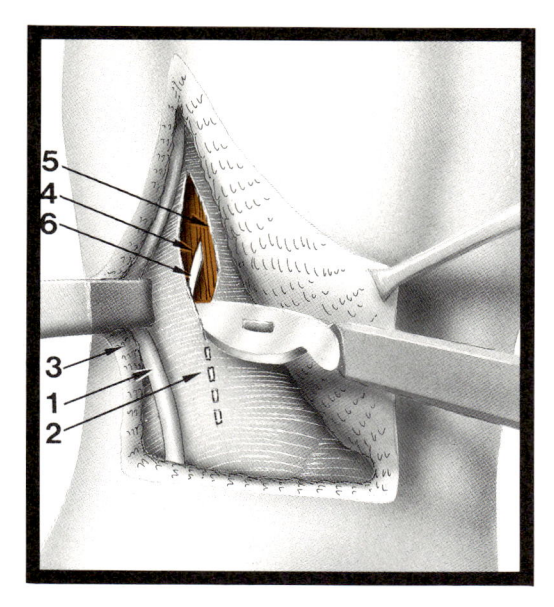

6. Darstellung (2): Durch stumpfe Darstellung mit einem Tupfer wird die Vena cephalica (1) nach lateral freipräpariert, um die tiefe Fascie (2) zur Darstellung zu bringen. Falls notwendig, werden etwaige transversal verlaufende, communizierende Venen durchtrennt. Die Vena cephalica wird zusammen mit dem lateralen Hautlappen (3) zur Seite gehalten. Nun wird die tiefe Fascie über dem M. brachialis (4) eröffnet und zwar an der lateralen Kante des Bizeps (5). Der N. cutaneus antebrachii lateralis (6) findet sich am Austritt zwischen den beiden Muskeln.

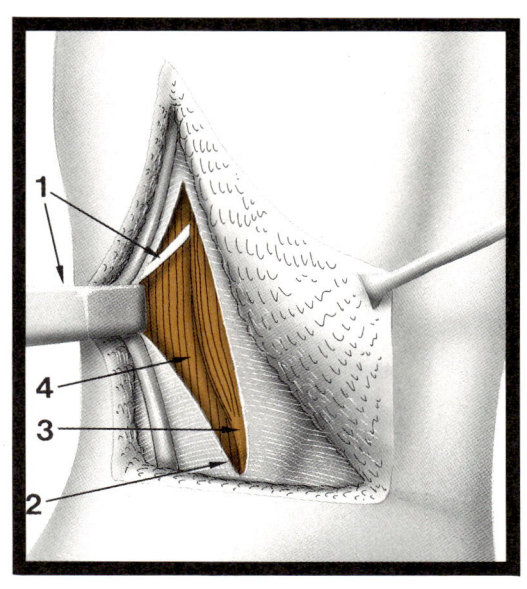

7. Darstellung (3): Sobald der Nerv identifiziert und mobilisiert ist, sollte er vorsichtig nach lateral (1) zur Seite gehalten werden. Die Öffnung der tiefen Fascie (2) wird in Richtung auf den Ellenbogen erweitert, wobei man hier an der Lateralseite der Bizepssehne (3) bleibt und hierdurch mehr vom M. brachialis (4) darstellt.

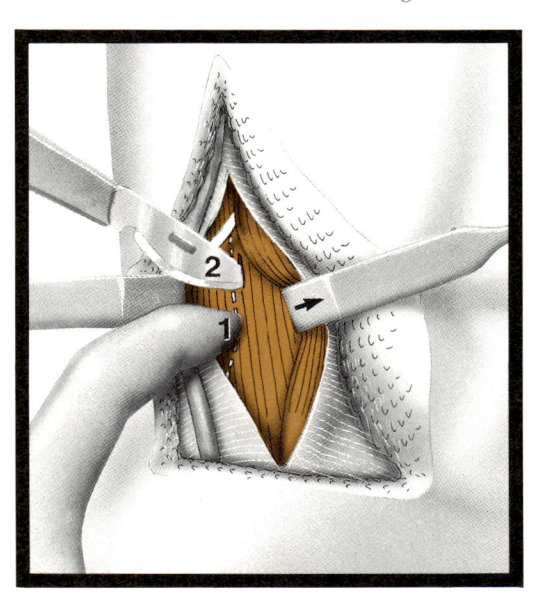

8. Darstellung (4): Nun wird der Bizeps nach medial gehalten, um die große Muskelmasse des M. brachialis, die das distale Ende des Humerus und das Ellenbogengelenk bedeckt, darzustellen. Die laterale Kante des Humerusschafts (1) wird getastet. Am M. brachialis wird genau medial davon inzidiert und die Messerspitze (2) wird in Richtung der Mittellinie geführt. Eine initiale Inzision von 3–4 cm sollte ausreichen Hohmann-Haken in diese tiefer gelegene Ebene einzuführen.

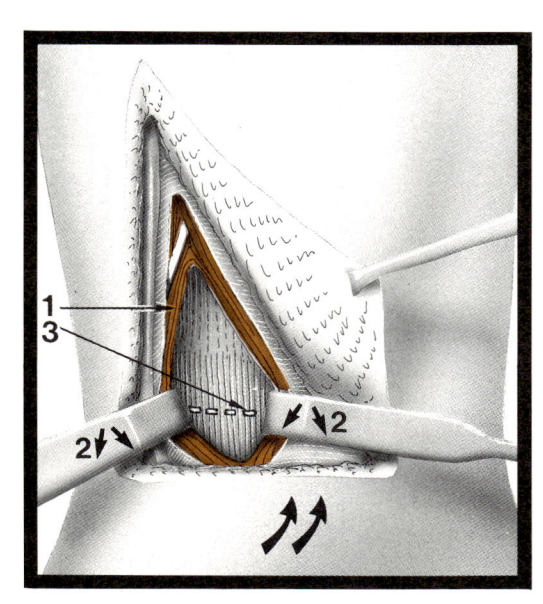

9. Darstellung (5): Nun wird der Ellenbogen etwa 60° gebeugt: dies entspannt den M. brachialis (1) und so können seine beiden Kanten auseinander gehalten werden. Die Muskelfasern können mit dem Finger oder durch distales Verschieben der Hohmann-Haken (2) separiert werden. Der proximale Anteil der Gelenkkapsel sollte sich nun darstellen. Für den Fall des Vorliegens freier Gelenkkörper, die durch Palpation lokalisiert werden können, wird nun eine vertikale Inzision über diesen Körper angelegt. Ansonsten wird das Gelenk durch eine horizontale Inzision (3) eröffnet.

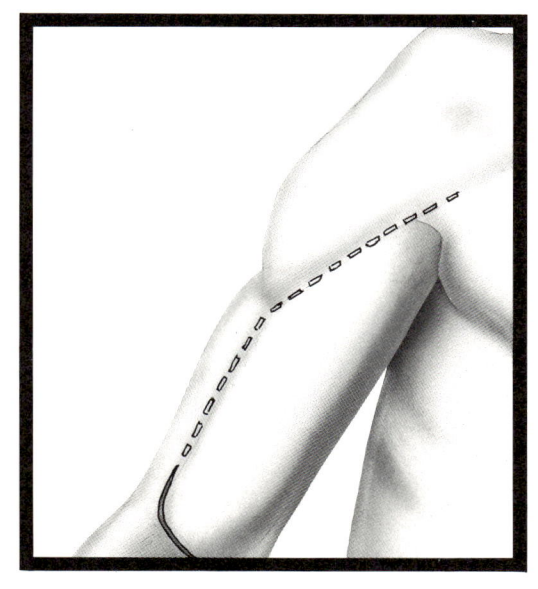

10. Vorderer Zugang; proximale Erweiterung (1): Um mehr vom Humerusschaft darzustellen, kann der Hautschnitt nach vertikal, direkt an der lateralen Seite des Bizeps, erweitert werden. Am proximalen Ende kann diese Inzision mit einem vorderen Zugang zur Schulter kombiniert werden, um den gesamten Humerusschaft darzustellen.

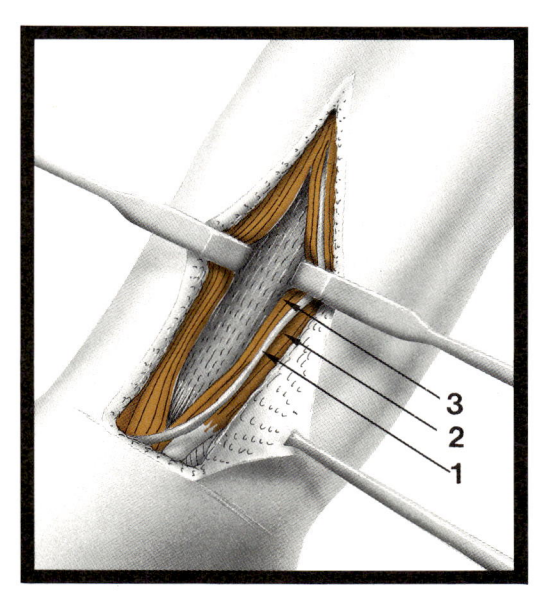

11. Vorderer Zugang; proximale Erweiterung (2): Bei proximalen Erweiterungen ist es normalerweise praktischer, sowohl den N. cutaneus antebrachii lateralis und die Vena cephalica (1) nach medial zur Seite zu halten, zusammen mit dem M. biceps (2) und dem medialen Anteil des M. brachialis (3). Für weitergehende Erweiterungen, die auch den vorderen Zugang zur Schulter einbeziehen, siehe «Schulter», Abb. 1 ff.

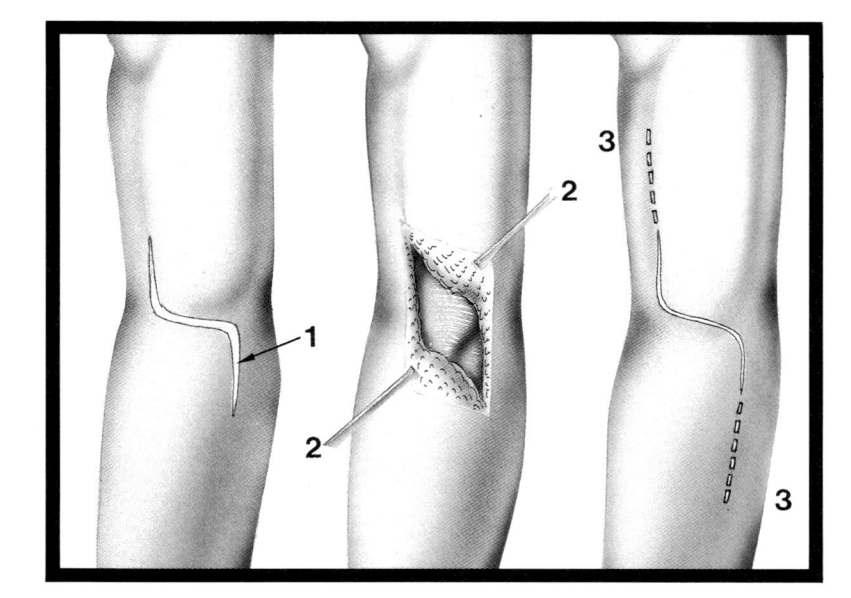

12. Vorderer Zugang; distale Erweiterung (1): Der Hautschnitt kann nicht distal unten, auf der Ventralseite des Unterarms zur Medialseite gerichtet (1), erweitert werden. Dies macht aus der ursprünglich L-förmigen Inzision ein langgestrecktes S, was die Mobilisation von zwei großzügigen Lappen (2) erlaubt. Gleichzeitige Erweiterung nach proximal und distal ist möglich (3), um eine sehr ausgedehnte Darstellung der Region (1) zu erlauben.

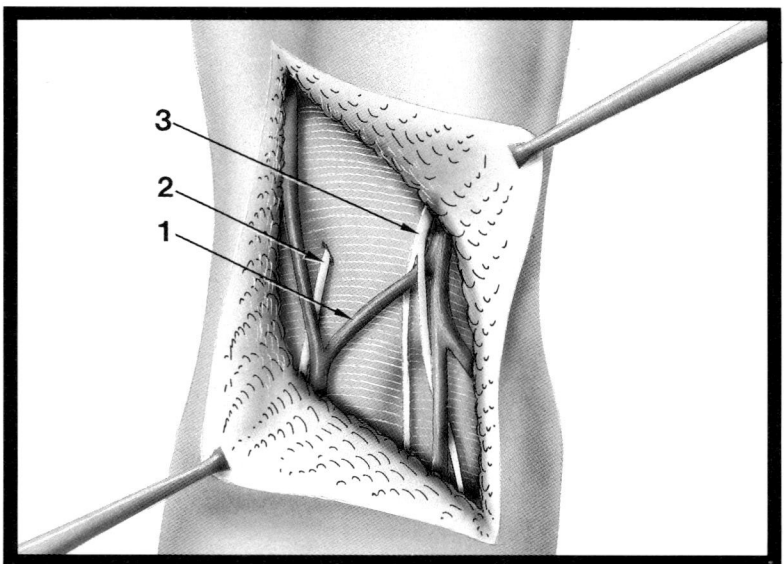

13. Vorderer Zugang; distale Erweiterung (2): Die Eingangsebene zur Fossa antecubitalis wird normalerweise durch die Vena cubitalis mediana (1) überkreuzt (wobei hier eine relativ große Variationsbreite der Venen dieser Region gegeben ist). Für eine breitflächige Darstellung muß diese Vene ligiert werden. Der N. cutaneus antebrachii lateralis (die Fortsetzung des N. musculocutaneus) (2), und der N. cutaneus antebrachii medialis (3) verlaufen hier zur Haut und können im oberflächlichen Fettgewebe aufgesucht werden.

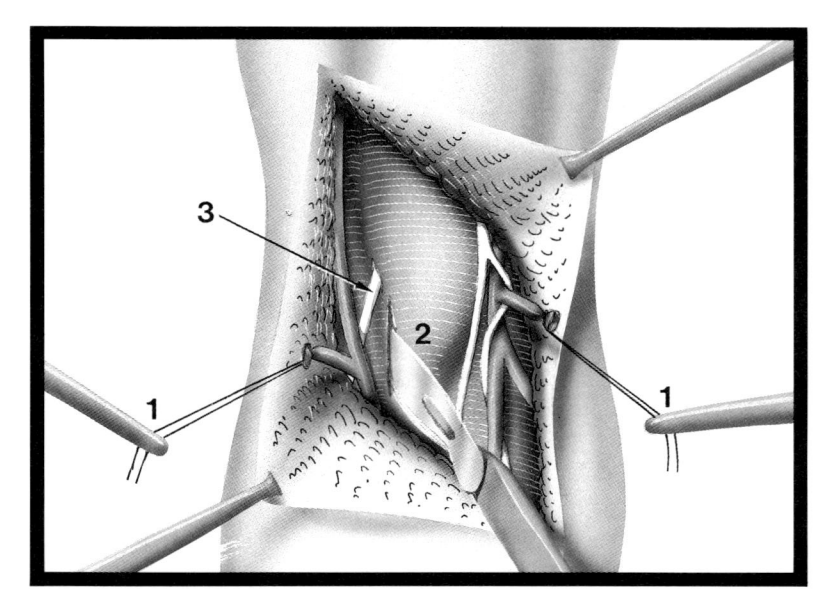

14. Vorderer Zugang; distale Erweiterung (3): Nach Durchtrennung der Vena cubitalis mediana werden die beiden Gefäßenden jeweils zur Seite retrahiert (1). Das Fettgewebe, das die Bizepssehne (2) bedeckt, wird durch stumpfe Präparation mit einem Stieltupfer abgedrängt. Die Fascie wird entlang der lateralen Seite der Sehne eröffnet und die Inzision nach proximal und distal erweitert. Der N. cutaneus antebrachii lateralis (3) wird identifiziert und geschont. Die Bizepssehne wird nach medial zur Seite gehalten, um den M. brachialis darzustellen, der dann, wie im vorausgegangenen beschrieben, gespalten wird.

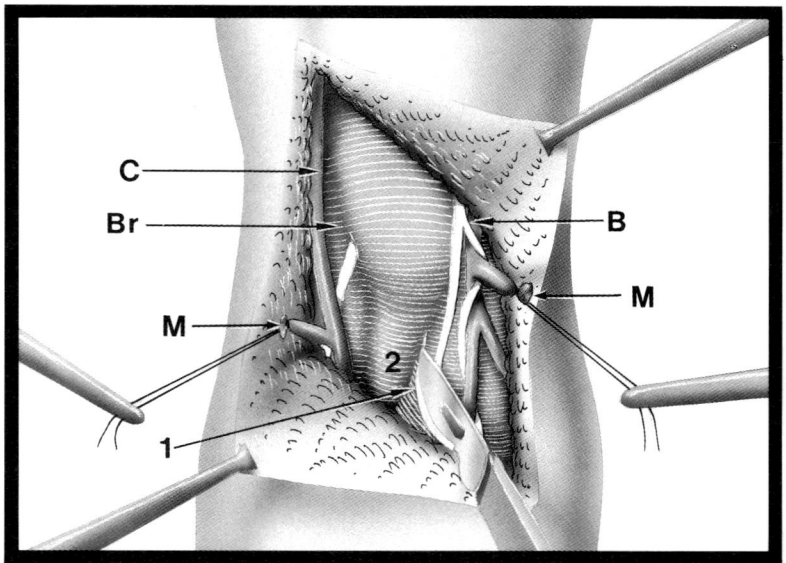

15. Vorderer Zugang; Variationen (1): Die im vorausgegangenen beschriebenen Zugänge sind unter dem Aspekt geplant, die A. brachialis und den N. medianus zu schonen. Letztere werden nach medial gehalten und sind normalerweise nicht sichtbar. Für den Fall, daß Arterie und Nerv unter Sicht des Auges dargestellt werden sollen, empfiehlt sich folgendes Vorgehen: Nach den einleitenden Schritten der Darstellung wird die Aponeurosis bicipitalis (1) an der *medialen* Seite der Bizepssehne (2) eröffnet. C = Vena cephalica, M = Vena cubitalis mediana, B = Vena basilica, Br = M. brachialis.

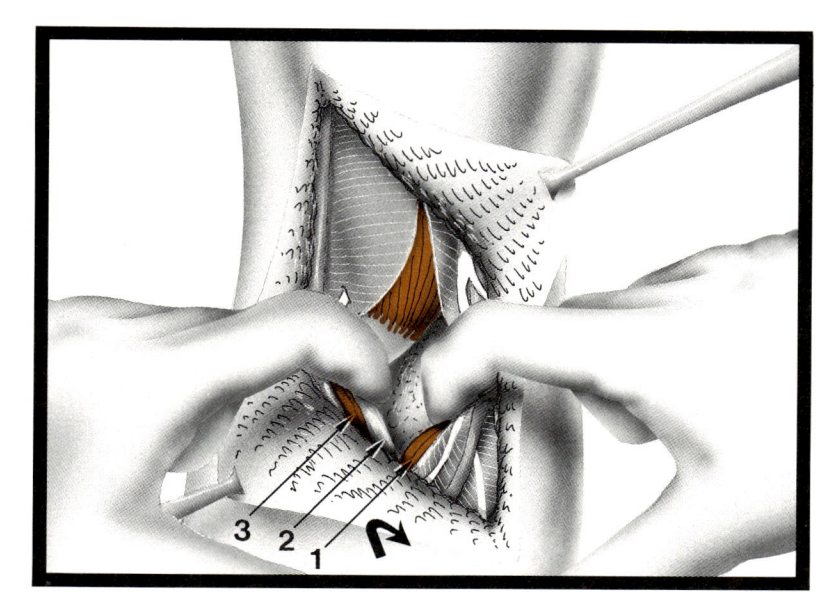

16. Vorderer Zugang; Variation (2): Der Ellenbogen wird leicht gebeugt und mit den Fingern wird der Raum zwischen Pronator teres (1) medial, der Bizepssehne (2) und dem M. brachioradialis (3) lateral erweitert. Einige tiefe Venen müssen möglicherweise jetzt unterbunden werden. *Nun wird der Ellenbogen im 60°-Winkel gebeugt und der Unterarm voll proniert.* Hierdurch werden die Muskeln, die die Wände der Fossa antecubitalis bilden, entspannt, dies erleichtert den Zugang erheblich.

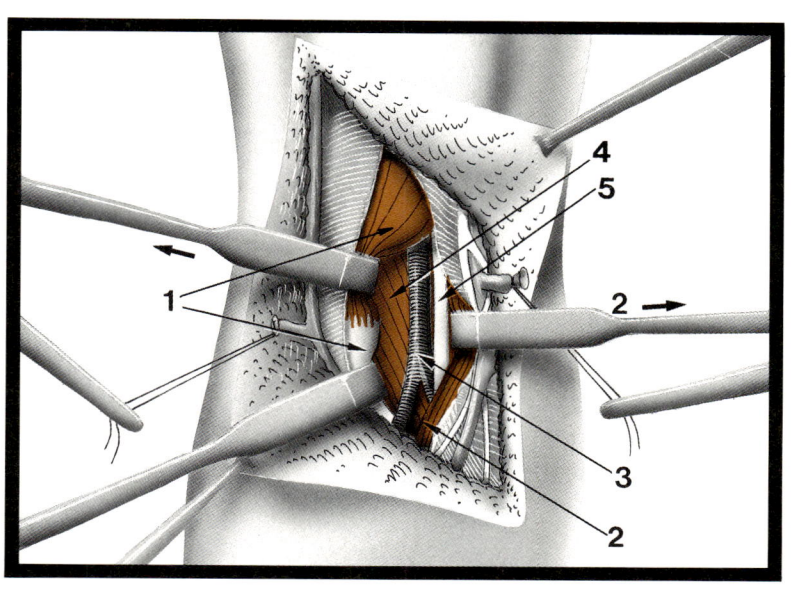

17. Vorderer Zugang; Variation (3): Der Muskelbauch und die Sehne des Bizeps werden nach lateral gehalten (1). Der Pronator teres wird nach medial gehalten (2). Der Endteil der A. brachialis (3) und ihre Aufspaltung auf dem M. brachialis (4) in die A. radialis und in die A. ulnaris sollten nun sichtbar werden. In einer tieferen Schicht liegt der N. medianus (5). Für eine proximale Darstellung dieser Strukturen empfiehlt sich der Zugang nach Fiolle und Delmas (siehe Abb. 19).

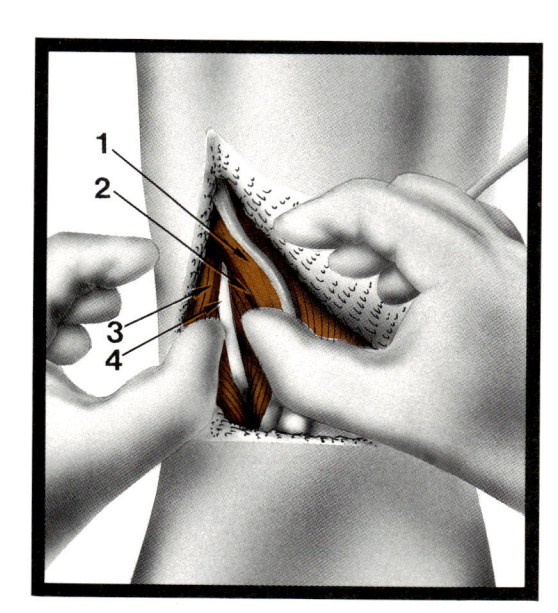

18. Vorderer Zugang; das Aufsuchen des N. radialis: Indem man von medial nach lateral vorgeht, wird die laterale Seite des Bizeps (1) aufgesucht und dann das Planum zwischen M. brachialis (2) und M. brachioradialis (3). Diese beiden Muskeln werden vorsichtig mit dem Daumen getrennt und so der Endteil des N. radialis (4), der zwischen ihnen liegt, dargestellt.

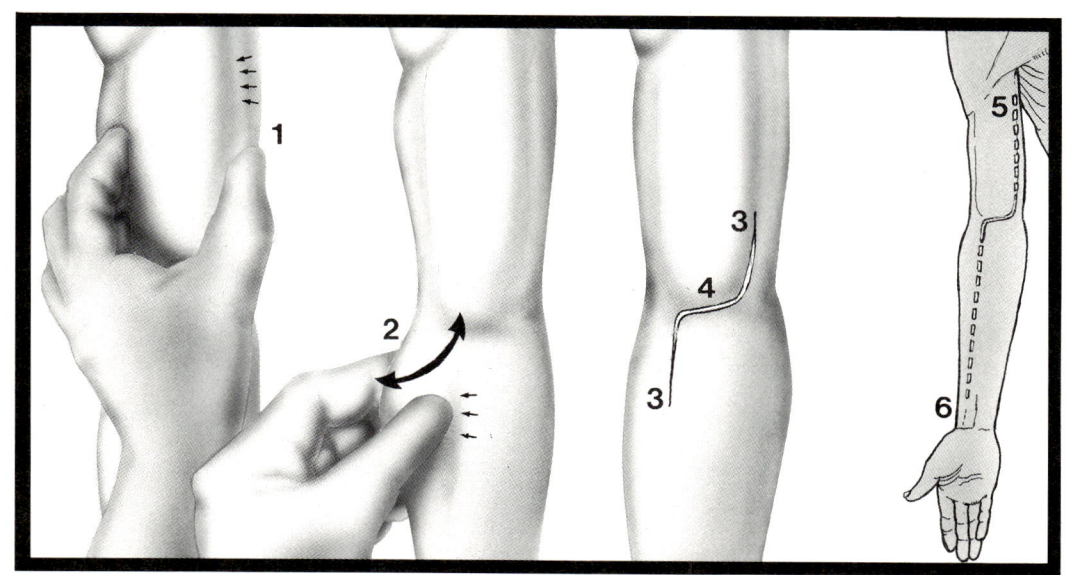

19. Vorderer Zugang nach Fiolle und Delmas [2] (1): Dieser Zugang empfiehlt sich, wenn zu erwarten ist, daß die A. brachialis oder der N. medianus im Bereich des Oberarms ausgeprägter dargestellt werden müssen, oder wenn die A. radialis nach distal im Unterarm verfolgt werden muß. Man beginnt damit, die Lage der *medialen* Begrenzung des M. biceps (1) zu determinieren. Danach wird die muskuläre Masse des proximalen Unterarms (die durch den Brachioradialis, den Extensor carpi radialis longus und Extensor carpi radialis brevis entsteht) umfaßt und nach vor und zurück (2) bewegt, um die Fixationslinie festzulegen. Die vertikalen Schenkel der Hautinzision (3) verlaufen entlang dieser Grenze. Der horizontale Schenkel der Inzision (4) verläuft über die Beugefalte des Ellenbogens. Beide vertikalen Schenkel können zur Axilla (5) oder bis zur Radialseite des Handgelenks (6) verlängert werden.

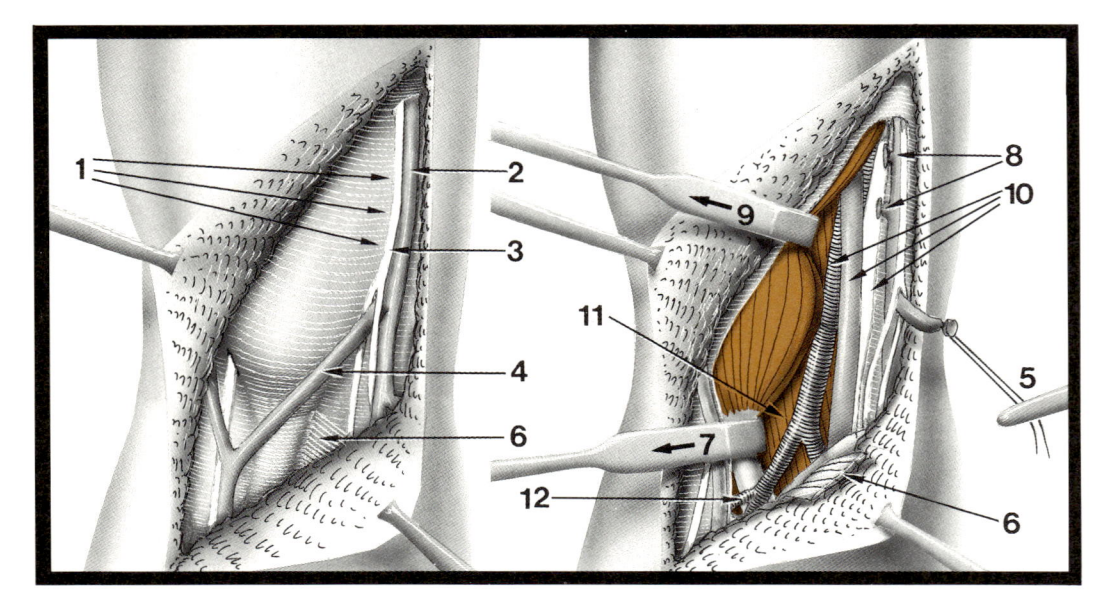

20. Fiolle und Delmas (2): Die Medialseite des M. biceps (1) wird durch die ihr sehr nahe gelegene Vena basilica (2) und den N. cutaneus antebrachii medialis (3) identifiziert. Wenn, wie dies normalerweise der Fall ist, das distale Ende des Bizeps und seine Sehne durch die Vena cubitalis mediana (4) überkreuzt werden, so muß diese unterbunden und weggehalten werden (5). Die Aponeurosis bicipitalis (6) wird eröffnet und die Bizepssehne (7) wird zur Seite gehalten. Die Vena basilica wird mobilisiert: mehrere tiefe kommunizierende Venen müssen unterbunden werden (8). Indem der M. biceps nach lateral (9) gehalten wird, können die Vena und A. brachialis sowie der N. medianus (10) auf dem darunterliegenden M. brachialis (11) aufgesucht werden. Um die Aa. brachialis und radialis weiter zu mobilisieren, muß die A. radialis recurrens (12) mit der Fingerspitze aufgesucht werden und nach entsprechender Präparation ligiert und durchtrennt werden (siehe auch «Unterarm», Abb. 10 bezüglich weiterer Details).

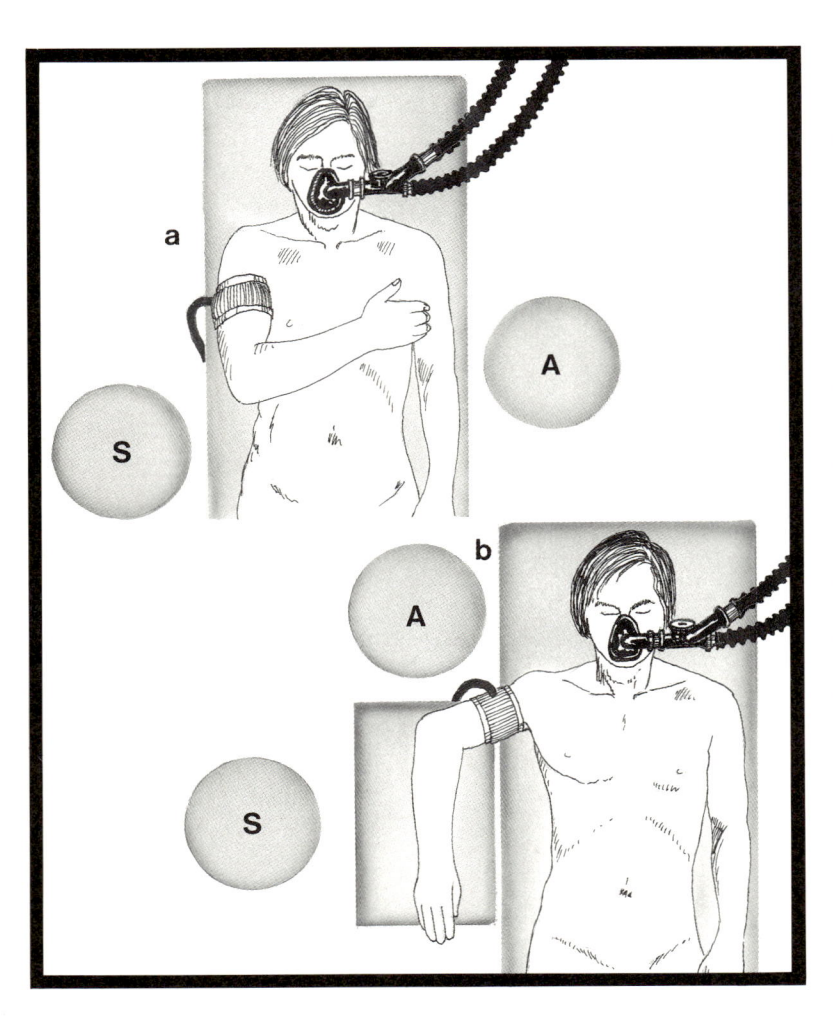

21. Vordere Zugänge; Hinweise zum Wundschluß: 1. Die Gelenkkapsel muß nicht verschlossen werden.

2. Wenn die Eröffnung des M. brachialis nicht zu ausgedehnt war, kommen die Muskelfasern automatisch aneinander zu liegen; resorbierbare Naht empfiehlt sich im Falle einer ausgedehnteren Inzision.

3. Die Aponeurosis bicipitalis kann in der Regel ohne entsprechende Nähte verbleiben.

4. Für den Fall einer sehr dicken Lage von subcutanem Fett kann dieses mit feinen resorbierbaren Nähten verschlossen werden, andernfalls ist auch dies nicht nötig.

5. Ein leichter Druckverband (d. h. eine Kreppbandage über einer Watterolle) wird angelegt, bevor die Blutsperre eröffnet wird.

6. Der Arm sollte postoperativ eleviert werden (z. B. in einer entsprechenden Schlinge).

7. Frühzeitig sollten Fingerbewegungen eingeleitet werden.

8. Im allgemeinen kann der Patient sehr früh nach der Operation aufstehen, wobei der Arm durch eine entsprechend angebrachte Armschlinge so weit wie möglich eleviert sein sollte.

9. Wunden in dieser anatomischen Region heilen normalerweise schnell, wodurch die Hautnähte am (oder in etwa am) 10. Tag entfernt werden können.

10. Die Mobilisierung des Ellenbogens kann sehr aktiv durchgeführt werden und das präoperative Bewegungsausmaß wird nach einem Routineeingriff normalerweise innerhalb von 2–3 Wochen erreicht.

22. Lateraler Zugang zum Ellenbogen; Lagerung: a) Im Fall eines kleinen Eingriffs, von dem angenommen werden kann, daß er schnell und ohne Schwierigkeiten durchführbar ist, ist es möglich, den Ellenbogen zu beugen und den Arm quer über den Thorax des Patienten zu adduzieren. Der Operateur und sein Assistent müssen hierbei stehen, ihre Positionen sind in den entsprechenden Abbildungen dargestellt. Eine Hand des Assistenten ist dazu da, die Position des Arms des Patienten zu halten, was den Nachteil hat, daß er für andere Funktionen ausfällt; wird aber zur Abdeckung des Unterarmes ein Strumpf benützt, ist es normalerweise möglich, die Position des Patientenarms durch Anklemmen des Strumpfs an die Abdecktücher beizubehalten.

b) Die zufriedenstellendste Position bei den meisten Eingriffen ist die, bei der der Arm in der Schulter abduziert und auf einem Seitentisch gelagert wird. Sowohl der Operateur wie der Assistent können sitzen.

c) Der laterale Zugang kann auch in Bauchlage des Patienten durchgeführt werden. Der Arm wird auf einem Seitentisch vor dem Kopf des Patienten gelagert, vergleichbar der Position des Arms, die eingenommen würde, wenn der Patient einen Kraulschlag beim Schwimmen durchführen würde. Diese Lagerung hat keine besonderen Vorteile und ergibt zusätzliche Probleme für den Anästhesisten, sie kann deshalb kaum empfohlen werden. In jedem Fall sollte mit einer Esmach-Bandage Blutleere herbeigeführt und eine entsprechende Blutsperre angelegt werden. Die Abdeckung der Extremität sollte so erfolgen, daß der Arm während des Eingriffs sowohl proniert wie auch supiniert werden kann.

Ellenbogen 57

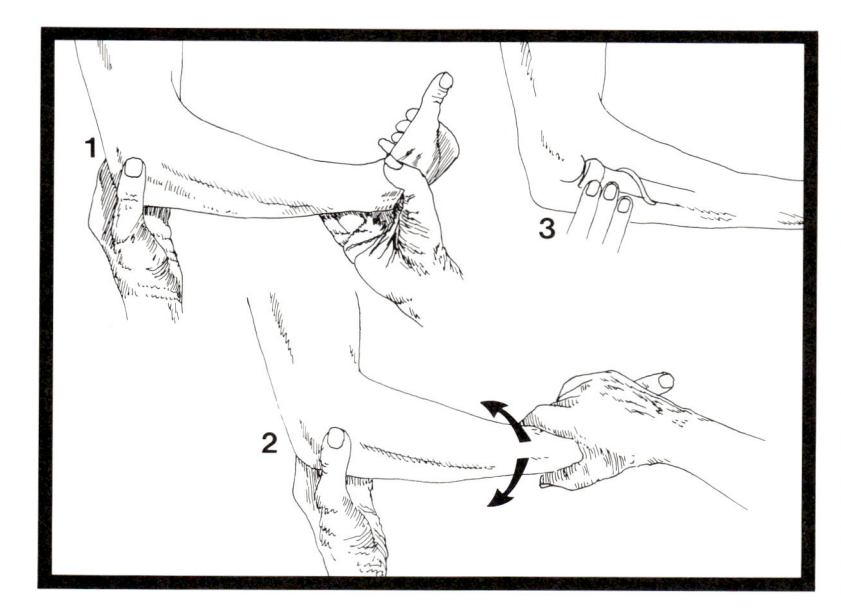

23. Lateraler Zugang; Orientierungspunkte: Man beginnt mit der Palpation des Ellenbogens und identifiziert den lateralen Epicondylus (1). Nun wird der Daumen nach distal geführt und durch Flexion und Extension des Ellenbogens sowie durch Pronation und Supination wird das Radiohumeralgelenk (2) aufgesucht. Die einzige Struktur, die bei diesem Zugang gefährdet wird, ist der N. interosseus posterior. Er liegt etwa 3 Finger breit distal zum Radiohumeralgelenk auf der Lateralseite des Gelenks (3) [3].

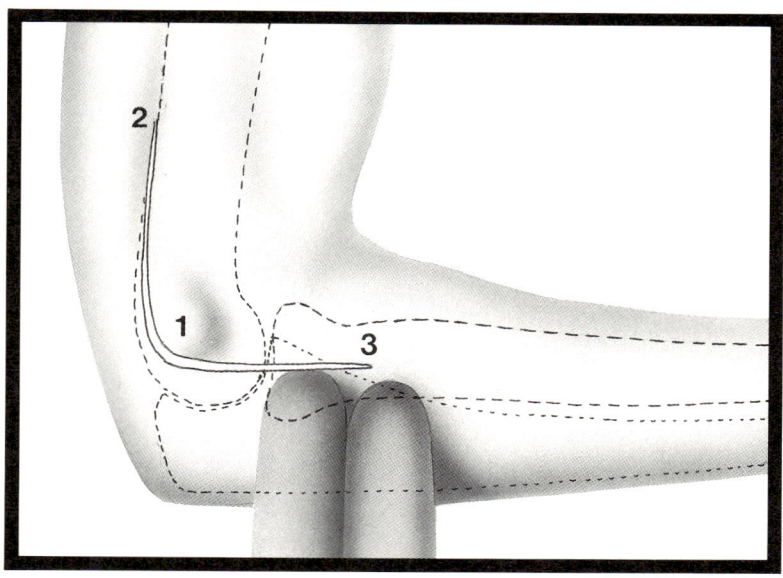

24. Lateraler Zugang; Inzision: Bei gebeugtem Ellenbogen ist die Inzision L-förmig (und praktisch gerade, wenn der Ellenbogen extendiert wird). Die Inzision sollte den hinteren Aspekt der Prominentia des lateralen Epicondylus (1) streifen (so daß der Zugang in Wirklichkeit ein posterolateraler ist). Nach proximal sollte er 3–5 cm über den Epicondylus (2) reichen. Nach distal wird er etwa in Höhe des Übergangs vom Radiusköpfchen zum Radiushals geführt (3) und auf keinen Fall mehr als 2 Fingerbreit unterhalb des Radiohumeralgelenks.

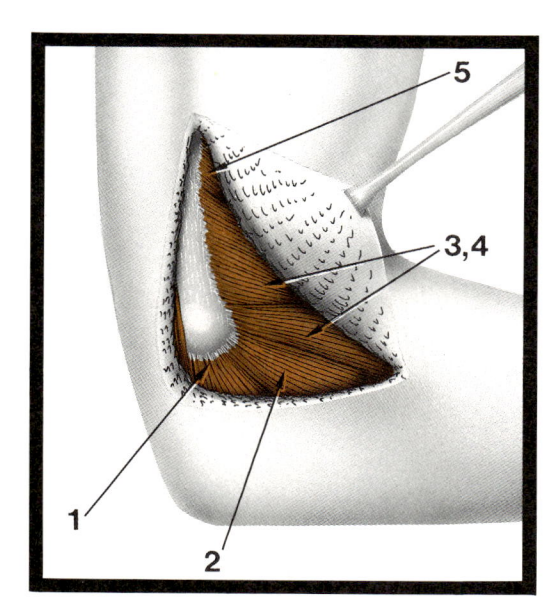

25. Lateraler Zugang; Darstellung (1): Das Abklappen der Hautlappen bringt die Muskelmasse zutage, die am lateralen Epicondylus und an der lateralen epicondylären Kante des Humerus entspringt. Dahinter liegt der M. anconaeus (1): lateral findet sich der M. extensor digitorum communis (2) mit dem Extensor carpi ulnaris, der tiefer liegt, wo hingegen weiter vorne die Extensoren carpi radialis longus (3) und brevis (4) verlaufen. Mehr proximal, normalerweise nicht sichtbar, verläuft der M. brachioradialis (5).

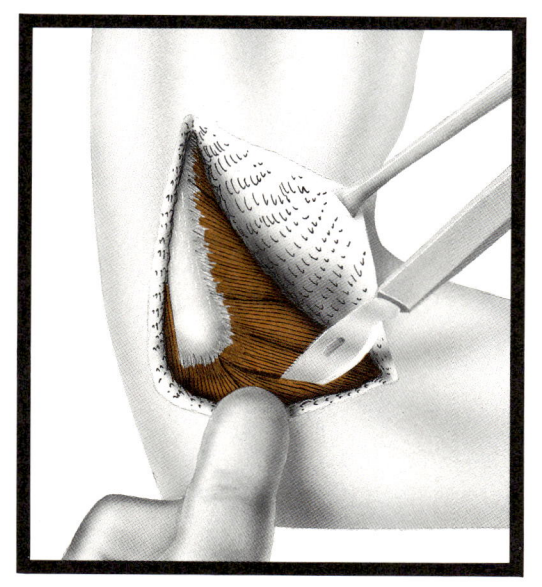

26. Darstellung (2): Die Muskeln, die vom lateralen Epicondylus humeri entspringen, bilden eine durchgehende Schicht und ihre individuelle Identität und Begrenzung können ohne eine ausgedehntere Darstellung nicht identifiziert werden: dies ist allerdings selten notwendig. Das Radiohumeralgelenk wird wiederum mit dem Daumen ertastet und die Schnittführung zum Gelenk erfolgt durch den Muskel und die Gelenkkapsel in der Verlaufsrichtung der Muskelfasern. Die Inzision wird nach hinten unten verlaufend vorgenommen.

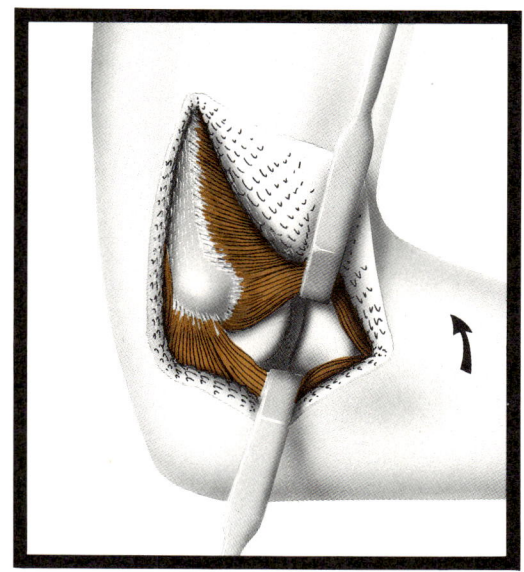

27. Darstellung (3): Kleine Hohmann-Haken werden unter die Gelenkkapsel eingesetzt, um eine deutliche, wenn auch etwas limitierte Sicht des Radiohumeralgelenks zu ermöglichen. Pronation des Unterarms hilft bei der weiteren Darstellung. Nach distal kann die tiefe Inzision vorsichtig bis zum Beginn des radialen Halses ausgedehnt werden.

58   Die obere Extremität

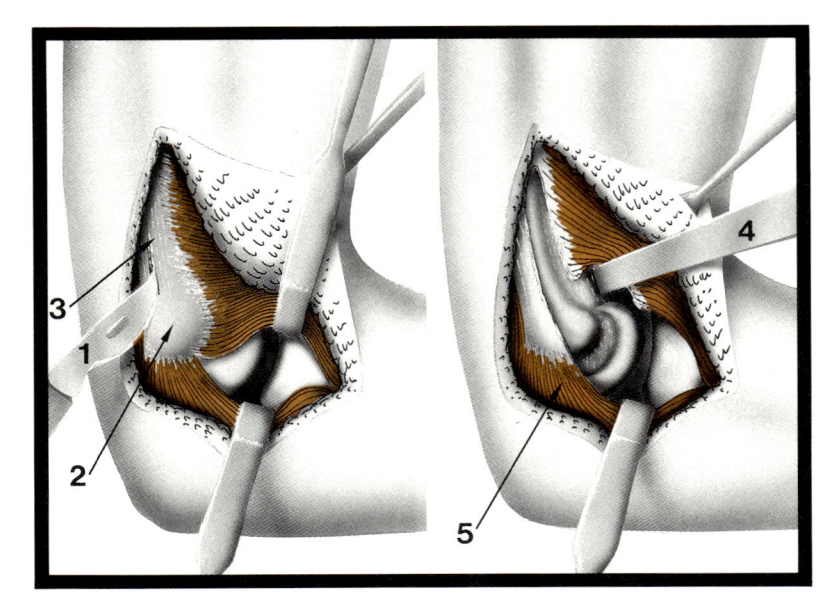

28. Darstellung (4): Um das Capitulum humeri besser darzustellen, verbleibe man direkt auf dem Knochen. Durch vorsichtigen Gebrauch des Skalpells (1) und eines Raspatoriums werden die Muskeln, die vom lateralen Epicondylus (2) und vom distalen Anteil der lateralen supracondylären Kante (3) nach vorne verlaufend entspringen, scharf abgetrennt. Es ist essentiell direkt am Knochen zu verbleiben, um den N. radialis nicht zu schädigen. Eine Kochersonde (4), die von der Seite her eingeführt wird und wiederum hart am Knochen verbleibt kann dazu benützt werden, eine ziemlich großzügige Übersicht des Capitulums und der anterolateralen Seite des Radiohumeralgelenks zu ermöglichen. Falls nötig, kann der M. anconaeus (5) zurückgeklappt werden, um einen erweiterten Zugang zu schaffen.

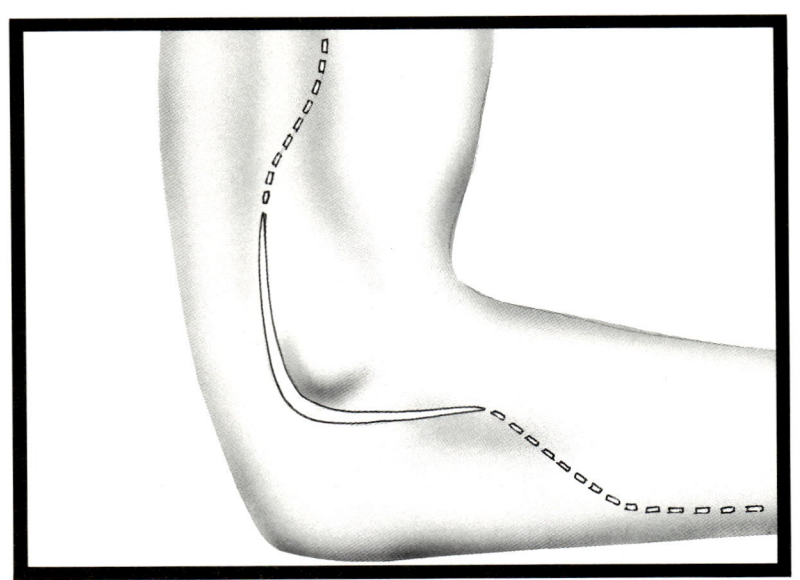

29. Lateraler Zugang: Erweiterungen; 1. proximale Erweiterungen: Der *Hautschnitt* kann nach proximal bis zur lateralen Seite des Bizeps ausgedehnt werden. Der N. radialis muß aufgesucht und identifiziert werden, bevor man weiter präpariert (siehe Abb. 18). Der Humerusschaft kann durch Trennung der Muskelfasern des M. brachialis dargestellt werden, wie dies beim vorderen Zugang zum Ellenbogen oder zum Humerusschaft (4) beschrieben ist. **2. Distale Verlängerung:** Die Verlängerung nach distal ist nicht unproblematisch, aber wenn die Darstellung des N. interosseus posterior angestrebt wird, kann die Inzision bis zur Ulna geführt werden. Die Muskelfasern des M. supinator werden in Verlaufsrichtung eröffnet, nachdem der Zwischenraum zwischen Extensor digitorum communis und den radialen Extensoren des Carpus (siehe Abb. 37) eröffnet wurde.

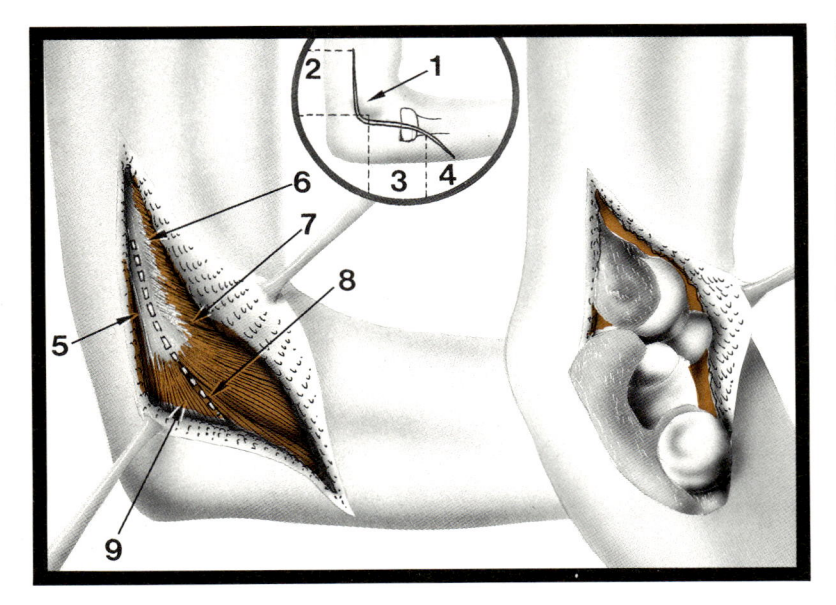

30. Lateraler Zugang; Variationen (1): J-förmige Inzision nach Kocher (5): Die Inzision stellt eine kleinere Variation der bereits (oben) beschriebenen dar. Sie läuft über den lateralen Epicondylus (1) und wird etwa 5 cm nach oben (2) und nach unten (3) erweitert; sie sollte dann nach hinten gezogen werden (4). Der proximale Anteil des Operationsgebietes wird im Zwischenraum zwischen Trizeps (5) im hinteren Anteil und Brachioradialis (6) und Extensor carpi radialis longus (7) im vorderen Anteil präpariert. Nach distal werden der Extensor carpi ulnaris (8) und der Anconaeus (9) getrennt. Diese Muskeln werden nach vorne und hinten weggehalten. Die Gelenkkapsel wird inzidiert und Radius und Ulna werden luxiert, um die Gelenkflächen des Olecranons und des Radiusköpfchens darzustellen.

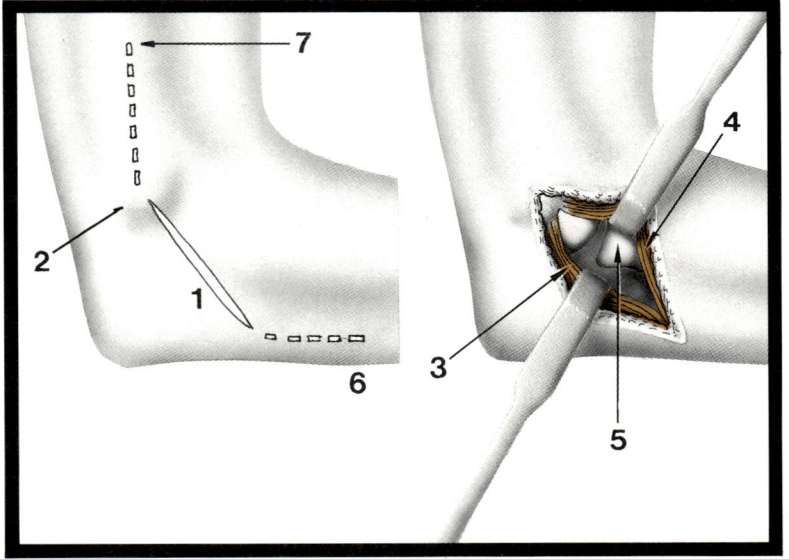

31. Lateraler Zugang; Variationen (2): Für den Fall, daß die Darstellung des Radiusköpfchens das Hauptziel ist, kann ein Zugang gewählt werden, der in seiner Ausführung an den distalen Anteil der J-förmigen Inzision nach Kocher erinnert (6). Die Hauptinzision (1) verläuft schräg vom lateralen Epicondylus (2) zur Ulna. Der Zwischenraum zwischen Anconaeus (3) und Extensor carpi ulnaris (4) wird dargestellt, um das Radiusköpfchen (5) sichtbar zu machen. Falls notwendig kann die Inzision nach distal entlang der hinteren Kante des ulnaren Schaftes (6) verlängert werden, wobei dies den N. interosseus posterior (7) weniger gefährdet als der standardmäßige laterale Zugang. Die Erweiterung nach proximal (7) verläuft gerade.

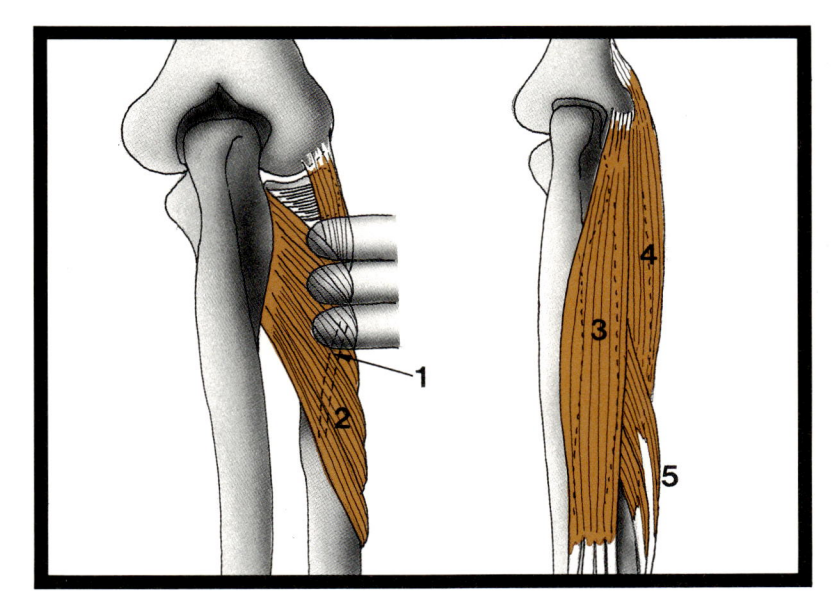

32. Darstellung des N. interosseus posterior (8); Prinzipien: a) Auf der *Dorsalseite* des Unterarms liegt der N. interosseus posterior (1) drei Fingerbreiten distal des Radiusköpfchens (vom *lateralen* Aspekt des Ellenbogens aus gesehen liegt der Nerv drei Fingerbreiten distal zum Radiohumeralgelenk). b) Der Nerv liegt innerhalb des M. supinator (2); er verläuft schräg um den Radius, ungefähr rechtwinklig zum Muskelfaserverlauf. c) Auf der Dorsalseite des Armes ist der M. supinator durch den M. extensor digitorum communis (3) und den M. extensor carpi radialis brevis (4) bedeckt. Distal davon liegen der M. abductor pollicis longus und Extensor pollicis brevis (5) im Zwischenraum zwischen diesen beiden letztgenannten Muskeln.

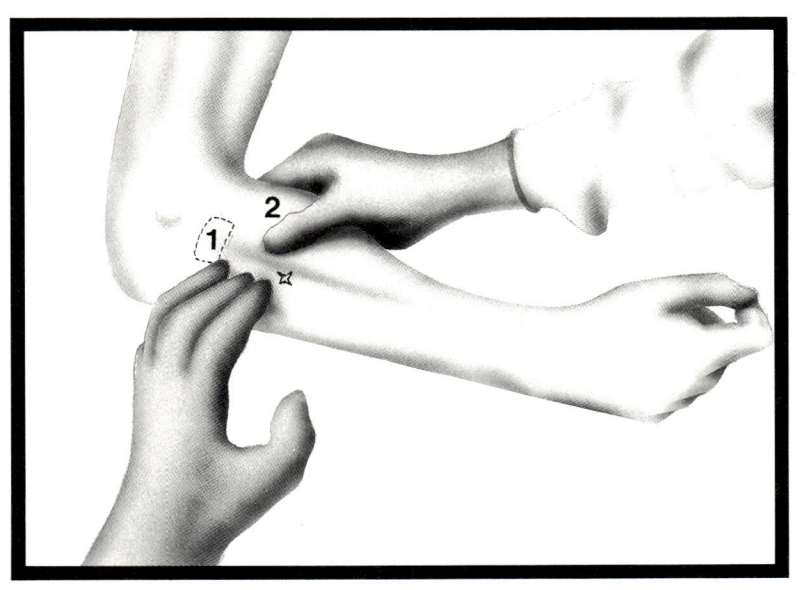

33. Darstellung des N. interosseus posterior; Orientierungspunkte: Der Ringfinger des Operateurs wird unter die Kante des Radiusköpfchens (1) auf der *Dorsalseite* des Armes geschoben. Mit der anderen Hand werden die Muskelbäuche, die auf der lateralen Seite des proximalen Anteils des Unterarms (2) liegen, umfaßt und bewegt. Der M. extensor digitorum communis ist relativ stark fixiert, wo hingegen der Extensor carpi radialis brevis beweglich ist. Dieses Manöver legt die Lokalisation («X») des Nervs auf der Dorsalseite des Unterarms fest. **Lagerung:** Der Patient kann wie für den lateralen Zugang zum Ellenbogen gelagert werden (siehe Abb. 22).

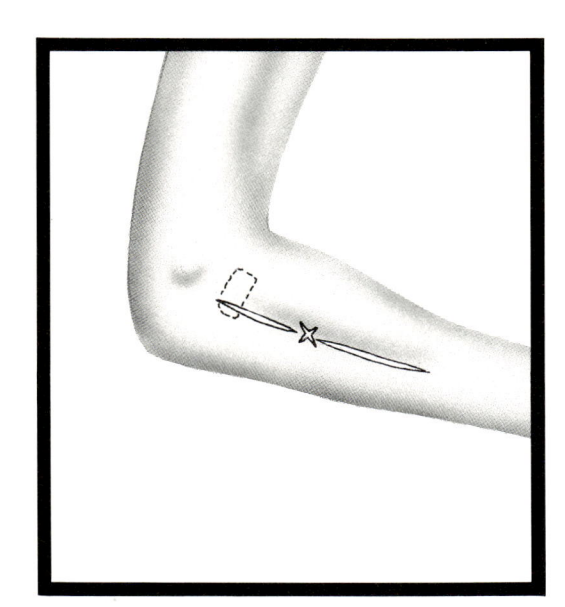

34. Inzision: Die Inzision sollte einer Linie folgen, die die Grenzfläche zwischen fixierten und mobilen Muskeln darstellt. Nach distal wird sie bis zu einem Punkt verlängert, an dem der Zwischenraum zwischen Extensor digitorum communis und Extensor carpi radialis brevis gefunden werden kann – das ist normalerweise 5–6 cm distal des Nervenaustrittspunktes. Nach proximal sollte die Inzision in etwa 4 cm von diesem Punkt aus verlaufen.

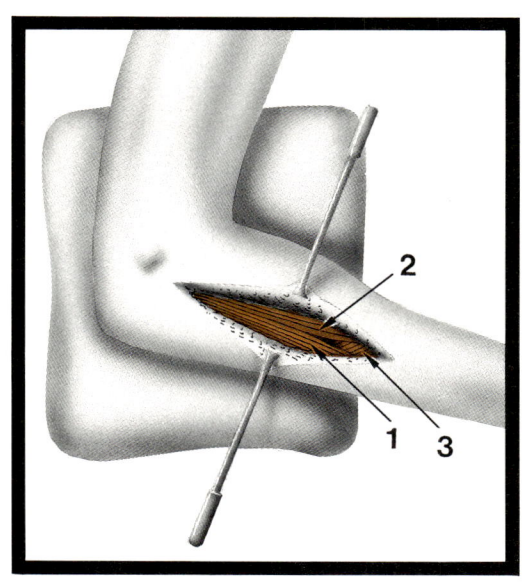

35. Darstellung (1): Die Hautlappen werden umgeklappt und zur Seite gehalten. Ein Sandsack oder ein gerolltes Handtuch unter dem Ellenbogen kann bei diesem Zugang von Nutzen sein. Durch sorgfältige oberflächliche Präparation, wobei die Inzision soweit notwendig erweitert wird, wird der Punkt dargestellt, an dem der M. extensor digitorum communis (1) und der M. extensor carpi radialis brevis (2) sich zu trennen beginnen und hierbei die tieferliegenden Muskelbäuche des Abductor pollicis longus und Extensor pollicis brevis (3) sichtbar werden lassen.

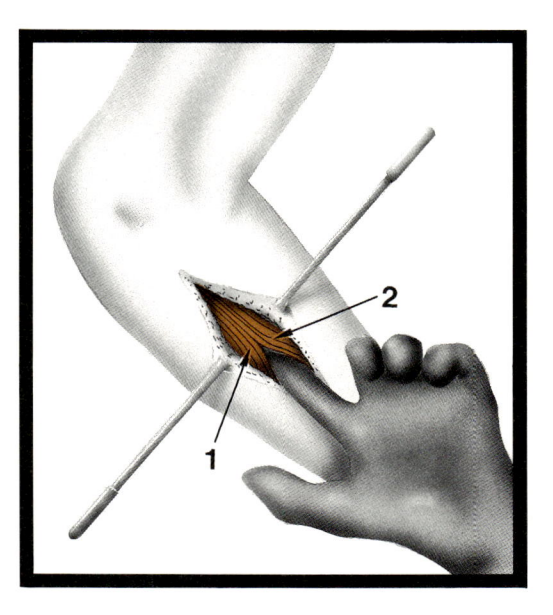

36. Darstellung (2): Ein Finger wird unter den Extensor digitorum communis (1) und Extensor carpi radialis brevis (2) geschoben. Unter ihm liegt der Abductor pollicis longus distal und der Supinator proximal. Während der M. supinator auf diese Weise geschützt wird, sollte die Trennung der Extensoren nach proximal unter Verwendung einer Schere oder durch stumpfe Präparation fortgesetzt werden, bis der Nervenaustrittspunkt deutlich überschritten ist.

60 Die obere Extremität

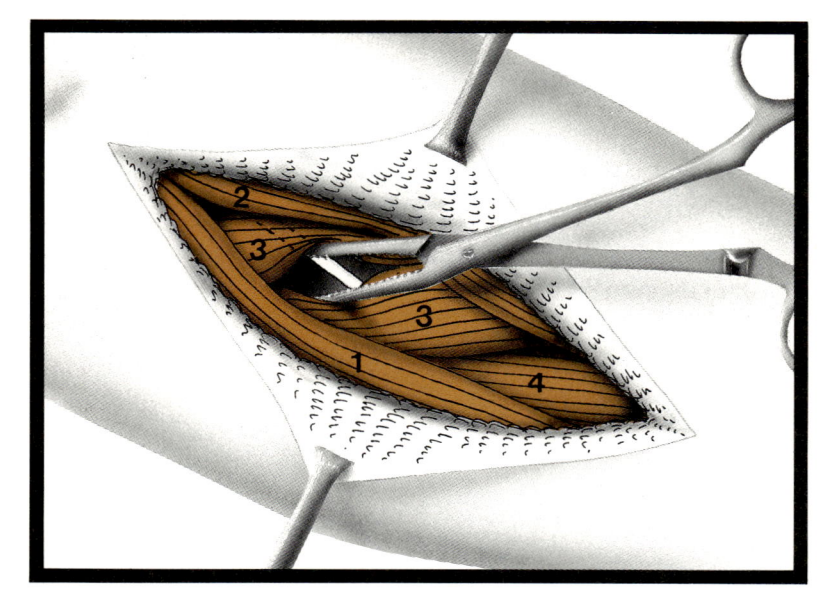

37. Darstellung (3): Die Muskelränder des Extensor digitorum communis (1) und Extensor carpi radialis brevis (2) werden separiert (je nach Bedarf unter Verwendung von Wundhaken), um die schrägverlaufenden Fasern des M. supinator (3), der proximal zum Abductor pollicis longus (4) und Extensor pollicis brevis liegt, darzustellen. Die Muskelfasern werden sehr vorsichtig mit einer Pinzette getrennt, wobei man sich noch einmal bezüglich der angenommenen Lage des Nervs vergewissern sollte: er ist normalerweise ohne Schwierigkeiten zu finden. Sollten sich irgendwelche Probleme bei der Lokalisation des Nervs ergeben, dann versuche man, die Muskelfasern des Supinators sowohl mehr proximal wie auch mehr distal zu separieren.

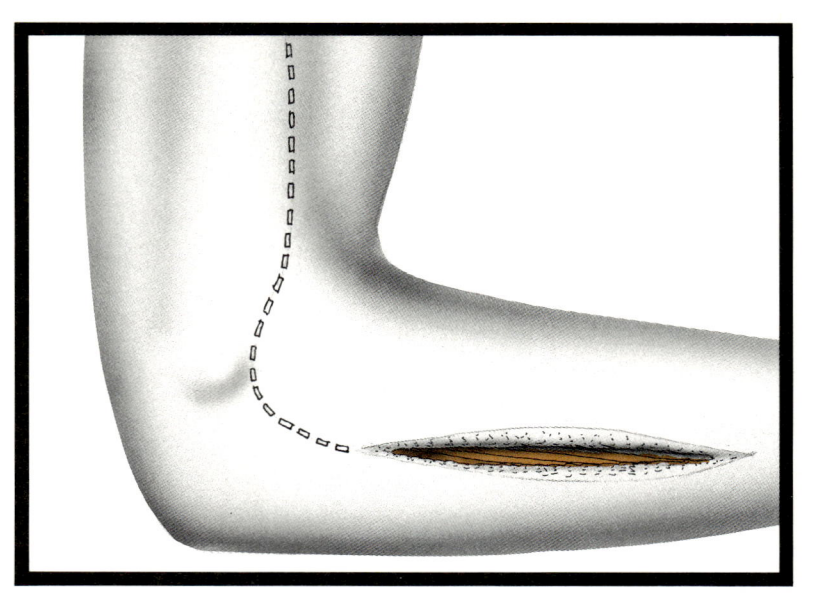

38. Darstellung (4): Sobald der Nerv aufgefunden wurde, kann er nach proximal durch den Supinatortunnel unter vorsichtiger stumpfer Präparation verfolgt werden. Erweist sich die Lokalisation als unmöglich, oder treten im Fall einer Nervenverletzung und ihrer angestrebten operativen Versorgung, Schwierigkeiten auf, das proximale Nervenende zu mobilisieren oder zu lokalisieren, muß der abgebende Nervenstamm (N. radialis) dargestellt und nach distal verfolgt werden. In diesem Fall wird der proximale Anteil der Inzision über den Epicondylus radialis zur Bizepssehne und zur lateralen Begrenzung des M. biceps verlängert. Der N. radialis findet sich zwischen dem M. brachialis und brachioradialis (siehe Abb. 18).

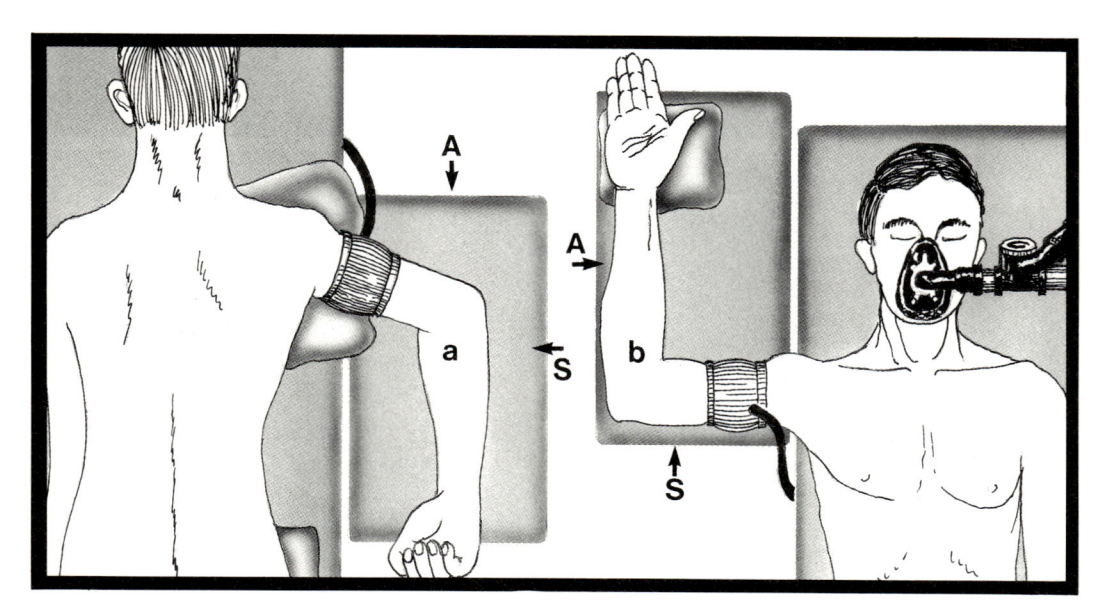

39. Medialer Zugang zum Ellenbogen; Lagerung: Im allgemeinen werden zwei Lagerungen bevorzugt: a) Es ist etwas leichter den Zugang zum Ellenbogen zu finden, wenn der Patient in Bauchlage und der Ellenbogen 90° abgewinkelt ist. Die Schulter sollte 90° abduziert und innenrotiert werden. Die Verwendung eines Seitentisches ist notwendig. (Diese Lagerung erfordert Intubationsnarkose und die üblichen Vorkehrungen für eine Anästhesie in Bauchlage.) b) Alternativ kann auch die Rückenlage mit gebeugtem Ellenbogen und Schulterabduktion in 90° gewählt werden. Ein Sandsack sollte unter das Handgelenk gelegt werden, um exzessive Außenrotation der Schulter zu vermeiden. In beiden Fällen wird die Operation normalerweise unter Verwendung einer Blutleere durchgeführt. Die Position des Operateurs (S) und des Assistenten (A) sind angegeben.

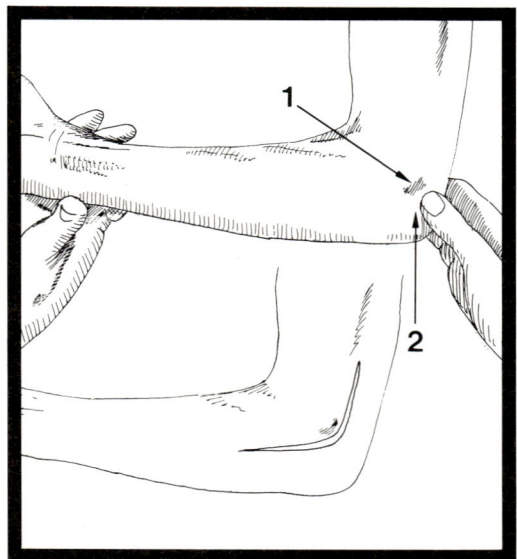

40. Medialer Zugang; Orientierungspunkte: Der Epicondylus medialis (1) wird ertastet. Der schnurartige N. ulnaris (2), der in der Vertiefung hinter dem Epicondylus liegt, wird identifiziert. **Inzision:** Der Hautschnitt sollte der Verlaufsrichtung des Nervs folgen und hierbei um den posterioren Anteil des Epicondylus laufen, wobei er 5–8 cm jeweils proximal und distal reicht. Die Hautlappen werden sehr vorsichtig abpräpariert.

Ellenbogen 61

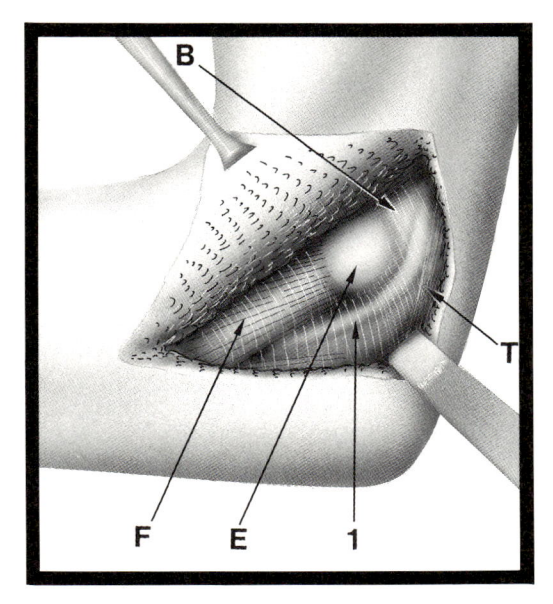

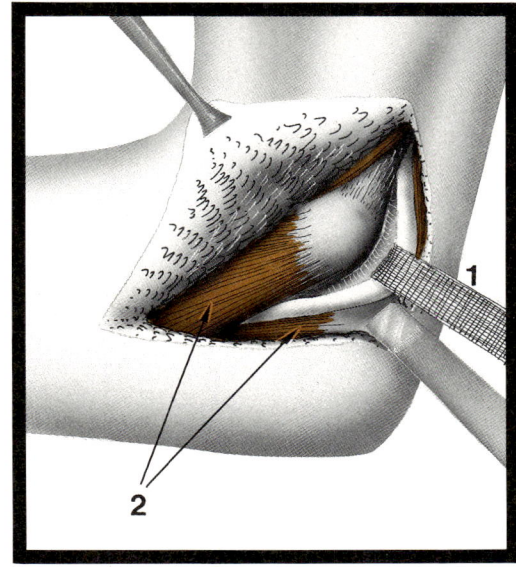

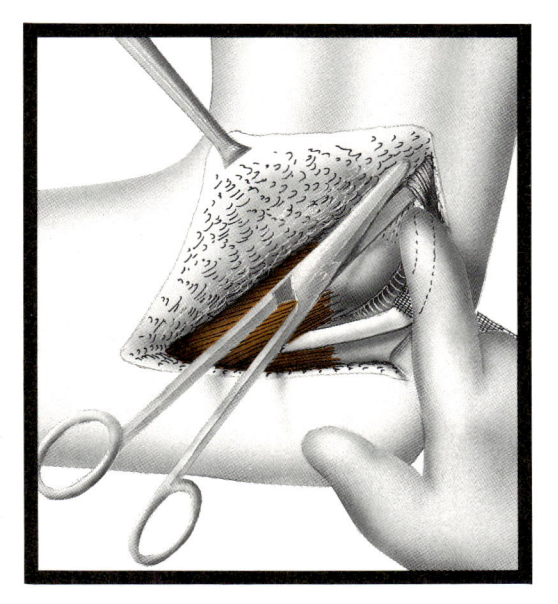

41. Darstellung (1): Der N. ulnaris (1) sollte in jedem Fall sichtbar dargestellt und hierbei geschont werden. Er ist normalerweise einfach aufzusuchen, aber für den Fall von Schwierigkeiten kann seine Lage durch Palpation verifiziert werden. Obwohl es möglich ist, das Ellenbogengelenk zu eröffnen, ohne den N. ulnaris darzustellen, wird letzteres doch von den meisten Operateuren als zusätzliche Absicherung gegen eine Nervenverletzung getan. B = Brachialis, T = Trizeps und Aponeurose tricipitalis, F = Gemeinsamer Muskelbauch der Flexoren, E = Epicondylus medialis.

42. Darstellung (2); Präparation des Nervs: Sobald der Nerv vorsichtig aus der Vertiefung hinter dem Epicondylus mobilisiert wurde, sollte er durch ein kochsalzgetränktes Nervenbändchen (1) gehalten werden. Nach distal kann er über eine kurze Strecke, nach Durchtrennung der zwei Köpfe des Flexor carpi ulnaris (zwischen denen er verschwindet) (2), zusätzlich mobilisiert werden; durch stumpfe Präparation werden eventuelle Muskeläste geschont.

43. Darstellung (3); Darstellung des Nervs (Mobilisierung) (2): Am proximalen Anteil der Inzision kann der N. ulnaris vorsichtig von der scharfen Kante des Septum intermusculare, das er durchtritt, um die Dorsalseite des Arms zu erreichen, abgehoben werden. Während ein Finger den Nerv schützt, wird das Septum 1–3 cm nach proximal eröffnet (dies sollte stets durchgeführt werden, wenn eine Transpositionierung des N. ulnaris in Betracht gezogen wird).

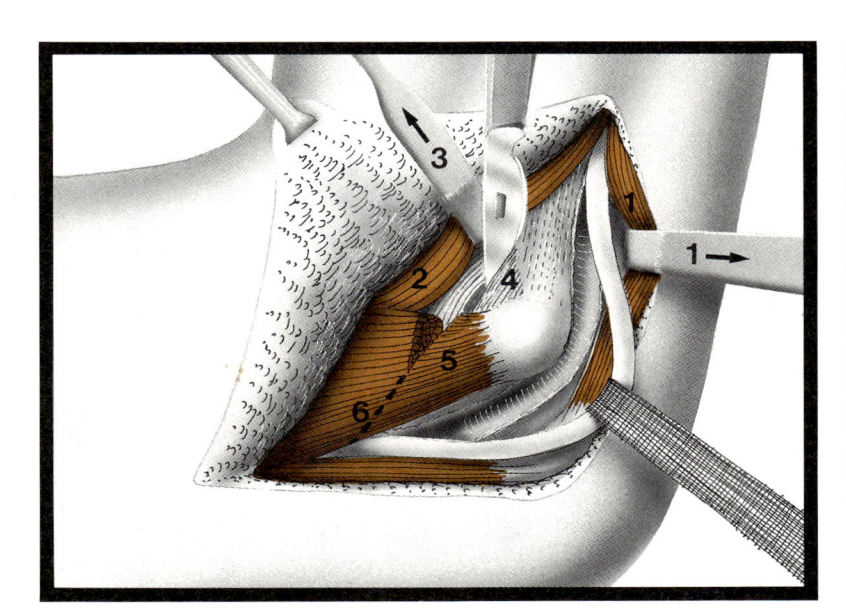

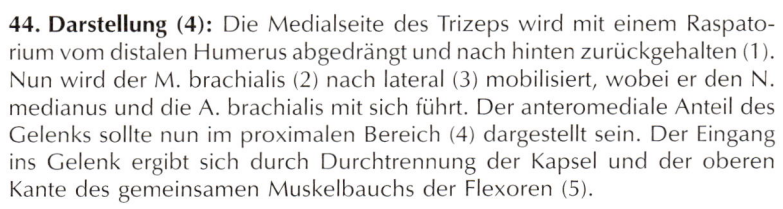

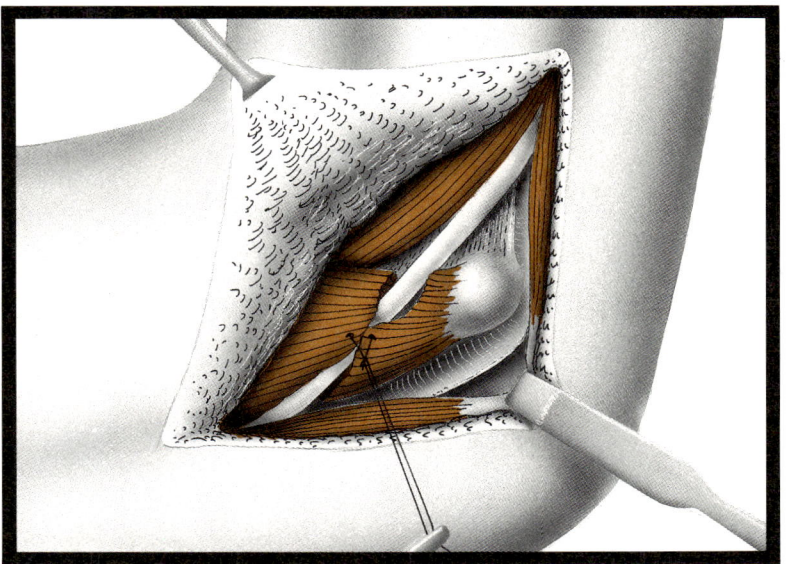

44. Darstellung (4): Die Medialseite des Trizeps wird mit einem Raspatorium vom distalen Humerus abgedrängt und nach hinten zurückgehalten (1). Nun wird der M. brachialis (2) nach lateral (3) mobilisiert, wobei er den N. medianus und die A. brachialis mit sich führt. Der anteromediale Anteil des Gelenks sollte nun im proximalen Bereich (4) dargestellt sein. Der Eingang ins Gelenk ergibt sich durch Durchtrennung der Kapsel und der oberen Kante des gemeinsamen Muskelbauchs der Flexoren (5).

45. Darstellung (5): Wenn es Grund zur Annahme gibt, daß der N. ulnaris örtlich durch Reibung, Zug oder eventuelle Verletzung tangiert wurde, sollte er in jedem Fall vor Wundschluß transponiert werden. Die oberflächlichen zwei Drittel des gemeinsamen Muskelbauchs der Flexoren werden durchtrennt (wie dies durch die gepunktete Linie in der vorausgegangenen Abbildung, die mit «6» bezeichnet wurde, angegeben ist). Der Nerv wird nach vorne verlagert und die Muskeldurchtrennung wird so präpariert, daß der Nerv ohne Abknickung oder Zug versenkt werden kann. Er kann durch 3–4 resorbierbare Nähte, die in den oberflächlichen Muskelfasern der Flexoren erfolgen, entsprechend verankert werden.

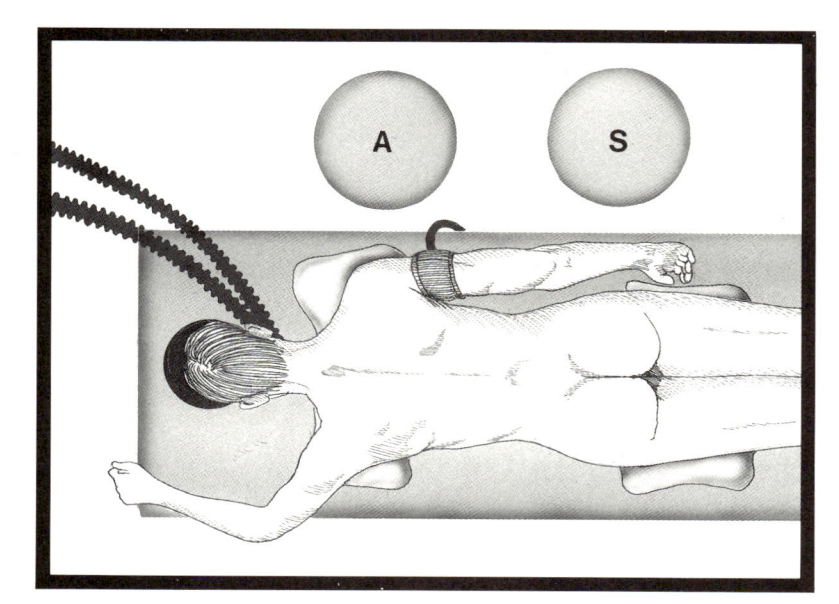

46. Hinterer Zugang zum Ellenbogen; Lagerung: Es ist essentiell eine gute Übersicht über den dorsalen Aspekt des Oberarms und die ulnare Begrenzung des Unterarms zu erhalten. Zusätzlich ist es normalerweise notwendig, den Ellenbogen flektieren zu können. Die möglichen Lagerungen des Patienten sind folgende: a) *Bauchlagerung* oder *Halbseitenbauchlagerung*, mit einem großen Sandsack unter der Schulter. Die Flexion des Ellenbogens wird dann durch weitere Schulterextension ermöglicht; die Abdeckung von Arm und Hand muß so angelegt werden, daß sie dies erlaubt. b) *Seitenlagerung*, schräg, wobei die betroffene Seite nach oben zu liegen kommt.

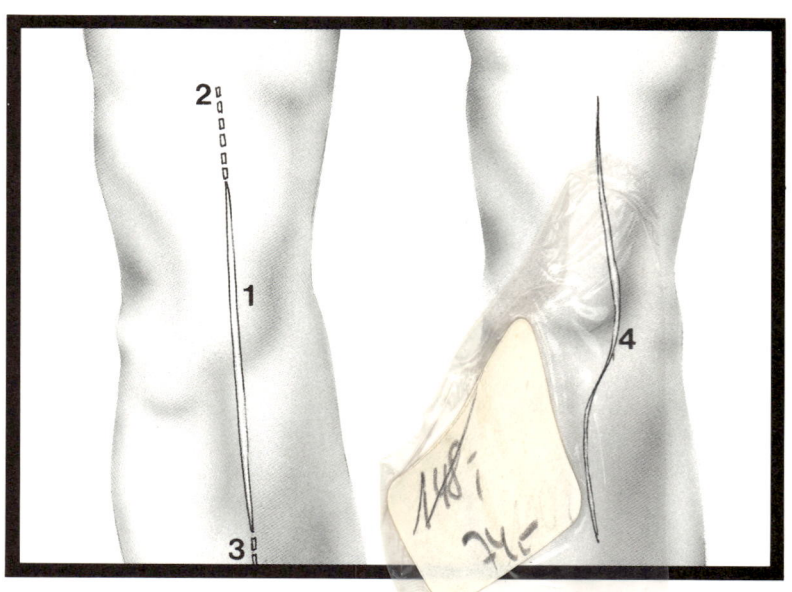

47. Hinterer Zugang; Inzision: Der direkteste und absolut zufriedenstellende Zugang ist der durch die hintere Mittellinie; dies wird von einem Punkt 8 cm über dem Olecranon bis zu einem Punkt 6 cm unterhalb des Olecranons (1) durchgeführt. Die Inzision kann nach proximal (wie im hinteren Zugang zum Humerusschaft) (2) verlängert werden und nach distal entlang der subcutanen (medialen) Ulnafläche (3). Alternativ kann, um eine Mittelliniennarbe über der Olecranonspitze zu vermeiden, eine langgestreckte s-förmige Inzision durchgeführt werden (4).

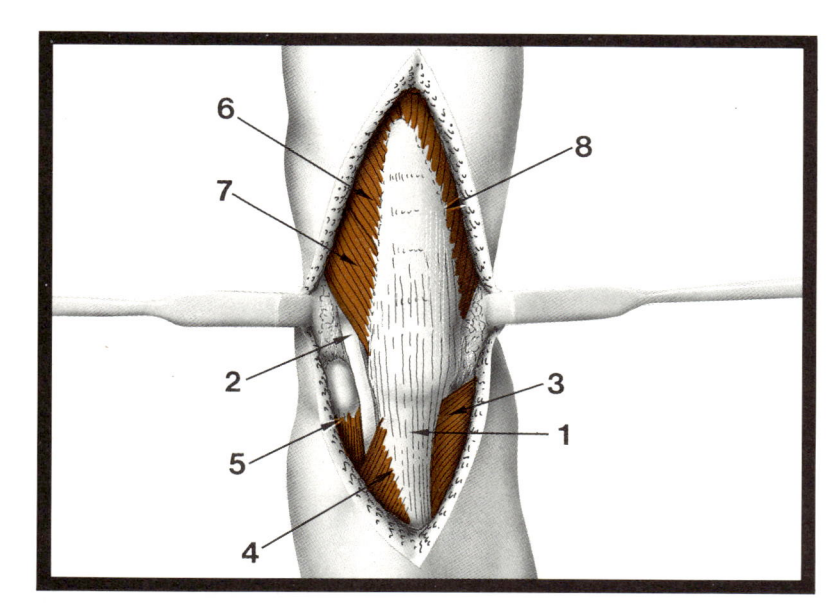

48. Hinterer Zugang; Darstellung (1): Nach Freipräparation der Haut zeigt sich, daß die Region von der Aponeurosis tricipitalis in ihrem breiter und zunehmend dünner werdenden Ansatz am Olecranon und Ulna (1) dominiert wird. Die hauptsächlich gefährdete Struktur ist der N. ulnaris (2) in der Vertiefung hinter dem medialen Epicondylus. Am besten ist es, den Nerv schon im frühen Stadium der Operation zu mobilisieren. Man beachte den M. anconaeus (3), den ulnaren Kopf des Flexor carpi ulnaris (4), die gemeinsamen Flexoren (5) und den langen (6), medialen (7) und lateralen (8) Kopf des Trizeps.

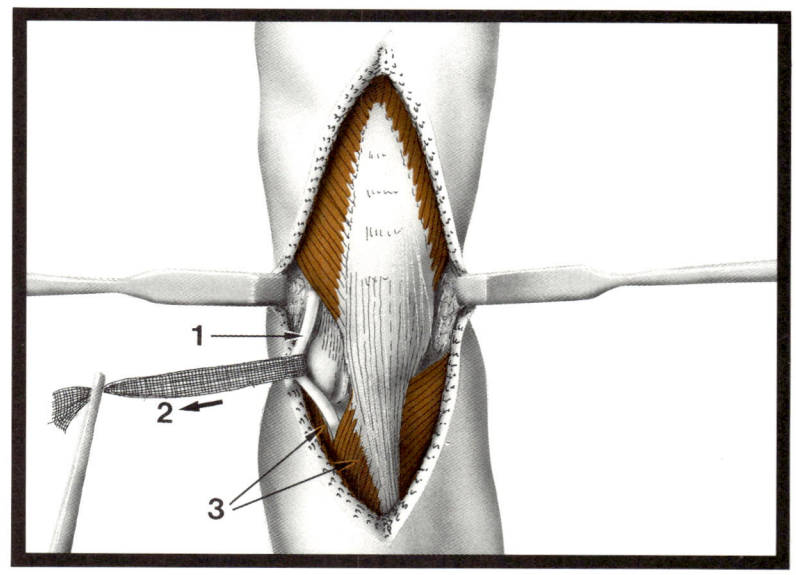

49. Darstellung (2): Der N. ulnaris (1) sollte mit einem kochsalzgetränkten Nervenbändchen umschlungen und vorsichtig nach medial (2) gezogen werden. Er kann zusätzlich mobilisiert werden, indem distal die beiden Köpfe des Flexor carpi ulnaris (3) separiert werden. Nach proximal kann der Nerv durch sanften Druck des Fingers entlang der Nervenverlaufsrichtung und durch zusätzliche Durchtrennung des medialen Septum intermusculare befreit werden.

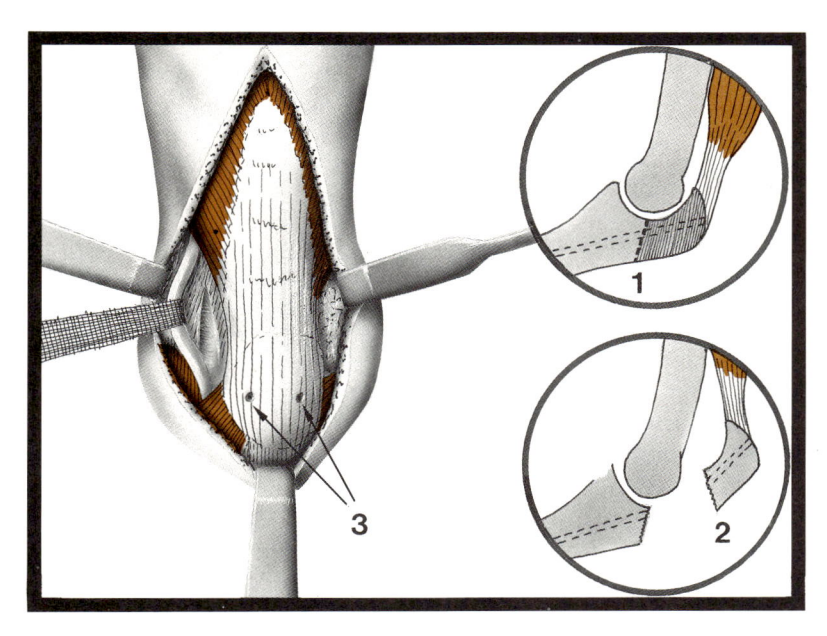

50. Darstellung (3) mit zusätzlicher intraartikulärer Durchtrennung des Olecranons (1) [9]: Die maximale Übersicht wird durch eine Durchtrennung des Olecranons (1), das zusammen mit dem Bizeps (2) nach oben abgeklappt wird, gewonnen. Am Ende des Eingriffs wird das Olecranon am besten durch eine Zuggurtung mit einem Draht refixiert, es sollte daher vor der Osteotomie entsprechend angebohrt werden: Der Ellenbogen wird in 90° Winkelstellung flektiert und zwei 1,5 mm-Löcher (3) (für Kirschnerdrähte) werden vom Olecranon zum Ulnaschaft gebohrt, wobei darauf zu achten ist, die Trochlea und das Gelenk selbst nicht zu tangieren.

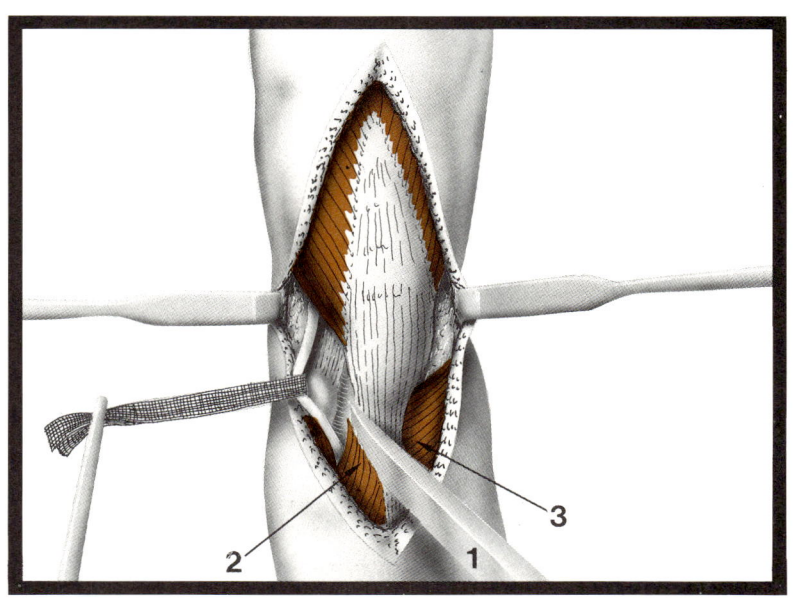

51. Darstellung (4) mit intraartikulärer Durchtrennung des Olecranons (2): Der Ellenbogen wird extendiert. Mit einem Raspatorium (1) werden die posteromedialen (2) und posterolateralen (3) Oberflächen der Ulna deperiostiert, um die vorgesehene Höhe der Osteotomie darzustellen. Die Ulna sollte in ausreichendem Maße auch *unterhalb* dieser Linie freipräpariert werden, damit später ein querverlaufender Bohrkanal zur Aufnahme der Zuggurtung angelegt werden kann.

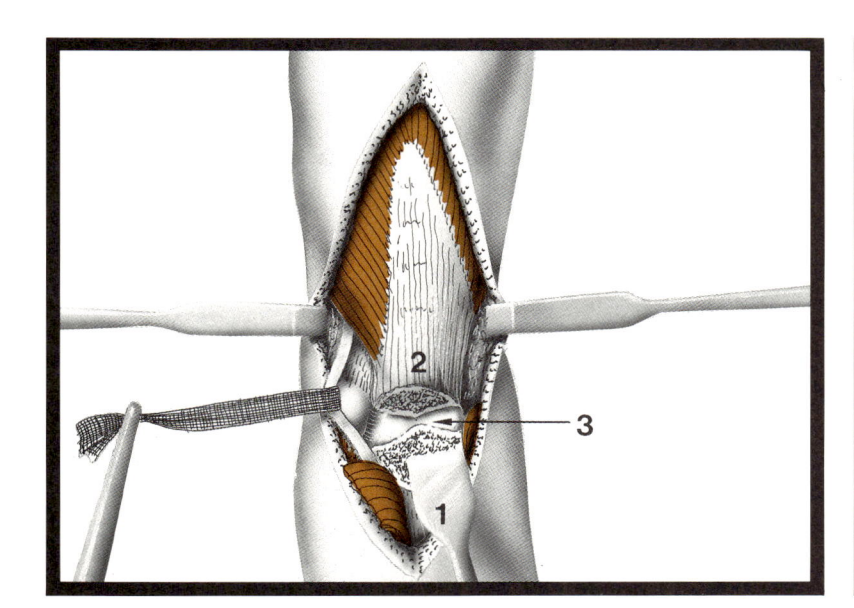

52. Darstellung (5) mit intraartikulärer Durchtrennung des Olecranons (3): Das Olecranon wird mit einem Osteotom (1), das schräg in Richtung auf den unteren Anteil der Trochlea angesetzt wird, durchtrennt. Der Trizeps (2) kann dann nach oben geschlagen werden, und der Ellenbogen wird flektiert, um einen breitflächigen Überblick über die Trochlea (3), die Fossa olecrani und das Capitulum zu gewährleisten. Um dies zu ermöglichen, muß die Aponeurosis tricipitalis an beiden Seiten durchtrennt werden. Vor Beginn des Wundschlusses wird in der Ulna der quer verlaufende Bohrkanal gesetzt.
Anm. d. Ü.: Schonender ist es, für diese Osteotomie eine oszillierende Säge mit einem kleinen Sägeblatt zu verwenden.

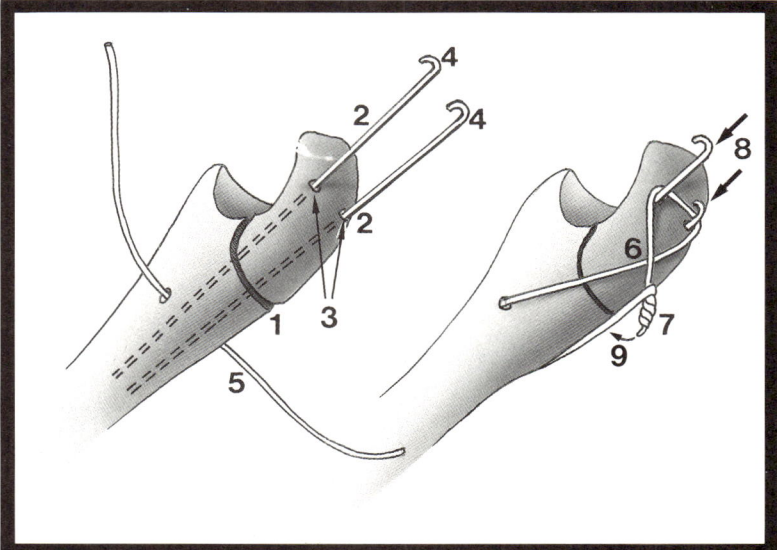

53. Darstellung (6) mit intraartikulärer Durchtrennung des Olecranons (4); Readaptation mit Zuggurtung: Die Osteotomie wird sorgfältig reponiert (1), wobei die Stellung mit zwei Kirschnerdrähten gehalten wird (2), die durch die vorher angelegten Bohrlöcher (3) eingebracht werden. Die Drahtenden werden abgebogen (4). Der Blumendraht (5) wird zu einer 8er-Schlinge geformt (6) und die Enden werden nahe der Osteotomie unter Zug verdrillt (7). Durch wiederholte Flexion des Ellenbogens wird sichergestellt, daß kein übermäßiger Druck eine Gelenksperre hervorgerufen hat. Die Kirschnerdrähte werden eingeschlagen (8) und die umgebogenen Enden des Drahts (9) werden versenkt.
Anm. d. Ü.: Die umgebogenen Enden der Kirschnerdrähte sollten in keinem Fall soweit vorstehen, daß sie den Wundschluß beeinträchtigen oder einen inneren Decubitus der Haut hervorrufen. Andererseits erschwert ein zu tiefes Einbringen der Kirschnerdrähte die Entfernung des Osteosynthesematerials unter Umständen beträchtlich, so daß hier ein gangbarer Mittelweg gewählt werden sollte.

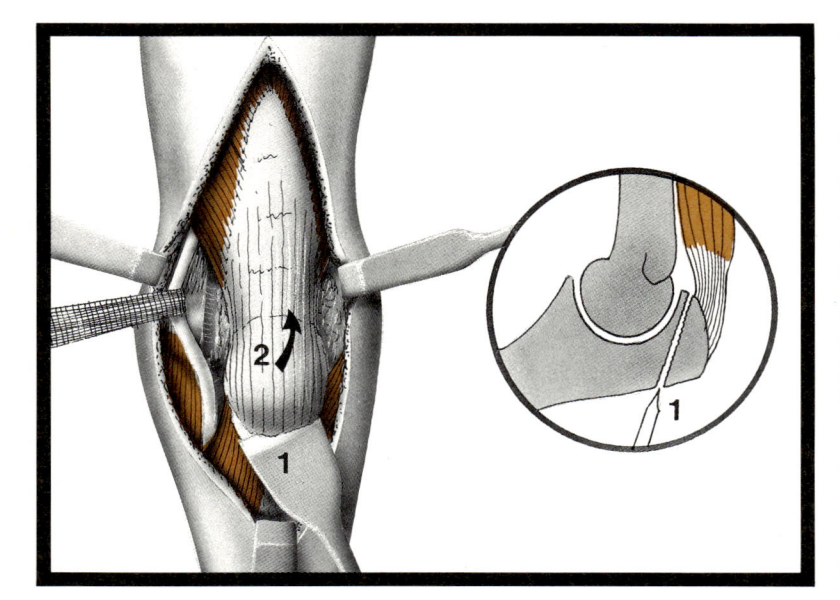

54. Darstellung mit extraartikulärer Durchtrennung des Olecranons (1) [10]: Der Ellenbogen wird etwa 45° abgewinkelt. Das Olecranon wird schräg mit einem Osteotom[1] durchtrennt, so daß die Gelenkfläche der Trochlea nicht berührt wird (1). Die Aponeurosis tricipitalis wird an beiden Seiten durchtrennt und der Trizeps und seine Sehne nach oben geschlagen (2), um die Fossa olecrani darzustellen. Dies ermöglicht eine eingeschränkte Sicht der Trochlea, die aber durch weitere Flexion des Ellenbogens verbessert werden kann.

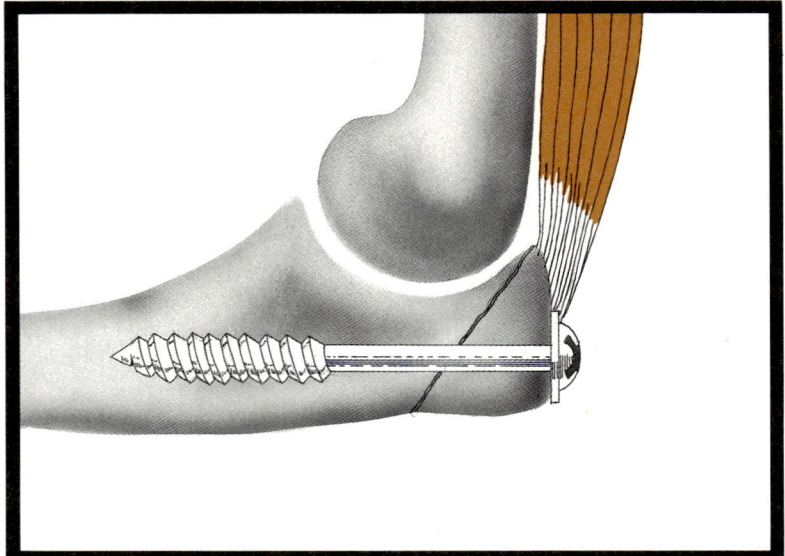

---
[1] Anm. d. Ü.: oder mit einer oszillierenden Säge.

55. Darstellung mit extraartikulärer Durchtrennung des Olecranons (2); Refixation: Am Ende des Eingriffs muß das Fragment des Olecranons refixiert werden. Dies kann durch eine entsprechende Schraube, z.B. nach Croll oder eine AO-Spongiosaschraube, erreicht werden. Für den Fall, daß der abgetragene Teil des Olecranons splittert und so eine Schraubenfixation nicht mehr möglich ist, sollten die knöchernen Fragmente des Olecranons entfernt werden und die Trizepssehne sowie die Aponeurose mit nicht resorbierbaren Nähten (wie bei einer Olecranonexzision) refixiert werden.

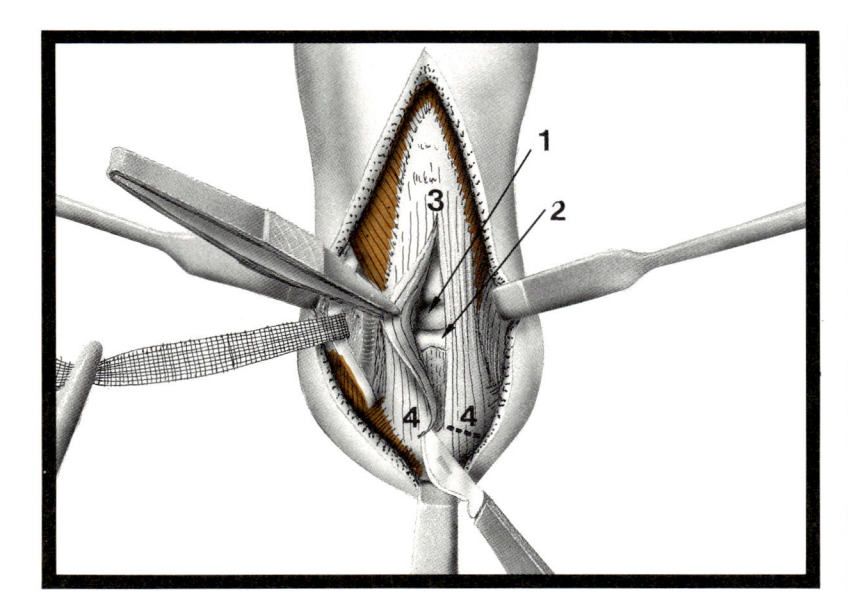

56. Darstellung mit Spaltung und Abklappung der Trizepssehne: Eine eingeschränkte Darstellung der Fossa olecrani (1) und der Trochlea (2) kann durch eine vertikale Inzision durch die dicke Trizepssehne (3) oberhalb des Olecranons erreicht werden, wobei der Ansatz distal an beiden Seiten 1–2 cm von der knöchernen Insertion (4) abgetragen wird. Diese Inzision kann nach proximal wie beim hinteren Zugang zum Humerusschaft erweitert werden. Die sehnigen Anteile sollten am Schluß des Eingriffs sorgfältig mit nicht resorbierbaren Nähten readaptiert werden.

Anm. d. Ü.: Es gibt Nahtmaterial, das erst nach 6–12 Wochen resorbiert wird, wobei dann bereits eine sichere Heilung der Sehne erreicht wurde. Dies ist gegenüber der Verwendung von nicht resorbierbaren Nähten deutlich von Vorteil.

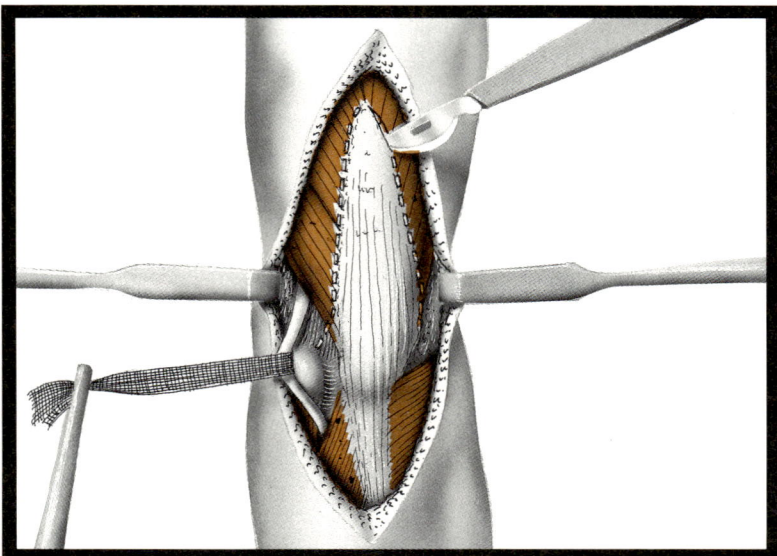

57. Darstellung mit proximaler Durchtrennung des Trizeps [11]: Der Trizeps wird mit einer Inzision, die einem umgekehrten V ähnelt, nahe des Muskelsehnenübergangs durchtrennt. Die einzelnen Schenkel der Inzisionen werden nach distal bis in die Aponeurosis tricipitalis geführt. Die Spitze des umgekehrten V wird nach unten geklappt, um die Fossa olecrani sichtbar zu machen. Beugung im Ellenbogengelenk ergibt dann einen limitierten Zugang zur Trochlea und zum Capitulum. Beim Wundschluß wird der Trizeps mit nicht resorbierbaren Nähten readaptiert.

Anm. d. Ü.: Bezüglich des Nahtmaterials siehe Abb. 56.

Literatur, Ellenbogen

1. Henry AK 1957 Extensile exposure. Livingstone, Edinburgh, p 92
2. Fiolle J Delmas J 1921 Surgical exposure of the blood vessels. Heinemann, London
3. Henry AK 1957 Extensile Exposure. Livingstone, Edinburgh, p 115
4. Watson-Jones R 1976 In: Wilson JN (ed) Fractures and joint injuries, Churchill Livingstone, Edinburgh, p 303
5. Kocher T 1911 Textbook of operative surgery. Black, Edinburgh
6. Boyd HB 1940 Surg Gynecol Obstet 71:866
7. Gordon ML 1967 Clin Orthop 50:87
8. Henry AK 1957 Extensile exposure. Livingstone, Edinburgh p 100
9. & 10. Muller, Allgower, Schneider, Willeneger 1977 Manual for internal fixation. Springer Verlag. Berlin p 170
11. Campbell WC 1932 J Bone Joint Surg [Br] 15A:65

7. Unterarm

Einführung

Die häufigste Indikation für eine anatomische Darstellung am Unterarm ist die offene Frakturreposition mit Osteosynthese.

An der Ulna ergeben sich hier selten Schwierigkeiten: Ihre Hinterkante liegt praktisch subcutan über ihre ganze Länge, so daß sie von hinten her mit einem Minimum an Präparation und nur geringer Gefährdung wesentlicher Strukturen dargestellt werden kann.

Bedauerlicherweise trifft dies nicht auf den Radius zu: Der größere Anteil des Radius liegt tief unter Muskeln und Sehnen. Seine große Nähe, in bestimmten anatomischen Ebenen, zu bedeutenden neuralen und vaskulären Strukturen ergibt Schwierigkeiten bei der Präparation. Bei umfangreichen Eingriffen am Radius ermöglicht ein vorderer Zugang die ausgedehnteste Darstellung, wobei der Zugang, falls dies gewünscht wird, sowohl nach proximal wie nach distal erweitert werden kann.

Für den Fall der offenen Reposition und Osteosynthese von Frakturen beider Unterarmknochen ist es wünschenswert, jede Fraktur durch eine eigene Inzision darzustellen, um so das Risiko der Bildung eines Brückencallus zu reduzieren. In der Praxis wird routinemäßig ein hinterer Zugang für die Ulna und ein vorderer Zugang für den Radius gewählt.

In der ungewöhnlichen Situation, daß Radius und Ulna eine offene Darstellung erfordern, und das Risiko einer Brückencallusbildung als minimal eingestuft wird, kann auch ein kombinierter hinterer Zugang zu beiden Knochen gewählt werden. Ein Zugang zum Unterarm für die Untersuchung, Biopsie oder Exzision von Tumoren, für die Drainage von Knocheninfekten sowie für die Revision größerer neurologischer, vaskulärer und sehniger Strukturen wird relativ selten benötigt.

Empfohlene Zugänge

Eingriff	Zugang
Frakturen	
a) Olecranon	Gordon-Bold
b) Monteggia	Gordon-Bold
c) isolierte Ulna	Hinterer Zugang zum Ulnaschaft
d) Radius- und Ulnaschaft	Vorderer (Henry) Zugang zum Radius und hinterer Zugang zum Ulnaschaft
e) Galeacci, Barton, Smith	Vorderer Zugang zum distalen Radius
Knochenexzision, Biopsien etc.	
a) Radiusköpfchen	Siehe lateraler Zugang zum Ellenbogen
b) distale Ulna, Ulnaschaft, Olecranon	Hinterer Zugang zur Ulna
c) Radiusschaft	Vorderer Zugang nach Henry, hinterer Zugang
d) distales Radiusdrittel	Vorderer Zugang
Verschiedene:	
A. radialis	Vorderer Zugang
A. ulnaris, N. ulnaris, N. medianus	McConnell
DeQuervain, Tenosynovitis	Lateraler Zugang
N. interosteus posterior	Siehe Ellenbogen (33)

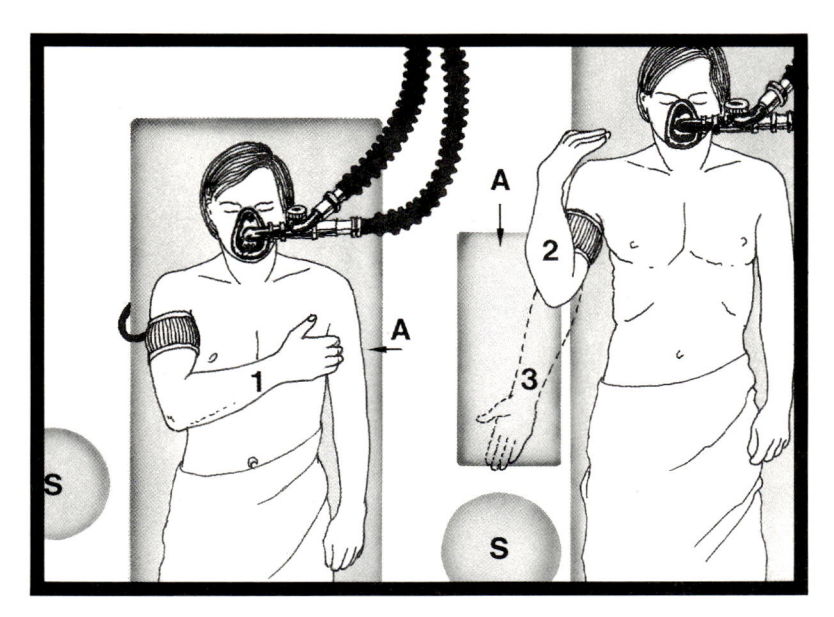

1. Hinterer Zugang zur Ulna; Lagerung: Für die meisten Operationen genügt es, den Arm in Beugung quer über den Brustkorb (1) zu lagern. Dies umgeht die Schwierigkeiten der Anästhesie des Patienten in Bauchlagerung. Ein leichter Nachteil ist durch die Notwendigkeit gegeben, den Arm in dieser gewünschten Position zu halten. Wenn die Extremität mit einem Strumpf abgedeckt ist, kann dieser an die großen Abdecktücher angeklemmt werden. Es empfiehlt sich einen seitlichen Handtisch zu benutzen, wenn Radius und Ulna dargestellt werden sollen und hierbei der geläufige Weg zweier separater Zugänge (hintere und vordere Inzisionen) gewählt wird. Der Arm wird gebeugt, um den Zugang zur Ulna zu schaffen (2) und gestreckt für den Zugang zum Radius (3). Die Positionen des Operateurs (S) und seines Assistenten (A) sind eingezeichnet.

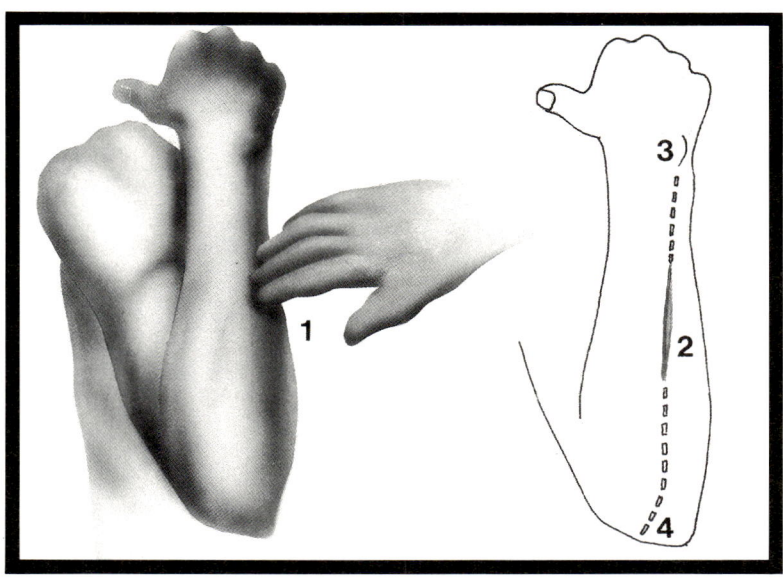

2. Hinterer Zugang zur Ulna; Hautschnitt: Die subcutan liegende Kante der Ulna (1) wird palpiert und die Inzision direkt über dem Knochen (2) angelegt. Distal kann sie bis zum Prozessus styloideus ulnae (3) ausgedehnt werden. Nach proximal kann der Hautschnitt bis kurz unter die Längsebene des Ellenboges geführt werden, wobei er an der lateralen Seite des Olecranons (4) vorbeizieht.

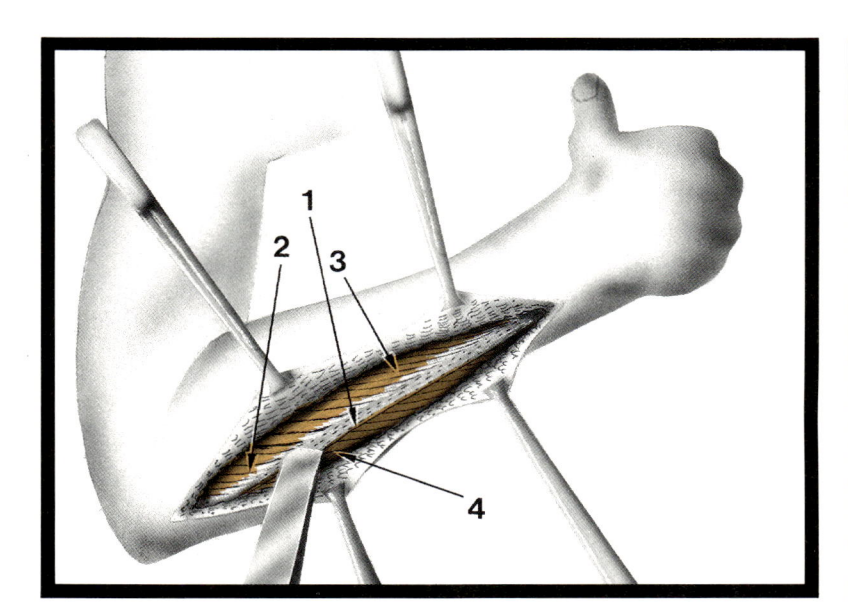

3. Hinterer Zugang zur Ulna; Darstellung (1): Die Hinterkante der Ulna (1) wird identifiziert und soweit notwendig von Weichteilen befreit. Lateral liegen der M. anconaeus (2) und der Extensor carpi ulnaris (3). In einer tieferen Ebene derselben Seite finden sich der M. abductor pollicis longus, Extensor pollicis longus und der Extensor indicis proprius. Nach medial liegen der Flexor carpi ulnaris (4) und noch tiefer der Flexor digitorum profundus.

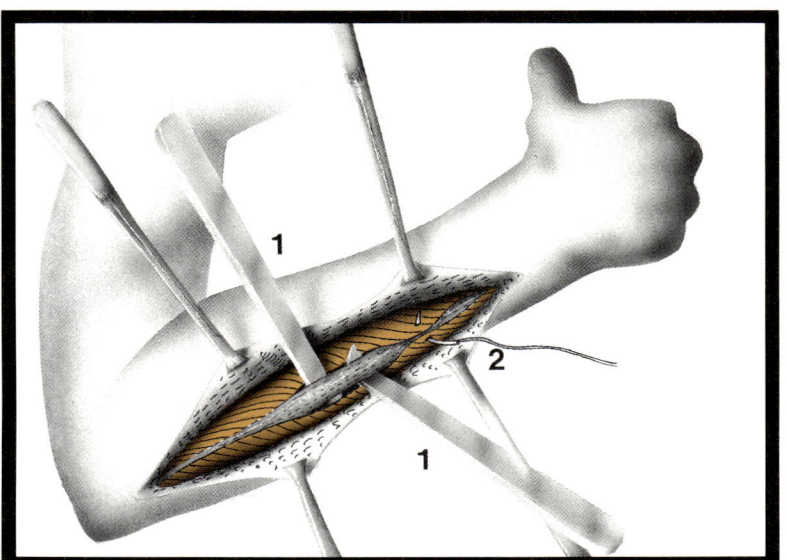

4. Hinterer Zugang zur Ulna; Darstellung (2): Der Ulnaschaft kommt durch das Einbringen von Hohmann-Haken (1) noch deutlicher zur Darstellung. Die Spitzen der Haken müssen die Membrana interossea, die einen gewissen Widerstand darstellt, durchbohren. Ein kurzer, plötzlicher Ruck, der auf einen feststehenden Hohmann-Haken ausgeübt wird, kann die Penetration der Membrana ermöglichen: man bleibe hierbei aber eng am Knochen.
Wundschluß: Es ist nicht notwendig, die Muskulatur genau zu readaptieren, aber es ist oft möglich, um eine gute zweite Weichteilschicht unterhalb der Haut zu erhalten, die Muskulatur an beiden Seiten des Ulnaschafts (2) zu approximieren.

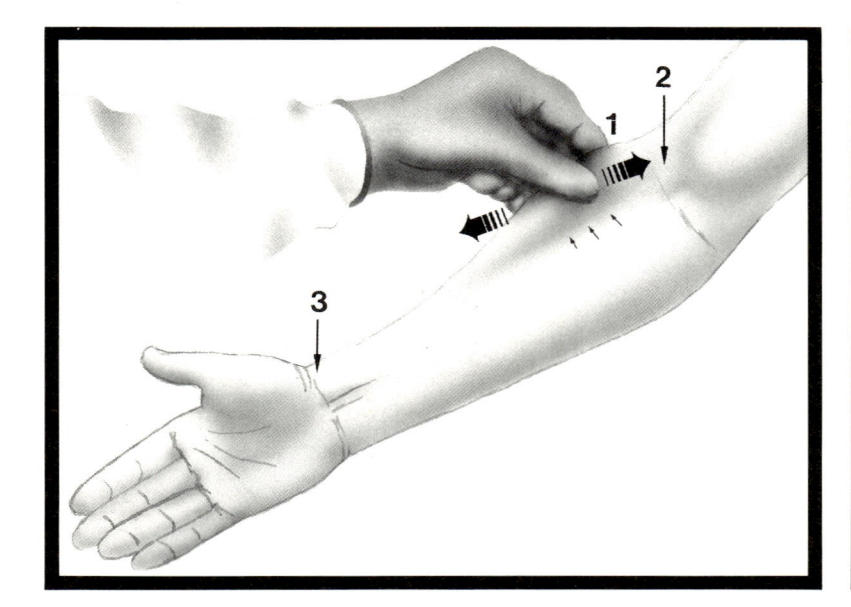

5. Hinterer Zugang zum Radius (Henry [1]); Lagerung: Der Patient liegt in Rückenlage, der Arm in leichter Abduktion auf einem Handtisch. Eine pneumatische Blutsperre sollte angelegt werden, die Abdeckung des Arms muß Supination und Pronation des Ellenbogens erlauben. **Orientierungspunkte:** 1) Der muskuläre laterale Anteil des Unterarms wird umfaßt und nach hinten und vorn bewegt, um die relativ fixierte Medialkante (die den M. brachioradialis, Extensor carpi radialis longus und Extensor carpi radialis brevis einschließt) zu determinieren. 2) Die Bizepssehne wird identifiziert. 3) Der Prozessus styloideus radii wird aufgesucht.

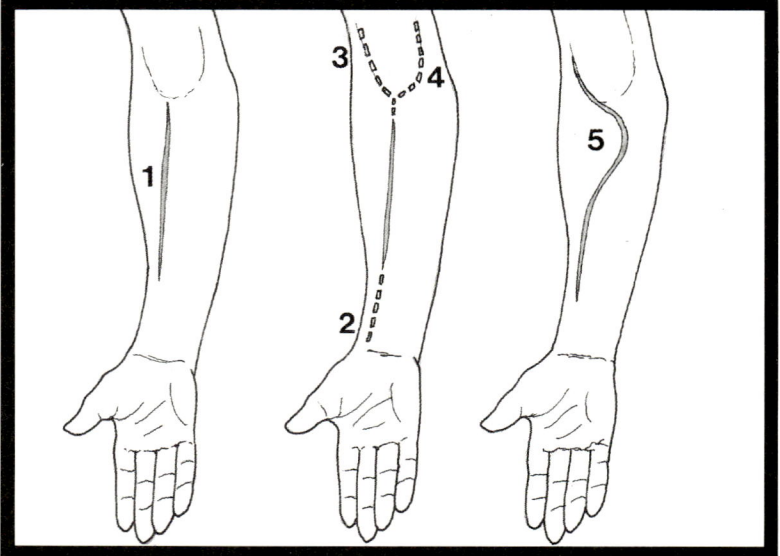

6. Vorderer Zugang zum Radius; Inzision: a) Um den Radius von Höhe des Tuberculum radii bis zum Übergang vom mittleren zum distalen Drittel darzustellen, sollte eine gerade Inzision entlang der medialen Kante der mobilen Muskelmasse, von der Bizepssehne bis zum distalen Radiusdrittel (1), angelegt werden. b) Um den ganzen Schaft darzustellen kann diese Inzision nach distal bis zum Prozessus styloideus radii (2) und nach proximal entlang der lateralen Kante des M. biceps (3) erweitert werden. c) Für den Fall, daß eine Darstellung der A. brachialis gewünscht wird, kann die Inzision mit dem vorderen Zugang zum Ellenbogen nach FIOLLE und DELMAS (4) kombiniert werden. d) HENRY gibt eine geschwungene Hautinzision an, die die anatomische Darstellung erleichtern und die Narbenbildung minimieren soll (5).

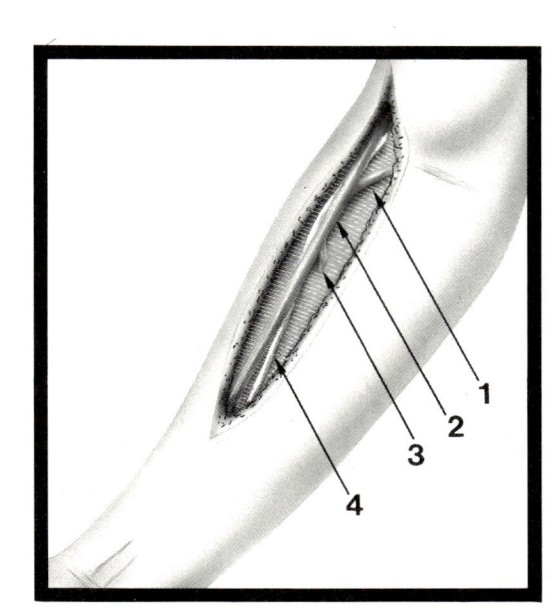

7. Vorderer Zugang zum Radius; Darstellung (1): Sobald die Hautlappen zurückgeschlagen sind, zeigt sich, daß der Zugang zur Bizepssehne normalerweise durch die Vena cubitalis mediana (1) verwehrt ist, die durch Ligaturen unterbunden werden muß. Manchmal ist es auch notwendig, die Vena cephalica (2) zu unterbinden oder zumindest verschiedene ihrer tiefen kommunizierenden Äste (3). In jedem Fall sollte darauf geachtet werden, den N. cutaneus antebrachii lateralis (4) zu schonen

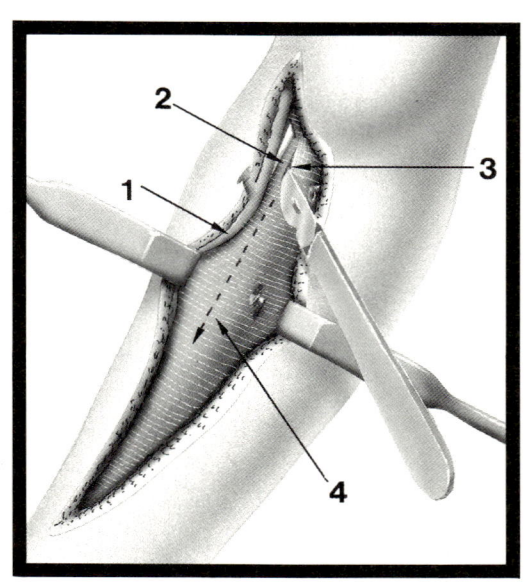

8. Darstellung (2): Die Vena cephalica wird zur Seite gehalten (1). Die Fascia antecubitalis (2) wird im proximalen Teil des Operationsgebietes eröffnet, wobei das Skalpell dicht an der lateralen Kante der Bizepssehne (3) geführt werden sollte. Die Durchtrennung der Fascie wird nach unten auf den Unterarm fortgeführt, wiederum in der Linie der Verbindung zwischen mobilen und fixierten Muskeln (4).

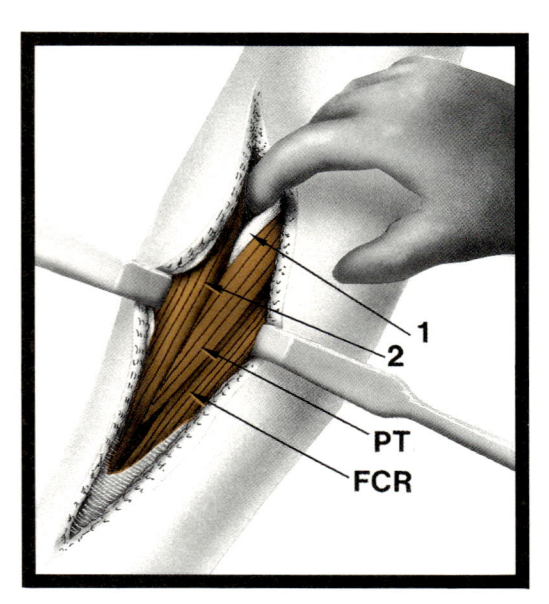

9. Darstellung (3): Ein Finger wird auf der Lateralseite der Bizepssehne (1) medial zum M. brachioradialis (2) eingeführt. Man folge der Sehne nach unten bis zu ihrer Insertion an der Tuberositas radii, wobei stumpf zu präparieren ist. Die Eröffnung des Fettgewebes der Antecubitalfossa kann durch Pronation und leichte Flexion des Ellenbogens erleichtert werden. PT = Pronator teres, FCR = Flexor carpi radialis.

Unterarm 69

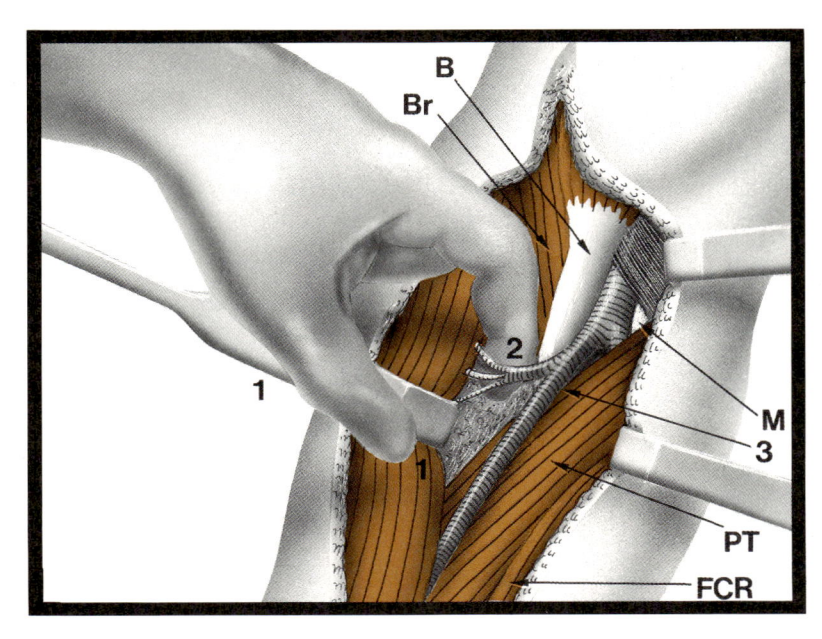

10. Darstellung (4): Nun wird der M. brachioradialis nach lateral (1) gehalten und durch weitere stumpfe Präparation die Aa. recurrentes radialis (2) aufgesucht – es handelt sich um eine Gruppe kleiner Gefäße, die zwischen der A. radialis (3) und dem lateralen Anteil der mobilen Muskulatur verläuft. Normalerweise finden sich hier auch stark ausgeprägte Begleitvenen, die als Verbindungsgefäße fungieren. Sie müssen zur weiteren Darstellung des Operationsgebietes unterbunden und durchtrennt werden. B = Bizeps, Br = Brachialis, FCR = Flexor carpi radialis, M = N. medianus, PT = Pronator teres.

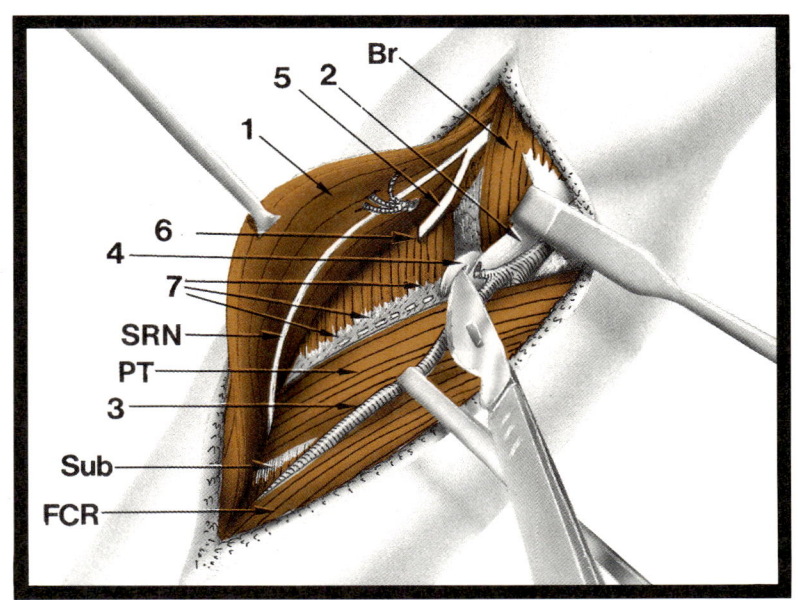

11. Darstellung (5): Es sollte nun möglich sein, den M. brachioradialis (1) gut zur Seite zu halten. Die Bizepssehne (2) und die A. radialis (3) können nach medial zurückgezogen werden. Die Bursa bicipitalis wird eröffnet, um die Tuberositas radii zu finden. Das Hauptrisiko dieses Zugangs ist der Ramus interosseus posterior (5) des N. radialis: dieser tritt in die Oberkante des M. supinator (6) ein und windet sich um den oberen Anteil des Radiusschaftes. Man identifiziere die schräge Linie (7), die den am meisten medial gelegenen Anteil des Ansatzes des M. supinator am Radiusschaft markiert. SRN = N. radialis superficialis, FCR = Flexor carpi radialis, SUB = Flexor digitorum superficialis, PT = Pronator teres, Br = M. brachialis.

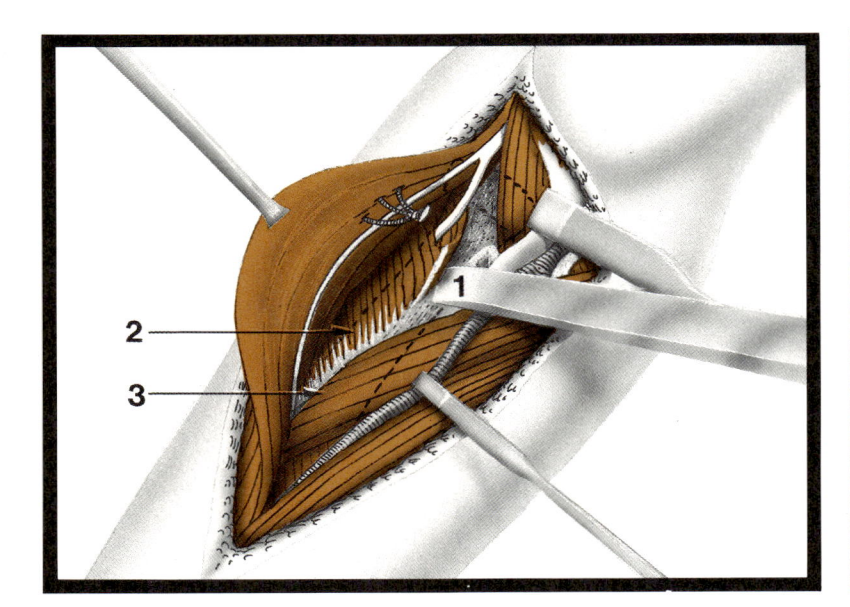

12. Darstellung (6): Der Weg zur Schonung des N. interosseus posterior ist, den M. supinator am Radiusschaft so abzuheben, daß der Muskel selbst den Nerv aus der Gefahrenzone mitnimmt. Um dies zu erreichen wird der M. supinator mit dem Raspatorium vom Radius abgelöst, wobei das Instrument dicht am Knochen (1) verbleibt. Man beginnt die Ablösung an dem am medialsten gelegenen Teil des Muskels (an der eröffneten Bursa radialis), bevor man nach distal weiterpräpariert. Beachte, daß die Richtung der Muskelfasern des M. supinator (2) und des danebenliegenden Pronator teres (3) in etwa rechtwinklig zueinander verlaufen.

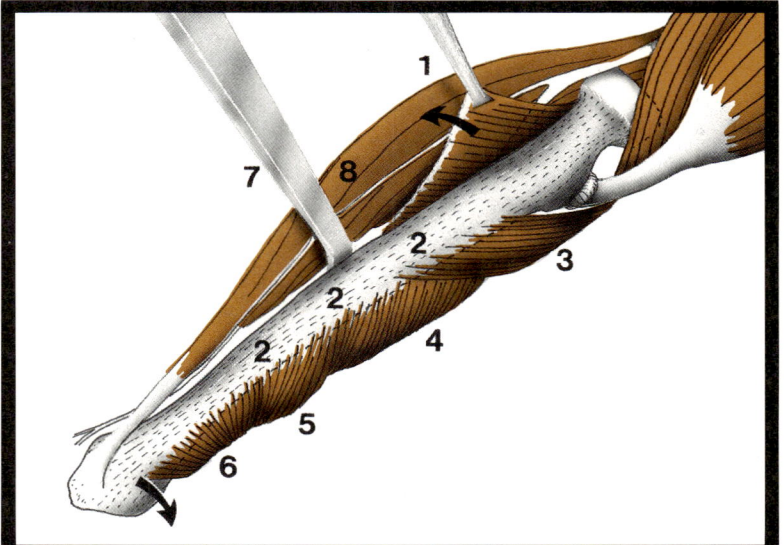

13. Darstellung (7): Man fasse den M. supinator mit einer Gefäßklemme an der medialst gelegenen Ecke und hebe ihn nach lateral ab (1). *Nun wird der Unterarm proniert.* Dies stellt die weichteilfreie laterale Oberfläche des Radius (2) dar und verlagert gleichzeitig den M. pronator teres (3), Flexor digitorum superficialis (4), Flexor pollicis longus (5) und Pronator quadratus nach medial (6). Eine Erweiterung des Operationsgebiets kann die Darstellung der weiter distal liegenden Anteile dieser Muskeln notwendig machen (z. B. für die Darstellung des gesamten radialen Schafts); je nachdem wie es die Verhältnisse erfordern, können die Muskeln vom radialen Schaft mit einem Raspatorium abgetragen werden. Ein Hohmann-Haken (7) dient dazu, den Brachioradialis (8) abzudrängen; falls notwendig kann letzterer von seiner Insertion am Prozessus styloideus radii gelöst werden.

70 Die obere Extremität

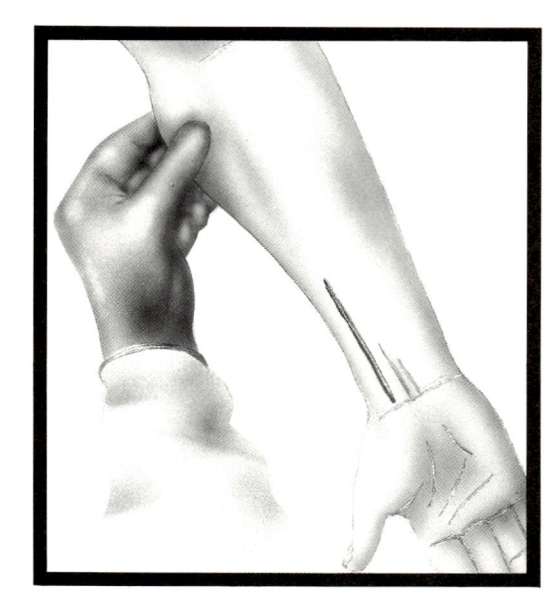

14. Erweiterungen und Variationen; Darstellung des distalen Radius (1): Das Zurückklappen des M. supinators wird bei Darstellung des distalen Radius nur dann notwendig, wenn eine Erweiterung nach proximal angestrebt wird. **Inzision:** Diese Erweiterung sollte von einem Punkt medial zum Prozessus styloideus radii ausgehen und zum Rand der mobilen Muskelbäuche verlaufen, der an der lateralen Seite des Unterarms liegt.

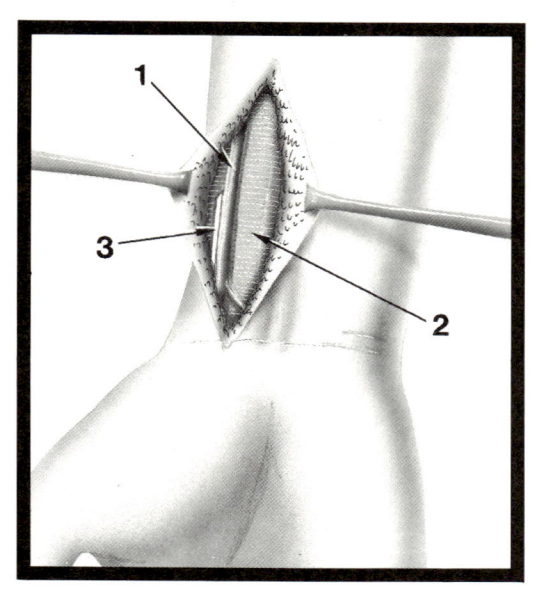

15. Darstellung des distalen Radius (2): Nach Zurückhalten der Haut finden sich die Vena cephalica (1) und ihre Zuflüsse oberflächlich zur tiefen Fascie (2) liegend; der oberflächliche Ast des N. radialis (3) wird normalerweise an der Lateralseite des N. radialis lokalisiert. Der Nerv sollte geschont werden, aber die Vena cephalica kann zum Vorteil der weiteren Operation unterbunden und durchtrennt werden.

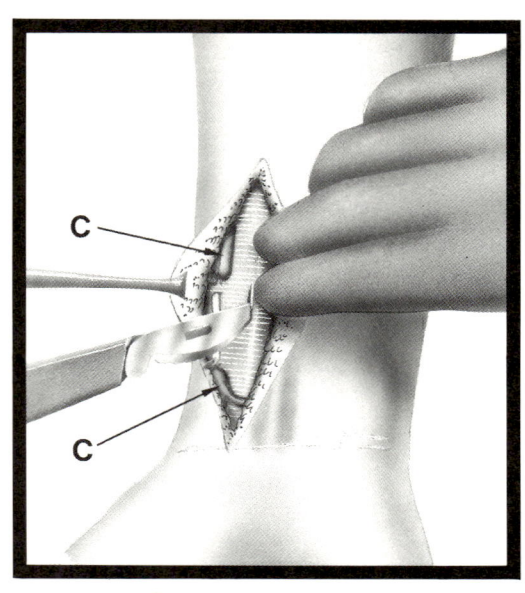

16. Darstellung des distalen Radius (3): Man tastet die Vorwölbung der Sehne des Flexor carpi radialis und eröffnet die tiefe Fascie an der Lateralseite dieser Sehne. Mit einer Präparierschere kann vorsichtig der Schlitz nach proximal und distal verlängert werden. C = Vena cephalica.

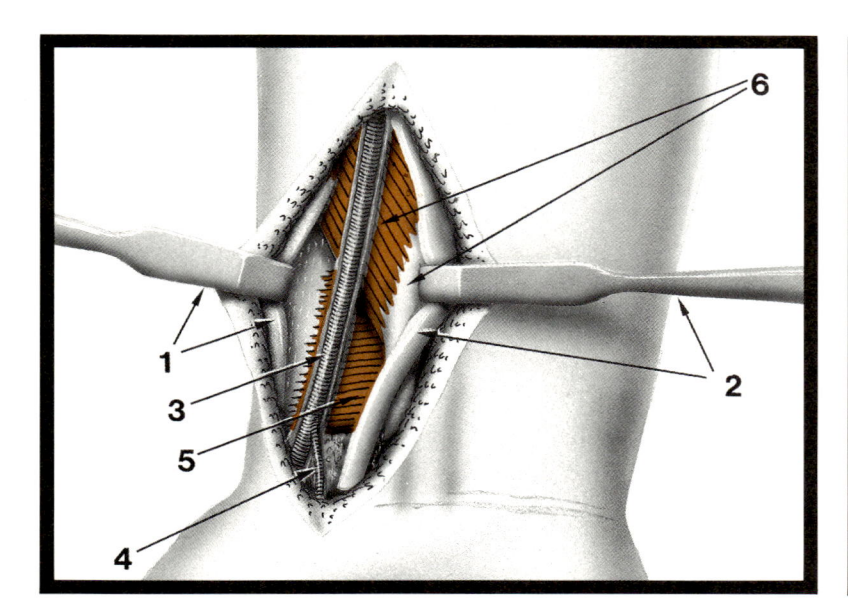

17. Darstellung des distalen Radius (4): Die Sehne des M. brachioradialis (1) wird nach lateral gehalten. Wenn die Operationsverhältnisse beengt sind, kann die Sehne durchtrennt und beim Wundschluß wieder genäht werden. Die Sehne des Flexor carpi radialis wird nach medial gehalten (2). Hierdurch stellt sich die A. radialis mit ihren Begleitvenen und ihrem oberflächlichen volaren Ast (4) dar. In der Tiefe des Operationsgebiets liegen der M. pronator quadratus (5), der Flexor pollicis longus (6) und seine Sehne. In der Mittellinie liegt der Palmeris longus (falls vorhanden) und der N. medianus.

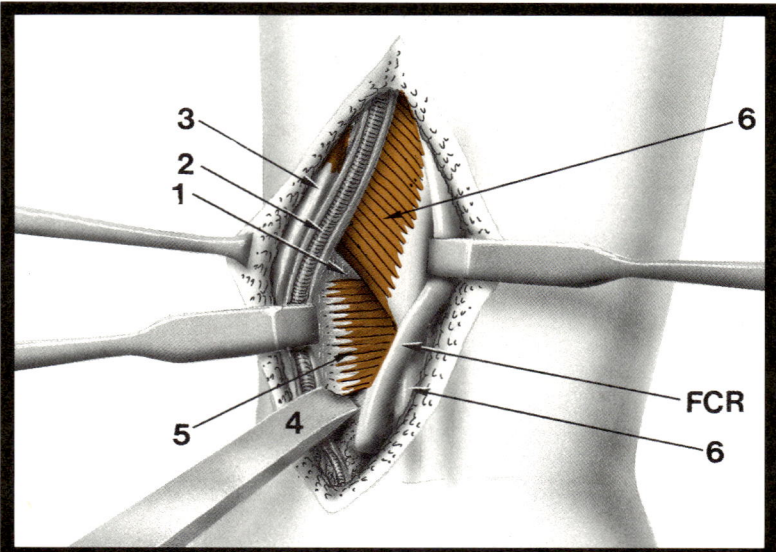

18. Darstellung des distalen Radius (5): Wenn nur eine beschränkte Darstellung des *lateralen* Anteils des Radiusschaftes notwendig wird, wird die A. radialis zusammen mit dem Flexor carpi radialis nach medial abgedrängt und der Arm proniert (nicht bildlich dargestellt). In der gewöhnlich häufigeren Situation, in der die Darstellung der flachen vorderen Oberfläche des Radius (1) notwendig ist (z. B. zum Anbringen einer Platte) wird die A. radialis (2) zusammen mit dem M. brachioradialis (3) nach lateral gehalten. Mit einem Perioststripper (4) werden die Ursprünge des Pronator quadratus (5) und Flexor pollicis longus (6) abgetragen. Falls notwendig, kann die Gelenkkapsel des Handgelenks abgeklappt werden. FCR = Flexor carpi radialis.

Unterarm 71

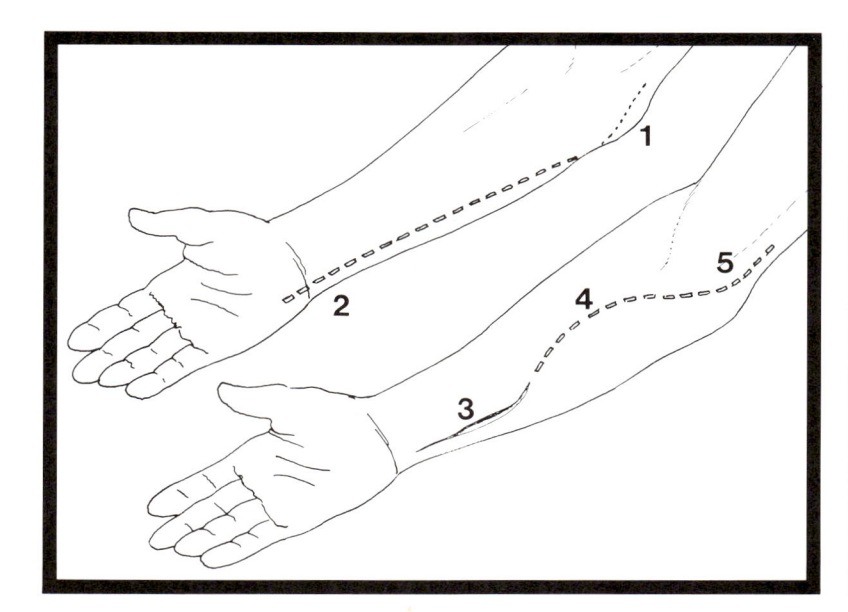

19. McConnell's kombinierte Darstellung des N. medianus und N. ulnaris mit der A. ulnaris (1) [2]; Orientierungspunkte: Der N. ulnaris verläuft in gerader Richtung hinter dem medialen Epicondylus (1) zu einem Punkt lateral des Os pisiforme (2). Diese Orientierungspunkte werden durch Palpation identifiziert. **Inzision:** Im distalen Drittel des Unterarms folgt diese der Verlaufsrichtung des N. ulnaris (3). Proximal kann sie zur fixierten Kante der mobilen Muskelmasse (4) geschwungen werden, bevor sie über die Volarseite des Ellenbogens (5) zum medialen Epicondylus verläuft. Das Ausmaß der Inzision richtet sich nach dem geplanten Eingriff.

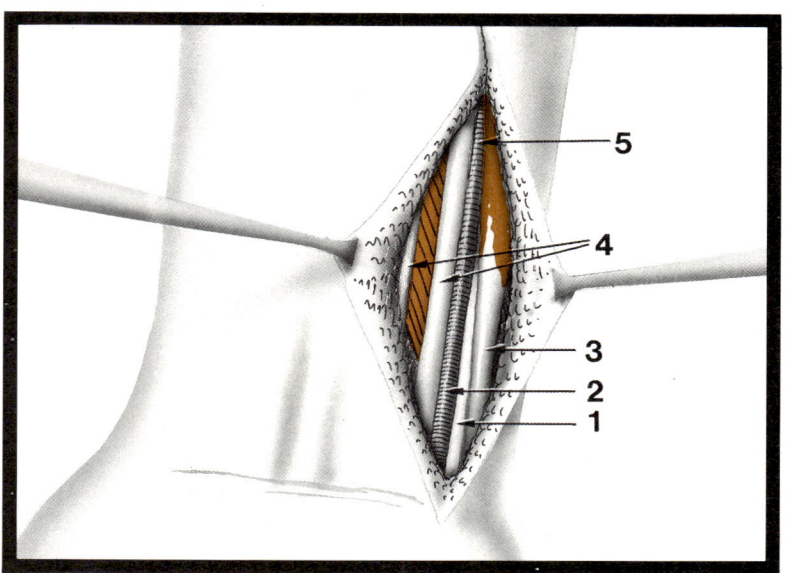

20. McConnell's kombinierte Darstellung; Durchführung (1): Der N. ulnaris (1) liegt medial der A. ulnaris (2) und ihrer Begleitvenen. Sie sollte sich ohne Schwierigkeiten zwischen der dicken Sehne des Flexor carpi ulnaris (3), die medial liegt und dem Flexor digitorum sublimis (superficialis) (4), der lateral liegt finden lassen. Bei der Entwicklung dieses Zugangs werden der N. ulnaris und die Arterie proximal gesucht, damit auch der N. medianus dargestellt werden kann: dies erreicht man durch Öffnung des Zwischenraums (5) zwischen Flexor carpi ulnaris und dem Flexor digitorum superficialis.

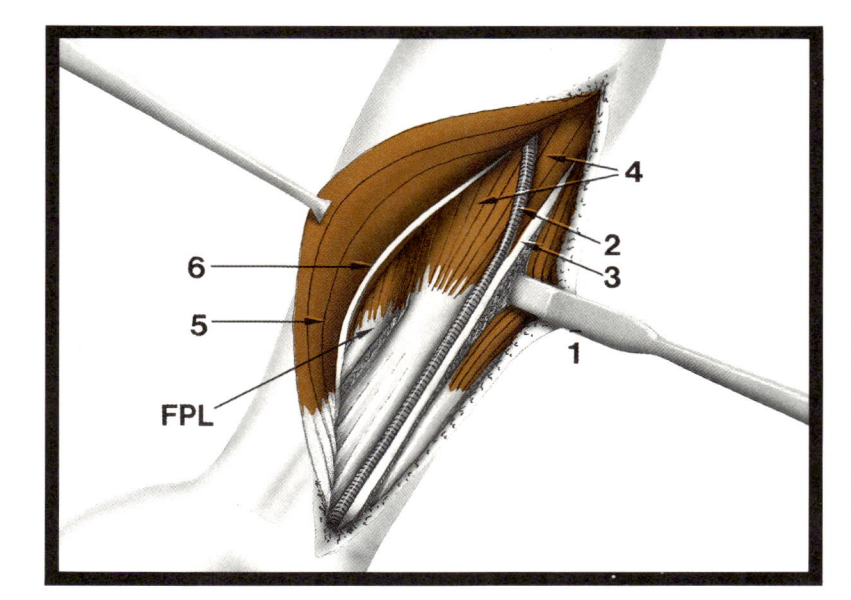

21. McConnell's kombinierte Darstellung; Durchführung (2): Der Flexor carpi ulnaris wird nach medial gehalten (1). In der proximalen Hälfte des Unterarms ist sichtbar wie die A. ulnaris (2) sich vom N. ulnaris (3) trennt und auf dem Flexor digitorum profundus (4) verläuft. Der Zwischenraum zwischen Flexor digitorum profundus und Flexor digitorum superficialis (5) wird geöffnet. Der Flexor digitorum superficialis wird nach lateral gehalten: der N. medianus sollte sich zeigen, indem er an der Unterseite dieses Muskels haftet.

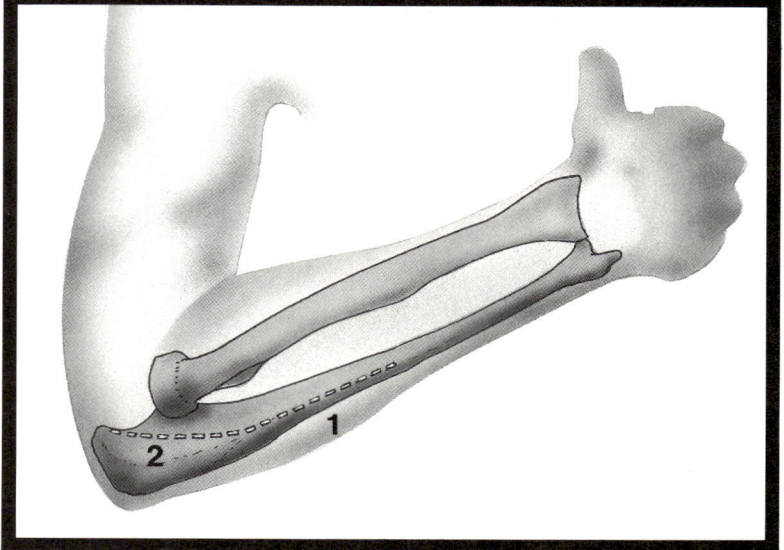

22. Kombinierte Darstellung von Radius und Ulna im proximalen Drittel (1) [3]; Lagerung: Die Operation kann ausgeführt werden, wenn der Patient in Rückenlage oder in Seitlage mit adduzierter Schulter, gebeugtem Ellenbogen und dem Unterarm über dem Thorax gelagert wird. **Inzision:** Die subcutane hintere Kante der Ulna wird leicht durch Palpation gefunden; der Hauptteil der Inzision sollte über dieser Kante (1) verlaufen, wobei sie in ihrem proximalen Anteil (2) lateral am Olecranon vorbei läuft. Nach distal sollte die Inzision bis etwa in Mitte der Ulna verlaufen, obwohl eine kürzere Inzision genügt, wenn dieser Zugang, beispielsweise im Falle einer Olecranonfraktur, gewählt wird.

72 Die obere Extremität

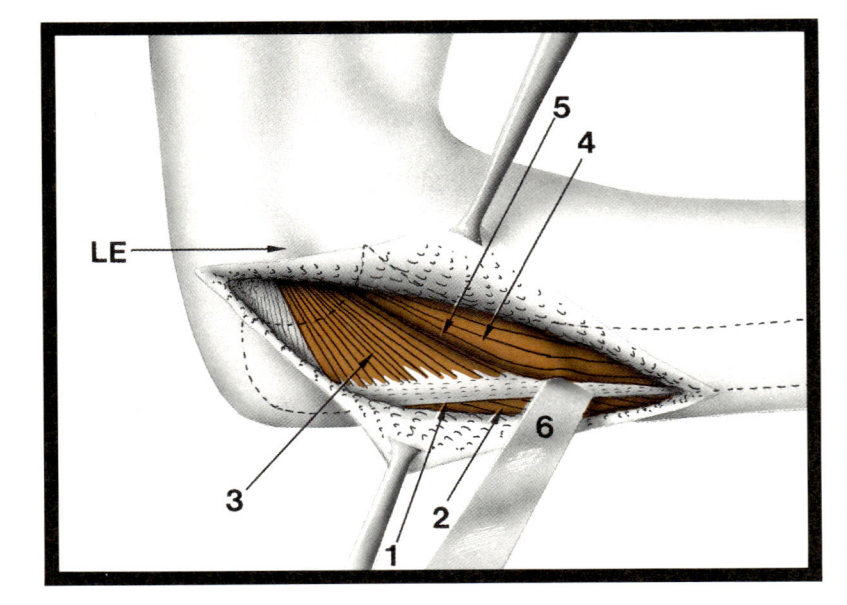

23. Kombinierte Darstellung von Radius und Ulna (2); Durchführung (1): Die Hautlappen werden zur Seite gehalten und die subcutane Kante der Ulna und das Olecranon werden identifiziert. Auf der Medialseite des Knochens liegt der M. flexor digitorum profundus (2); auf der lateralen Seite liegen Anconaeus (3) und Extensor carpi ulnaris (4). Der Zwischenraum zwischen den zuletztgenannten Muskeln (5) wird identifiziert. Mit einem Perioststripper (6) wird der ulnare Ansatz des Extensor carpi ulnaris abgetragen. LE = Epicondylus lateralis.

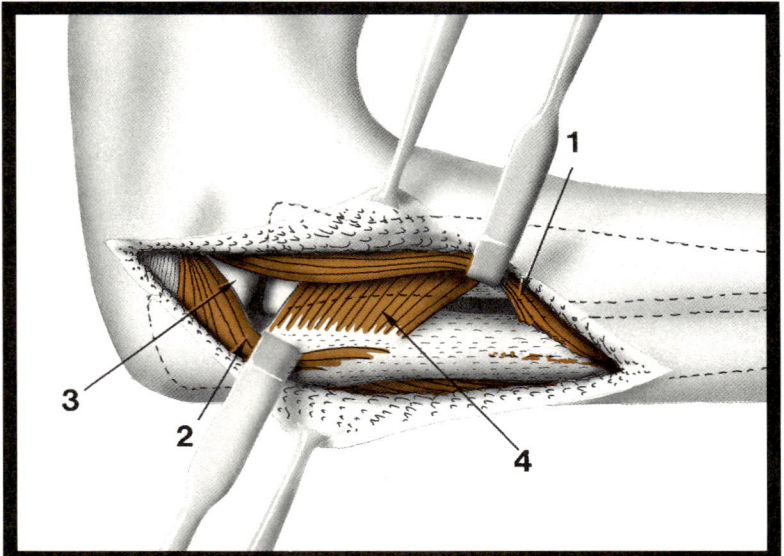

24. Kombinierte Darstellung von Radius und Ulna (3); Durchführung (2): Der Extensor carpi ulnaris wird nach lateral gehalten (1) und der Anconaeus (2) nach medial. Nach Eröffnung der Gelenkkapsel stellt sich das Capitulum (3) und das Radiusköpfchen dar. Wenn der Zugang nicht ausreichend ist, können zwei Schritte weiterhelfen: a) Der M. supinator (4) kann von der Ulna abgetragen werden und damit das proximale Viertel des Radius zur Darstellung gelangen. Man verbleibe dicht am Knochen während der Muskel gestrippt wird, um eine Schädigung des N. interosseus posterior, der im Muskel verläuft, zu vermeiden. Der Supinator wird dann nach vorne geklappt, zusammen mit dem Extensor carpi ulnaris. b) Der Anconaeus kann ebenfalls von der Ulna abgedrängt werden. Diese zusätzlichen Maßnahmen verwandeln den Zugang nach GORDON in den nach BOYD [4].

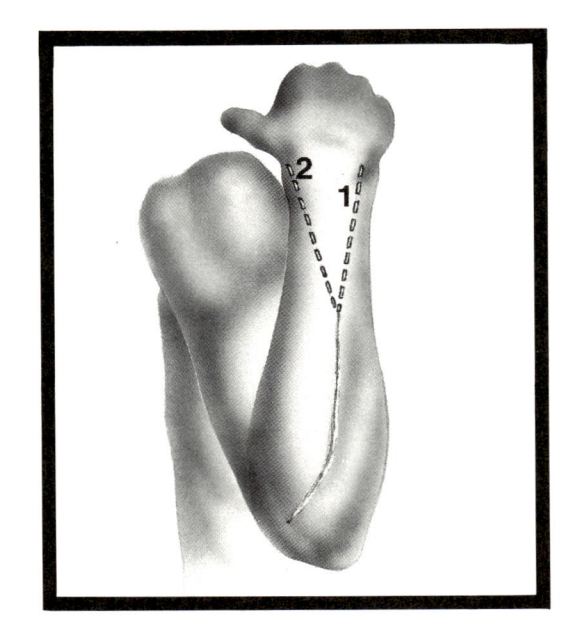

25. Kombinierte Darstellung von Radius und Ulna (4); Erweiterung (1): Für den Fall, daß ein größerer Teil der Ulna unter Sicht kommen muß, sollte die Inzision entlang der hinteren subcutanen Kante der Ulna, falls notwendig bis zum Processus styloideus ulnae (1) verlängert werden. Dies sollte keine speziellen technischen Schwierigkeiten bereiten. Für den Fall, daß ein größerer Anteil des Radius dargestellt werden soll, kann die Inzision in Richtung auf den Processus styloideus radii (2) [5] erweitert werden.

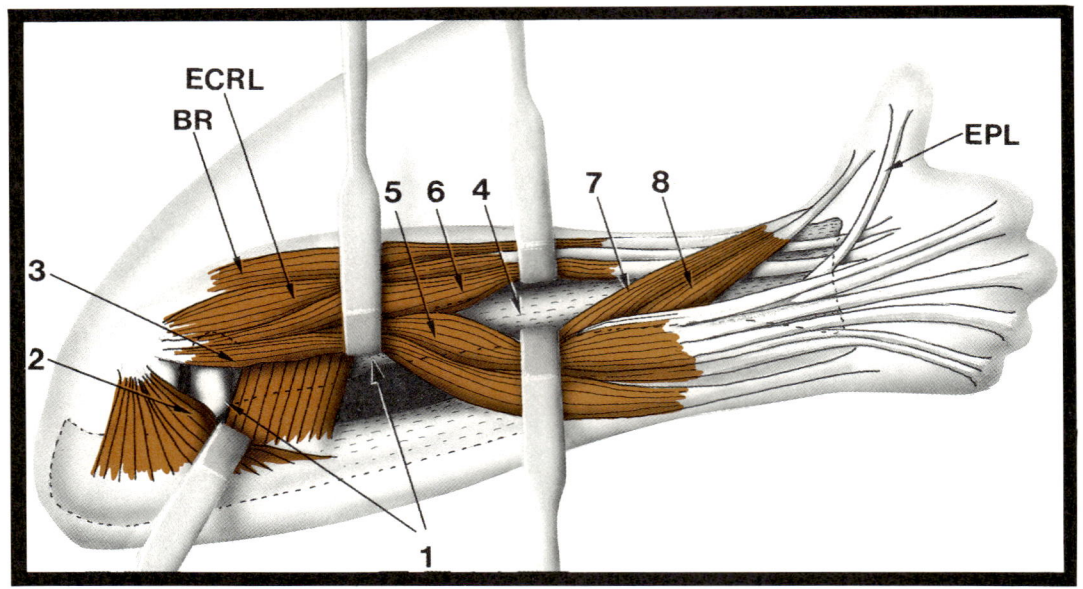

26. Kombinierte Darstellung von Radius und Ulna (5); Erweiterung (2): Obwohl im proximalen Operationsgebiet der Radius (1) zwischen dem M. anconaeus (2) und dem Extensor carpi ulnaris (3) dargestellt werden kann, sollte im distalen Anteil der Zwischenraum (4) zwischen Extensor digitorum communis (5) und Extensor carpi radialis brevis (6) aufgesucht werden. Der Schlüssel zur Lokalisation der Ebene zwischen diesen beiden Muskeln ergibt sich durch die schräg verlaufenden Muskelfasern des Abductor pollicis longus (7) und Extensor pollicis brevis (8). Die zwei letztgenannten Muskeln verwehren eine komplette Darstellung des Radiusschafts von hinten, obwohl ein durchaus ausreichendes Maß von Zugangsmöglichkeiten dadurch erreicht werden kann, daß diese Muskeln alternativ nach proximal und distal zur Seite gehalten werden. BR = M. brachioradialis, EPL = Extensor pollicis longus, ECRL = Extensor carpi radialis longus.

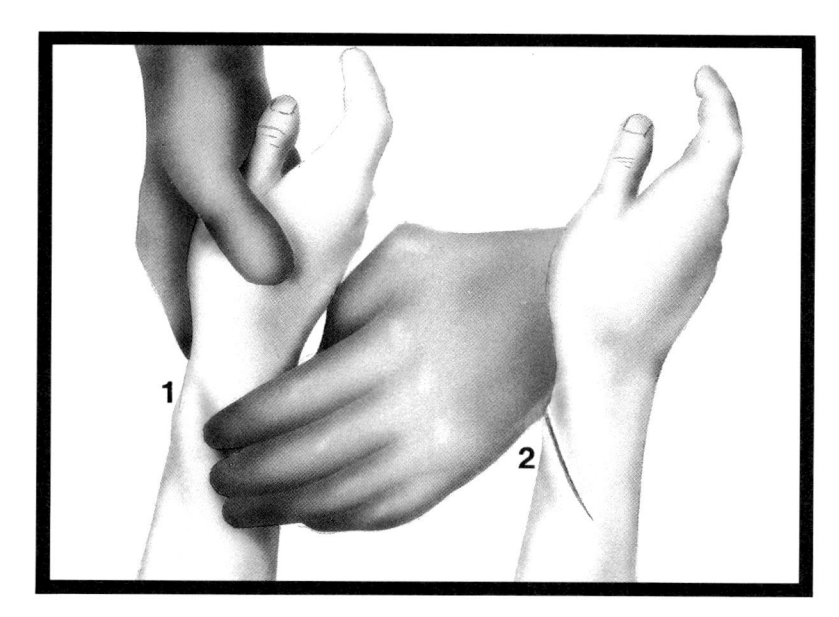

27. Darstellung der Sehnen des Abductor pollicis longus und Extensor pollicis brevis: Man beginne damit, die Vorwölbung, die durch die Sehne des Abductor pollicis longus und Extensor pollicis brevis gebildet wird, dort zu tasten, wo sie den lateralen Teil des Radius in schräg verlaufender Richtung (1) überkreuzen. Die Verlaufsrichtung der Sehnen ist im allgemeinen gut sichtbar, besonders bei verdickten Sehnenscheiden beispielsweise bei einer chronischen Tenosynovitis DeQuervain. Sie können dargestellt werden, indem eine Inzision direkt über ihnen (2) durchgeführt wird.

Literatur, Unterarm

1. Henry AK 1957 Extensile Exposure. Livingstone, Edinburgh, p 100
2. McConnell 1920 Dublin Journal of Medicine :90
3. Gordon ML 1967 Clin Orthop 50:87
4. Boyd HB 1940 Surg Gynecol Obstet 71:86
5. Thompson JE 1918 Ann Surg 68:309

8. Handgelenk und Hand

Einführung

Die chirurgische Darstellung des Handgelenks wird zumeist für folgende Eingriffe notwendig:
1. Dekompression des N. medianus und N. ulnaris;
2. Naht eines durchtrennten N. medianus und ulnaris;
3. Naht, Ersatz oder Umleitung von Beuge- oder Strecksehnen;
4. Synovektomie von Sehnen und Gelenken bei cP-Patienten;
5. Offene Reposition und gelegentliche Osteosynthese bestimmter Handgelenksfrakturen und Luxationen;
6. Osteosynthese von und/oder Knochenverpflanzung bei Naviculare-Pseudarthrosen;
7. Exzision mit oder ohne prothetischen Ersatz bestimmter Mittelhandknochen;
8. Versteifungen des Handgelenks, des Carpus oder des Metacarpalgelenks des Daumens;
9. Drainage von Infektionen in der Handgelenksgegend.

In der Reihenfolge nach: generellem Nutzen, Beliebtheit und Häufigkeit, kann das Handgelenk von: vorne, hinten, lateral oder medial, operativ angegangen werden. Der *vordere* Zugang ergibt einen guten Zugriff auf das Handgelenk selbst und wird am meisten benötigt, denn die hier liegenden Strukturen erfordern öfter unsere Aufmerksamkeit als die der Hinterseite oder der Seiten des Handgelenks. Der Zugang ist nach proximal zum Unterarm hin, oder nach distal in die Handfläche zu, einfach zu verlängern. Nichtsdestoweniger verlangt dieser Zugang besondere Sorgfalt im Hinblick auf die Bedeutung vielfacher Strukturen, die in großer Anzahl in einem örtlich äußerst beschränkten Gebiet anzutreffen sind.

Die anderen, erheblich weniger oft benötigten Zugänge zum Handgelenk erfordern keine speziellen Hinweise.

Unter bestimmten Umständen kann die Darstellung des distalen Unterarms mit großem Vorteil zur Anwendung komen. Eine gewisse Vertrautheit mit dieser anatomischen Gegend ist deshalb wünschenswert.

Das Handgelenk: Empfohlene Zugänge

Eingriff	Empfohlener Zugang
Beugesehnennaht	*Vorderer* Zugang mit oder ohne Erweiterung
N. medianus-Naht	Vorderer Zugang
N. medianus-Dekompression	Vorderer Zugang («S» oder quere Inzision)
Dekompression des N. ulnaris oder Naht des N. ulnaris	Vorderer Zugang mit ulnarer Modifikation
Synovektomie von Handgelenk und Flexorsehne	Vorderer Zugang
Naht der Extensorsehnen	Hinterer Zugang
Offene Reposition einer Lunatumluxation	Vorderer Zugang
Darstellung des Os naviculare	LATERALER oder vorderer Zugang
Darstellung des Os trapezium	Lateraler Zugang
Darstellung des Os capitatum	Hinterer Zugang
Darstellung des distalen Ulnaendes	Medialer Zugang
Handgelenksversteifung	Hinterer Zugang
Osteosynthese einer Smith- oder Barton-Fraktur	Distaler Radiuszugang (siehe Unterarm Abb. 14) und vorderer Zugang

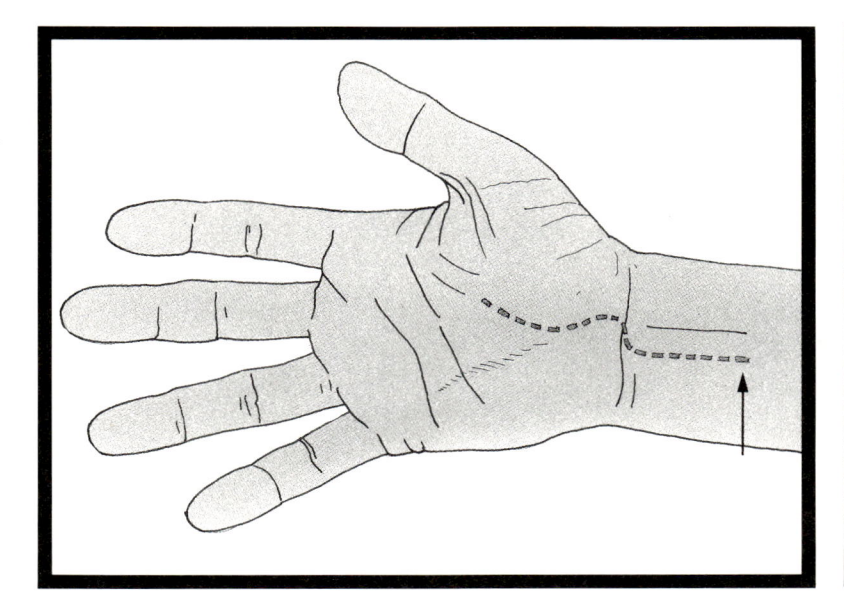

1. Das Handgelenk, vorderer Zugang (1); Lagerung: Der Patient liegt in Rückenlage und der Arm auf einem Handtisch. Die Operation erfolgt in Blutleere. **Inzision:** Man beginnt die Inzision etwas ulnar der Mittellinie, 3–4 cm proximal der Handgelenksbeugefalte. Sie wird nach unten bis in die Ebene des Handgelenks gezogen, bevor sie eine kurze Strecke (etwa 1 cm) nach lateral verläuft. Nun wird sie soweit distal der Handfläche fortgesetzt wie notwendig, wobei man hierbei der Falte des Thenars folgt.

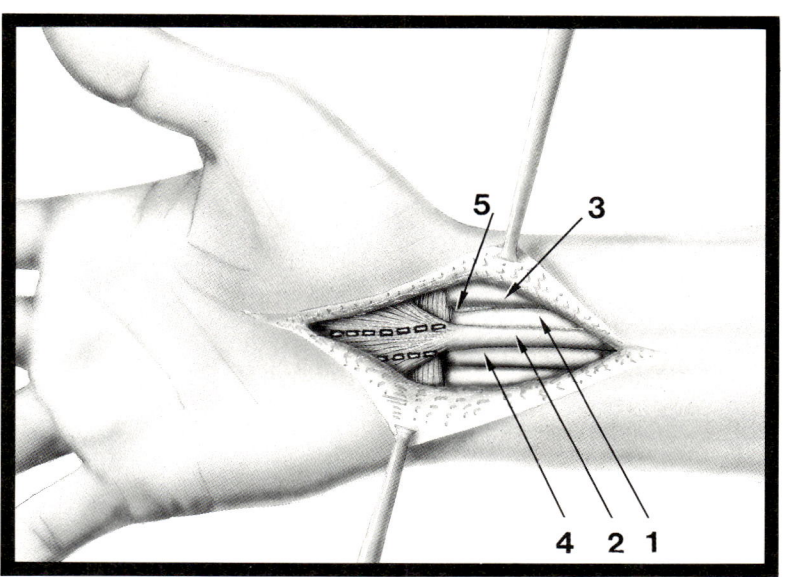

2. Vorderer Zugang; Durchführung (1): Die tiefe Fascie wird proximal eröffnet und die Präparation nach distal fortgesetzt; der N. medianus muß klar identifiziert werden. *Normalerweise* liegt der Nerv (1) unterhalb des Palmaris longus (2) und zwischen Flexor carpi radialis (3) lateral und Flexor digitorum superficialis (4) medial. Die Sehne des Flexor pollicis longus (5) liegt tiefer und mehr auf der Lateralseite. Der laterale Anteil des Nervs kann normalerweise an der Kante des Palmaris longus gesehen werden. Für den Fall, daß der Palmaris longus fehlt, ist der N. medianus die *am meisten oberflächlich gelegene Struktur*. Man unterscheide den Nerv von der Sehne durch sein stumpferes Aussehen, sein Perineurium und durch die begleitende Arterie.

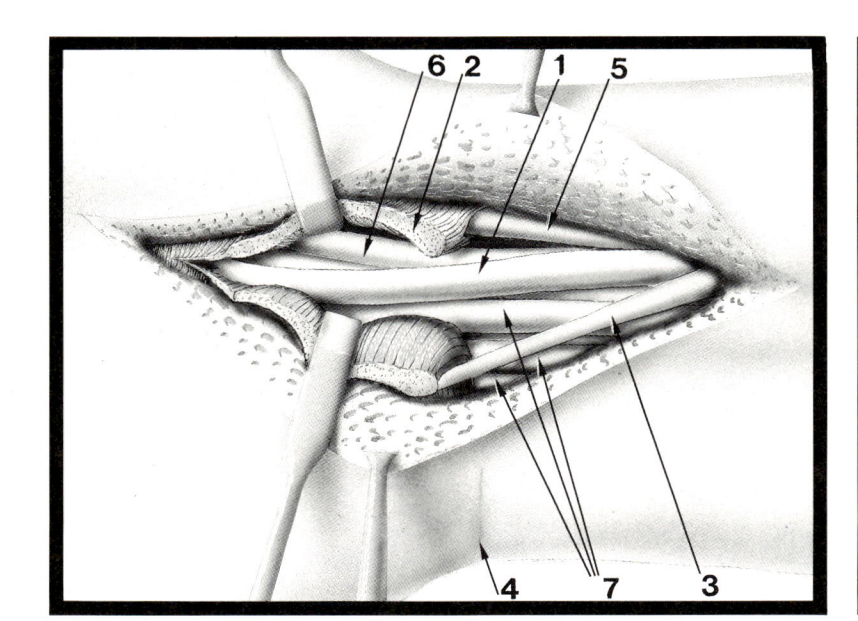

3. Durchführung (2): Nachdem der N. medianus (1) deutlich identifiziert wurde, kann er geschützt werden und das Lig. carpi transversum (2) problemlos durch eine vertikale Inzision durchtrennt werden. Wenn die Darstellung des N. medianus der Hauptgrund des operativen Eingriffs ist[1], kann das Lig. carpi transversum direkt über dem Nerv durchtrennt werden und der Palmaris longus (3) wird nach medial zur Seite gehalten. Ansonsten bleibt man möglichst nahe am ulnaren Ansatz des Lig. carpi transversum (siehe gestrichelte Linie der vorausgehenden Darstellung). Man beachte, daß das proximale Ende des Lig. carpi transversum auf Höhe der distalen Handgelenksbeugefalte (4) liegt. 5 = Flexor carpi radialis, 6 = Flexor pollicis longus, 7 = Flexor digitorum superficialis.

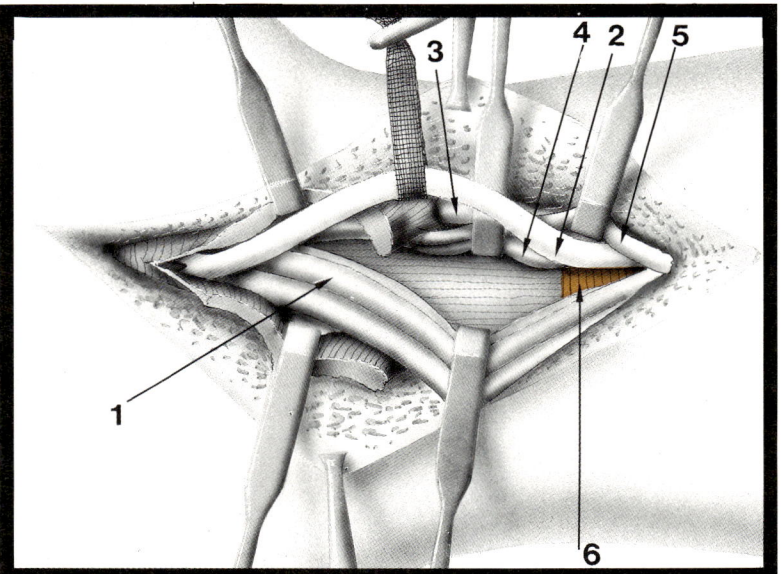

[1] Anm. d. Ü.: z.B. beim Carpaltunnelsyndrom.

4. Durchführung (3): Der Zugang zum Os lunatum und zum Handgelenk ist durch die Beugesehne (1) und den N. medianus (2) blockiert und diese Strukturen müssen zur Seite gehalten werden, um die entsprechende tiefere Ebene zu erreichen. Die oberflächlichen und tiefen Flexoren werden nach *medial* gehalten; der N. medianus wird vorsichtig nach *lateral* gehalten, falls notwendig, sollte ein mit Kochsalz getränktes Nervenbändchen zur Anwendung kommen. Der Flexor carpi radialis (3), Flexor pollicis longus (4) und Palmaris longus (5) (falls vorhanden), sollten ebenfalls nach lateral gehalten werden. Nun wird die Gelenkkapsel des Handgelenks, soweit gewünscht, eröffnet. Das distale Ende des Radius kann weiter dargestellt werden, falls dies gewünscht wird, indem der M. pronator quadratus (6) abgedrängt oder abgetragen wird.

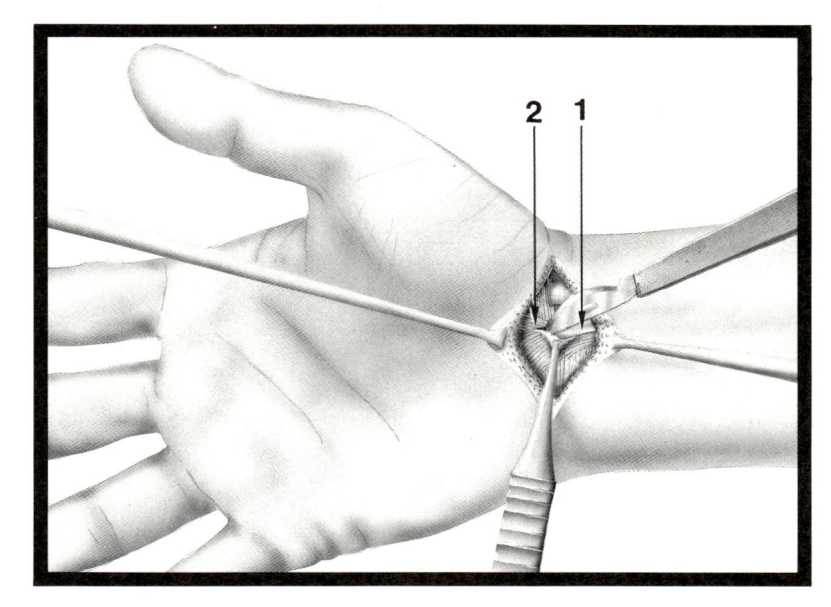

5. Variationen (1): Wenn nur ein beschränkter Zugang notwendig und ein gutes kosmetisches Resultat mit minimaler Narbenbildung ganz besonders wünschenswert ist, kann eine quere Inzision in der Linie der Handgelenksbeugefalte durchgeführt werden. Nach Identifikation des N. medianus (1) kann das Lig. carpi transversum (2) durchtrennt werden, wobei die scharfe Seite des Skalpells in der nervabgewandten Richtung geführt werden sollte. Die übrigen Strukturen werden in die Richtungen zur Seite gehalten, die in der vorausgehenden Abbildung beschrieben sind. Während der N. ulnaris durch beide der angegebenen Inzisionen dargestellt werden kann, empfiehlt sich ein modifizierter Zugang für einen besonders guten Zugriff auf den Nerv.

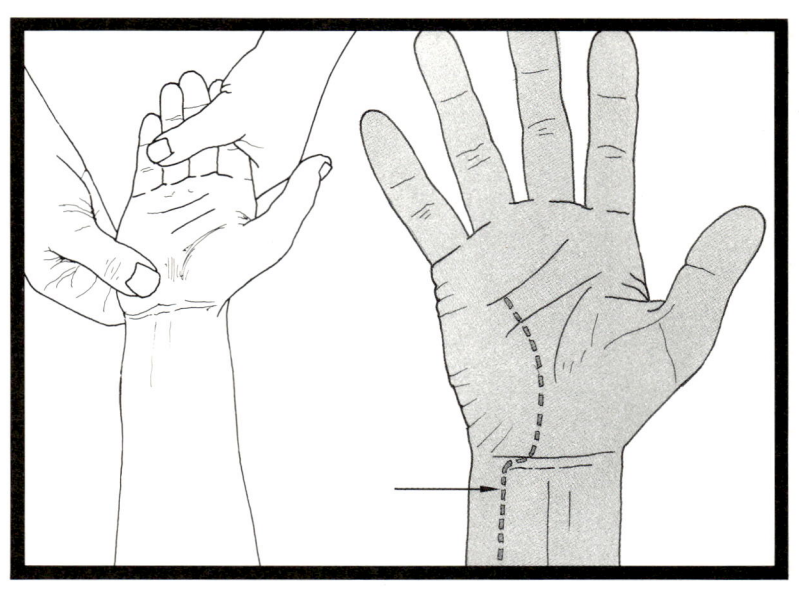

6. Variationen (2) (a); Darstellung des N. ulnaris: Das Os pisiforme wird durch Palpation identifiziert. Der proximale Schenkel der Inzision erfolgt auf der Medialseite des Unterarms, in dessen Verlaufsrichtung. Die Inzision wird dann nach lateral entlang der Hautfalte des Handgelenks abgewinkelt, bevor sie in die Handfläche verläuft und hierbei am Rand des Hypothenars entlang zieht.

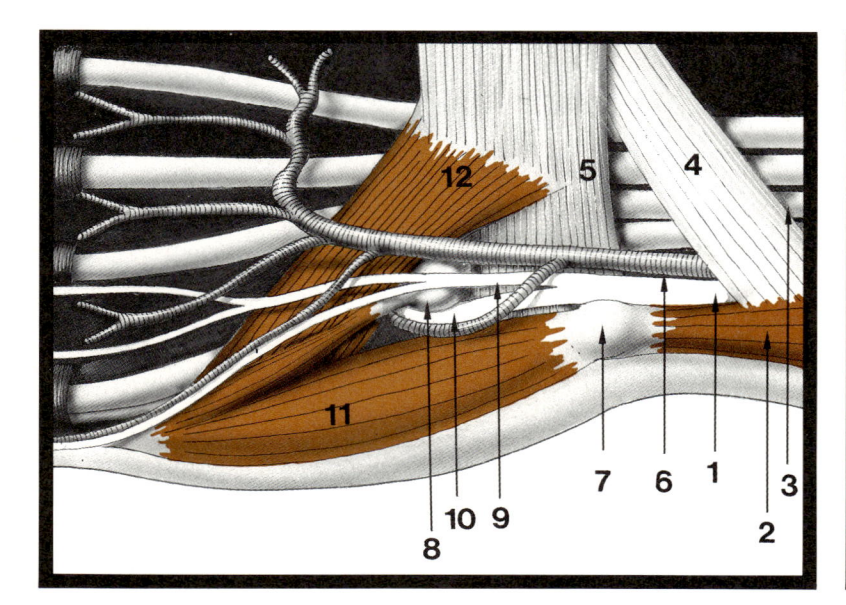

7. Variationen (2) (b): Der N. ulnaris (1) wird zwischen Flexor carpi ulnaris (2) und den Fingerflexoren (3) lokalisiert. Er kommt soweit distal zur Darstellung, wie dies notwendig ist, und man durchtrennt – in dieser Reihenfolge – das Lig. carpi volare (4) (das zwischen Flexor carpi ulnaris und dem Retinaculum flexorum (5) verläuft) und den Palmaris brevis, die oberflächliche Muskelschicht, die vom Retinaculum zur Haut entlang der Ulnarseite der Hand verläuft. Der Nerv liegt oberflächlich zum Retinaculum und medial zur Arterie (6); er teilt sich zwischen Os pisiforme (7) und dem Haken des Os hamatum (8), in den oberflächlichen (9) und den tiefen (10) Ast auf. Letzterer verläuft tief in der Handfläche zwischen M. abductor digiti minimi (11) und M. flexor digiti minimi (12).

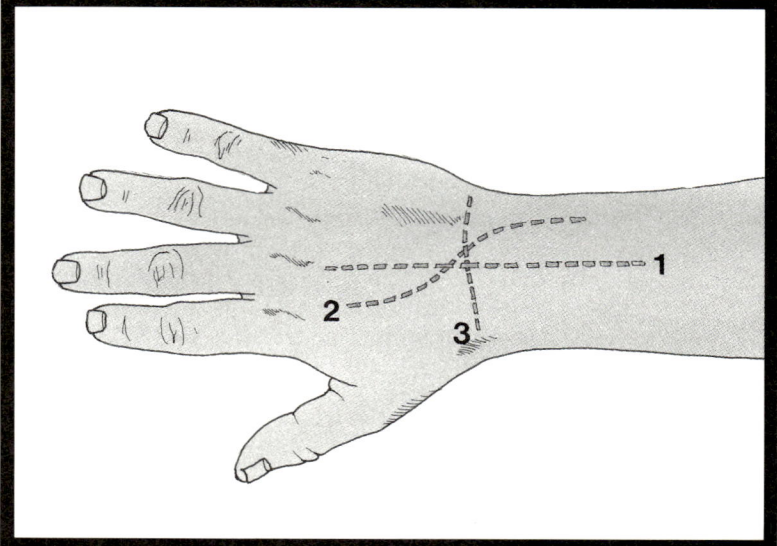

8. Hinterer Zugang zum Handgelenk; Lagerung: Der Patient liegt in Rückenlage, der pronierte Unterarm auf einem Handtisch. Der Eingriff wird in Blutleere durchgeführt. **Inzision:** Für die breitflächigste Darstellung mit problemloser Verlängerung in beide Richtungen verwendet man eine Mittellinieninzision (1). Dies ist der bevorzugte Zugang für eine Handgelenksarthrodese unter Verwendung von corticospongiösen Spänen, die über den Carpus zwischen Radius und dem mittleren Metacarpale eingebolzt werden. Wenn eine breitflächigere Darstellung notwendig wird, verwende man ein langgezogenes S (2) und eine quere (3) Inzision.

Handgelenk 77

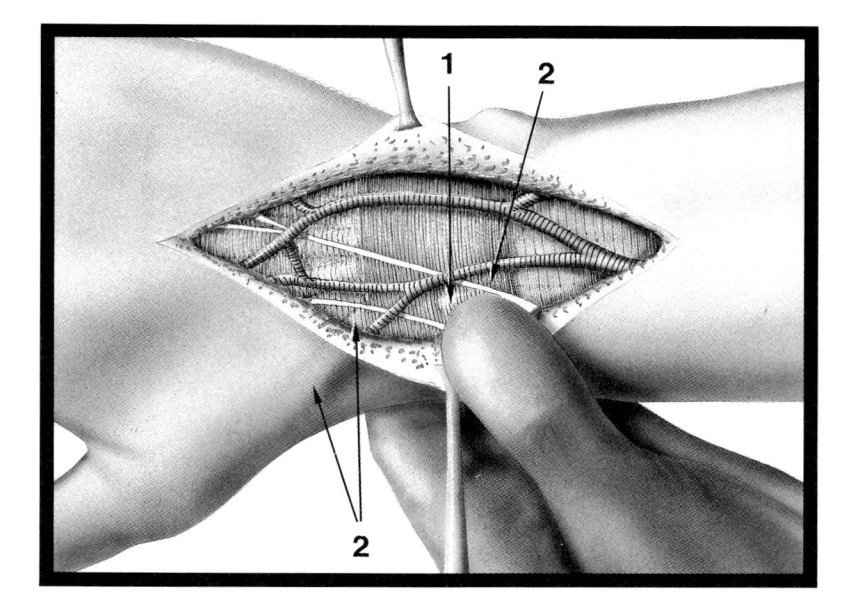

9. Hinterer Zugang; Durchführung (1): Die Hautlappen werden zur Seite gehalten, wobei soviel wie möglich vom dorsalen Plexus venosus erhalten wird, solange dies mit einem adäquaten operativen Zugriff vereinbar ist. Man schone die oberflächlichen Äste des N. radialis. Man palpiere das Tuberculum radiale dorsale (1), um den Extensor pollicis longus (2), der direkt medial dazu liegt, zu lokalisieren. Um Zugang zum Handgelenk und zum Carpus zu erhalten, muß das Retinakulum der Extensoren mit einer vertikalen Inzision durchtrennt werden und die Extensorsehnen werden zur Seite gehalten. Das Retinakulum kann medial oder lateral durchtrennt werden, je nachdem, welcher Teil des Handgelenks oder Carpus dargestellt werden soll.

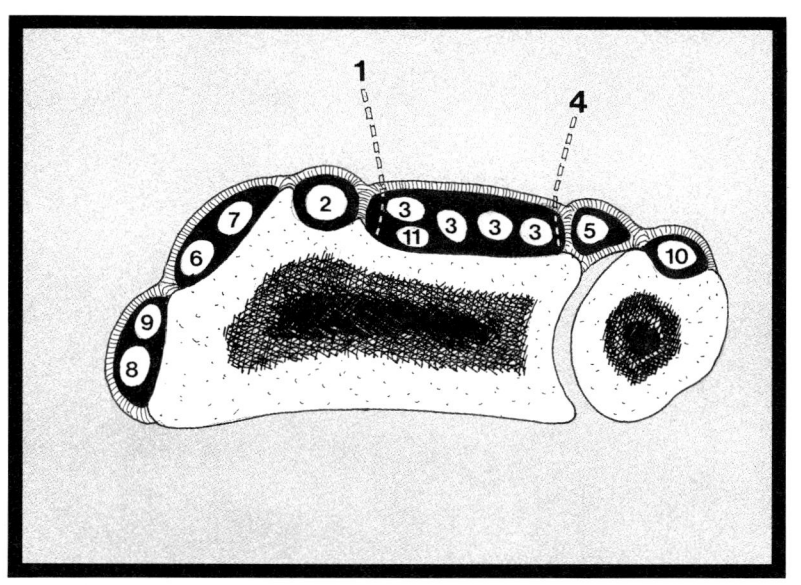

10. Hinterer Zugang; Durchführung (2): Um den distalen Radius, das Os naviculare und das Os capitatum darzustellen, muß der Zwischenraum (1) zwischen Extensor pollicis longus (2) und Extensor digitorum communis (3) präpariert werden. Um die Medialseite des Handgelenks darzustellen, präpariere man den Zwischenraum (4) zwischen Extensor digitorum communis und Extensor digiti quinti proprius (5). Falls notwendig verwendet man beide Retinakulainzisionen, wobei die Sehnen des Extensor digitorum communis nach beiden Seiten gehalten werden. 6, 7 = Extensor carpi radialis longus und brevis, 8 = Abductor pollicis longus, 9 = Extensor pollicis brevis, 10 = Extensor carpi ulnaris. Beachte: Der Extensor indicis proprius (11) und der Extensor digiti quinti proprius liegen beide auf der Medialseite ihrer korrespondierenden Extensorsehnen.

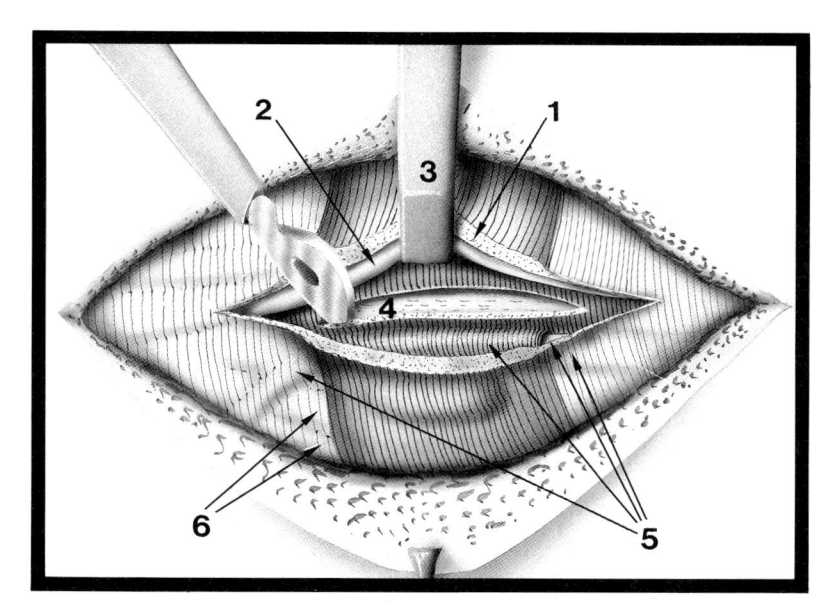

11. Hinterer Zugang; Durchführung (3): Die Durchtrennung des Retinakulums der Extensoren (1) auf der Radialseite ist im allgemeinen für die meisten Eingriffe ausreichend. Man durchtrennt es direkt lateral zum Extensor digitorum communis (2) und halte den Extensor digitorum communis nach medial (3) zur Seite. Das Periost wird vertikal über dem Radius (4) inzidiert, und, indem man in der subperiostalen Ebene bleibt, werden der Extensor pollicis longus (5) und der Extensor carpi radialis longus und brevis (6) auf der Lateralseite mobilisiert. Man bemühe sich ihre Fascientunnel zu erhalten. Indem man strikt am Knochen bleibt, wird die Gefährdung der A. radialis minimiert.

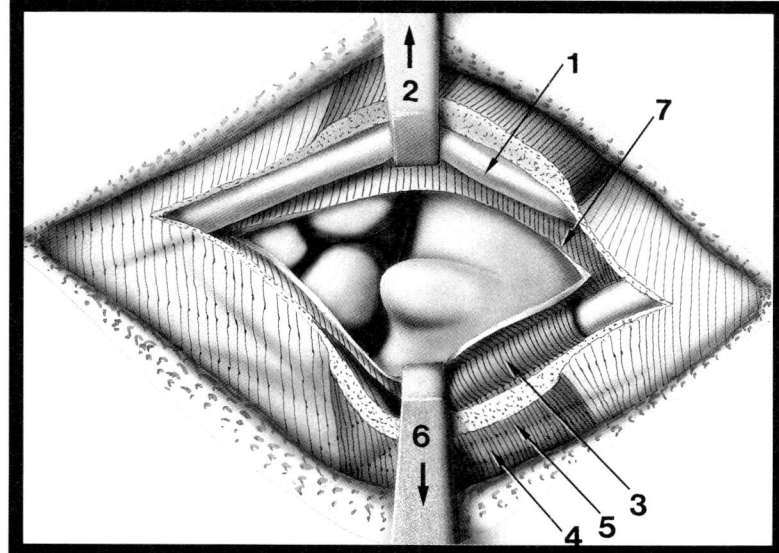

12. Hinterer Zugang; Durchführung (4): Nun wird der Extensor digitorum communis (1) stark nach medial (2) zur Seite gehalten, der Extensor pollicis longus (3) und der Extensor carpi radialis longus (4) und brevis (5) nach lateral (6). Das Handgelenk und der Carpus können dann durch eine vertikale (7) oder eine T-förmige Inzision der dorsalen Gelenkkapsel sichtbar gemacht werden. Im Fall der T-förmigen Inzision sollte der horizontale Schenkel über dem Radius angelegt und der vertikale Schenkel in Richtung der Basis des Metacarpale III geführt werden. Der Zugang zum Handrücken kann durch eine distale Verlängerung der Inzision erreicht werden.

78 Die obere Extremität

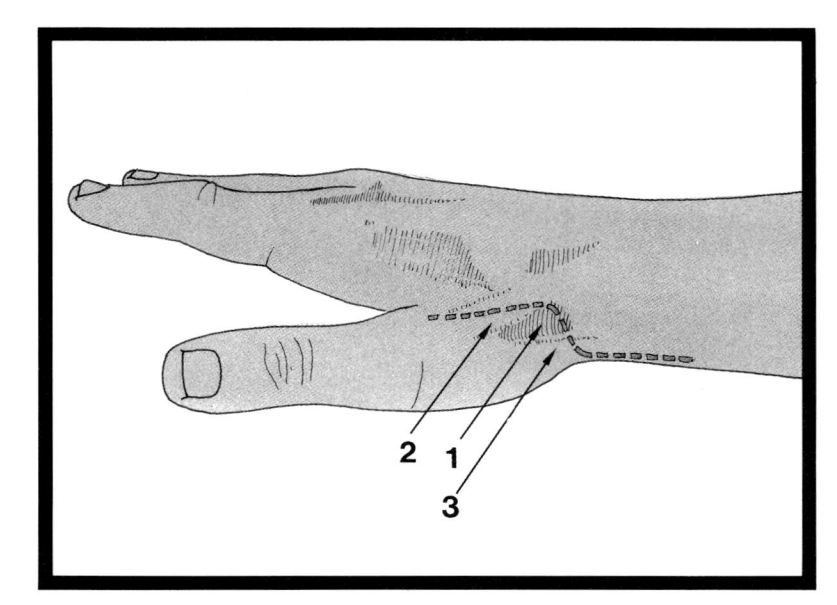

13. Lateraler Zugang zum Handgelenk; Lagerung: Der Patient liegt in Rückenlage, der Arm in Mittelstellung auf einem Handtisch. Der Eingriff wird in Blutsperre durchgeführt. **Orientierungspunkte:** Man identifiziere die Tabatière (1), die zwischen den Sehnen des Extensor pollicis longus (2) und des Extensor pollicis brevis (3) liegt. **Inzision:** Der zentrale Anteil der bajonettförmigen Inzision sollte die Tabatière im rechten Winkel zu den Sehnen überkreuzen. *Distal* sollte sie entlang der Verlaufsrichtung des Extensor pollicis longus geführt werden. *Proximal* sollte sie 3–5 cm entlang der vorderen Radiusfläche geführt werden.

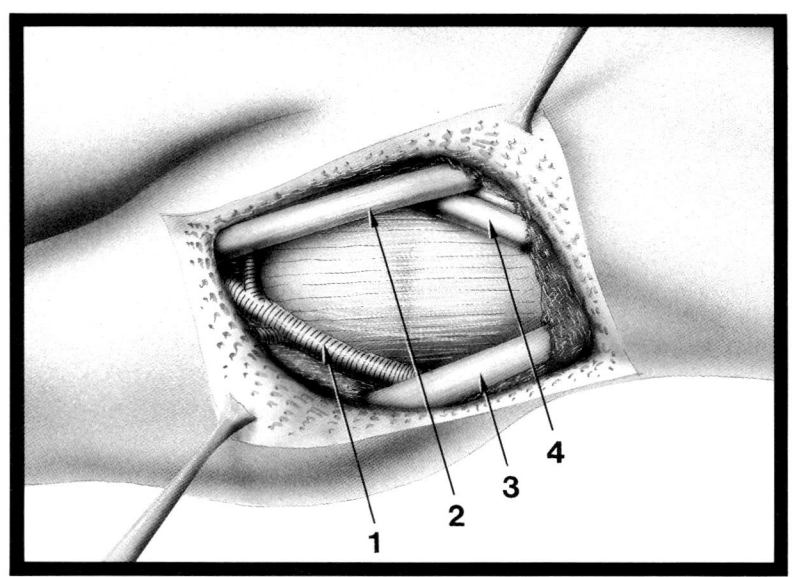

14. Lateraler Zugang; Durchführung (1): Die Hautlappen werden mit Vorsicht retrahiert und die A. radialis (1), die schräg über den Zwischenraum zwischen Extensor pollicis longus (2) und Extensor pollicis brevis (3) verläuft identifiziert werden. Der laterale Endast des N. radialis superficialis wird normalerweise vorne zusammen mit dem Extensor pollicis brevis und den Abductorsehnen des Daumens zur Seite gehalten, dabei sollte sehr sorgfältig darauf geachtet werden, seine Aufteilung zu schonen. Der Extensor pollicis longus und der Extensor carpi radialis longus (4) werden nach hinten gehalten.

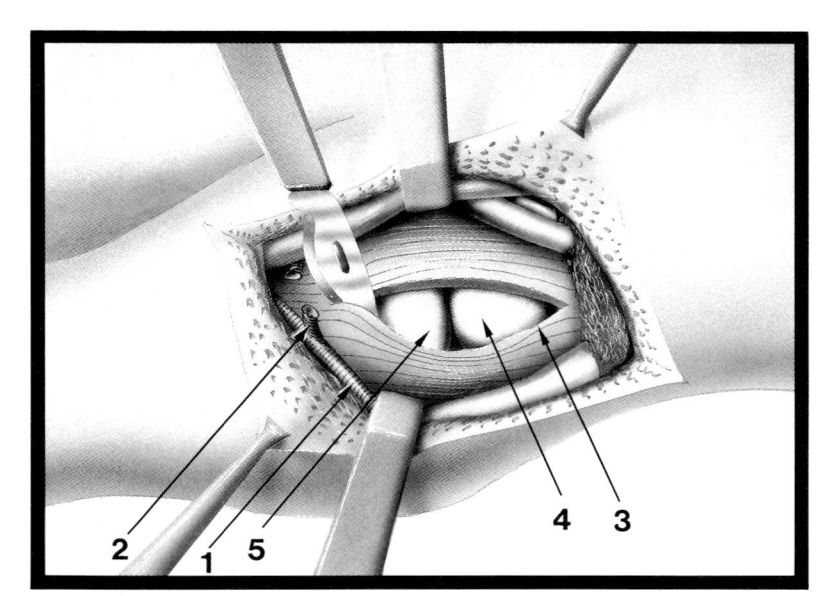

15. Lateraler Zugang; Durchführung (2): Um das Os naviculare darzustellen, muß die A. radialis (1) mobilisiert und vorsichtig vorne zur Seite gehalten werden. Die Ligatur und Durchtrennung ihres dorsalen Carpalastes (2) wird im allgemeinen notwendig. Das Lig. carpale dorsale und die Gelenkkapsel des Radiocarpalgelenks (3) werden dann longitudinal inzidiert, um das Os naviculare (4) darzustellen. Um das Os trapezium (5) in vollem Umfang darzustellen, muß die A. radialis in die *gegenseitige* Richtung, d. h. nach dorsomedial mobilisiert werden.

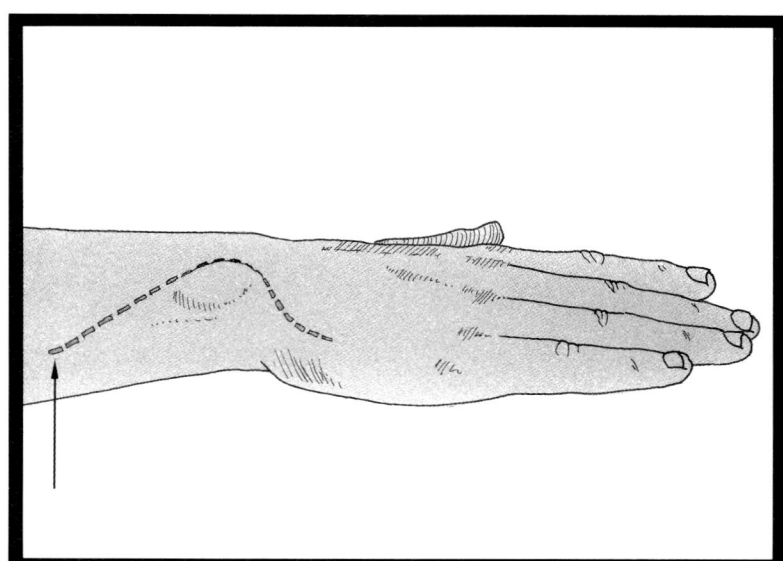

16. Medialer Zugang zum Handgelenk; Lagerung: Der Patient liegt in Rückenlage, der Arm auf einem Seittisch. Der Eingriff wird in Blutleere ausgeführt. **Inzision:** Man beginne die Inzision über dem medialen Aspekt des Unterarms, 3–5 cm oberhalb dem Handgelenk. Die Inzision wird nach oben zur dorsalen Seite des Handgelenks und lateral zum Prozessus styloideus ulnae geführt, bevor sie in anteromedialer Richtung etwa 1–3 cm in Richtung auf das Metacarpale V nach unten geführt wird.

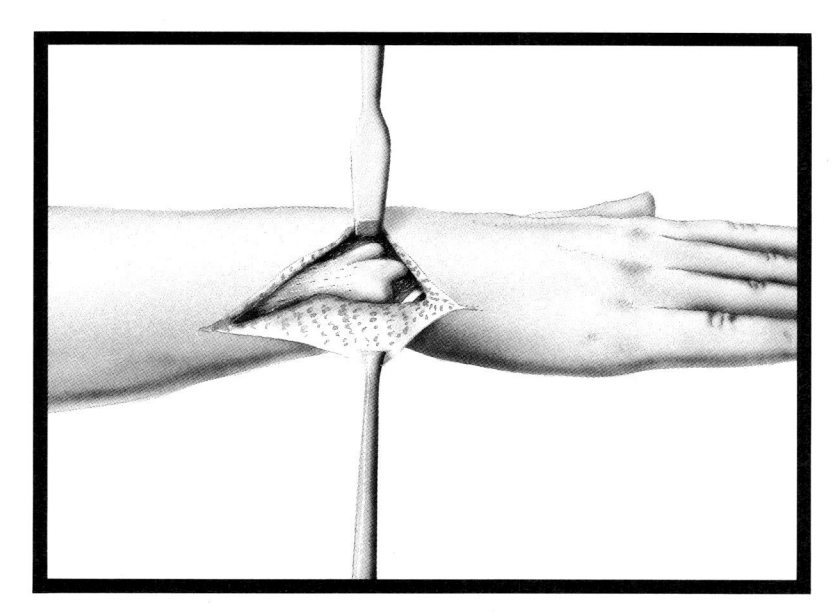

17. Medialer Zugang; Durchführung: Man achte darauf, den dorsalen Ast des N. ulnaris nicht zu schädigen, wenn man die Haut und das subcutane Fett mobilisiert: der Nervenast verläuft von der Vorder- zur Rückseite des Handgelenks in der Aushöhlung distal des Ulnaköpfchens. Nach Exzision des distalen Ulnaendes ist es möglich, Zugang zum Radius zu gewinnen (durch den lateralen Aspekt des Ulnabetts) sowie auch zum Carpus. HENRY [2] beschreibt, wie dieser Zugang entlang dem Metacarpale V ausgedehnt werden kann und wie durch vorsichtige Luxation des Os pisiforme Zugang zum tiefen Ast des N. ulnaris gewonnen wird.

Hand

Einführung

Eingriffe an der Hand unterliegen einer Anzahl von Beschränkungen, was die Bedeutung einer sorgfältigen präoperativen Planung unterstreicht.

Es ist notwendig, Narbenbildungen zu vermeiden oder zumindest so gering wie möglich zu halten, wenn es sich um hochsensible Gegenden handelt und konsequenterweise sollten die Fingerbeeren stets gemieden werden. Primäre Heilung ohne Gewebsverlust verlangt eine ausreichende Vaskularisierung jedes Lappens. Das omnipräsente Problem der Narbenkontraktur muß dadurch vermieden werden, daß Inzisionen gewählt werden, die nicht die natürlichen Falten der Finger oder der Handfläche im rechten Winkel überqueren: wenn dies aus dem einen oder andern Grund nicht möglich ist, sollte die primäre Verwendung von Z-Plastiken stets in Betracht gezogen werden [3]. Inzisionen sollten so kurz wie möglich gehalten werden, was aber nicht dazu führen sollte, daß die anatomische Darstellung so sehr eingeschränkt wird, daß hierdurch bedeutende Nerven oder Gefäße geschädigt werden, weil sie nicht lokalisierbar sind. Trotz dieser Restriktion ist eine große Anzahl von Zugängen beschrieben worden [4, 5, 6].

Die häufigsten Indikationen für operative Eingriffe in dieser Region schließen Sehnennähte oder -plastiken ein, Nervenexplorationen oder Nähte, Repositionen und Fixationen von Frakturen, Drainage von Infektionen der Hand und der Finger und die Behandlung des M. Dupuytren.

Die Auswahl der geeigneten Inzision wird bei Wahleingriffen durch die Lage der Läsion und die Art der ins Auge gefaßten Operation bestimmt; es ist nicht notwendig, hier weiter darauf einzugehen.

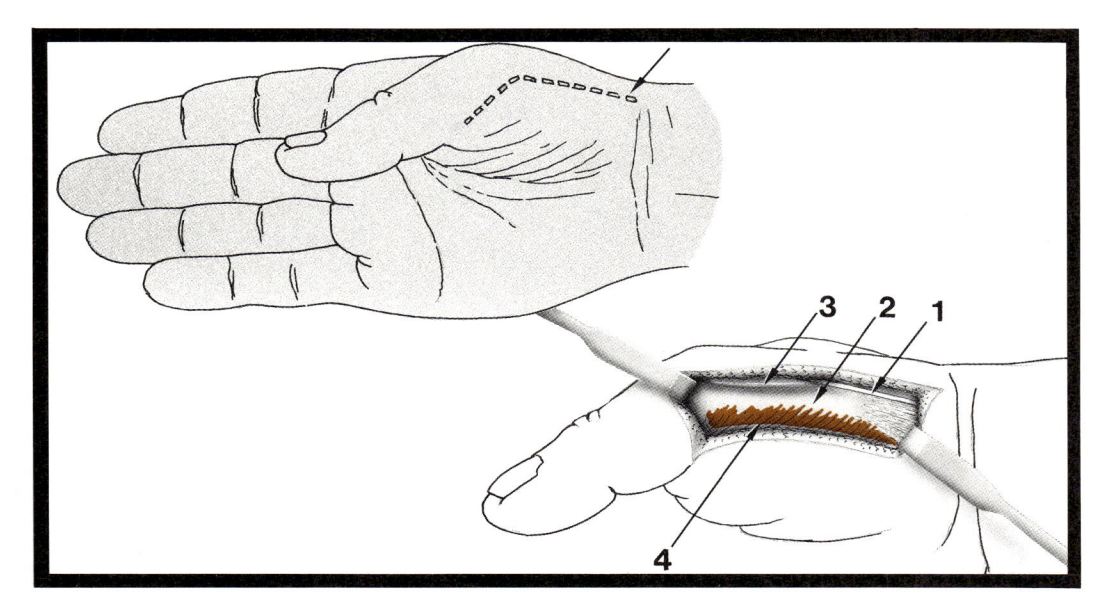

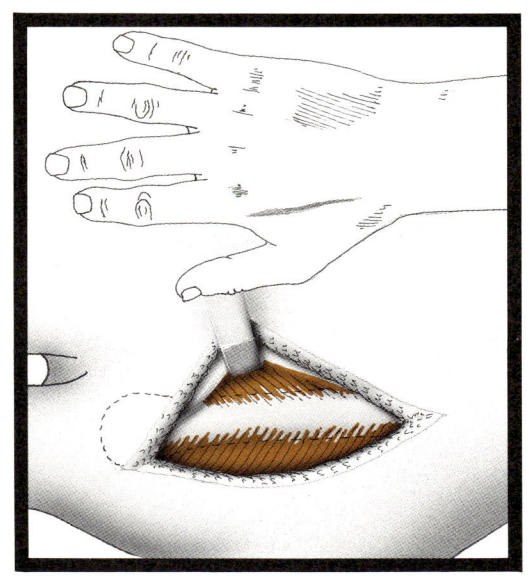

1. Darstellung der Metacarpalia; das Metacarpale I: Der Hauptteil der Inzision sollte in Verlaufsrichtung des Metacarpales angelegt werden, auf seiner lateralen Oberfläche aber direkt oberhalb der Sehne des Extensor pollicis brevis. Die Inzision wird bogenförmig nach distal zur Mitte der Beugefalte des MP-Gelenks des Daumens fortgeführt (alternativ kann die Inzision an den Seiten der proximalen und distalen Phalangen in der Art einer mediolateralen Inzision (siehe Abb. 5) verlängert werden). Die Hautlappen werden angehoben, wobei sehr darauf geachtet wird, den dorsalen Ast des N. radialis superficialis (1) der zur Radialseite des Daumens verläuft, zu schonen. Das Metacarpale (2) wird zwischen der Sehne des Extensor pollicis brevis (3) und dem Muskelbauch des Abductor pollicis brevis (4) dargestellt, wobei letzterer soweit wie notwendig vom Knochen abgetragen wird. Das Gelenk zwischen Metacarpale und Os trapezium kann im proximalen Teil des Operationsgebiets eröffnet werden.

2. Das Metacarpale II: Die Inzision wird auf dem Handrücken direkt neben den Metacarpale angelegt. Die Haut wird vorsichtig zurückgehalten, um das Metacarpale, das zwischen dem I. und II. M. interosseus dorsalis liegt, darzustellen. Die Extensorsehne wird nach medial gehalten. Das Periost wird in Verlaufsrichtung des Metacarpale eröffnet und die Interossei soweit notwendig abgetragen.

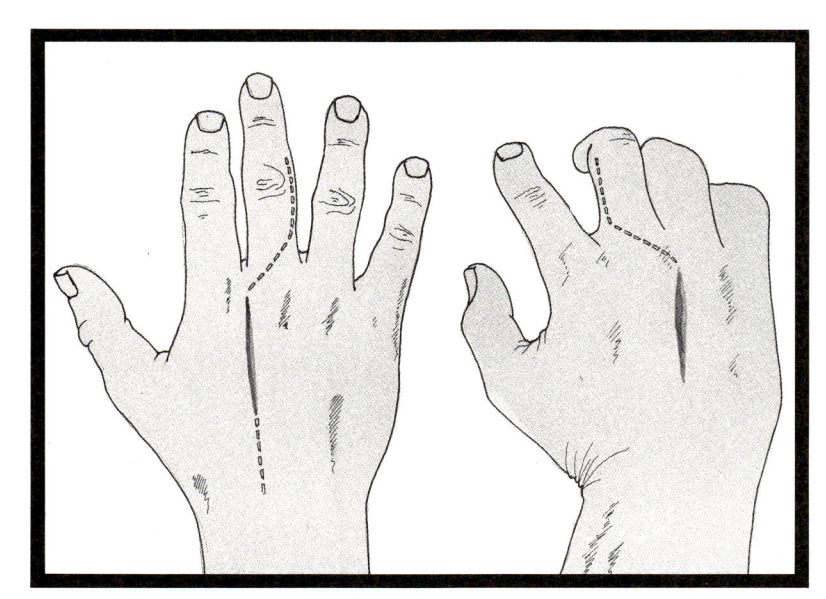

3. Das Metacarpale III: Das III. (mittlere) Metacarpale kann durch eine Inzision entweder zwischen dem II. und III. Metacarpale oder durch eine Inzision zwischen III. und IV. Metacarpale dargestellt werden: die Wahl wird manchmal durch das Vorhandensein multipler Frakturen, die die Darstellung der nächstliegenden Metacarpalia notwendig machen, vorweggenommen. Einige Anteile des dorsalen Venusplexus müssen unter Umständen unterbunden werden. Die nächstliegenden Sehnen des Extensor digitorum communis werden abgespalten und es kann notwendig werden, das Retinakulum der Extensoren zu durchtrennen. In jedem Fall können die Inzisionen nach proximal in derselben Verlaufsrichtung erweitert werden, oder in abgewinkelter Form nach distal (in außergewöhnlichen Fällen können sie mit einer mediolateralen digitalen Inzision verbunden werden).

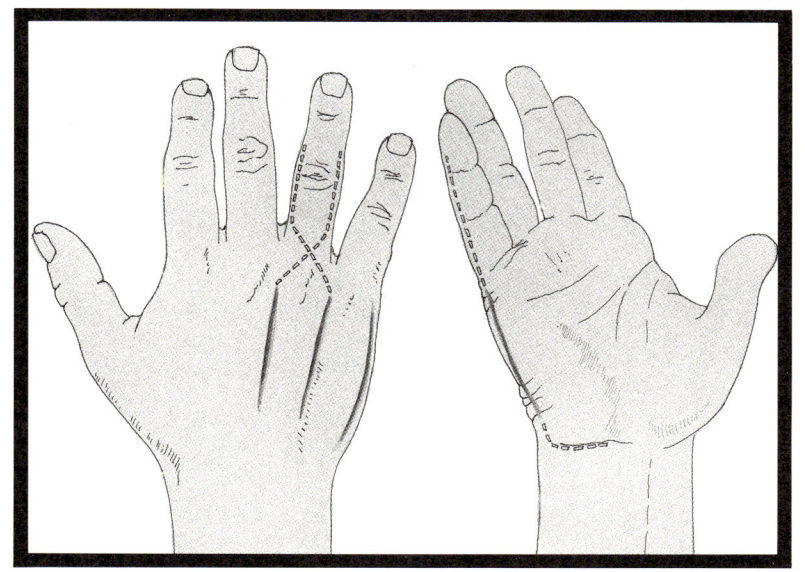

4. Das IV. und V. Metacarpale: Das IV. Metacarpale kann durch eine vertikale Inzision zwischen dem III. und IV. Metacarpale oder zwischen dem IV. und V. Metacarpale dargestellt werden. Auch hier wiederum können pathologische Vorgänge im nächstliegenden Metacarpale die Wahl vorwegnehmen. Das Metacarpale V kann durch eine dorsomediale Inzision dargestellt werden. Diese Darstellung kann nach distal als eine mediolaterale Inzision (siehe Abb. 5) verlängert werden oder nach proximal zur oberen Beugefalte des Handgelenks: hier kann sie mit jeder der Inzisionen für den vorderen Zugang zum Handgelenk verbunden werden.

82   Die obere Extremität

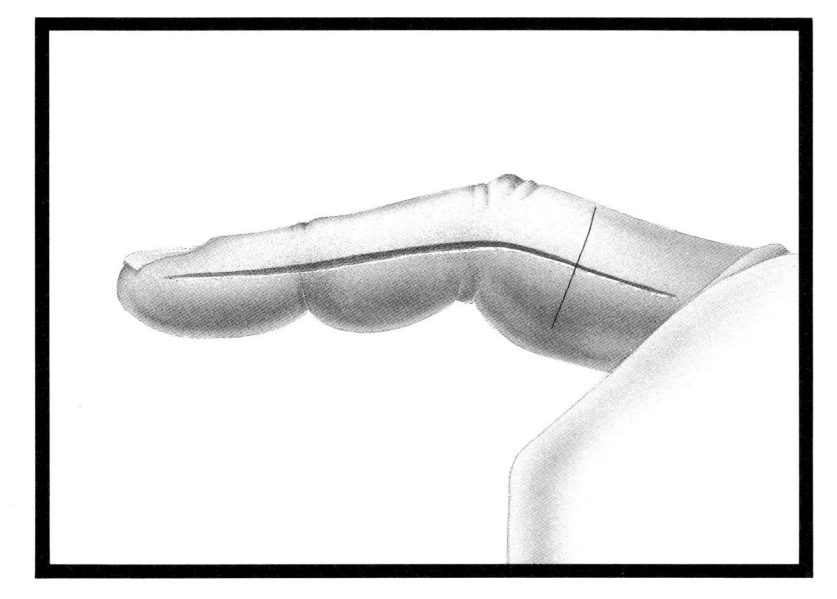

5. Die Phalangen: der mediolaterale Zugang (1): Die Idee der Inzision ist die, eine Narbenkontraktur und Verletzungen des Gefäßnervenbündels zu vermeiden. Diese Inzision sollte so nahe wie möglich der lateralen Mittellinie des Fingers verlaufen ohne die Beugefalten der IP-Gelenke zu tangieren. Der Hautschnitt kann an der proximalen Fingerbeugefalte beginnen, nach distal kann er bis zur Seite des Fingernagels laufen. Die Inzision verläuft zwischen den dorsalen und palmaren Digitalgefäßen: eine weitergehende Präparation erfordert große Sorgfalt.

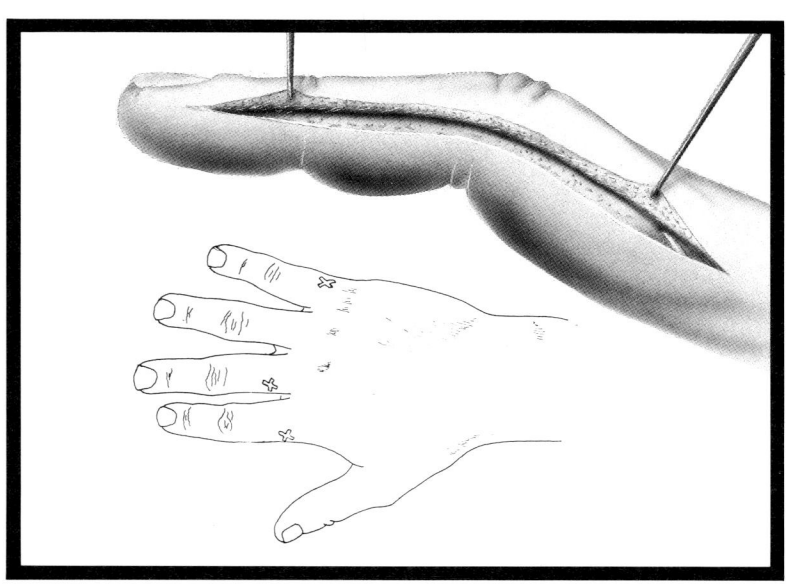

6. Der mediolaterale Zugang (2): Der dorsale Lappen wird in seinem Verlauf nur 2–3 mm angehoben, gerade ausreichend, um den Wundschluß zu ermöglichen. Man verwende besonders große Sorgfalt im proximalen Anteil des Operationsgebiets auf der Radialseite des Zeige- und Mittelfingers und auf der Ulnarseite des Kleinfingers. Hier verlaufen, direkt distal der Basis der proximalen Phalangen, kleine, aber bedeutende Äste der palmaren Fingernerven nach dorsal. Der nächste Schritt, nämlich die Präparation des palmaren Lappens kann in zwei bestimmten Weisen durchgeführt werden, wobei beidesmal das Ziel die Vermeidung von Schädigungen der palmaren Fingergefäße und Nerven ist.

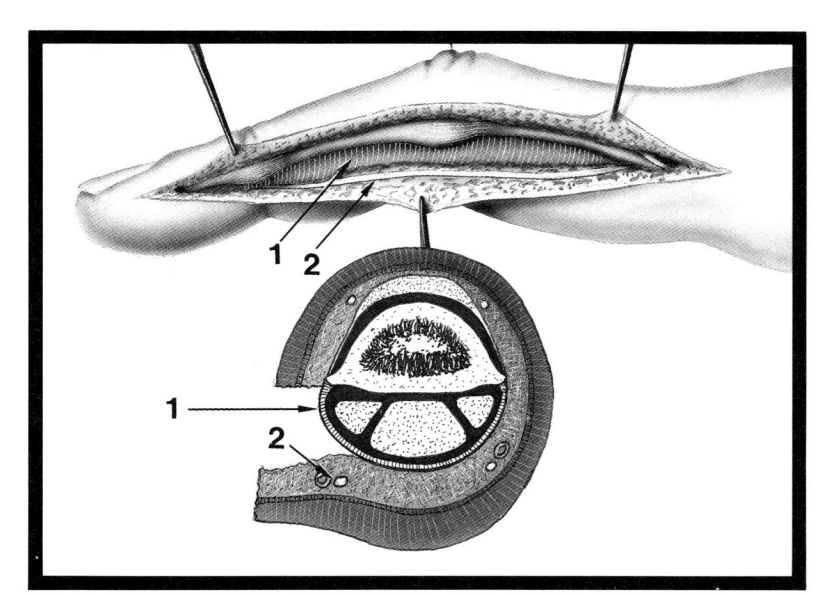

7. Der mediolaterale Zugang (3): Die Durchführung des am meisten verwendeten, sichersten und nützlichsten Zugangs beginnt damit, die Inzision durch das subcutane Fett über den mittleren und proximalen Phalangen zu vertiefen, wobei darauf geachtet wird, die proximale Interphalangealgelenke nicht an Stellen besonders dünner Fettgewebsschichten zu eröffnen. Die Präparation wird nach vorne um die Sehnenscheide (1) fortgeführt, so daß das Gefäßnervenbündel (2) im palmaren Lappen verbleibt. Die Sehnenscheiden können nach Wunsch eröffnet werden; das Gefäßnervenbündel kann dadurch aufgesucht werden, daß eine Klemme im Fettgewebe des palmaren Lappens auf Höhe der Mittelphalanx vorsichtig gespreizt wird. Man beachte, daß die digitalen Nerven palmar zu den entsprechenden Arterien liegen und daß beide deutlich palmar vor den Phalangen verlaufen.

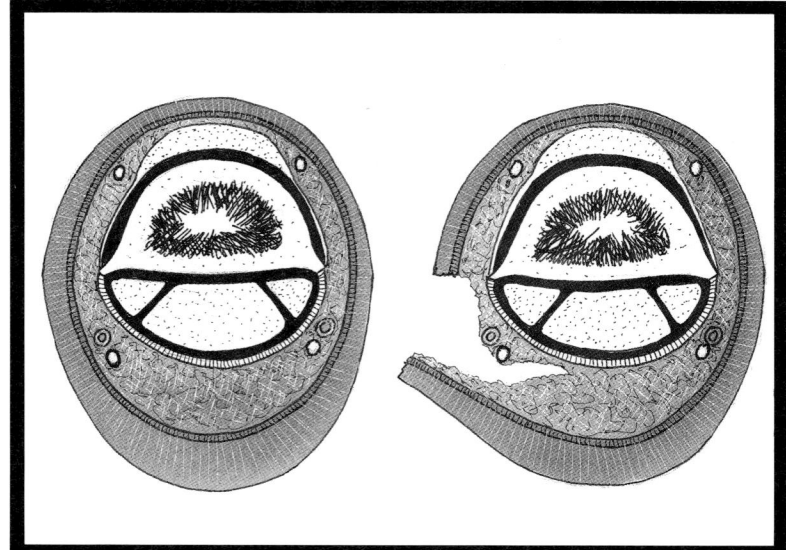

8. Der mediolaterale Zugang (4): Beim zweiten der beiden Zugänge wird der palmare Lappen oberhalb des Gefäßnervenstrangs präpariert: die Abbildung zeigt die Ebene der Präparation. Dieser Zugang erfordert zwei Anmerkungen:
 1. Die Hautinzision sollte im distalen Anteil direkt unterhalb der Beugefalte des distalen Interphalangealgelenks die Fingerkuppe überqueren;
 2. das Gefäßnervenbündel sollte frühzeitig identifiziert werden: es ist am leichtesten oberhalb der Mittelphalanx aufzufinden.

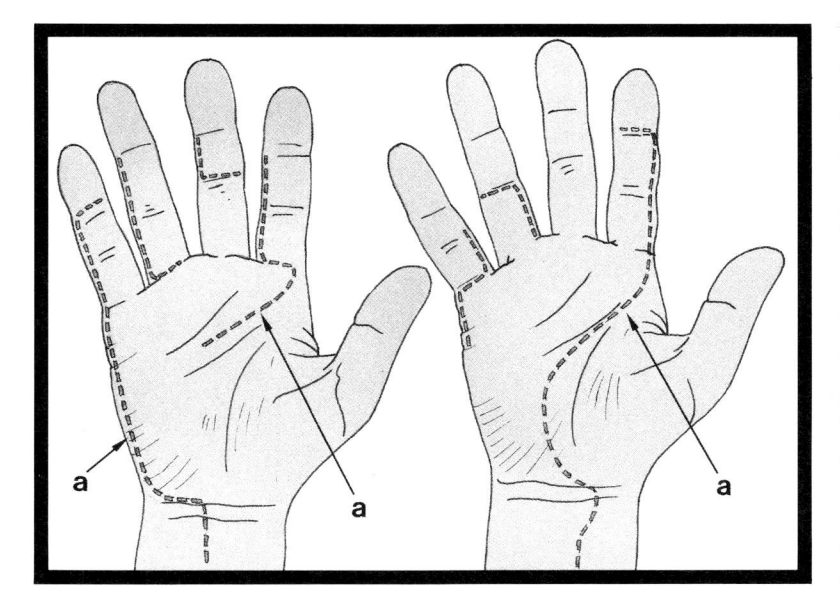

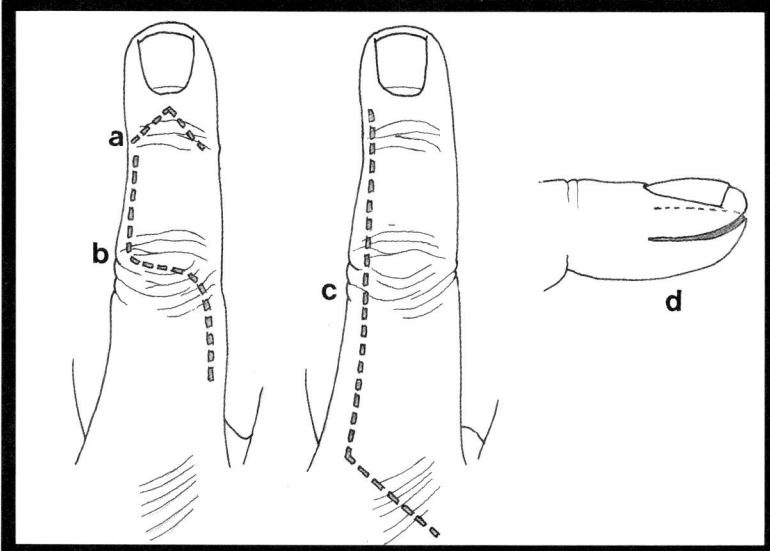

9. Der mediolaterale Zugang (5); Erweiterung: (a): Im Falle des Zeigefingers und des Kleinfingers kann ein mediolateraler Zugang deutlich erweitert werden, indem palmare Lappen präpariert werden. (b): Andere nützliche Lappen werden dargestellt, wobei ein lateraler Zugang, der mit einem palmaren Lappen frontal zum Gefäßnervenbündel präpariert wurde, eingeschlossen ist. (c): Im Fall, daß es notwendig wird, einen mediolateralen Zugang zur dorsalen Oberfläche der Hand zu erweitern, siehe entsprechende Darstellung der Metacarpalia (Darstellung 3 und 4).

10. Andere phalangeale Darstellungen (1); hinterer Zugang: a) Zur Arthrodese des distalen Interphalangealgelenks; b) zur Darstellung einer Extensorsehne; c) zur offenen Reposition, wie die Osteosynthese einer Fraktur der Phalangen. **Lateraler Zugang:** d) Drainage von Fingerkuppeninfektionen.

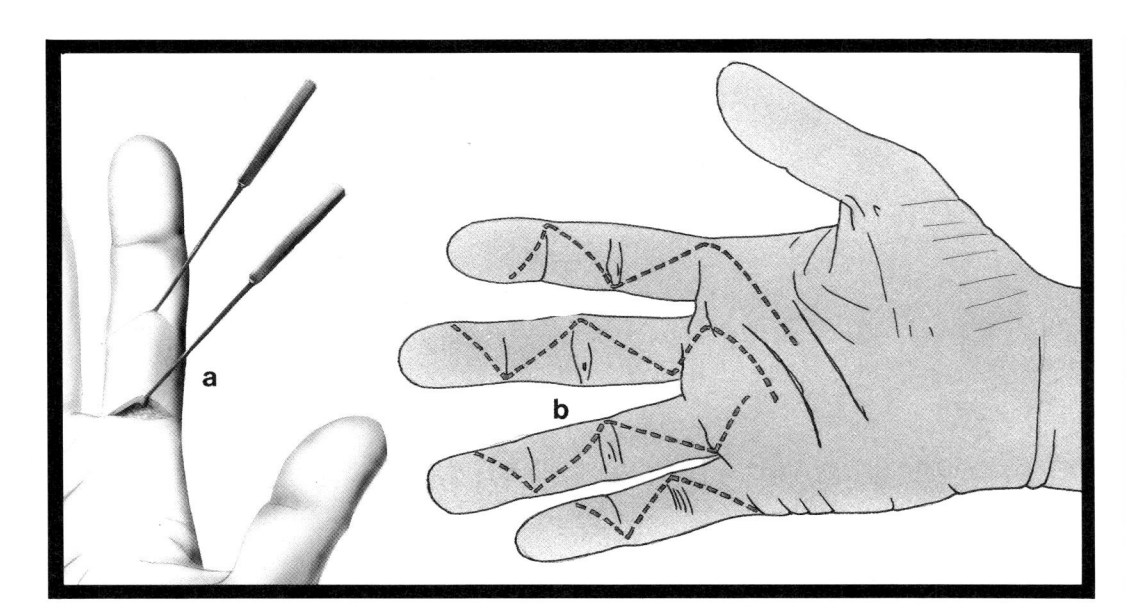

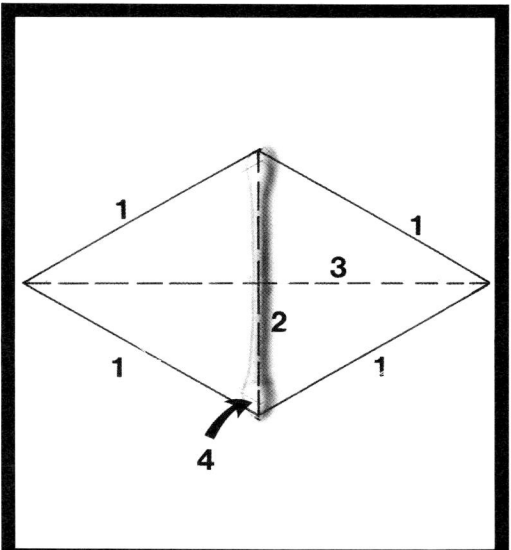

11. Andere phalangeale Darstellungen (2): Anteriore Darstellungen werden am häufigsten benötigt, um Zugang zur verdickten Palmarfascie bei der Behandlung der Dupuytrenschen Kontraktur zu gewinnen oder zur Naht oder Plastik von Flexorsehnen. Folgende Methoden kommen zur Anwendung: (a): Das Anlegen von Hauttunneln, (b): Z-förmige Inzisionen. Diese können, wenn es gewünscht wird, bis in die Hautfläche ausgedehnt werden. Die Gefäßnervenbündel sollten identifiziert werden, müssen aber nicht mobilisiert werden. Im Fall, daß bereits Hautkontrakturen vorliegen, sollte keine Z-förmige Inzision verwandt werden. Multiple Z-Plastiken tendieren weniger dazu, weitere Narben und Kontrakturbildungen herbeizuführen.

12. Andere phalangeale Darstellungen (3); Z-Plastiken (1): Bei der Planung einer Z-Plastik wird ein Parallelogramm (1) um die Kontraktur (2) konstruiert, wobei die Kontraktur den kleineren Durchmesser darstellt. Der größere Durchmesser (3) wird so gewählt, daß der größere Winkel im Parallelogramm (4) etwa 120° beträgt (so daß der spitze Winkel jedes Lappens die Hälfte, d.h. 60° beträgt).

84 Die obere Extremität

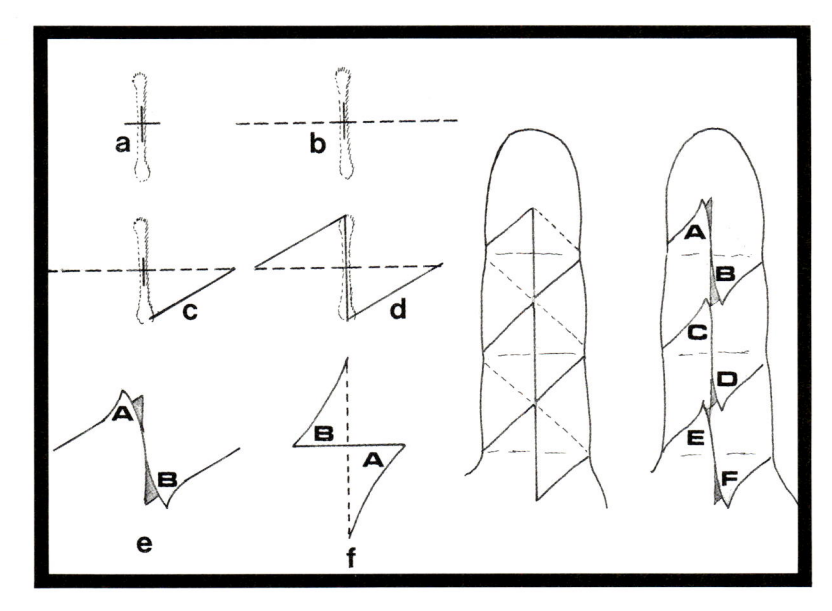

13. Z-Plastiken (2): Die einzelnen Schritte der Konstruktion werden in Folge dargestellt: (a) Verlaufsrichtung der Narbe oder eventuellen Kontraktur. (b) Planung der Linie des größeren Durchmessers rechtwinklig zur Narbe. (c) Anlegen einer Seite. (d) Komplettierung des Z. (e) Anheben der Lappen. (f) Transposition der Lappen. Man beachte, wie die Distanz zwischen B und C sich auf Kosten der Distanz zwischen E und F vergrößert hat. In den Fingern können die äußeren Durchmesser von multiplen Z-Plastiken so geplant werden, daß sie in den Hautfalten zu liegen kommen, hierdurch kann eine Mittellinieninzision volar angelegt werden und der Verschluß erfolgt mit einem geringen Risiko ernsthafter Kontrakturen. In der Darstellung werden die Lappen A und B, C und D sowie E und F transponiert.

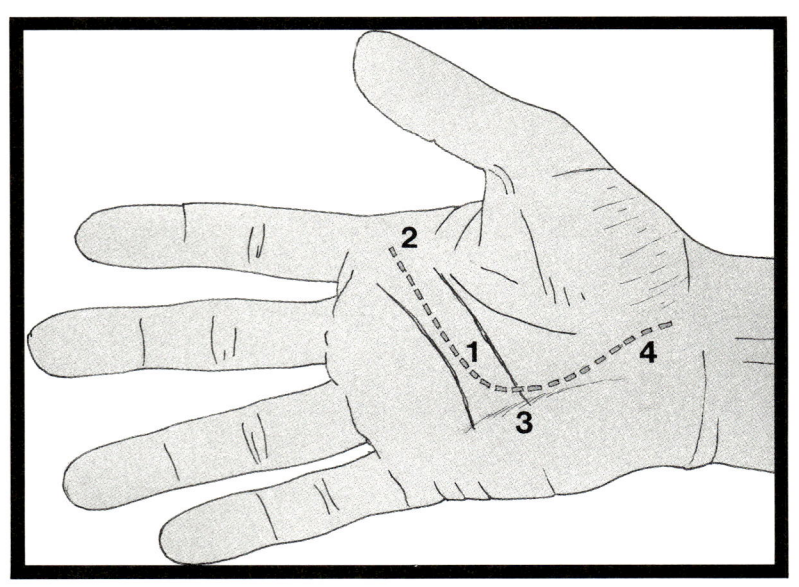

14. Die Handfläche: Für eine breitflächige Darstellung der Handfläche (z. B. für eine Resektion der Palmarfascie oder für operative Eingriffe an den Flexorsehnen) kann die hier dargestellte Inzision zur Anwendung kommen. Der mittlere Anteil (1) sollte direkt proximal zur distalen Palmarfalte angelegt werden und nach lateral (2) zu dieser Seite der Hand verlängert werden. Proximal sollte die Inzision zuerst nach medial schwingen (3), wobei sie nahe zum Hypothenar verläuft, bevor sie nach lateral schwenkt, um das Handgelenk an der Basis des Thenars (4) zu erreichen. Falls notwendig kann diese Inzision in Form des vorderen Zugangs zum Handgelenk in den Unterarm verlängert werden.

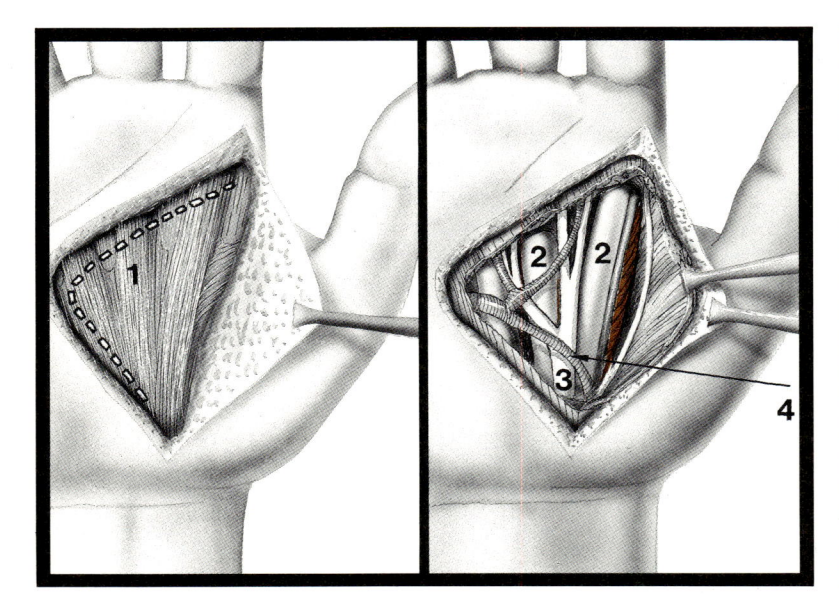

15. Die Handfläche (2): Der laterale Lappen wird zur Seite geklappt, um die Palmaraponeurose darzustellen (1). Die Aponeurose wird unter großer Vorsicht eröffnet und nach lateral gehalten; die Wundränder werden aufgehalten, um die Flexorsehnen (2) von Zeige- und Mittelfingern sowie des N. medianus (3) und seine digitalen Äste darzustellen. Der oberflächliche, volare Handbogen (4) muß u. U. durchtrennt werden, um die anatomische Darstellung zu erleichtern.

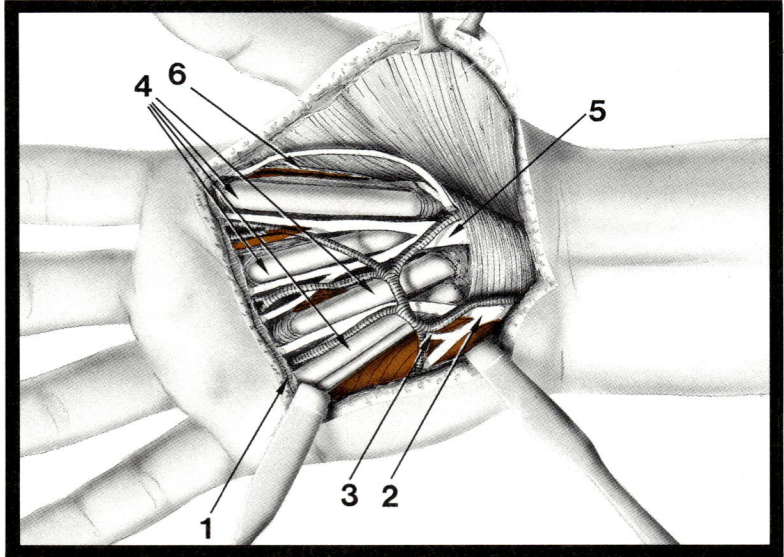

16. Die Handfläche (3): Nun wird der mediale Lappen mobilisiert, der mediale Anteil der durchtrennten Palmaraponeurose (1) ebenfalls. Hierdurch sollte Zugang zum N. ulnaris (2), zur A. ulnaris und zum oberflächlichen volaren Handgelenksbogen (3), zu den Flexorsehnen (4) und zum N. medianus (5) mit seinen digitalen Ästen ermöglicht werden. Der erste M. lumbricalis (6) entspringt von der Radialseite nur von der Flexorsehne des Flexor profundus zum Zeigefinger, während alle anderen von beiden Seiten der nebeneinanderliegenden Profundussehnen entspringen. Alle winden sich um die lateralen Seiten der entsprechenden Finger.

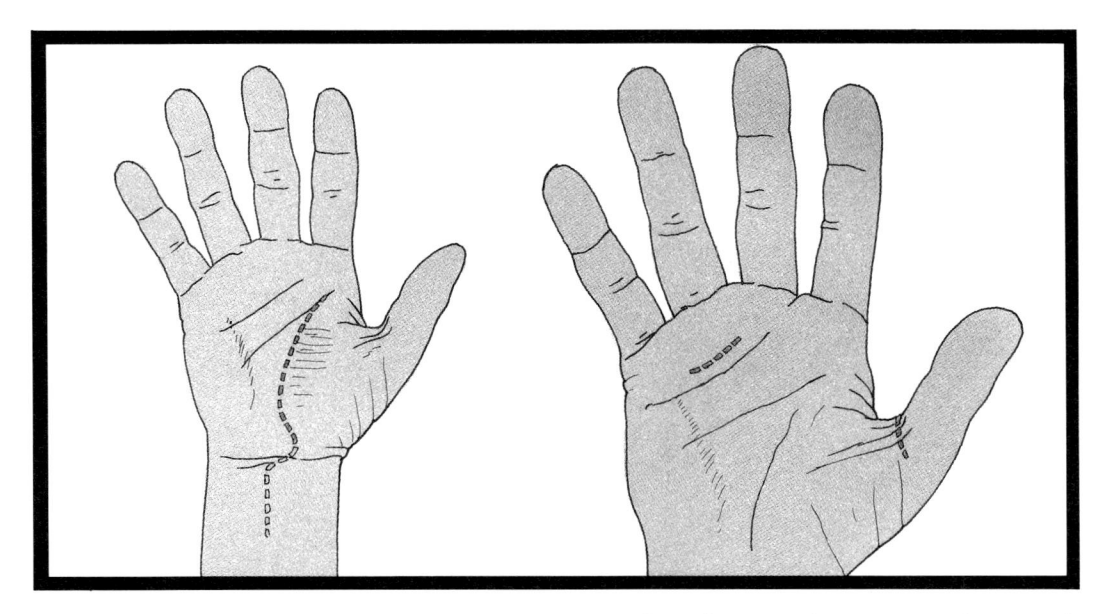

17. Die Handfläche; Variationen (1): Wenn nur eine Darstellung des N. medianus notwendig ist, muß die initiale Hautinzision nicht so sehr auf der ulnaren Seite der Handfläche liegen; stattdessen kann sie so angelegt werden, daß sie am Thenar vorbeizieht. Falls notwendig, kann die Inzision nach proximal verlängert werden, um den N. medianus am Handgelenk und am Unterarm darzustellen. Die tiefere Präparation ist in Abb. 15 beschrieben.

Variationen (2): Zur Behandlung von schnellenden Fingern können kurze quere Inzisionen in der Handfläche direkt distal in der distalen Handbeugefalte angelegt werden (oder in der Mittellinie des volaren Aspekts des Daumens über der IP-Gelenkbeugefalte). Man beschränke die Durchtrennung auf die Breite des Fingers, um das Risiko der Verletzung eines Fingernervens herabzusetzen.

Literatur, Handgelenk und Hand

1. Smith-Petersen MN 1940 J Bone Joint Surg [Br] 22:122
2. Henry AK 1957 Extensile Exposure. Livingstone, Edinburgh, P 120–124
3. McGregor IA 1960 Fundamental techniques in plastic surgery. Livingstone, Edinburgh
4. Bunnell S 1932 J Bone Joint Surg [Br] 14:27
5. Bruner JM 1951 Br J Plast Surg 4:48
6. Furlong R 1957 Injuries of the hand. Churchill, London

Die untere Extremität

9. Hüfte

Einführung

Das Hüftgelenk liegt unter einigen der ausgedehntesten Muskelgruppen des Körpers versteckt. Vor ihm liegt die A. femoralis und hinter ihm der N. ischiadicus, die Hauptrisiken beim Zugang zu diesem Gelenk. Die gängigen Zugänge bleiben im allgemeinen deutlich entfernt von diesen Strukturen; allerdings wird der N. ischiadicus bei den hinteren Zugängen normalerweise frühzeitig dargestellt und entsprechend geschützt.

Eine große Anzahl von Zugängen ist beschrieben worden, im folgenden Abschnitt sind diejenigen eingeschlossen, die im Lauf der Zeit als klassisch anerkannt wurden, sowie andere, die ausgezeichnet geeignet sind, sich mit speziellen Problemen auseinanderzusetzen, oder die den Operateur in die Lage versetzen, wesentliche und nützliche Erweiterungen durchzuführen.

Hüftzugänge lassen sich problemlos in vier gute definierte Gruppen einteilen: vordere, hintere, laterale und mediale Zugänge.

Vorderer Zugang

Der vordere Zugang zur Hüfte, der durch Smith-Peterson [1] populär gemacht wurde, ist einer der großen klassischen Zugänge und hat den Vorteil des sicheren und vergleichsweise simplen Operationsgangs. Der Zugang ist normalerweise etwas eingeschränkt, aber die Durchführung versetzt uns in die Lage, ihn bis zum oberen Anteil des Femurschafts und zur vorderen Oberfläche des Acetabulums im Pelvis auszudehnen. Unter normalen Umständen ist der vordere Zugang wahrscheinlich einer der besseren Präparationen, um eine Hemiarthroplastik der Hüfte durchzuführen. Eine verkürzte Version des vollen Zugangs kann für kleinere Eingriffe, beispielsweise für eine Synovialbiopsie, zur Anwendung kommen.

Hinterer Zugang

Der N. ischiadicus, der hintere Anteil des Acetabulums und das Os ischium werden fast immer am besten von hinten angegangen, obwohl für breitflächige Darstellungen des Os ischium ein medialer Zugang verwandt werden kann. Moore [2] beschrieb einen schnellen und leichten hinteren Zugang für die Hemiarthroplastik (der sog. «southern» approach), dem nach anfänglich breiter Akzeptanz in neuerer Zeit nachgesagt wird, er könne mit einer hohen Rate postoperativer Dislokationen, Infektionen und einer hohen Mortalitätsrate in Zusammenhang stehen [5].[1]

Nichtsdestoweniger ist dieser Zugang bei einer Anzahl von Operateuren sowohl für Hemiarthroplastiken wie auch Totalarthroplastiken der Hüfte durchaus populär, und da der große Trochanter normalerweise nicht abgenommen wird, ist normalerweise eine schnelle und effektive Mobilisation des Patienten möglich.[2]

Bei der Rekonstruktion komplexer Acetabularfrakturen kann ein hinterer Zugang ausgeweitet werden, um die vorderen und oberen Anteile des Acetabulums darzustellen: diese Operation ist von Carnesale [11] beschrieben worden.

Lateraler Zugang

Lateral angelegte Inzisionen können dazu benützt werden, den proximalen Femurschaft darzustellen, um sog. «blinde» Nagelungen von Schenkelhalsfrakturen durchzuführen.

Laterale Zugänge zur kompletten Darstellung des Hüftgelenks selbst sind von einer größeren Anzahl von Autoritäten, einschließlich Kocher [16], Langenbeck [17], Ollier [18], Gibson [19], McFarland [20], Harris [3] und Harding [21] beschrieben worden. Das Hauptproblem des lateralen Zugangs ist die Barriere, die durch den M. gluteus medius und minimus geformt wird; dies Problem kann durch teilweise oder komplette Abtragung dieser Muskeln von ihrem Ansatz am großen Trochanter behoben werden; alternativ kann bei Kindern die Trochanterepiphyse durchtrennt werden, wohingegen bei Erwachsenen der Trochanter selbst osteotomiert wird.[3]

Die letztgenannten Operationstechniken ermöglichen es, die Hüftadduktoren nach oben abzuklappen und hierdurch die lateralen und vorderen Oberflächen des Schenkelhalses zusammen mit den entsprechenden Anteilen des Acetabulums darzustellen. Am Schluß der Operation muß der Trochanter fest refixiert werden, um eine frühe Mobilisation des Patienten zu erlauben.

---

[1] Anm. d. Ü.: Nach unserer Auffassung ist der von Moore beschriebene Zugang zwar sicherlich mit einer höheren Luxationsrate bei alloarthroplastischen Eingriffen belastet, und ohne Zweifel besteht ein gewisses Risiko der Verletzung des N. ischiadicus, höhere Infektionsraten sind aber nicht bekannt und auch nicht recht einleuchtend: Bzgl. der Mortalitätsraten s. Zitat 5, Literatur S. 112.

[2] Der Hinweis auf eine schnelle Mobilisation bedarf noch der Ergänzung durch den Hinweis auf das vergleichsweise äußerst geringe Weichteiltrauma, das auch dazu führt, daß die Biomechanik und Biodynamik der Hüfte durch diesen Zugang wohl mit am geringsten beeinträchtigt wird!

[3] Nach unserer Kenntnis der Schädigungsfolgen von Epiphysen und Apophysen sollte eine Apophysenschädigung (es handelt sich nicht um eine *Epi*- sondern eine *Apo*physe) nicht in Kauf genommen werden, nur um ein Hüftgelenk operativ darzustellen. Zumindestens für den deutschsprachigen Raum kann ein derartiges Verfahren in keinem Fall empfohlen werden. Literatur: Die Epiphysenfugen, Perimed-Verlag 1987, Hrsg. W. Pförringer, B. Rosemeyer. Die Osteotomie des großen Trochanters wird im allgemeinen bei uns nur dann geführt, wenn es sich um Zweit- oder Dritteingriffe handelt, oder besondere anatomische Verhältnisse dies notwendig machen. Im allgemeinen hat es sich durchgesetzt, auf ein derartiges Verfahren zu verzichten, da es durch die Vielzahl anderer Zugänge möglich ist, eine derartige Osteotomie zu vermeiden. Zudem werden nach Trochanterosteotomien bis zu 20% Pseudarthrosen beschrieben.

Der laterale Weg zur Hüfte ist der populärste und am meisten akzeptierte Zugang für die größeren rekonstruktiven operativen Eingriffe. Die hierbei am häufigsten angetroffenen Probleme beziehen sich auf den großen Trochanter: Wenn ein zu kleines Fragment abgetragen wird, kann die Refixation Schwierigkeiten machen; ist das Fragment andererseits zu groß, kann es die Stabilität des Schafts der Prothese gefährden. Mechanisches Versagen bei der Refixation, beispielsweise Drahtbrüche und Pseudarthrosen, können örtliche Symptome hervorrufen sowie ein positives Trendelenburgsches Zeichen. Es sind verschiedene Eingriffe beschrieben worden, deren Ziel es ist, diese Komplikationen zu umgehen, indem sie die Durchtrennung des Trochanters vermeiden oder modifizieren; obwohl häufig erfolgreich, resultieren die meisten dieser Prozeduren in einer eingeengten Sichtmöglichkeit und können vor allen Dingen bei Revisionseingriffen nicht empfohlen werden.

Medialer Zugang

Bei einem gebeugten, abduzierten und außenrotierten Hüftgelenk liegen der mediale Anteil des Hüftgelenks und der kleine Trochanter vergleichsweise oberflächlich. Dies hat man sich in bestimmten Eingriffen zunutze gemacht, die von Ludloff [4], Ferguson [6], Mensor u. Sheck [23], Salzer u. Zuckriegel [24], Keats u. Morgese [25], Mau et al. [26] beschrieben wurden. Der mediale Zugang hat seinen Wert bei der Behandlung der kongenitalen Hüftluxation und bei der Zugriffsmöglichkeit zum kleinen Trochanter. Ein medialer Zugang kann benutzt werden, um breitflächigen Zugriff zu den Rami ossis pubis und zum Ischium, beispielsweise bei Tumorresektionen [27], zu erhalten.

Indikationen für Hüftzugänge

Beachte: Zugänge, die in Klammern gesetzt sind, sind bekannt dafür, daß sie in der Hand des Erfahrenen praktikabel sind, sie können aber weniger ausgedehnte Operationsmöglichkeiten mit sich bringen oder andere Schwierigkeiten, denen der vorsichtige Operateur vorzugsweise aus dem Weg geht.

Trauma

Schenkelhalsfraktur («blinde» Nagelungen)	Proximaler Zugang zum lateralen Femurschaft
Fraktur des proximalen Femurschafts und der Hüfte	Erweiterter vorderer Zugang
Offene Reposition einer Epiphyseolysis femoris	Modifizierter lateraler Zugang, Ollier
Instabile hintere Luxation mit Acetabularfraktur	Hinterer Zugang
Acetabularfraktur des vorderen Pfeilers	Vorderer Zugang oder Carnesale
Acetabularfraktur hinterer Pfeiler	Hinterer Zugang
Unbestimmte Acetabularfraktur	Hinterer Zugang, Carnesale
Acetabularfraktur mit Frakturen beider Pfeiler	Carnesale
Fraktur des Acetabularbodens	Modifizierter vorderer Zugang, Carnesale

Arthroplastiken

Hemiarthroplastik	Hardinge, vorderer Zugang (hinterer Zugang)
Totaler Hüftgelenksersatz	Lateraler Zugang (hinterer, vorderer Zugang)

Kongenitale Hüftluxation

Offene Einstellung	Vorderer, medialer Zugang

Nervendarstellungen

Ischiadicus	Hinterer Zugang
N. opturator	Veleanu
N. cutaneus lateralis femoris	Kurzer vorderer horizontaler Zugang
N. femoralis	Vorderer Zugang, horizontal oder vertikal

Probeexzision/Biopsie/Gewinnung von Spenderknochen zur Verpflanzung

Crista iliaca, Spina iliaca anterior superior	Anteriorer Zugang und seine Modifikationen
Os ischium	Hinterer Zugang, Radley et al.
Kleiner Trochanter	Medialer Zugang, besonders Keatz und Morgese
Schenkelhals	Vorderer, lateraler Zugang, Ollier
Großer Trochanter	Lateraler, vorderer Zugang

Gelenkbiopsien

Hüfte	Vorderer Zugang
Iliosacralgelenk	Örtliche Inzision, Avila

Ausgedehnter hinterer Tumor

beispielsweise Lipom im Gesäßbereich	Stookey

90 Die untere Extremität

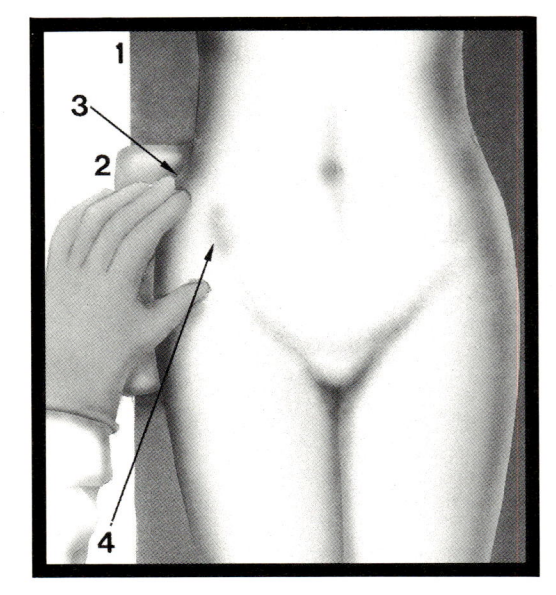

1. Vorderer Zugang zur Hüfte (Smith-Peterson); Lagerung: Der Patient liegt in Rückenlage nahe dem Rand des Operationstisches (1). Ein gerolltes Tuch oder ein Sandsack können dazu benützt werden, die betroffene Hüfte anzuheben (2), dies ist aber nicht von essentieller Bedeutung. Man beginnt damit, die Crista iliaca zu identifizieren (3) sowie die Spina iliaca anterior superior (4). Der Patient wird so abgedeckt, daß das Bein im Verlauf der Operation frei bewegt werden kann.

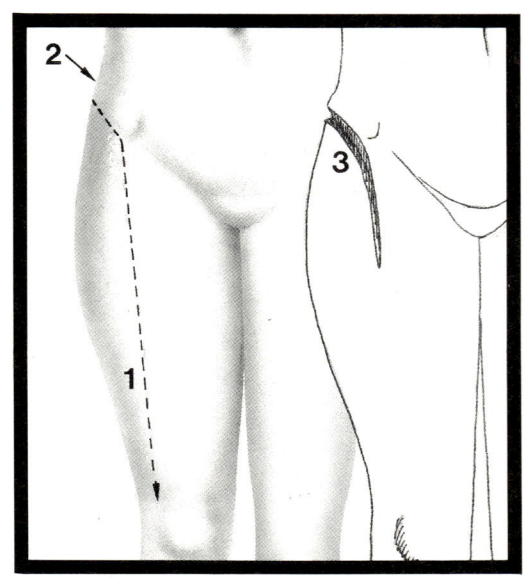

2. Die Inzision: Diese hat einen vertikalen und einen horizontalen Schenkel und die Proportion beider kann je nach den vorliegenden Umständen variiert werden. Der *vertikale* Schenkel sollte entlang einer Linie der von der Spina iliaca anterior superior zur lateralen Kante der Patella (1) verlaufen. Der *horizontale* Schenkel sollte nach hinten verlaufen, etwa 1–2 cm unterhalb der Crista iliaca (2). Routinemäßig ist der vertikale Schenkel etwa eine Handbreit lang und der horizontale etwas kürzer (3).

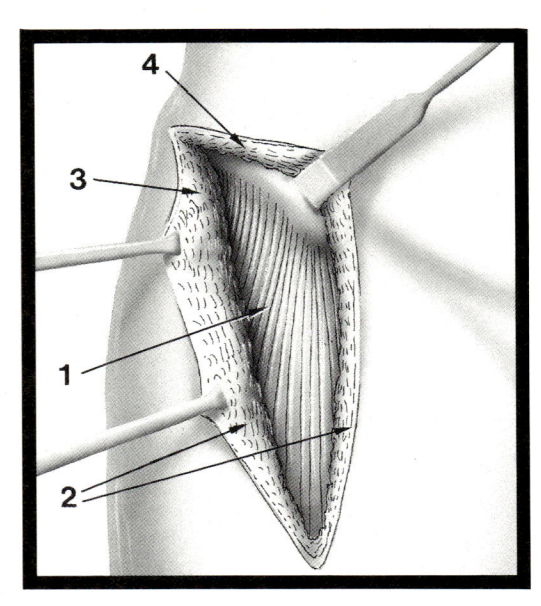

3. Durchführung (1): Die Inzision wird durch das subcutane Fett bis zur Fascia lata (1) vertieft. Im vertikalen Teil der Inzision werden die Hautlappen etwa 2–3 cm auf jeder Seite mobilisiert und umgeschlagen (2). Im horizontalen Anteil der Inzision ist nur eine minimale Präparation der distalen Hautlappen notwendig (3), oft keinerlei Präparation im proximalen Anteil (4).

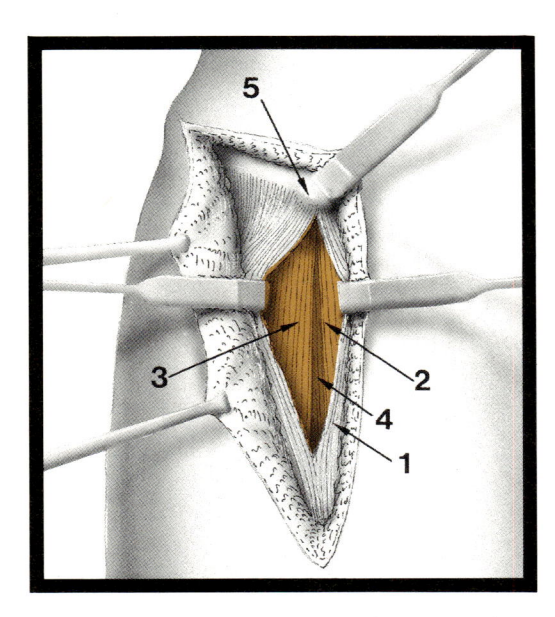

4. Durchführung (2): Die Fascia lata (1) wird in Verlaufsrichtung der vertikalen Komponente des Hautschnitts eröffnet und von den darunterliegenden Muskelschichten soweit befreit, um den M. sartorius (2), den Tensor fasciae latae (3) und den M. rectus femoris (4) identifizieren zu können. In dieser Ebene liegt der Rectus femoris in einer tieferen Schicht; er liegt in dem V-förmigen Zwischenraum zwischen Sartorius und Tensor fasciae latae, die beiden an der Spina iliaca anterior superior ansetzen.

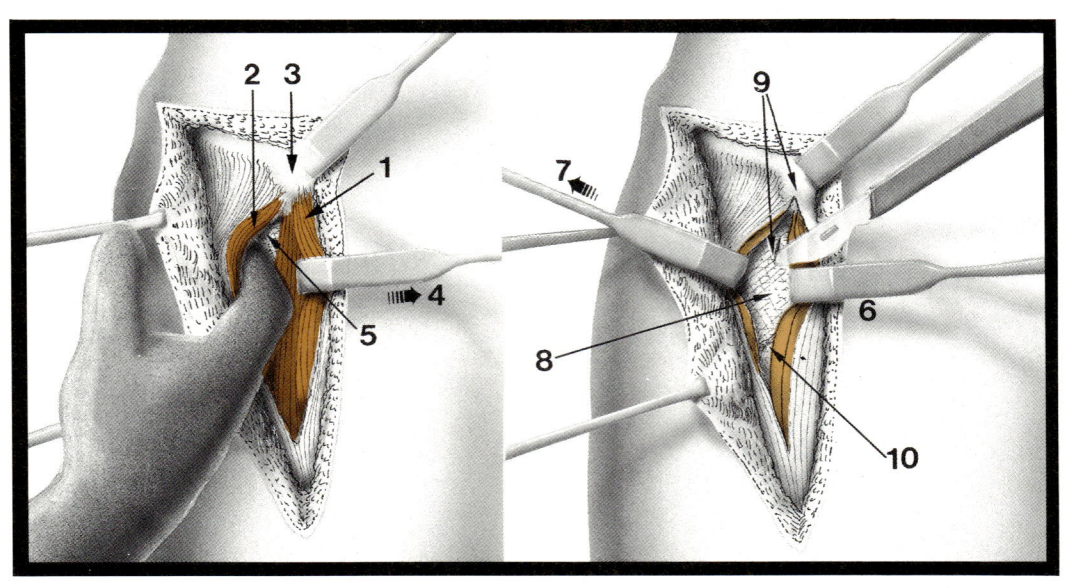

5. Durchführung (3): Der Zwischenraum zwischen M. sartorius (1) und Tensor fasciae latae (2) wird bis zur Spina iliaca anterior superior (3) eröffnet, wobei eine scharfe Präparation im Bereich der sehnigen Ansätze dieser Muskeln durchgeführt wird. Der M. sartorius (4) wird nach medial gehalten und mit einem Finger wird vorsichtig die Ebene (5) zwischen Rectus femoris und Tensor fasciae latae eröffnet. Ein Hohmann-Haken wird tief (6) eingesetzt, der auch den M. rectus femoris abdrängt. Der M. tensor fasciae latae (7) wird nach lateral gehalten. Eine weitere Vertiefung des Operationsgebietes erfordert die Durchtrennung der dicken Fascie, die sich auf den Unterflächen des Rectus femoris und Tensor fasciae latae erstreckt. Die Inzision dieser Fascie wird nahe an der Spina iliaca anterior superior (9) begonnen: die Eröffnung nach distal wird mit den Fingern fortgesetzt oder, falls notwendig, mit einer Präparierschere. Im distalen Anteil des Operationsgebiets versuche man den aufsteigenden Ast der A. circumflexa lateralis femoris (ein wesentliches Gefäß) (10) zu lokalisieren, bevor man dieses Gefäß unterbindet oder durchtrennt.[1]

---

[1] Anm. d. Ü.: eine derartige Durchtrennung ist nur erlaubt und möglich, falls ein Hüftgelenksersatz vorgesehen ist, andernfalls kann dies zu einer Hüftkopfnekrose führen!

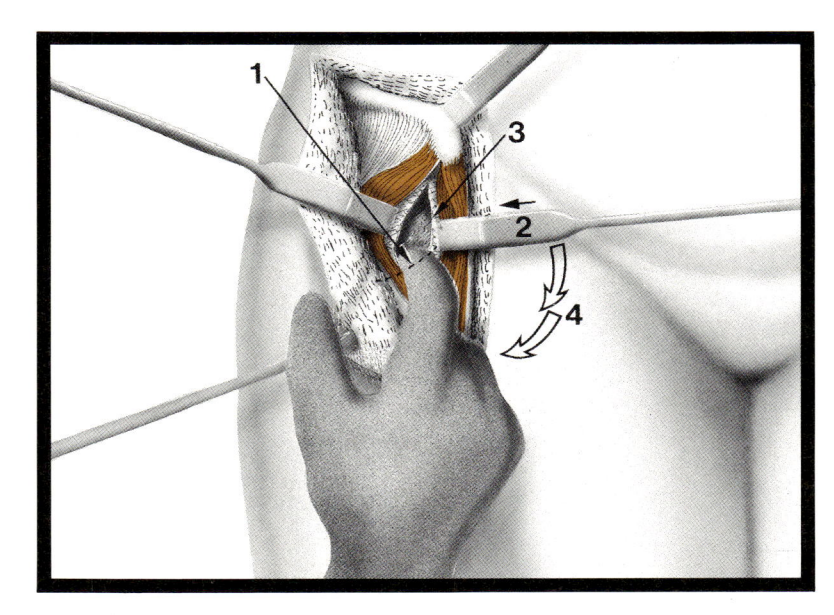

6. Durchführung (4): Sobald die Fascie eröffnet ist, wird das darunterliegende Gebiet mit dem Finger ausgetastet. Der vordere Anteil des Schenkelhalses sollte leicht zu lokalisieren sein (1). Nun wird der medial eingesetzte Hohmann-Haken (2) neu gesetzt, wobei diesmal seine Spitze unter die Fascie eingebracht wird (3). Wenn der Haken nun in eine nach medial und unten gerichtete (4) Position eingebracht wird, sollte die Gelenkkapsel über dem vorderen Anteil des Schenkelhalses sichtbar werden.

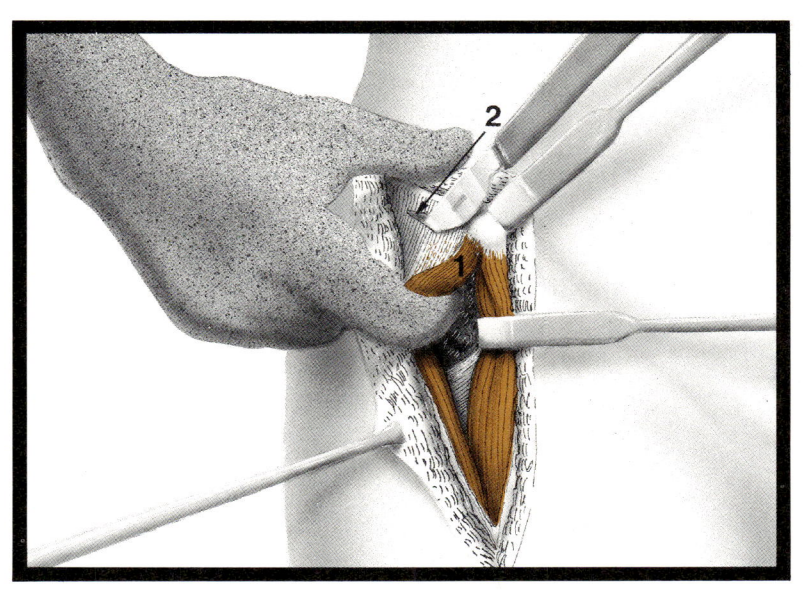

7. Durchführung (5): Nun krümme man einen Finger um den Tensor fasciae latae und den Glutaeus medius und minimus (1). Die Muskeln werden angehoben, wobei ihr Ansatz am lateralen Teil des Ileums deutlich angespannt wird. Sie werden etwa 1–2 cm unterhalb der Crista iliaca (2) durchtrennt (so daß sie nach lateral zurückgehalten werden können), wobei in jedem Fall genügend Weichteil verbleiben muß, um die anschließende Readaptation wieder durchführen zu können.

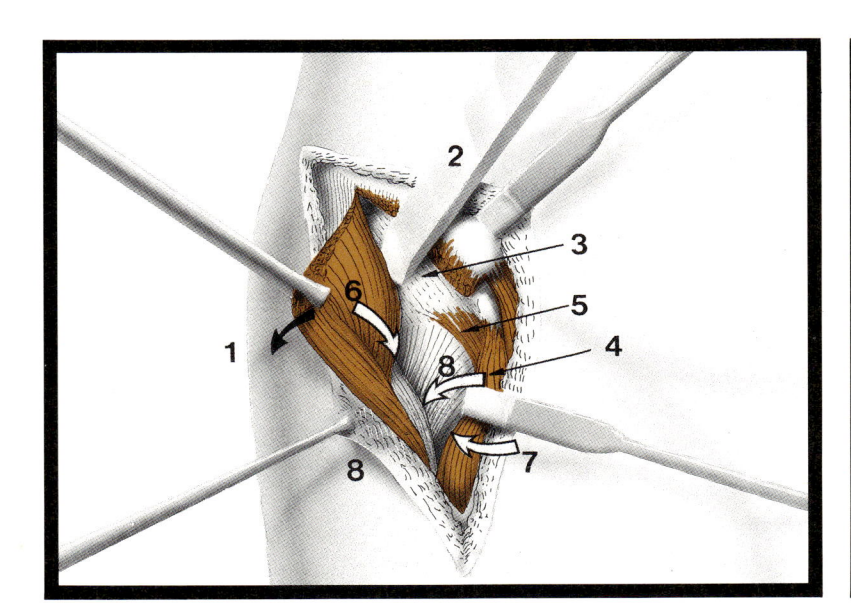

8. Durchführung (6): Der Tensor fasciae latae wird zusammen mit dem Glutaeus medius und minimus nach lateral umgeklappt (1), wobei ein Raspatorium (2) dazu benützt wird, die Glutaeen vom lateralen Anteil des Os ileum zu strippen. Der Rectus femoris (4) wird nach medial zurückgehalten. Falls notwendig, wird der zur Seite gehaltene Kopf (5) (der vom vorderen Anteil des Acetabulums entspringt) durchtrennt, um einen breiteren Zugang zum Hüftgelenk zu gewinnen. Vorsichtig plazierte Haken geben im allgemeinen die Möglichkeit zu einer ausreichenden Darstellung eines größeren Anteils des Acetabularrands sowie des oberen und vorderen Anteils des Femurkopfes und Schenkelhalses: sie sollten über und unter dem Schenkelhals (6, 7) und falls notwendig, unterhalb des großen Trochanters (8) eingesetzt werden.

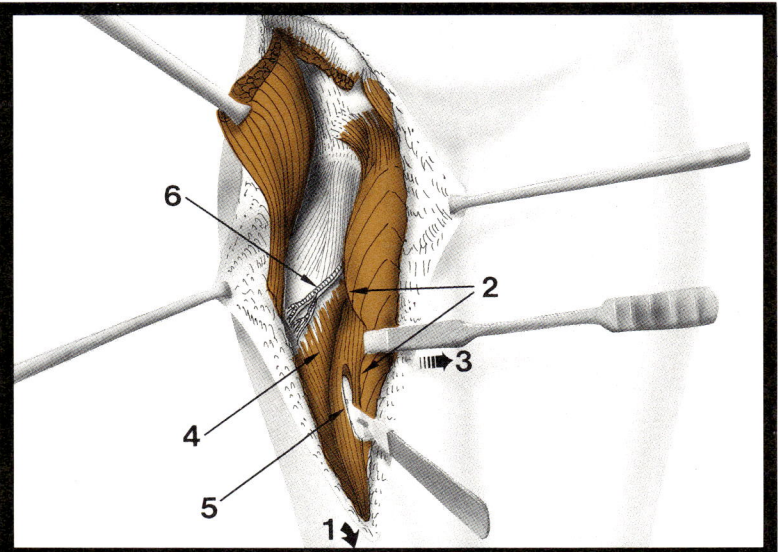

9. Erweiterungen und Variationen (1); Femurschaft: Um den Femurschaft darzustellen, wird der vertikale Schenkel der Inzision nach distal in Richtung auf den lateralen Rand der Patella (1) verlängert. Die laterale Kante des M. rectus femoris sollte immer klar identifiziert werden (2), damit der Muskel nach medial (3) vom Vastus lateralis [4] gehalten werden. Der Femurschaft kann dann dargestellt werden, indem der Vastus intermedius (5) über dem vorderen Anteil des Femurschaftes eröffnet wird. Im proximalen Anteil des Operationsgebietes achte man vorsichtig auf die Äste der A. circumflexa femoris lateralis und die entsprechende Vene (6).

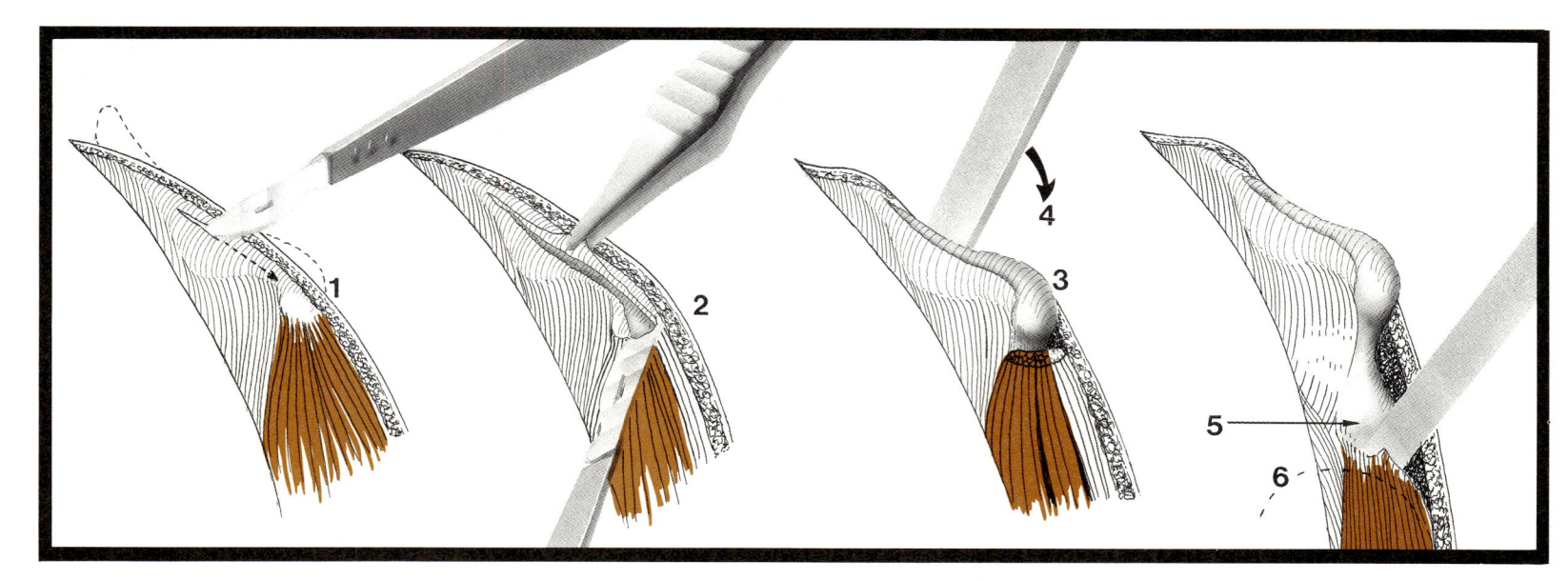

10. Ausweitungen und Variationen (2); Das Dach des Acetabulums (das ist die Beckenoberfläche des Acetabulums): Man schneidet vertikal bis zum Knochen entlang der Verlaufsrichtung der Crista iliaca direkt nach oben bis zur Spina iliaca anterior superior (1). Das Periost wird abgeschoben, zusammen mit den Ansätzen der Muskulatur der Bauchwand. An der Spina iliaca anterior superior richte man die Schnittfläche des Skalpells nach posterolateral, während man um den hintersten Anteil das Messer herumführt und dabei sehr sorgfältig direkt an der knöchernen Oberfläche (2) verbleibt. Nun stelle man die Crista iliaca und die Spina iliaca anterior superior im Operationsgebiet (3) dar und strippe den M. iliacus von der medialen Wand des Os ileum. Hierbei halte man den Griff des Raspatoriums tief und die Schnittkante mehr lateral nach hinten (4) gerichtet. Durch die Verwendung eines Messers wiederum nahe am Knochen wird die Abtragung des Rectus femoris von der Spina iliaca anterior inferior (5) und vom anterosuperioren Rand des Acetabulums (6) komplettiert. Diese Abtragung des Muskels an der Außenseite des Beckens hat sich als nützlich bei der distalen Durchführung dieser Darstellung bewährt, zumal hierdurch wiederum die weitere Abtragung des Iliacus innerhalb des Beckens erleichtert wird.

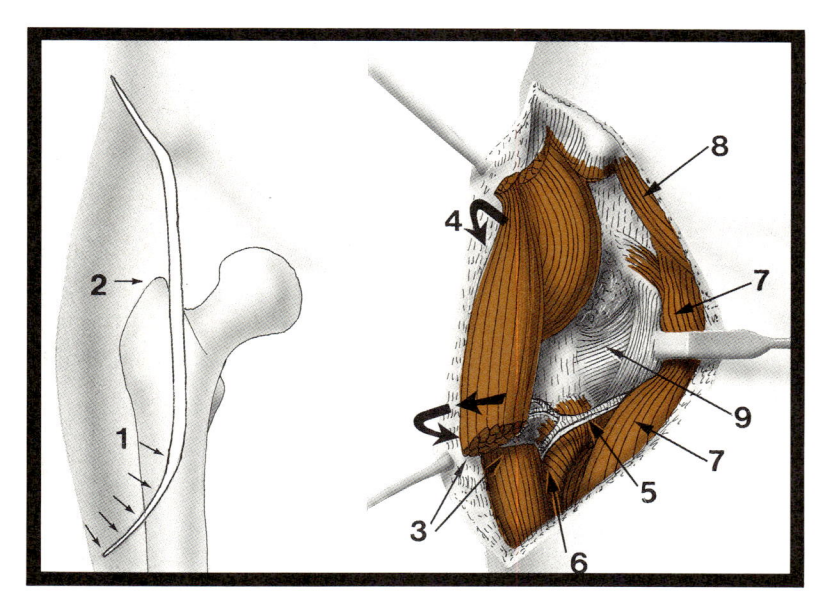

11. Erweiterungen und Variationen (3): Um den Zugang zu den tieferen Anteilen des Schenkelhalses und zum proximalen Teil des Femurschaftes zu verbessern, kann der vertikale Schenkel der Inzision vorsichtig in eine posteriore Richtung (1) gekrümmt werden, etwa eine Handbreit distal der Spitze des großen Trochanters (2). Die Inzision wird vertieft und der Tensor fasciae latae wird ein zweitesmal (3) durchtrennt. Er wird nach lateral zusammen mit dem Glutaeus medius und minimus (4) gehalten. Man achte wiederum sorgfältig darauf, Blutungen aus der Arteria und Vena circumflexa femoris lateralis (5) zu vermeiden. Der proximale Femurschaft kann dargestellt werden, indem der Vastus lateralis (6) abgeklappt wird. Man beachte den Rectus femoris (7), den Sartorius (8) und die Hüftgelenkskapsel (9).

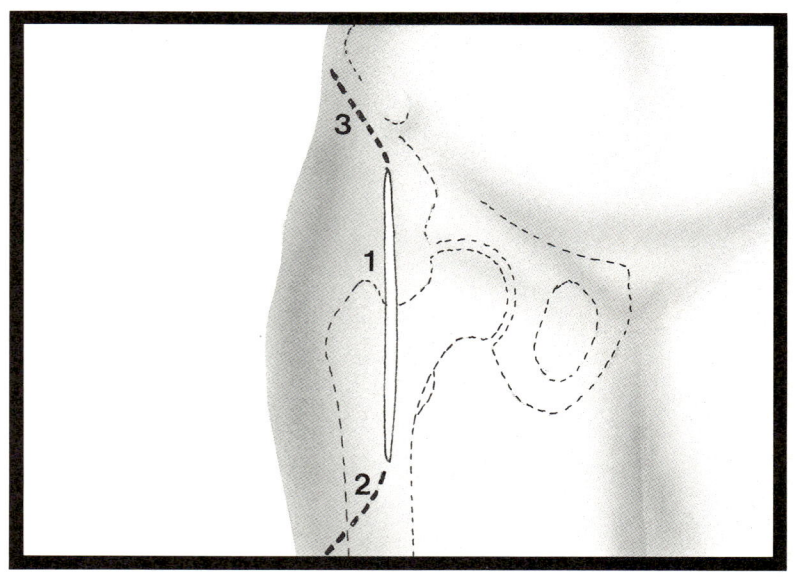

12. Erweiterungen und Variationen (4): Wenn nur ein beschränkter Zugang beispielsweise für Biopsien oder Drainagen notwendig wird, kann der vertikale Schenkel der klassischen Inzision allein verwendet werden (1). Sollte eine Erweiterung notwendig werden, kann die original vertikale Inzision nach posterior in ihrem distalen Ende (2) krümmend ausgeführt werden, wobei eine tiefe Durchtrennung des Tensor fasciae latae notwendig wird; die Inzision kann stattdessen auch in ihrem proximalen Ende verlängert werden, um sie somit in den Standardzugang zu verwandeln. Bei speziellen Schwierigkeiten können beide Erweiterungen verwandt werden. Um die Crista iliaca darzustellen, beispielsweise um Knochenspäne für Knochenverpflanzungen zu gewinnen, wird ausschließlich der horizontale Schenkel (3) der Inzision verwendet.

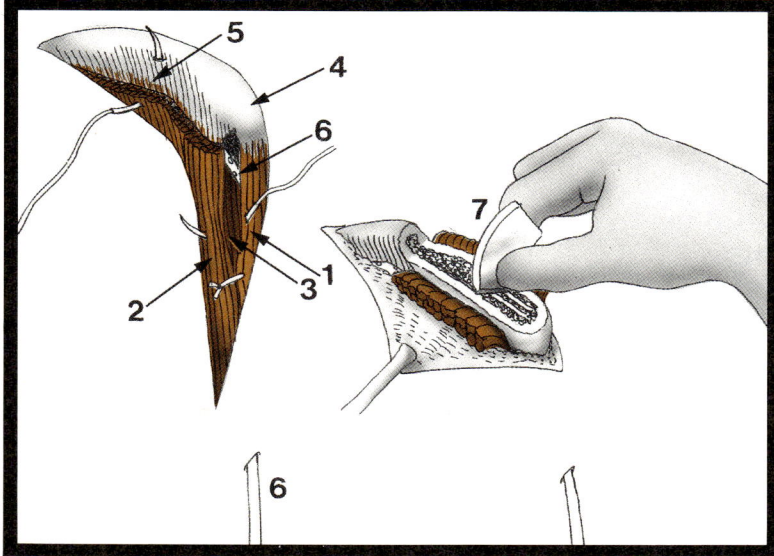

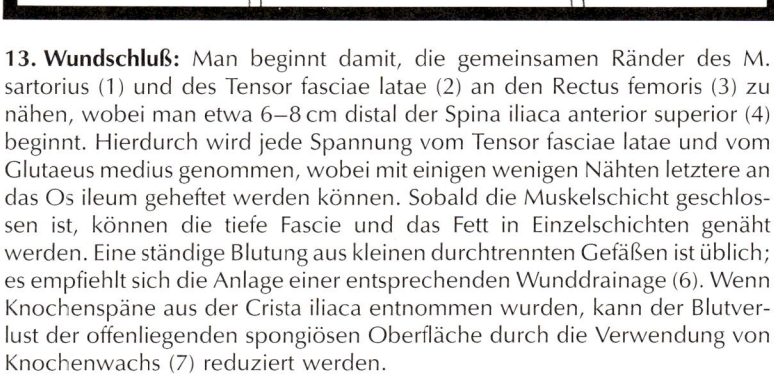

13. Wundschluß: Man beginnt damit, die gemeinsamen Ränder des M. sartorius (1) und des Tensor fasciae latae (2) an den Rectus femoris (3) zu nähen, wobei man etwa 6–8 cm distal der Spina iliaca anterior superior (4) beginnt. Hierdurch wird jede Spannung vom Tensor fasciae latae und vom Glutaeus medius genommen, wobei mit einigen wenigen Nähten letztere an das Os ileum geheftet werden können. Sobald die Muskelschicht geschlossen ist, können die tiefe Fascie und das Fett in Einzelschichten genäht werden. Eine ständige Blutung aus kleinen durchtrennten Gefäßen ist üblich; es empfiehlt sich die Anlage einer entsprechenden Wunddrainage (6). Wenn Knochenspäne aus der Crista iliaca entnommen wurden, kann der Blutverlust der offenliegenden spongiösen Oberfläche durch die Verwendung von Knochenwachs (7) reduziert werden.

Anm. d. Ü.: Die Verwendung von Knochenwachs scheint nach Erfahrungen des Übersetzers ein erhöhtes Infektionsrisiko mit sich zu bringen. Wir empfehlen daher, hier eher ein Hämostyptikum in Form entsprechender Fibrinschaumpräparate zu verwenden.

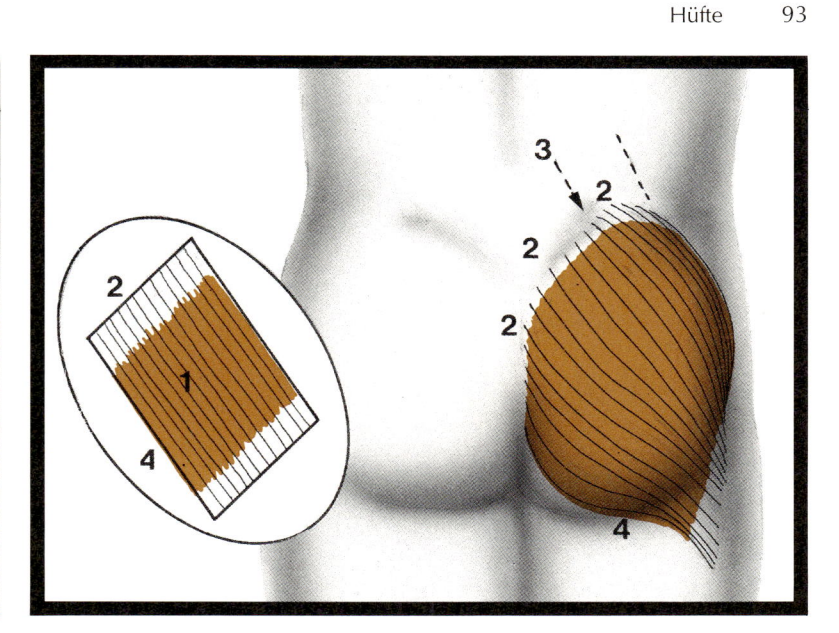

14. Hintere Zugänge; anatomische Überlegungen (1): Die tiefen Strukturen des hinteren Aspekts der Hüfte liegen unter der massiven vaskulären Barriere des Glutaeus maximus verborgen. Eine gute Kenntnis der Anatomie dieses Muskels ist notwendig, um die verschiedenen Variationen des hinteren Zugangs zur Hüfte richtig einzuschätzen und auch zu beherrschen. Die Muskelfasern des Glutaeus maximus formen ein Parallelogramm (1): die Beckenseite (2) entspringt vom Os coxis und vom Sacrum (und ihren Ligamenten), von der Fascia lumbodorsalis und vom Ileum. Der Ursprung vom Ileum erstreckt sich eine Handbreit vor der Spina ilica superior posterior (3). Der untere (caudale) Rand (4) ist ohne Ansätze.

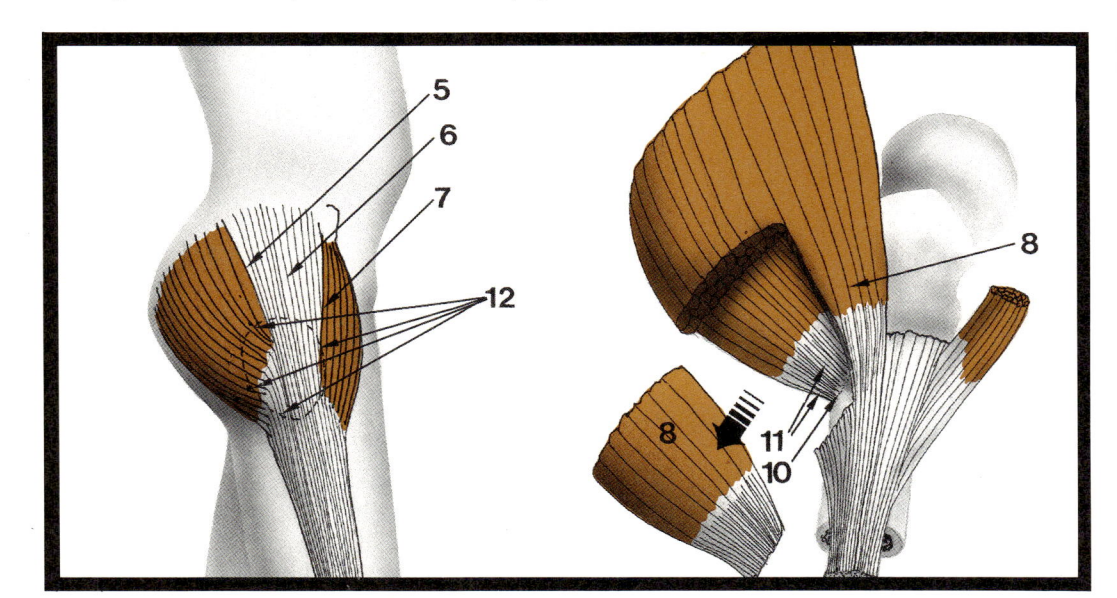

15. Anatomische Überlegungen (2): Die cephale Seite des Glutaeus maximus (5) sitzt am Tractus iliotibialis an (6). Die hintere Kante des M. tensor fasciae latae (7) hat einen ähnlichen Verlauf und die drei Strukturen bilden zusammen das «Deltoideum pelvis» nach Henry.[1] Die oberflächlichen Fasern des Glutaeus maximus (8) verlaufen in den Tractus iliotibialis hinein (6). Die tiefen Fasern des cephalen Anteils des Muskels sind ebenfalls hier inserierend. Die caudalen tiefen Fasern des Glutaeus maximus setzen an der Crista glutealis (10) des Femurs in Form einer breiten, gurtartigen Sehne (11) an. *Eine bedeutende, wesentliche Bursa (12) trennt das «Deltoideum pelvis» vom großen Trochanter.*

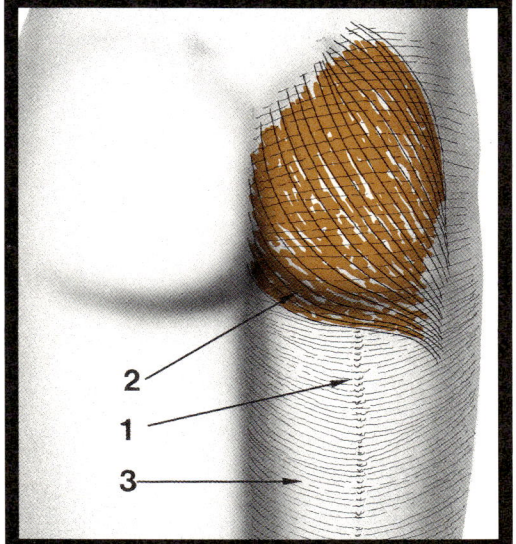

16. Anatomische Überlegungen (3): Der N. cutaneus femoris posterior (1) tritt unter dem Glutaeus maximus (2) in der Mittellinie des Oberschenkels aus. Er liegt unterhalb der tiefen Fascien (3). Wenn sein Versorgungsgebiet angegangen wird, sollte er aufgesucht und geschont werden.

---

[1] Anm. d. Ü.: In der deutschsprachigen Anatomie existiert dieser Begriff nicht. Der Begriff «pelvic deltoid» wurde von Henry geprägt, um die komplexen anatomischen Strukturen dieser Region besser verständlich zu machen.

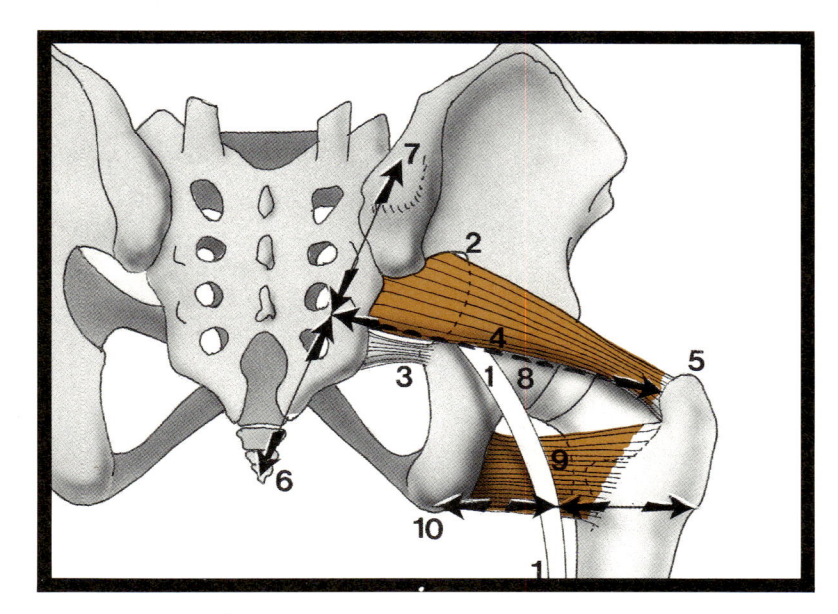

17. Anatomische Überlegungen (4): Unterhalb des Glutaeus maximus tritt der N. ischiadicus (1) durch das Foramen ischiaticum maius, das von der Incisura ischiatica und dem Lig. sacrospinosum (3) gebildet wird. Er verläuft unter dem Unterrand des M. piriformis (4), der auf einer Linie vom großen Trochanter (5) zu einem Punkt in der Mitte des Os coccyx (6) und der Spina iliaca posterior superior (7) liegt. Der Nerv überkreuzt den posterioren Anteil der Hüfte (8) und liegt auf dem M. quadratus femoris (9), wobei sein lateraler Rand auf der Mitte zwischen dem großen Trochanter und der Tuberositas ossis ischii (10) liegt.

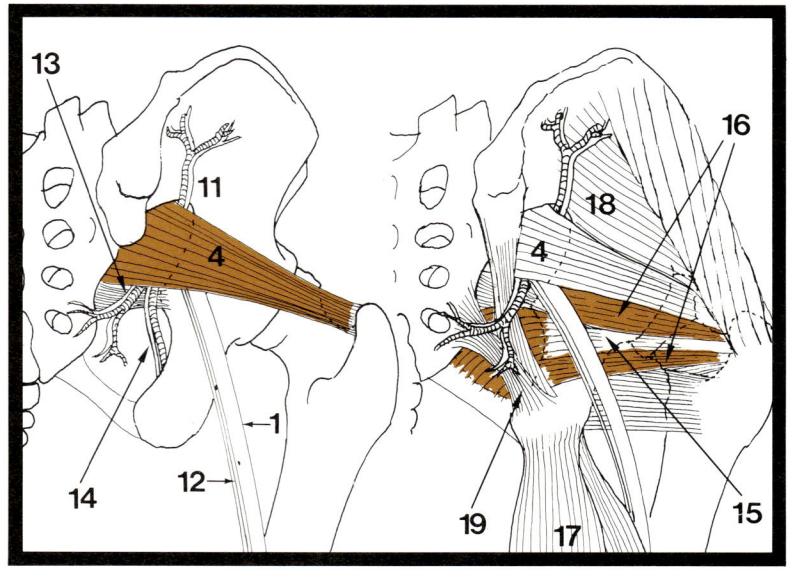

18. Anatomische Überlegungen (5): Die A. glutealis superior und der Nerv verlassen das Becken über dem M. piriformis (4). Der N. cutaneus femoris posterior tritt unter dem Unterrand des M. piriformis medial zum N. ischiadicus (1) aus. Die A. glutealis inferior und der Nerv treten ebenfalls in derselben Höhe aus. Tiefer liegt der Nerv für den Obturator internus sowie der N. pudendus und die A. pudenda (14), normalerweise versteckt durch die Sehne des Obturator internus (15) und die zwei Gemelli (16). Nach distal kommt der N. ischiadicus unter die ischiocrurale Muskulatur (17) zu liegen. Man verwechsle nicht die horizontalen Fasern des Glutaeus medius (18) mit dem Piriformis. Beachte das Lig. sacrotuberale (19).

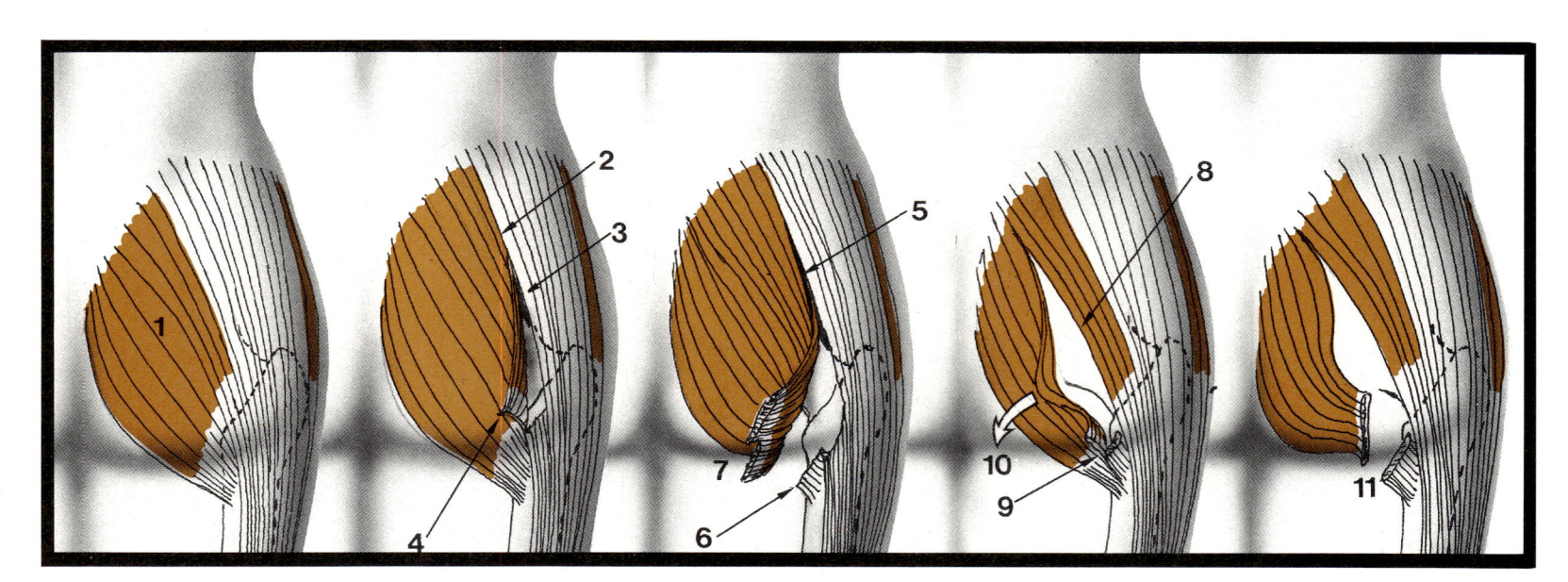

19. Die Prinzipien des Hauptzugangs von hinten zur Hüfte: Das Parallelogramm des Glutaeus maximus (1) ist die Hauptbarriere zum posterioren Anteil des Hüftgelenks (beachte, daß in den Zeichnungen die oberflächlichen caudalen Fasern des Glutaeus maximus, die am Tractus iliotibialis ansetzen, aufgrund der besseren Darstellung weggelassen wurden). Beim Zugang von Fiolle und Delmas [7], ebenso beschrieben von Henry [8], wird die avasculäre Verbindung zwischen Glutaeus maximus und Tractus iliotibialis (2) durchtrennt (3) und eine Ecke wird angehoben (4), indem die proximale Hälfte der Insertion des Muskels incidiert wird. Beim Zugang von Stookey [9] (ebenfalls ausführlich von Henry beschrieben) wird die ganze cephale Grenzlinie wie vorher freigelegt (5), die femorale Seite komplett durchtrennt (6), so daß die ganze Muskelmasse zurückgeschlagen werden kann (7). Beim Zugang von Moore [2] (dem sog. «southern approach») und Osborne [10] wird der Glutaeus maximus in Verlaufsrichtung seiner Muskelfasern durchtrennt (8). Die teilweise Durchtrennung seiner femoralen Insertion (9) erlaubt eine gute anatomische Darstellung unter Zuhilfenahme von weitflächigem Spreizen der Wundränder (10). Sollte dies immer noch inadäquat sein, kann die Durchtrennung des femoralen Ansatzes des Glutaeus maximus vollständig vollzogen werden (11).

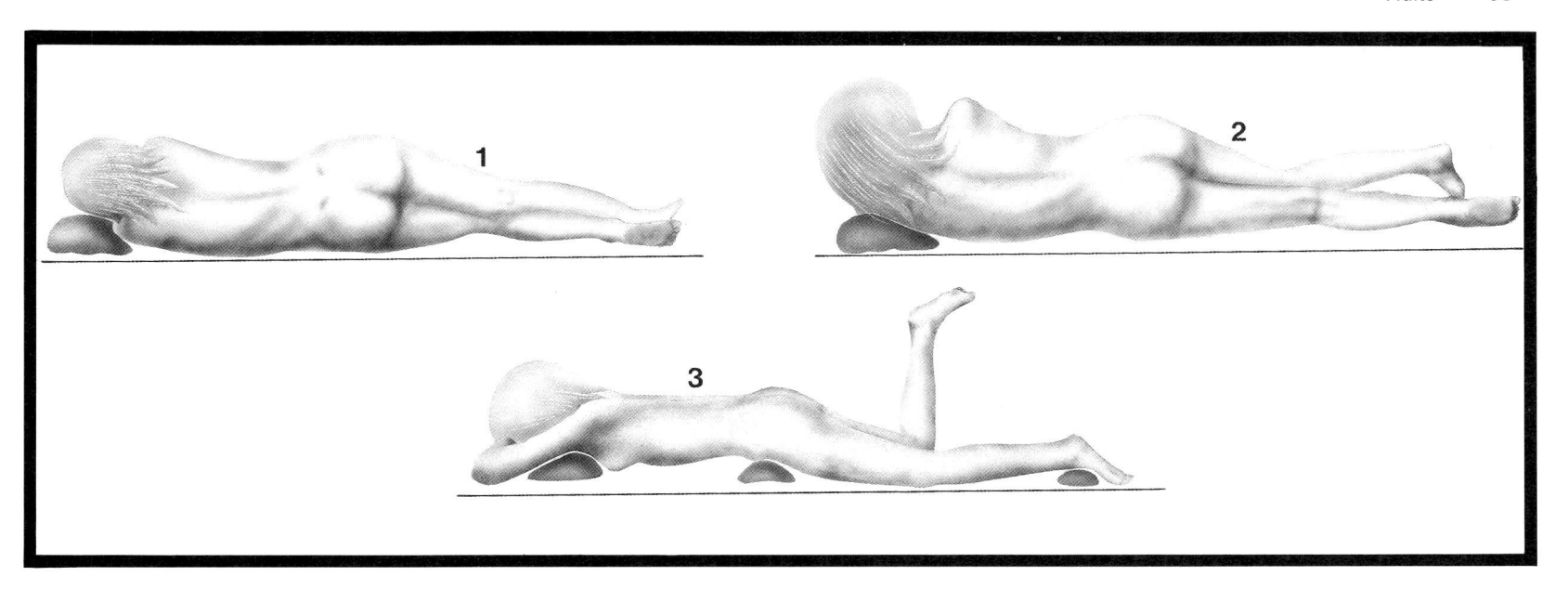

20. Lagerung: Für den Fall, daß anzunehmen ist, daß ein hinterer Zugang mit einem vorderen kombiniert werden muß (beispielsweise bei einer Rekonstruktion des Acetabulums) soll der Patient in *Seitlage* gebracht werden. In der Mehrzahl der Fälle wird die Halbseitenlage zu bevorzugen sein (2). Wenn der Patient in *Bauchlage* liegt (3) ist es insgesamt leichter, die Extremität kontrolliert zu bewegen und die entsprechenden skeletären Orientierungspunkte und Hauptstrukturen zu identifizieren. Nichtsdestoweniger ist die Morbidität der Anästhesie insbesondere bei älteren Patienten in dieser Lagerung größer. Wenn diese Lagerung gewählt wird, muß dafür gesorgt werden, daß keine Einschränkungen der Respiration auftreten: besondere Beachtung muß der Umstand erhalten, daß der abdominale Druck durch die sorgfältige Plazierung einer Pelvisstütze oder einer ähnlichen Vorrichtung so stark wie möglich reduziert wird. Bei der lateralen und Halbseitenlage versichere man sich, *daß die Lagerung des Patienten auf dem Tisch stabil ist* (durch Verwendung von entsprechend plazierten Thorax- oder Pelvisstützen, breiten Klebebändern und Sandsäcken) und daß der Druck auf Knochenvorsprünge nicht punktförmig wird, wobei hier entsprechende Kissen oder Polster verwandt werden müssen.

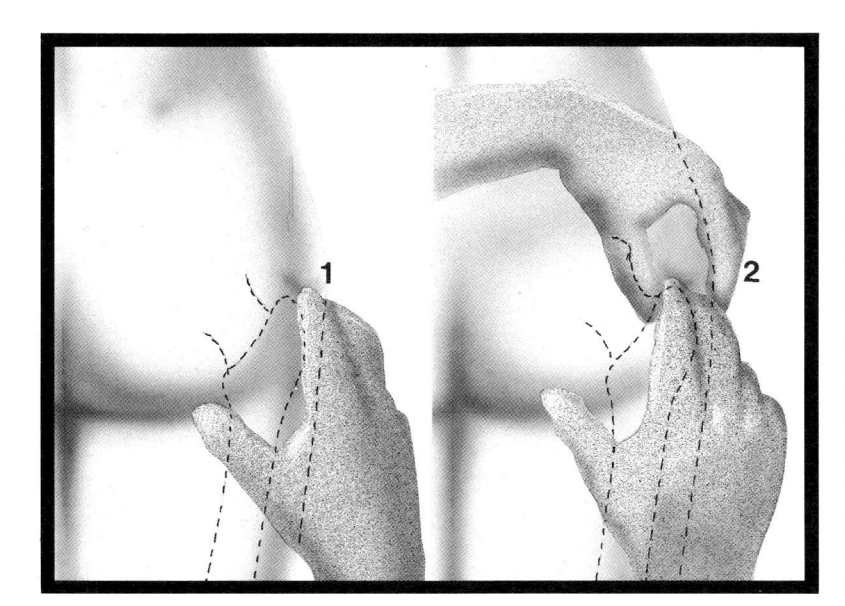

21. Der hintere Zugang nach Moore (Southern Approach): Bei allen hinteren Zugängen ist es wünschenswert, die Bursa trochanterica zu identifizieren und zu eröffnen, ein Umstand, auf den meist genügend hingewiesen wird: eine gut gesetzte Inzision der Haut kann einen gewaltigen Unterschied zwischen einer zielgerechten anatomischen Präparation und einer blutigen Schlacht ausmachen, bei der die Orientierungspunkte unsicher und wesentliche Strukturen eventuell gefährdet sind. Man beginne damit, den lateralen Anteil der Spitze des großen Trochanters zu palpieren, wobei man mit den Fingern von oben nach unten sich vorarbeite, bis man die Spitze gerade eben ertastet (1). Mit Daumen und Zeigefinger der anderen Hand umfasse man den Großteil des großen Trochanters unterhalb der Spitze (2): die Bursa sollte innerhalb des Gebiets liegen, das diese Finger umfassen.

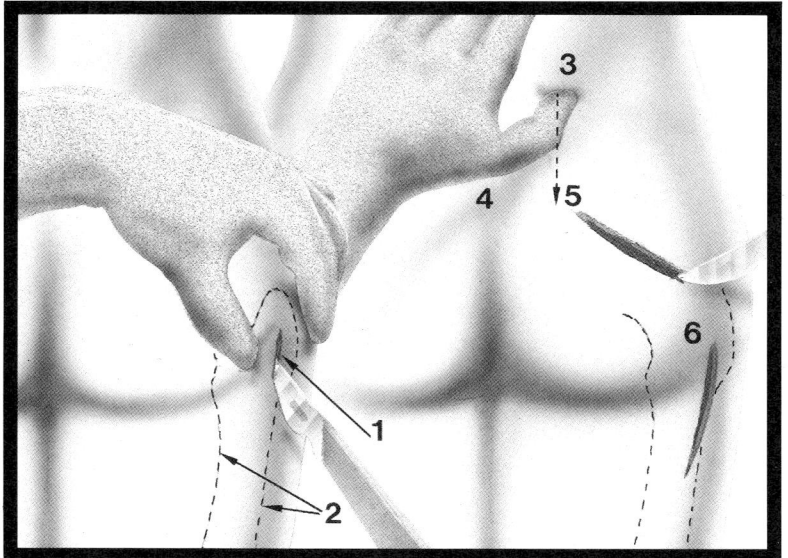

22. Die Inzision: Man beginnt den Hautschnitt, indem man den vertikalen Schenkel (1) gerade vor den Daumen anlegt (d.h. in Richtung auf den Hinterrand des großen Trochanters), und weitet ihn nach distal 8–12 cm in der Verlaufsrichtung des Femurschafts (2) aus. Um den horizontalen Schenkel zu positionieren, lokalisiert man die Spina iliaca posterior superior (3): die Inzision soll schräg über das Gesäß verlaufen, wobei sie in der Mittellinie (4) beginnt, aber in einer Linie von einem Punkt 5–10 cm distal der Spina iliaca posterior superior (5) ausgeht. Man rundet die Schnittführung vorsichtig ab, um den Schnitt in die vertikale Inzision (6) zu führen.

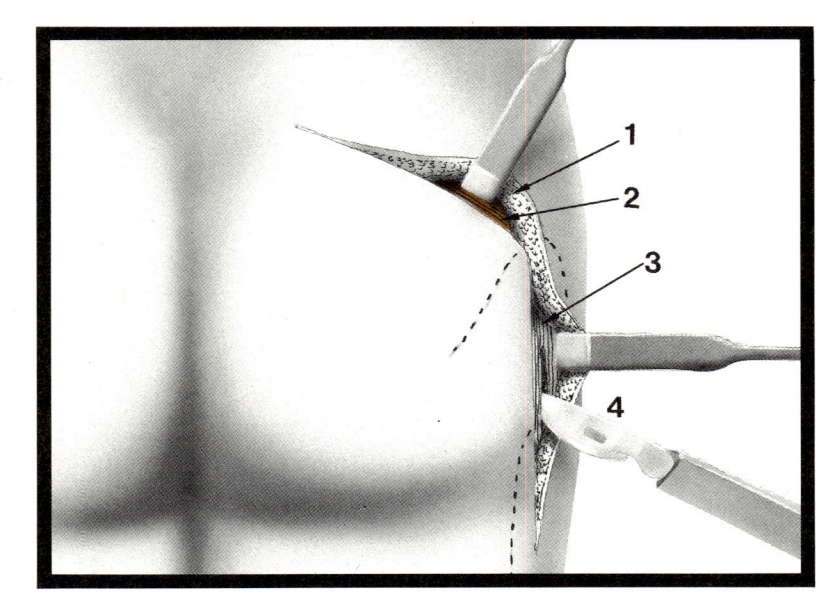

23. Durchführung (1): Der horizontale Schenkel wird durch das Gesäßfett (1) vertieft – nur eine minimale Hautpräparation wird notwendig – bis die Fasern des Glutaeus maximus klar definierbar sind (2). Nun wird der vertikale Inzisionsschenkel vertieft, wobei man die oft ebenfalls dicke Fettschicht durchtrennt, bis die glänzenden Fasern des Tractus iliotibialis gefunden werden (3). Die Haut wird zurückgeklappt zusammen mit dem Fett, wobei dies durch stumpfe Präparation geschieht, und der Tractus iliotibialis (4) wird in seiner Verlaufsrichtung in der proximalen Hälfte des vertikalen Schenkels der Inzision durchtrennt, wobei hierbei die Bursa trochanterica eröffnet wird.

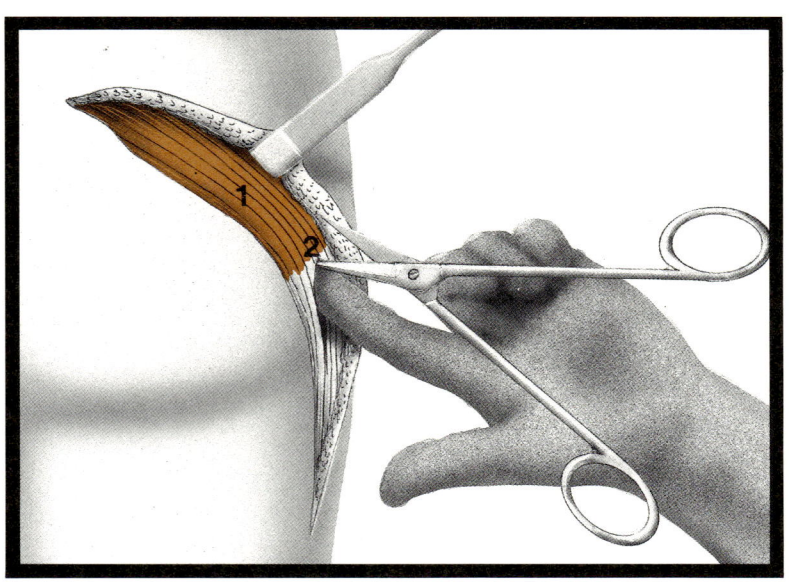

24. Durchführung (2): Der Zeigefinger wird in die Öffnung eingeführt und mit kreisenden Bewegungen sichergestellt, daß die Bursa trochanterica eröffnet wurde. Nun wird die Fingerspitze unter die Muskelmasse des Glutaeus maximus (1) gerichtet. Der Muskel wird angehoben und mit einer Schere seine sehnige Insertion in den Tractus iliotibialis durchtrennt (2). Man gehe von unten nach oben vor, bis man auf Muskelfasern stößt.

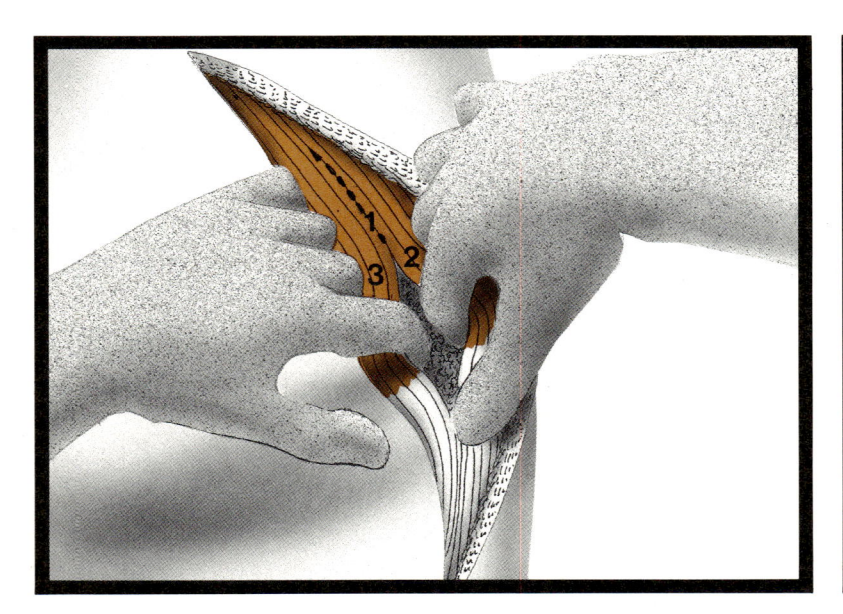

25. Durchführung (3): Nun wird der Glutaeus maximus, mit gebeugten Fingern *unter* dem Muskel, vorsichtig entlang der Verlaufsrichtung seiner Muskelfasern (1) gespalten. Bei jeder anatomischen Unsicherheit bezüglich des Operationsgebietes arbeite man medial der sicheren Lage des tiefen Rezessus der Bursa trochanterica. Die A. glutealis superior und ihre Hauptverzweigung sollten im Operationsgebiet im cephalen Anteil des Muskels (2) in Sicherheit gebracht werden; die anderen Glutealgefäße sollten in ähnlicher Weise im caudalen Anteil des Muskels (3) geschont werden. Dennoch ist dies ein sehr ausgedehnter Muskel mit einer enormen Blutversorgung. Die Eröffnung von Venen, wenn nicht von Arterien ist unvermeidbar: man präpariere nicht weiter, bevor man eine effektive Blutstillung erreicht hat.

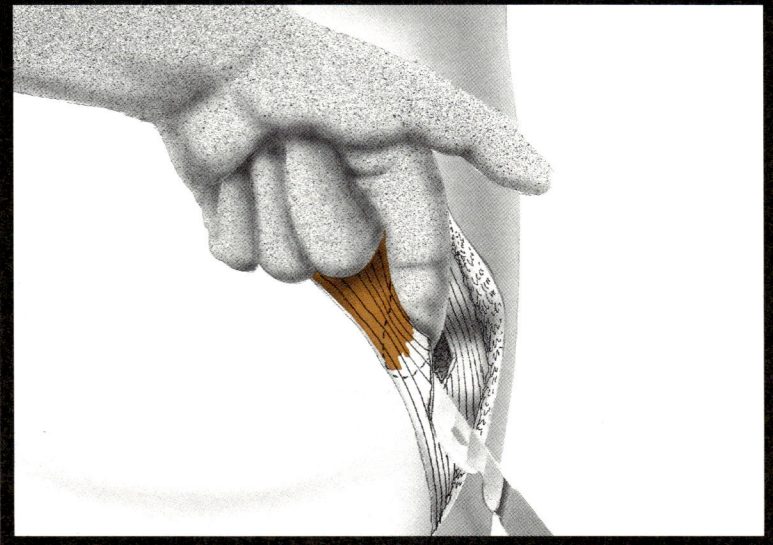

26. Durchführung (4): Man wende die Aufmerksamkeit nunmehr dem distalen (vertikalen) Teil des Operationsfeldes zu. Der Zeigefinger wird in die Bursa trochanterica geschoben, bis er mit der Fingerspitze nach distal zum femoralen Ansatz des Glutaeus maximus zu liegen kommt und der Fingernagel auf die hintere Seite des Femurs medial zur Linea glutealis zu liegen kommt. Die oberflächlichen und tiefen Fasern werden angehoben und über eine Strecke von etwa 5 cm durchtrennt, so daß der Oberrand des Glutaeus maximus frei wird (siehe Abb. 19) (9, 10).

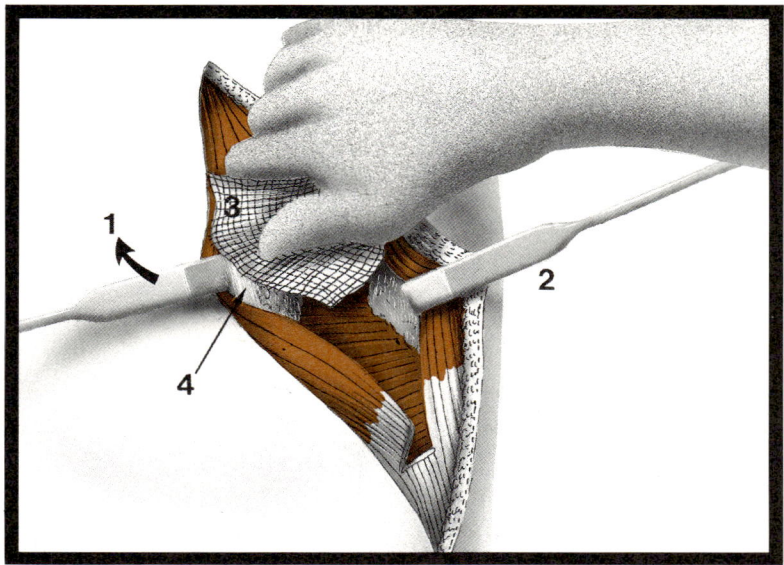

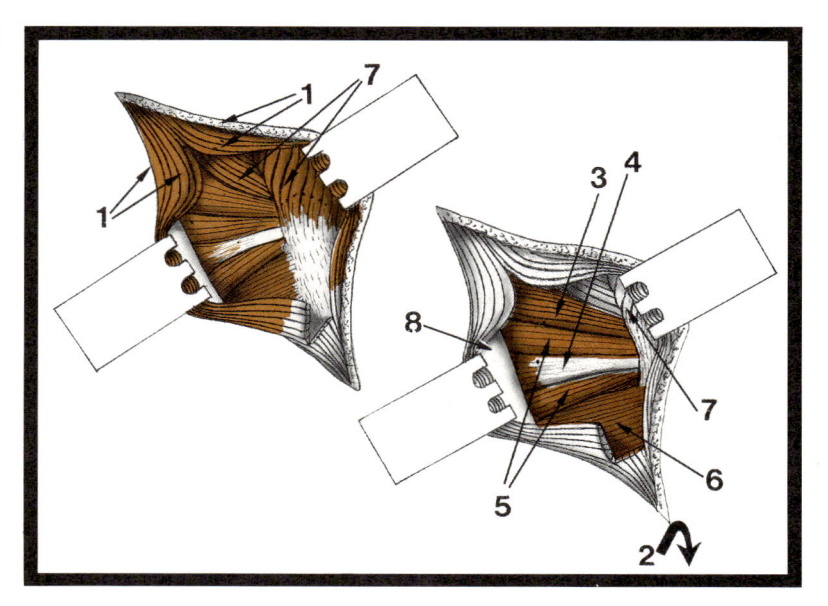

Hüfte 97

27. Durchführung (5): Es empfiehlt sich frühzeitig während des Eingriffs den N. ischiadicus aufzusuchen, um zu verhindern, daß er durch übereifrigen Hakendruck oder aus anderen Gründen geschädigt wird. Ein Wundhaken wird vorsichtig unter den Unterrand des Glutaeus maximus gesetzt und dieser wird schräg nach oben angehoben (1). Der andere Muskelrand wird mit einem flach gehaltenen Muskelhaken zurückgezogen (2). Mit einem Tupfer (3) wird das Fettgewebe und das netzförmige Bindegewebe von den kurzen Hüftrotatoren und von der Hinterfläche des großen Trochanter abgedrängt. Der N. ischiadicus (4), der selbst normalerweise im Fettgewebe eingebettet ist, sollte ohne Schwierigkeiten nahe der medialen Grenze des Operationsgebiets gefunden werden. Man beachte, daß er manchmal an der tiefen Unterfläche des Glutaeus maximus haftet.

28. Durchführung (6): Man sollte nun leicht in der Lage sein, eine breitflächige Darstellung des Wundgebiets durch Verwendung von großen Vierzinkerhaken, die den Glutaeus maximus und die Haut (1) halten, zu erreichen. Eine erste Inspektion des subglutealen Planums kann aufgrund der wenigen erkennbaren Strukturen durchaus enttäuschend sein. Der Schlüssel hierzu ist einfach: man bringe durch entsprechende Bewegung am Bein die Hüfte in volle Innenrotation (2). Der M. piriformis (3), der Obturator internus (4) und die Gemelli (5) und der Quadratus femoris (6) in ihrer deutlichen durchgehenden Ansatzlinie sollten sichtbar werden. Man beachte den Glutaeus medius (7) und seinen Ansatz am großen Trochanter. Man beachte den N. ischiadicus (8).

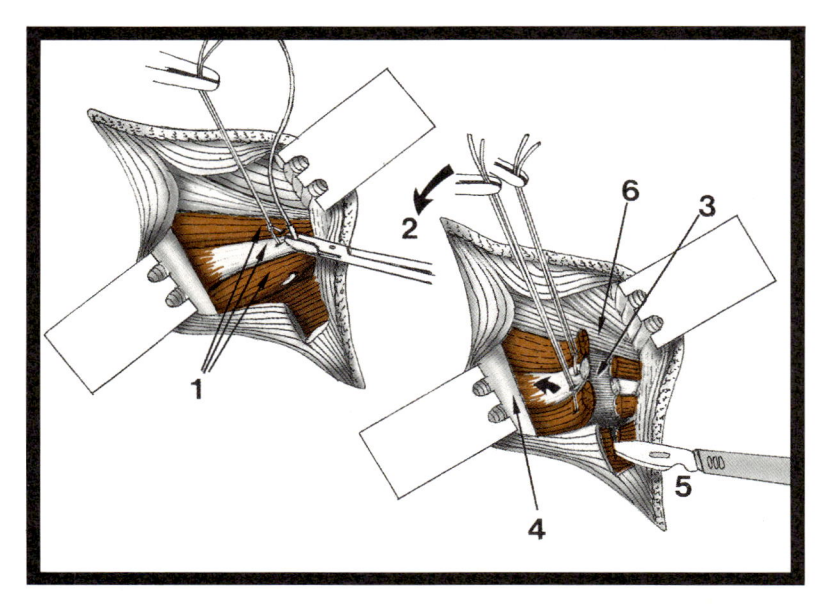

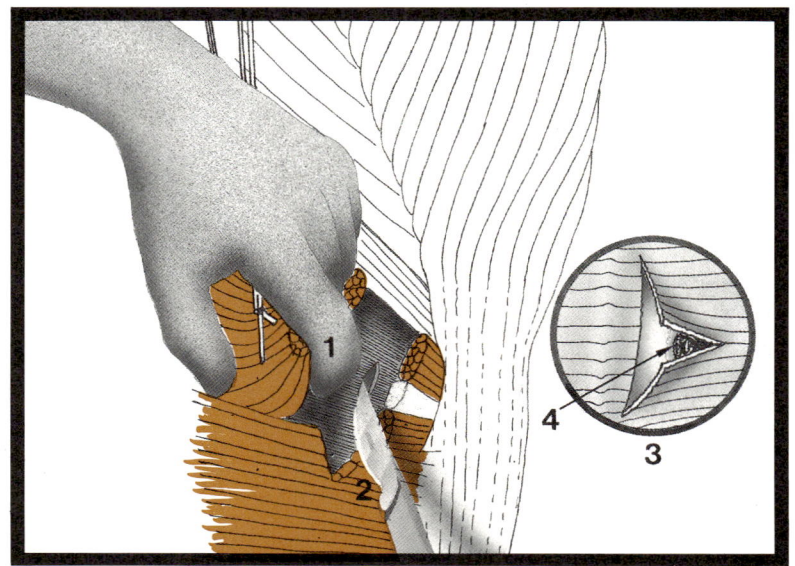

29. Durchführung (7): Um später die Refixation und den schichtweisen Wundschluß zu erleichtern, werden zwei oder drei Haltenähte in den Obturator internus und in die Gemelli (1) etwa 2 cm neben ihrem Ansatz eingebracht. Man trennt diese kurzen Rotatoren zwischen den Haltenähten und ihrem Ansatz und hält sie vorsichtig nach medial (2). Neben der Tatsache, daß hierdurch eine Darstellung der hinteren Hüftgelenkskapsel (3) ermöglicht wird, hilft dies, den N. ischiadicus (4) zu schützen. Wenn nötig, kann die Inzision auf den Quadratus femoris (5) und den Piriformis (6) ausgeweitet werden, um genügend von der Hinterfläche der Hüfte darzustellen.

30. Durchführung (8): Man ertaste den Acetabularrand (1) und eröffne die Kapsel mit einer vertikalen (2) oder T-förmigen Inzision (3). Bei Schenkelhalsfrakturen entferne man blutig imbibierte Synovialflüssigkeit und rotiere das Bein nach innen, um den spongiösen Knochen des Femurkopfes (4) sichtbar zu machen.[1] Um die Hüfte bei intaktem Schenkelhals zu luxieren, rotiere man vorsichtig weiter nach innen und vermeide es, eine Femurschaftfraktur zu setzen. Durchtrennungen von straffen Anteilen der Kapsel, Adduktion der Hüfte und Verwendung eines Gleitblechs sollten die Hüfte luxieren lassen.[2] Man stelle sicher, daß der N. ischiadicus nicht vom Femurkopf tangiert wird.

---

[1] Anm. d. Ü.: Dies gilt im wesentlichen für subcapitale oder nicht allzu laterale Schenkelhalsfrakturen, wobei bei genügend großzügiger Eröffnung der Kapsel durch dieses Manöver bereits u. U. eine Luxation des Kopfes erreicht werden kann.

[2] Es muß sehr darauf geachtet werden, hier keine allzu großen Kräfte über die Hebelwirkung des im Knie gebeugten Beins wirksam werden zu lassen. Daher empfiehlt sich beispielsweise zusätzlicher Zug am Schenkelhals mit einem Einzinker oder auch die Resektion des Schenkelhalses mit einer oszillierenden Säge oder einem Meißel, um danach den in der Pfanne verbliebenen Femurkopf vermittels eines Korkenziehers entfernen zu können (vgl. S. 105, Abb. 57).

98 Die untere Extremität

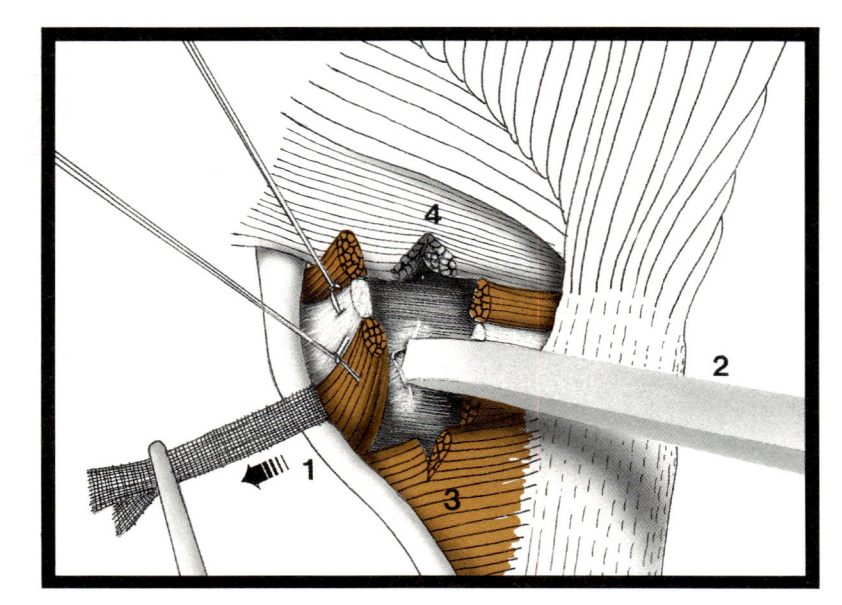

31. Erweiterungen und Variationen; Acetabulardarstellung (1): In allen Fällen, in denen eine sehr ausgedehnte Darstellung notwendig wird (beispielsweise bei Fixation von Frakturen des hinteren Pfeilers nach zentralen Hüftluxationen) sollte der N. ischiadicus angeschlungen und nach medial zur Seite gehalten werden (1). Man gehe mit großer Vorsicht vor: der N. ischiadicus ist äußerst sensitiv und reagiert auf Zug durchaus unfreundlich. Man verwende hier ein in Kochsalz getränktes Nervenbändchen: die Hüfte muß voll *extendiert* werden, um jeden Druck auf den Nerv zu vermeiden und der Nerv wird mehr nach medial *geführt* als gezogen. Der Knochen wird mit einem Raspatorium (2) gesäubert, nachdem die Inzision auf den Quadratus femoris (3) und den Piriformis (4) erweitert wurde.

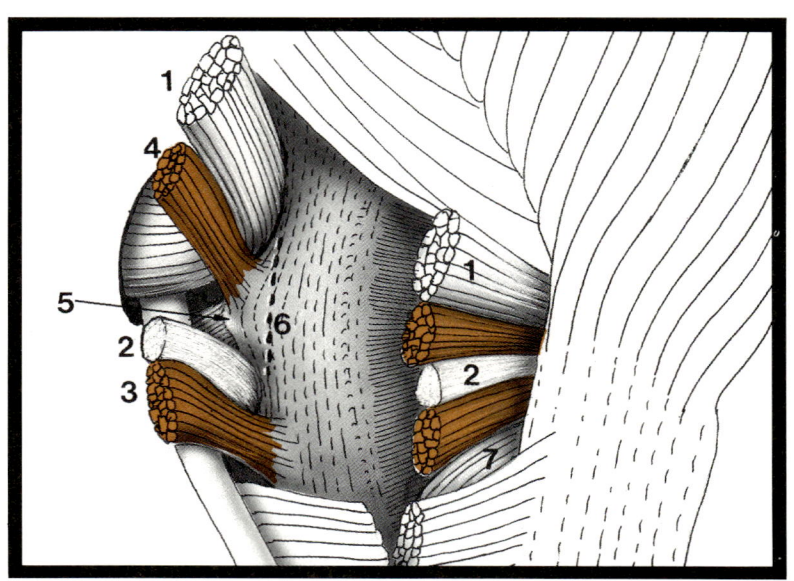

32. Erweiterungen und Variationen; Acetabulardarstellung (2): Um noch größeren Zugang zu gewinnen wird der M. piriformis komplett durchtrennt und nach medial gehalten (1). Der M. obliquus internus (2), der Gemellus inferior und superior (3, 4) werden ebenfalls zur Seite gehalten, um die Spina ischiadica (5) darzustellen. Man beachte, daß in der Zeichnung der obere Gemellus von der Sehne des Obturator internus abgedrängt dargestellt wurde, um die Zeichnung verständlicher zu machen. Wenn die Spina ischiadica nun an ihrer Basis (6) durchtrennt und nach medial gehalten wird, wird eine sehr breitflächige Darstellung des Acetabulargrunds gewonnen [13]. 7 = Obturator externus.

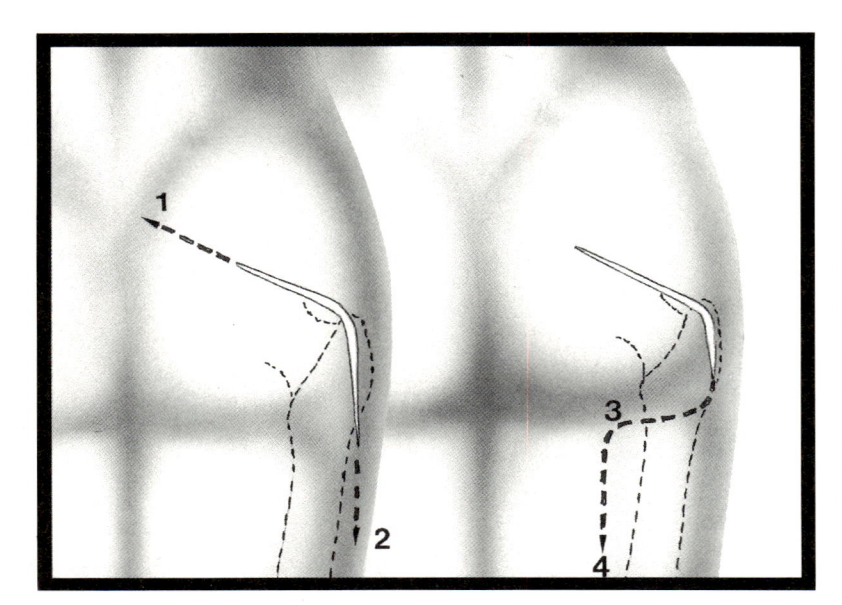

33. Erweiterung des Operationsgebietes: Nach proximal kann die Inzision bis zum Sacrum (1) geführt werden: dieser gibt aber mit einiger Wahrscheinlichkeit eine gewisse Verbesserung beim Zugang. Nach distal liegen die Verhältnisse anders. Wenn eine nur geringgradige zusätzliche Erweiterung des Operationsgebiets angestrebt wird, wird die Inzision in der Verlaufsrichtung des Femurschafts verlängert (2). Für eine großzügigere Darstellung folge man der unteren Gesäßfalte in Richtung auf die Mittellinie (3). Falls notwendig wird die Inzision vertikal nach unten (4) fortgesetzt, wo sie wie ein hinterer Zugang zum Oberschenkel präpariert werden kann (siehe Femurschaft, Abb. 40). Wenn irgendeine Erweiterung die Mittellinie erreicht, identifiziere und erhalte man den N. cutaneus posterior femoris, der in der Mittellinie unterhalb der tiefen Fascie liegt.

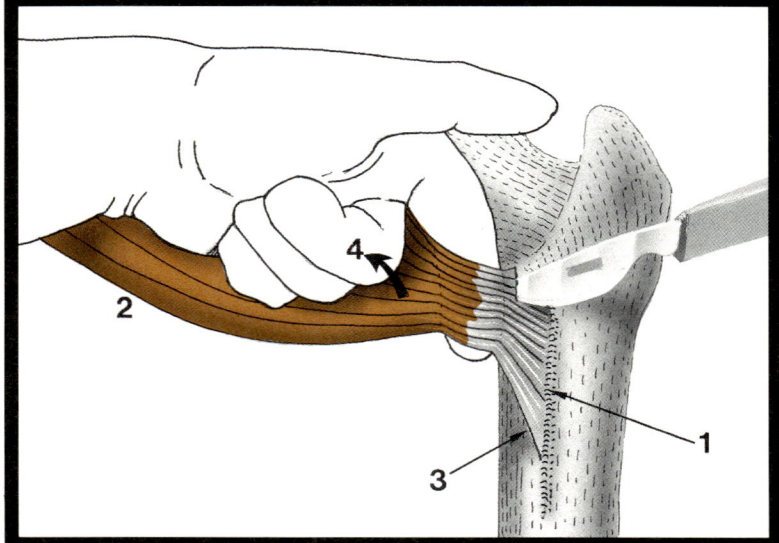

34. Erweiterung des Operationsgebietes (2): Nachdem die Hautinzision erweitert wurde, läßt sich der Zugang weiter verbessern, indem der femorale Ansatz (1) des Glutaeus maximus (2) teilweise oder auch komplett durchtrennt wird: die ursprüngliche Inzision in den Muskel wird erweitert, wobei der Zeigefinger dazu benutzt wird, den Muskel von seiner Insertion abzuheben. Wenn der distale Rand des Ansatzes (3) komplett abgetragen ist, kann die gesamte Muskelmasse nach medial (4) geklappt werden, wobei hierdurch eine gute Darstellung des N. ischiadicus und des Os ischium erreicht wird. (Zur besseren Darstellung wurde der oberflächliche Teil des Glutaeus maximus nicht abgebildet.)

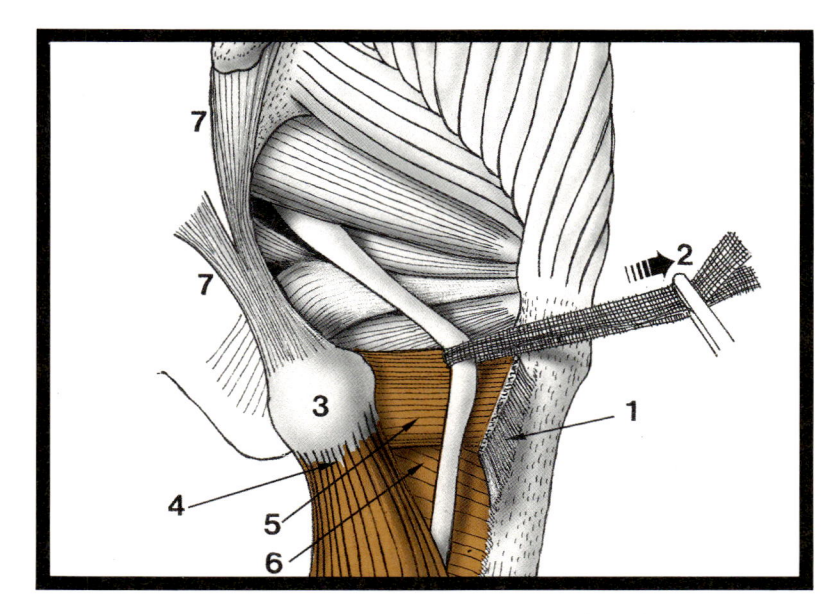

35. Darstellung der Tuberositas ischii: Es ist manchmal möglich, das Ischium adäquat darzustellen, ohne das Operationsgebiet zu erweitern, aber dies hängt in großem Ausmaß von den örtlichen Gegebenheiten und der Art des geplanten Eingriffs ab. In vielen Fällen wird die Abtragung der femoralen Insertion des Glutaeus maximus (1) notwendig werden. Der N. ischiadicus sollte identifiziert, angeschlungen und vorsichtig nach *lateral* (2) gehalten werden. Das Os ischium (3) wird durch Palpation identifiziert und scharf präpariert, wobei man dicht am Knochen bleibt. Die successive Durchtrennung der Ansätze der ischiocruralen Muskulatur (4), des Quadratus femoris (5) und des Adductor magnus (6) kann notwendig werden. 7 = Lig. sacrotuberale (siehe auch Abb. 76).

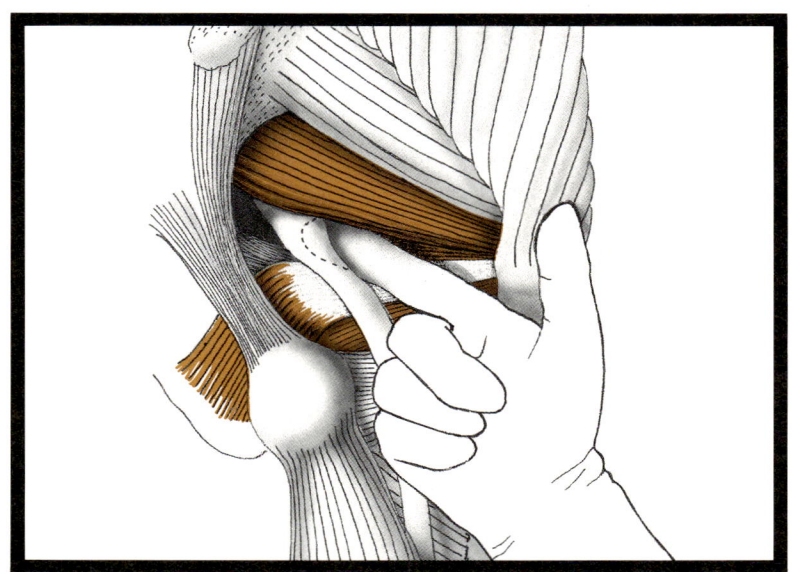

36. Exploration des N. ischiadicus: Der am meist verletzliche Teil des Nervens liegt hinter dem Hüftgelenk und kann durch eine nicht erweiterte Inzision gesehen werden; es ist natürlich auch nicht notwendig, die kurzen Hüftrotatoren zu durchtrennen. Wenn die Zeigefingerspitze unter den lateralen Rand des Nervens geschoben wird, um vor ihm liegend zu kommen, kann er nach proximal durch das Foramen ischiadicum maius bis ins Becken verfolgt werden, wo der Nerv und seine knöcherne Umgebung palpiert werden. Nach distal kann er mit der Fingerspitze mindestens bis zur Glutealfalte gefühlt werden. Die *Inspektion* dieses Nerventeils fordert jedoch eine Erweiterung des Operationsgebiets.

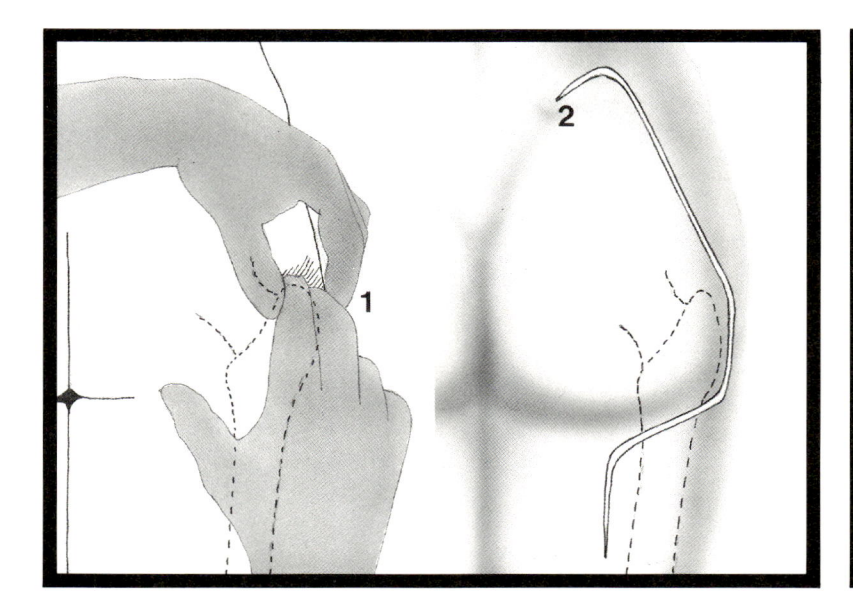

37. Der hintere Zugang nach Stookey [9]: Henry [8] beschreibt die Hautinzision dieser weiten Darstellung wie ein rechtsseitiges Fragezeichen. Lokalisiere die Begrenzung des Trochanter maior wie im Vorausgegangenen beschrieben (1). Die Spina iliaca posterior superior wird aufgesucht und die Inzision wird hier begonnen. Man folge der Crista iliaca etwa 8 cm und führe dann die Messerklinge schräg über das Gesäß zur exakten Mittellinie des Trochanters. Man folge der Lateralseite des Femurschafts nach unten und dann der Glutealfalte zur Mittellinie des Oberschenkels, wo die Inzision 5–10 cm weiter nach unten auf der Rückseite des Oberschenkels erweitert werden kann. Man schone den N. cutaneus posterior des Oberschenkels.

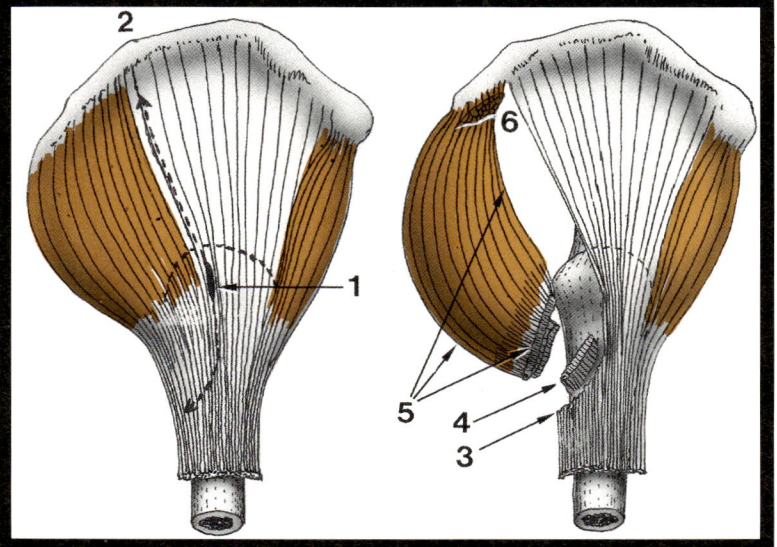

38. Durchführung: Man schneide direkt auf den Trochanter in seiner Mitte, um die Bursa trochanterica (1) zu eröffnen. Man präpariere nun weiter bis zur Crista iliaca (2) entlang der Verbindung zwischen Glutaeus maximus und Tractus iliotibialis. Nun wird das Operationsgebiet nach distal ausgedehnt, wobei die Durchtrennung der oberflächlichen und tiefen Ansätze des Muskels am Tractus iliotibialis (3) und am Femur (4) komplett vollzogen wird. Ein großzügiger Zugang auf die tieferen Schichten ist durch diese Mobilisation des Glutaeus von drei Seiten (5) zu gewinnen. Der Muskel kann nun nach medial geklappt werden. Die Durchtrennung des oberen Ansatzes wird noch größere Freizügigkeit ermöglichen.

Anm. d. Ü.: wenn die Durchtrennung, wie bei Ziffer 6 bildlich dargestellt, durchgeführt wird, kann die Readaptation des Muskels Schwierigkeiten machen, da die Nähte durch die Muskelfasern durchschneiden, respektive hier auch entsprechende Nekrosen setzen können. Es empfiehlt sich eher, den Muskel mit einer dünnen Schicht Corticalis an seinem Ansatz abzutragen und dies dann durch transossäre Nähte zu refixieren.

100   Die untere Extremität

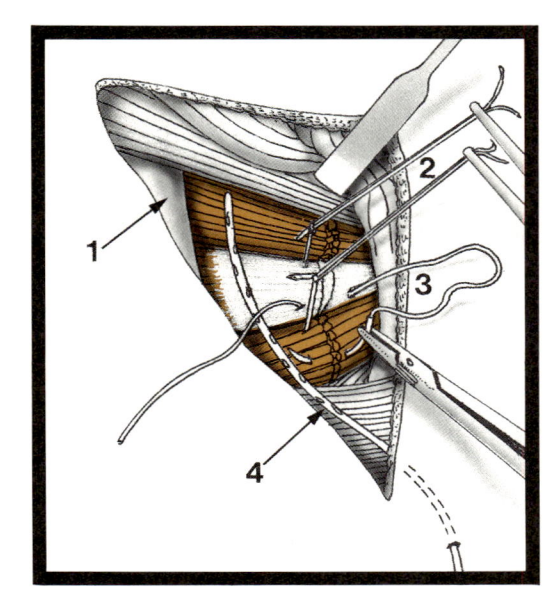

39. Wundschluß nach hinterem Zugang: Man kontrolliere, ob der N. ischiaticus freiliegt (1). Das Bein wird außenrotiert, die vorher eingebrachten Haltenähte werden dazu benutzt, die Ränder der kleinen Hüftrotatoren mit Matratzennähten zu readaptieren (3). Die femorale Insertion des Glutaeus maximus wird refixiert. Einige Einstiche sollten zwischen den cephalen Rand des Glutaeus maximus und dem Tractus iliotibialis eingebracht werden. Das Einlegen von Redondrainagen (4) empfiehlt sich.

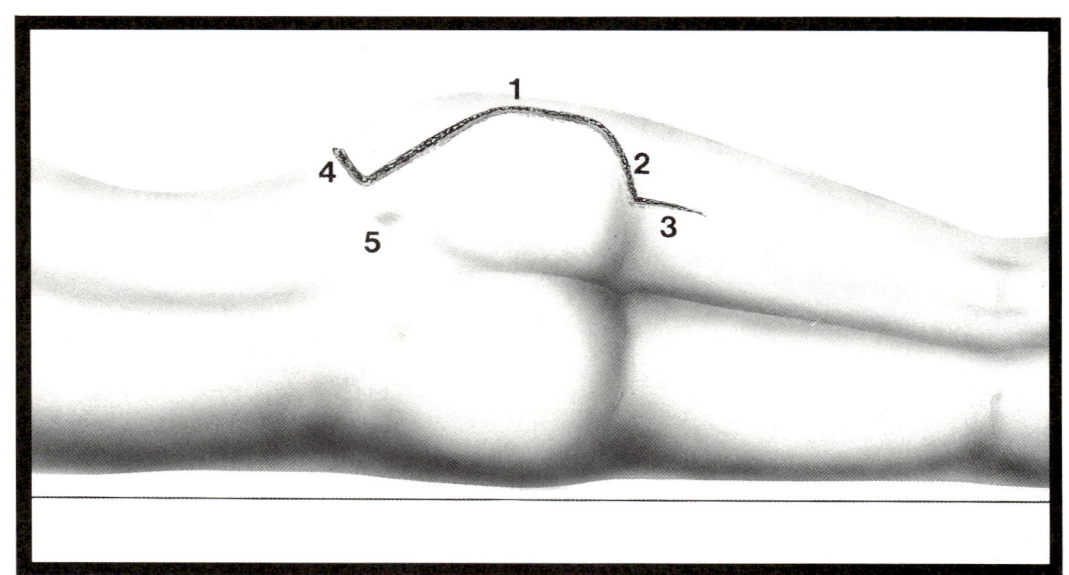

40. Der ausdehnbare Zugang nach Carnesale [11]: Dieser Zugang inkorporiert die Wesensmerkmale des Zugangs von Stookey, kann aber nach vorne erweitert werden, um Zugriff auf die lateralen, vorderen und die Beckenanteile des Acetabulums zu ermöglichen. Der vordere Anteil dieses Zugangs kann auch für sich allein benutzt werden. Der vordere Zugang ist ein größerer Eingriff und verlangt das höchste Niveau in Patientenbehandlung und Patientenführung und ist daher nicht für unerfahrene Operateure geeignet. Der Patient wird in Seitlagerung gebracht und die Abdeckung so gewählt, daß Rückseite, Vorderseite und Lateralseite der Hüfte frei sind, mit entsprechender Vorkehrung, die Extremität bewegen zu können. Die Inzision teilt den Trochanter maior (1), läuft entlang der Gesäßfalte und verläuft zur Mittellinie des Oberschenkels auf seiner Rückseite (3) nach unten. Nach proximal folgt sie der Crista iliaca und verläuft bis 8 cm vor die Spina iliaca posterior superior (5). Im hinteren Anteil ist das Operationsgebiet dann zu präparieren wie es der Zugang nach Stookey angibt. Beachte: Je nach erwünschtem Zugang kann die Erweiterung nach iliacal unterbleiben.

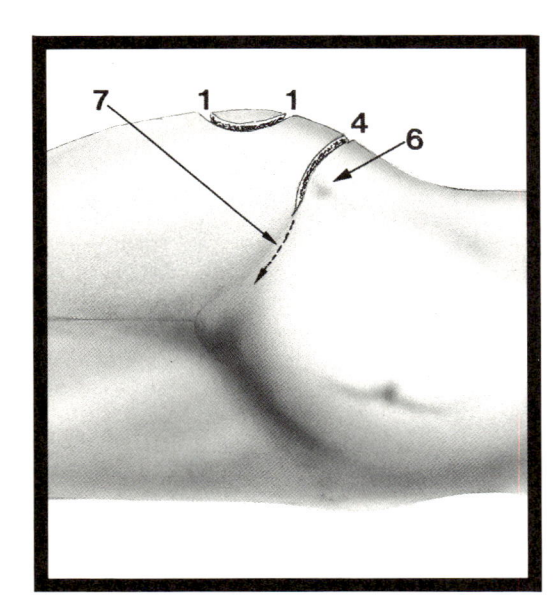

41. Zugang nach Carnesale (2): Die Haupterweiterung der Inzision geht in die anteriore Richtung direkt unterhalb der Crista iliaca (4). Die Inzision läuft an der Spina iliaca anterior superior (6) vorbei und kann, falls notwendig, bis zur Mittellinie ausgedehnt werden, wobei sie genau oberhalb und parallel zur Leistenbeugefalte (7) verläuft. 1 = trochanterer Anteil der hinteren Inzision.

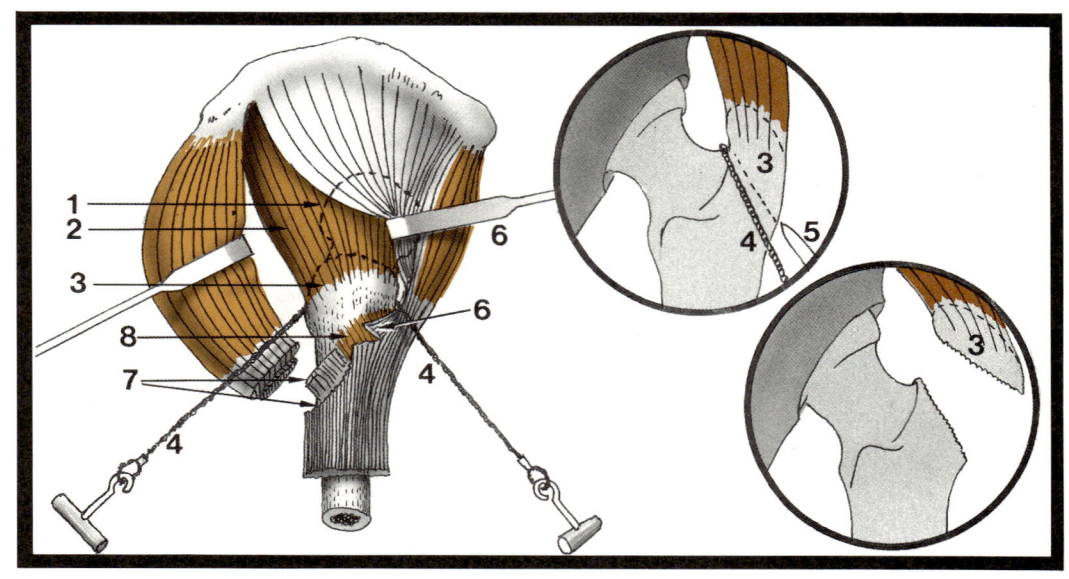

42. Zugang nach Carnesale; laterale Durchführung: Lateral kann der Zugang entsprechend der Verlaufsrichtungen präpariert werden, die bei den meist benutzten lateralen Zugängen zur Hüfte allgemein gut etabliert sind. Die Lateralseite des Acetabulums, des Femurkopfs und Schenkelhalses (1) wird vom Glutaeus medius (2) und minimus bedeckt. Hierbei werden sie nach proximal geklappt, eine Maßnahme, die durch die Durchtrennung des großen Trochanters (3), an dem sie ansetzen, unter Verwendung einer Giglisäge (4) oder eines breiten Meißels (5), herbeigeführt werden kann. Als ein erster Schritt kann es notwendig werden, den Tractus iliotibialis mit einem Messer einzukerben, um eine freiere Mobilisation in die anteriore Richtung (6) zu erreichen. Am Ende des Eingriffs muß der große Trochanter durch Drahtfixation oder andere geeignete Methoden refixiert werden (siehe Abb. 69). 7 = Glutaeus maximus-Ansatz, 8 = Vastus lateralis.

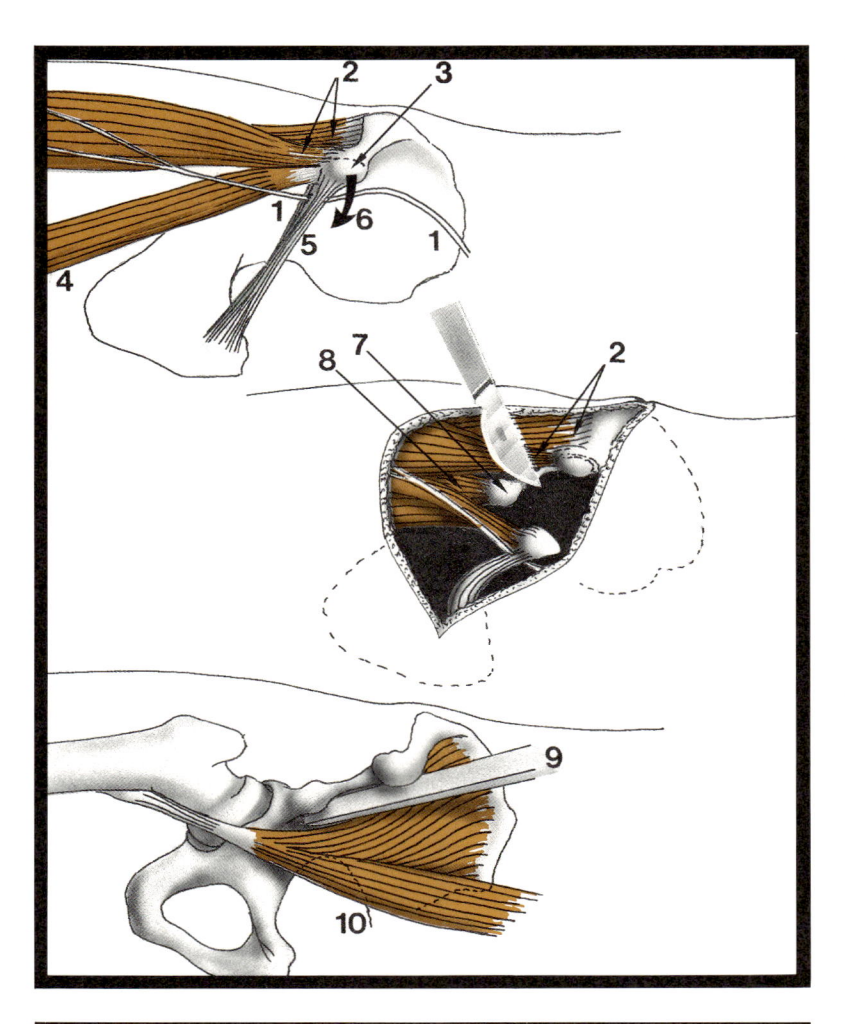

43. Zugang nach Carnesale; vordere Durchführung: Wenn die Präparation direkt auf der Knochenebene verbleibt, wird das Risiko der Verletzung des N. femoralis und der entsprechenden Gefäße, die medial liegen, sowie des N. cutaneus femoris lateralis, der lateral liegt (1), minimiert. Der Ansatz des Tensor fasciae latae (2) bleibt erhalten, aber indem man mit dem Skalpell auf der Spina iliaca anterior superior (3) bleibt, werden der Ansatz des Sartorius (4) und der laterale Ansatz des Lig. inguinale (5) abgetragen. Diese Strukturen werden nach medial (6) gehalten, wobei Haltefäden als Richtschnur für die später erfolgende Refixierung dienen.

Sobald die Spina iliaca anterior superior entsprechend präpariert ist, wende man sich nun nach unten zur Spina iliaca anterior inferior (7). Es wird soviel vom Ursprung des Rectus femoris (8) abgetragen als dies für den Zugang zur anterolateralen Seite des Acetabulums notwendig ist. Man beachte, daß zwischen den beiden Spinae anteriores eine deutliche Konkavität besteht, die Verwirrung stiften kann und damit zu einer Abweichung von der skeletären Ebene führen könnte. Mit einem Raspatorium (9) wird der M. iliacus von der Innenseite des Beckens abgedrängt und medial von der Kante der Spina iliaca anterior superior direkt innerhalb des Beckens. Störende Blutungen von Vasa nutritia des Ileums können durch die Verwendung von Knochenwachs gestoppt werden. Der Grund des Acetabulums liegt in der Ebene rechtwinklig zum oberen Aspekt des Acetabulums, wobei die Verbindung zwischen beiden durch eine gebogene Linie markiert ist (10). Diese Gegend sollte in jedem Fall gemieden werden, da das Risiko von Blutungen aus dem Plexus venosus des Beckens und von größeren Gefäßen sehr groß ist. Zur Behandlung von Frakturen des vorderen Pfeilers ist ein ähnlicher Zugang von Judet, Judet und Letournel [14] angegeben.

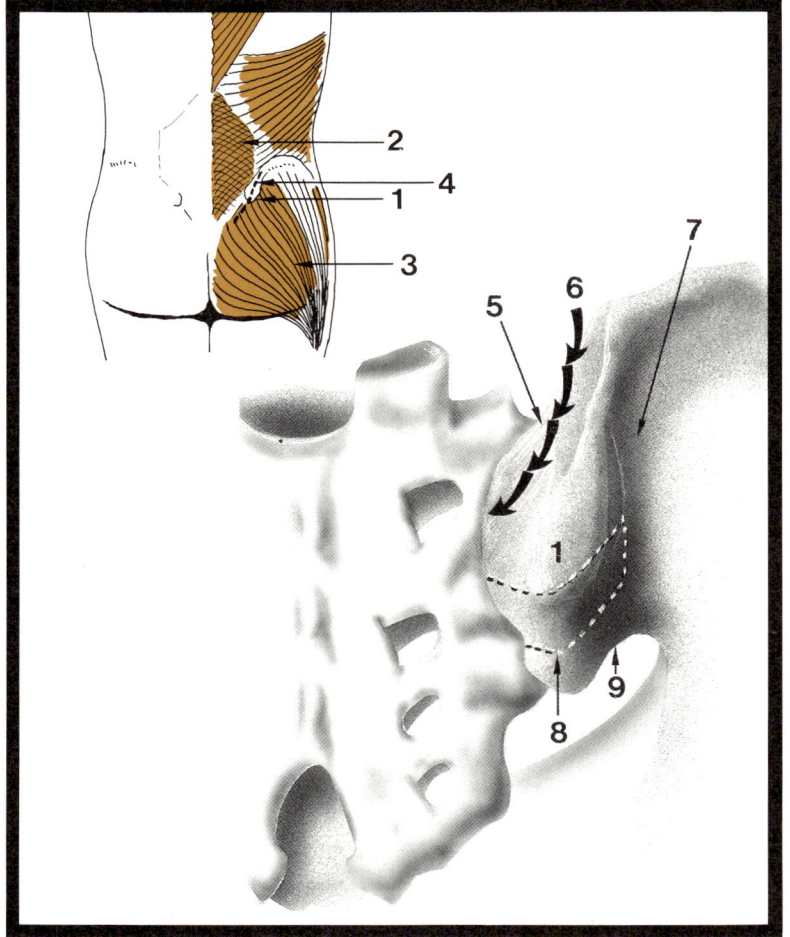

44. Darstellung des Iliosacralgelenkes: Der größte Teil des Iliosacralgelenks liegt tief unterhalb der ausgedehnten Masse der Spina iliaca posterior superior (1), die ihrerseits wieder in Beziehung zur Schicht der lumbosacralen Fascie, dem darunterliegenden M. sacrospinalis (2), dem Glutaeus maximus (3) und den Sacroiliacalbändern steht.

Um Zugang zur Außenseite des Gelenks zu gewinnen, wird die Spina iliaca superior posterior durch eine 8 cm lange Inzision direkt über der Spina (4) dargestellt. Indem man nahe am Knochen bleibt, wird der Ansatz des Sacrospinalis an der medialen Seite der Spina iliaca posterior superior durchtrennt: man beachte, daß die Oberfläche nahezu direkt in der sagittalen Ebene (5) liegt. Die Präparation wird solange fortgeführt, bis man auf dem Sacrum ist und das Gelenk eröffnet werden kann (6). Um einen zentraleren und größeren Bereich des Iliosacralgelenkes darzustellen (wie von Avila [12] beschrieben), werden die Fasern des Glutaeus maximus an der Lateralseite des Ileums (7) abgetragen, wobei die Hautinzision so weit wie nötig erweitert wird. Nun wird ein viereckiges Knochenstück (das die volle Dicke des Ileums umfaßt) etwa 2 cm breit und 5 cm lang (8) abgetragen, wobei die lange untere Kante oberhalb und parallel zur Oberkante der Inzisura ischiatica verläuft. Diese sehr viel weitere Darstellung kann so weit ausgedehnt werden, wie es die Umstände verlangen.

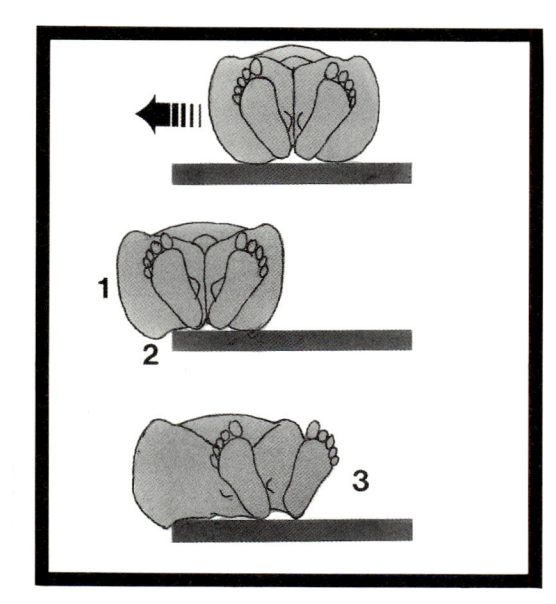

45. Lateraler Zugang zur Hüfte; Lagerung: Der Patient liegt in Rückenlage, wobei die betroffene Hüfte etwa 3–4 cm (1) über dem Tischrand hängt, so daß die Weichteile des oberen Anteils des Oberschenkels und des Gesäßes frei nach unten hängen können (2) und nicht nach vorne gedrängt werden, um dadurch nicht mit dem notwendig werdenden Aufhalten des Operationsgebietes zu kollidieren. Leichte Adduktion der Hüfte mit Abduktion der nicht betroffenen Gegenseite (3) kann die Stabilität des Patienten auf dem Tisch vergrößern.

46. Die Inzision (1): Man beginne damit, folgende Orientierungspunkte zu identifizieren: a) Die Fingerspitzen werden von der Vorder- zur Rückseite des Oberschenkels geführt und ertasten die harte knöcherne Prominenz des *Femurschafts* (1). b) Nun taste man nach proximal und identifiziere die vertikale Kante des *Trochanters*, die den oberen Ansatz des Vastus lateralis (2) markiert. c) Wenn man noch weiter nach cranial geht, identifiziere man soweit möglich die nach innen abbiegende *Spitze des Trochanters* (3). Dies kann bei kräftigen Patienten nicht möglich sein, die Lage der Trochanterspitze kann nur geschätzt werden. d) Man identifiziere die *Crista iliaca* (4) und die *Spina iliaca anterior superior* (5). Nun fasse man den Trochanter zwischen Daumen und Zeigefinger und lege den distalen Schenkel der Inzision von einem Punkt genau oberhalb der Spitze des Trochanters (6) entlang der Verlaufsrichtung des Femurschafts (7) etwa 12 cm lang an, wobei die Inzision in Richtung des Vorderteils des Trochanters (8) verläuft.

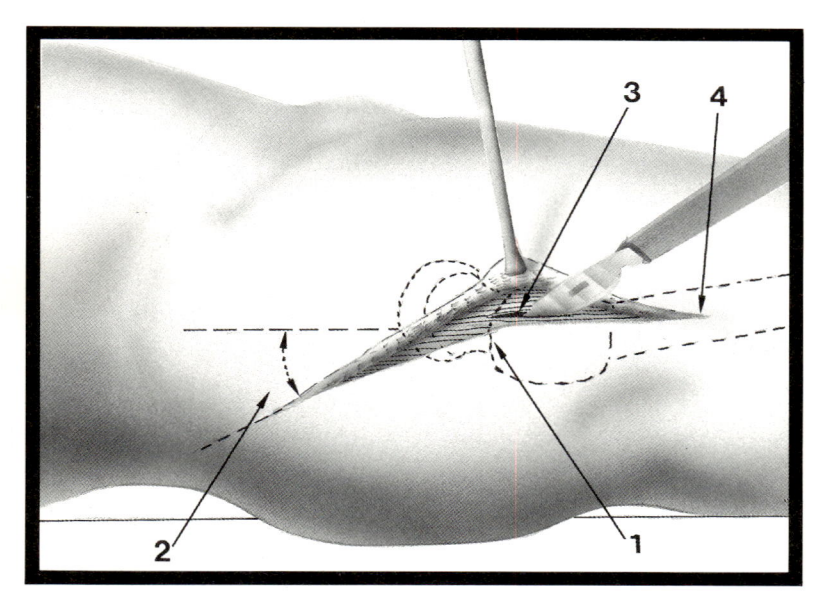

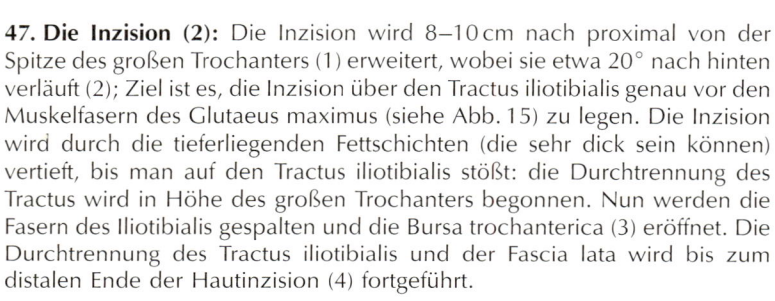

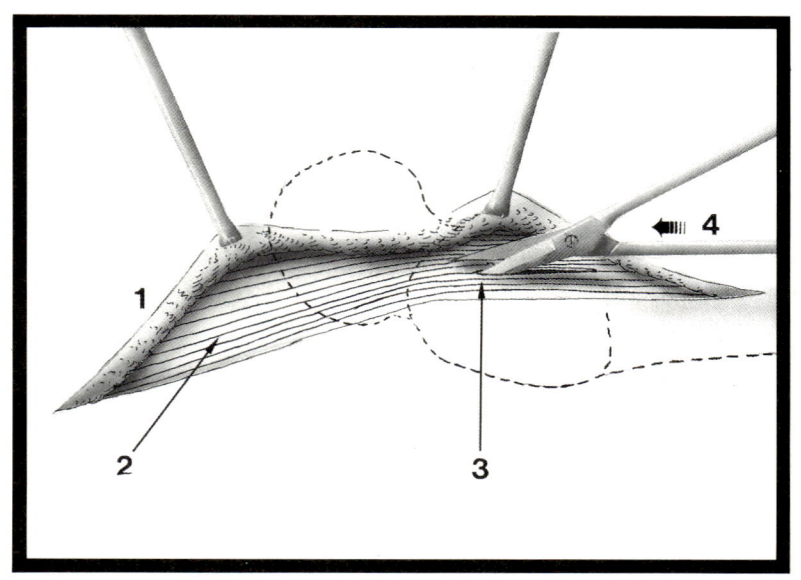

47. Die Inzision (2): Die Inzision wird 8–10 cm nach proximal von der Spitze des großen Trochanters (1) erweitert, wobei sie etwa 20° nach hinten verläuft (2); Ziel ist es, die Inzision über den Tractus iliotibialis genau vor den Muskelfasern des Glutaeus maximus (siehe Abb. 15) zu legen. Die Inzision wird durch die tieferliegenden Fettschichten (die sehr dick sein können) vertieft, bis man auf den Tractus iliotibialis stößt: die Durchtrennung des Tractus wird in Höhe des großen Trochanters begonnen. Nun werden die Fasern des Iliotibialis gespalten und die Bursa trochanterica (3) eröffnet. Die Durchtrennung des Tractus iliotibialis und der Fascia lata wird bis zum distalen Ende der Hautinzision (4) fortgeführt.

48. Durchführung (1): Die Haut wird mobilisiert und zusammen mit dem Fett im proximalen Operationsgebiet (1) abgeklappt, wobei dies in genügendem Umfang geschehen muß, um die oberen Ausläufer des Tractus iliotibialis (2) darzustellen. Der dickere Anteil des Tractus wird über die Bursa trochanterica angehoben und eine Seite einer Schere unter seinen Rand geschoben. Die Schere wird in Richtung auf die Crista iliaca (4) geschoben, um den Tractus tibialis in der Verlaufsrichtung seiner Fasern bis zur oberen Ecke des Wundgebiets zu eröffnen.

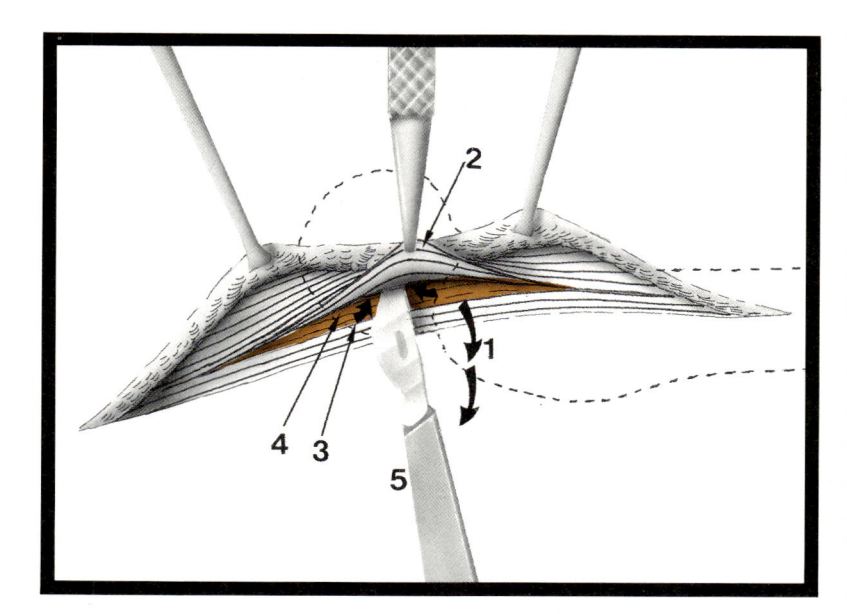

49. Durchführung (2): In diesem Stadium der Operation sollte der untere Teil des Tractus iliotibialis deutlich mobil sein, er kann normalerweise über den Trochanter rutschen, so daß dessen laterale Oberfläche und seine Hinterkante (1) zur Darstellung kommen. Man überprüfe dies, um sicherzustellen, daß man in der richtigen anatomischen Ebene ist. Nun wird der vordere Rand des Tractus iliotibialis (2) angehoben und unterminiert (3). Die Fasern zeigen manchmal Verklebungen zum Glutaeus medius (4) und es kann notwendig werden, scharf zu präparieren (5); sehr oft kann aber durch stumpfe Präparation der Tractus abgedrängt werden.

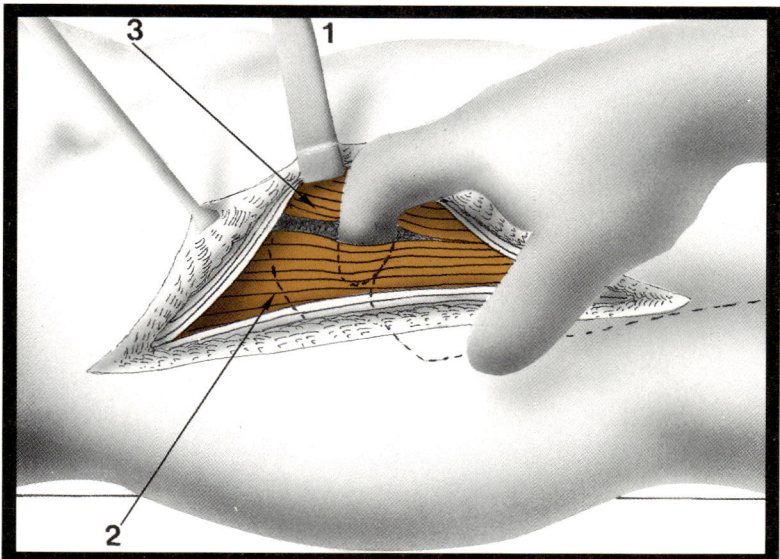

50. Durchführung (3): Das proximale Drittel des Tractus iliotibialis wird nach vorne weggehalten (1) und der Zwischenraum zwischen Glutaeus medius und den tiefen Fasern den Tensor fasciae latae (3) wird aufgesucht. Wenn hier nicht die korrekte Ebene identifiziert wird, kann dies zu Schwierigkeiten beim Zugang führen; wenn der Zwischenraum nicht sofort sichtbar wird, nehme man sich Zeit, ihn zu suchen. Sehr oft ist ein deutlicher V-förmiger Zwischenraum zwischen den Muskeln, auch hier können die Fasern oft aneinander haften. Die Fasern des Glutaeus medius sind im allgemeinen grober und ihre Verlaufsrichtung weicht leicht von der des Tensor fasciae latae ab. Der Finger wird in den Zwischenraum eingebracht, dieser hierdurch erweitert und der antero-superiore Anteil des Schenkelhalses identifiziert.

Anm. d. Ü.: Ein wesentliches Hilfsmittel, diese Ebene richtig zu bestimmen, ist der Umstand, daß in dem Zwischenraum zwischen dem Tensor fasciae latae und den Glutaeus medius fast immer quer zur Verlaufsrichtung der Muskelfasern auf darunterliegendem Fettgewebe drei dünne Gefäße parallel dicht nebeneinander verlaufen, u. U. mit einem Nervenast des Glutaeus medius kombiniert. In allen Fällen müssen diese Gefäße unterbunden und durchtrennt werden.

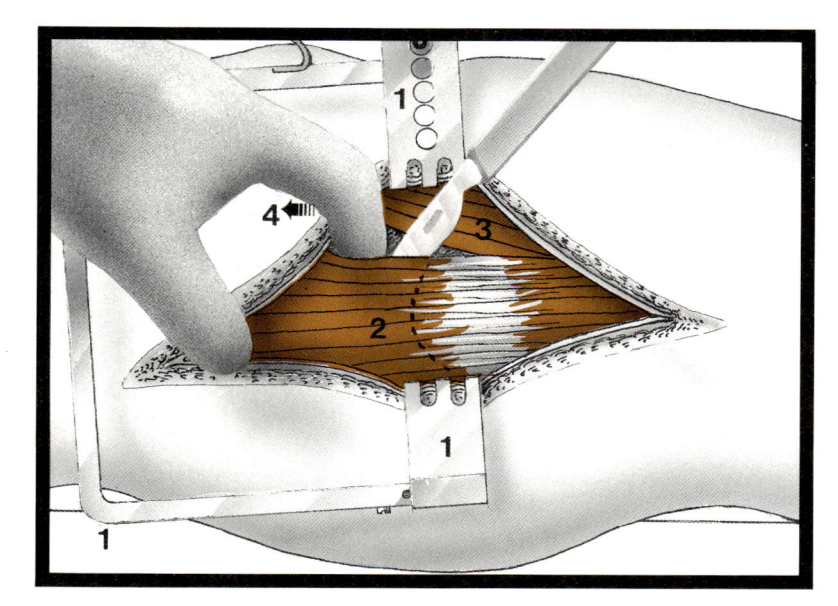

51. Durchführung (4): In diesem Stadium der Operation ist es oft hilfreich, einen Selbstspreizer (1) in die Wunde einzusetzen. Der Finger wird erneut zwischen Glutaeus medius (2) und Tensor fasciae latae (3) eingeführt, wobei die Muskeln nach proximal (4) separiert werden, so daß ein Skalpell benutzt werden kann, um nach unten durch die Gelenkkapsel auf den Schenkelhals zu schneiden und hier eine Öffnung von etwa 2–3 cm zu schaffen. Üblicherweise wird hierdurch eine leichte Blutung ausgelöst, die durch Koagulation gestillt werden sollte, bevor man mit der Präparation weiterfährt.

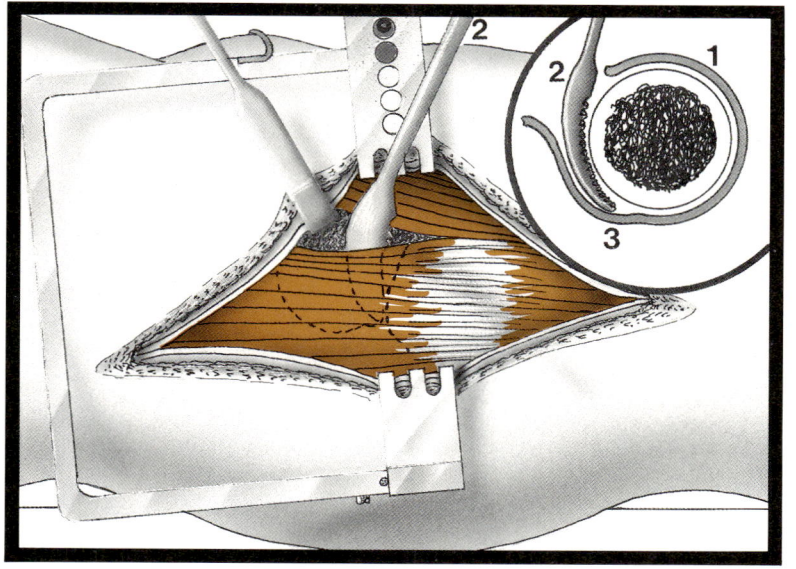

52. Durchführung (5): Der Zwischenraum zwischen dem proximalen Teil des Schenkelhalses und der umgebenden Gelenkkapsel sollte klar dargestellt und definiert sein. Ein Hohmann-Haken (2) ist zu diesem Zweck ideal. Er wird durch die Öffnung, die mit dem Messer in die Gelenkkapsel angelegt wurde, eingebracht. Man verbleibt mit der Spitze des Hohmann-Hakens auf dem Schenkelhals und fährt mit der Spitze um die Rundung des Halses, bis die Hakenspitze auf der hinteren Seite liegt (3). Das Instrument wird einige Male vor- und rückbewegt, bis ein klarer Weg durchs Weichteil angelegt ist.

104   Die untere Extremität

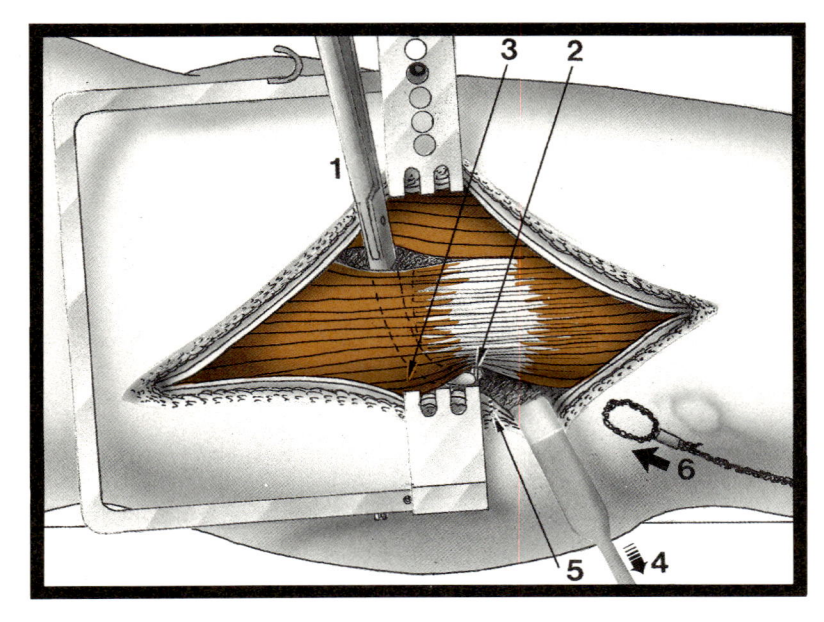

53. Durchführung (6): Der Hohmann-Haken wird entfernt und durch eine starke Knochenfaßzange (1) ersetzt. Die Spitzen verbleiben wiederum auf dem Knochen und werden um den Schenkelhals herumgeführt. Mit dem stumpfen Ende wird die Kapsel an der Rückseite des Gelenks (2), medial zum Hinterrand der Abduktoren (3), penetriert. Der Tractus iliotibialis wird nach unten (4) weggehalten, so daß die Spitzen der Knochenfaßzange gesehen oder gefühlt werden können. Wenn die Fascie zu stark angespannt ist, wird das Bein leicht abduziert und falls notwendig wird eine schmale vertikale (Haider) Inzision in die Fascie (aber nicht in die Haut) (5) gemacht. Die Faßzange wird nun geöffnet, so daß sie das Ende einer Giglisäge fassen kann. Dieses Manöver muß manchmal «blind», d.h. also nur durch Ertasten durchgeführt werden.

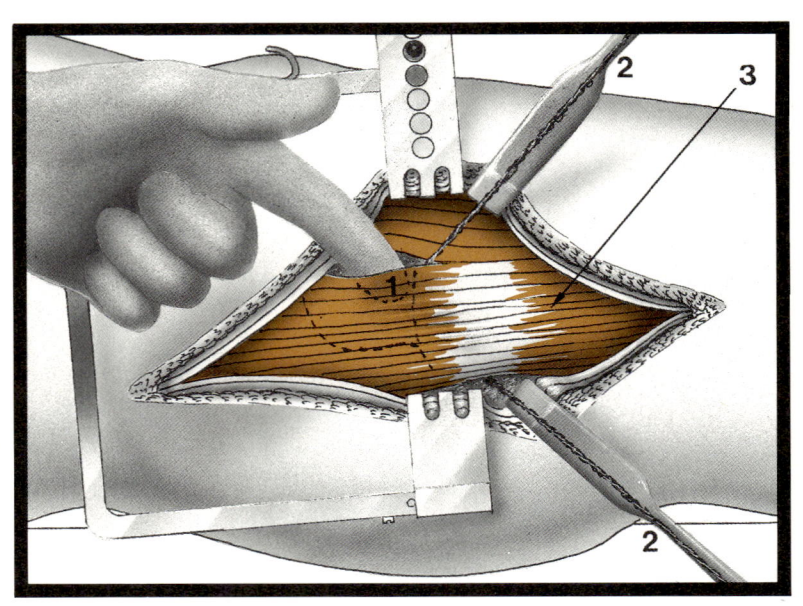

54. Durchführung (7a): Die Säge wird nun mit der Faßzange zurückgezogen, so daß sie dicht in die Vertiefung zwischen der Basis des Schenkelhalses und dem großen Trochanter zu liegen kommt. Die Position der Säge wird mit einem Finger (1) kontrolliert. Das Bein wird leicht abduziert und die Osteotomie wird so nahe wie möglich am Femur durchgeführt, wie die Ausdehnung des Operationsgebiets dies erlaubt (siehe folgende Abb.). Die Wundhaken werden benutzt, um die Haut zu schonen. Die Säge sollte unterhalb der oberen Fasern des Vastus lateralis (3) austreten; diese Fasern müssen scharf durchtrennt werden, nachdem die Osteotomie vollzogen ist.

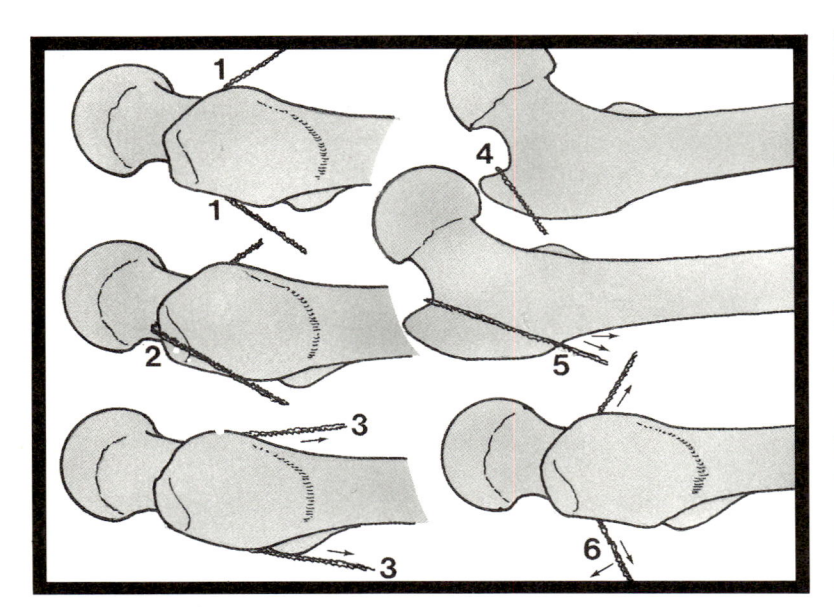

55. Durchführung (7b): Um ein ausreichend großes Trochanterfragment zu erhalten, muß die Säge direkt um den Trochanter (1) herumgeführt werden und darf nicht über seine Hinterkante (2) abrutschen. Die Säge wird durch einige Züge fest im Knochen verankert, wobei die einzelnen Schenkel der Säge nahezu parallel sind (3). Die Lage der Säge muß erneut überprüft werden, um sicherzustellen, daß sie nicht über den Trochanter gerutscht ist. Wenn die Säge in Richtung nach lateral abweicht, wird ein zu kleines Trochanterfragment abgeschnitten (4). Wie bereits ausgeführt, muß das Bein leicht abduziert werden und die einzelnen Schenkel der Säge müssen so eingebracht werden, daß sie die Verlaufsrichtung des Femurschaftes (5) erreichen. Sobald die Säge eingebracht ist, sollten die Handgriffe soweit auseinandergehalten werden wie möglich, um die Chancen des Verklemmens oder des Reißens zu minimieren.

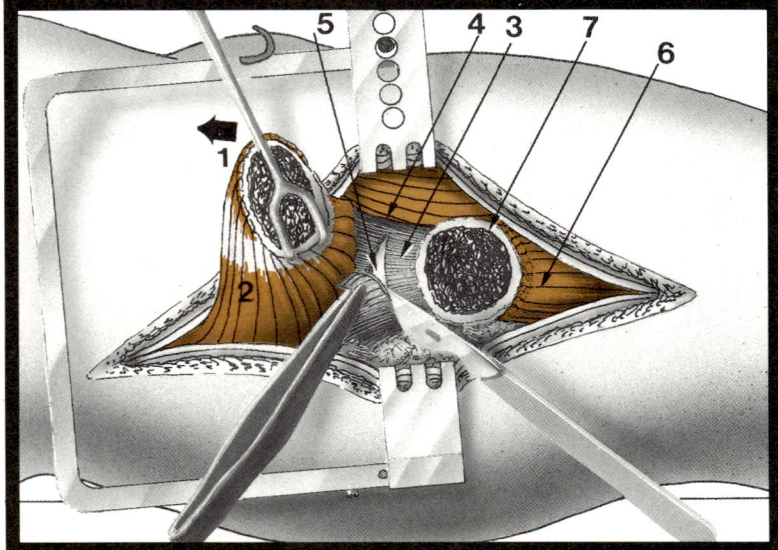

56. Durchführung (8): Der große Trochanter (1) mit den daran haftenden Hüftabduktoren (2) wird nach proximal weggehalten, um die lateralen und vorderen Anteile des Femurkopfes und Schenkelhalses darzustellen. Zur Lokalisation der Hüfte wird ein Kapselstreifen und das Labrum des Acetabulums (5) über etwa 1/3 der Circumferenz des Femurkopfes exzidiert. Beachte: Vastus lateralis (6) – femoraler Ansatz des Trochanters (7).

Anm. d. Ü. zu Abb. 55: Diese Hinweise beziehen sich ausschließlich auf die Verwendung einer Giglisäge, wobei im deutschen Sprachraum im wesentlichen hierfür oszillierende Sägen mit Preßluftantrieb verwandt werden. Diese haben im Vergleich zum Gebrauch einer Giglisäge den Vorteil der sehr viel präziseren Schnittführung und haben gegenüber der Giglisäge keine erkennbaren Nachteile. In der Hand des Geübten kann unter bestimmten Operationsbedingungen selbstverständlich auch die Giglisäge ein nützliches Instrument sein.

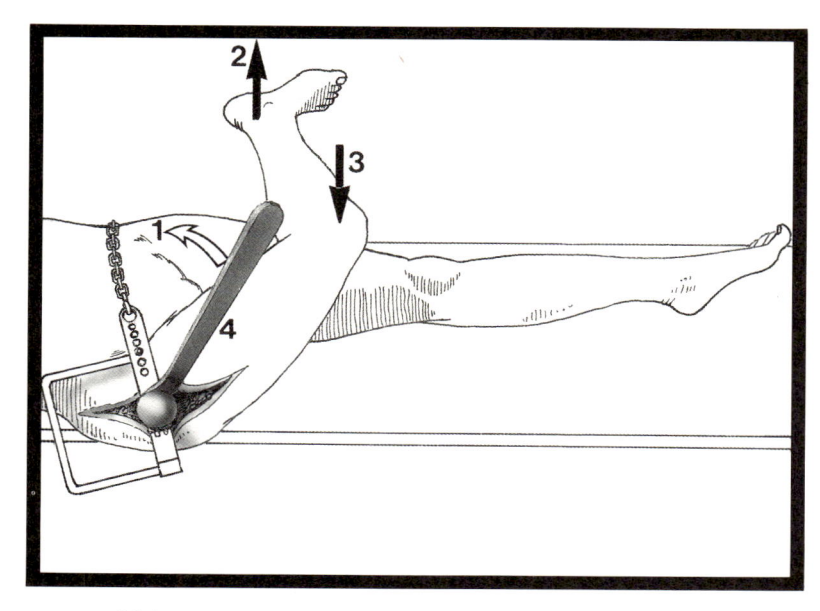

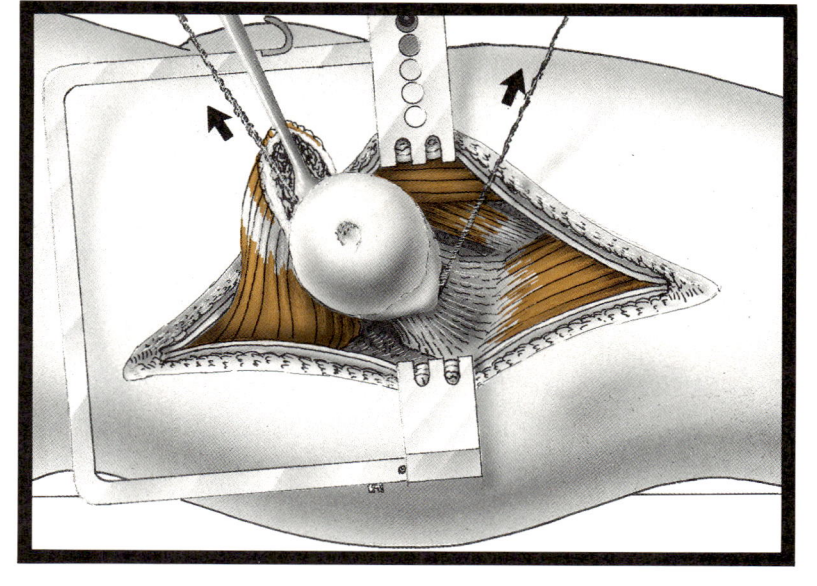

57. Durchführung (9): Die Luxation des Hüftgelenks kann allein durch Abduktion (1) herbeigeführt werden, im allgemeinen ist aber eine ausgeprägte Außenrotation (2) notwendig, wobei das Bein als Hebelarm benutzt und Gegendruck auf dem Knie (3) ausgeübt wird. Man sei sehr darauf bedacht, nicht zuviel Kraft auszuüben: besonders bei älteren Patienten kommt es durch zu hohen Druck leicht zu einer Spiralfraktur des Femurschafts. Durchtrennung von verbliebenen; sich stark anspannenden Kapselanteilen kann die Luxation erleichtern: in schwierigen Fällen ist der vorsichtige Gebrauch eines großen Hüftlöffels (4) von hohem Wert. Nur in seltenen Fällen ist es notwendig, den Schenkelhals mit einer Giglisäge zu durchtrennen, um danach den Kopf isoliert zu entfernen.

Anm. d. Ü.: Auch hier gilt der Hinweis, daß die Verwendung einer Giglisäge keinen Vorteil gegenüber einer oszillierenden Säge darstellt. U. U. kann die Osteotomie auch mit einem Meißel durchgeführt werden.

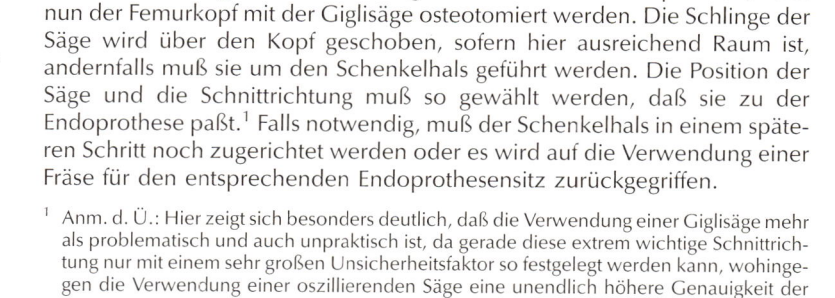

58. Durchführung (10): Ist ein Hüftgelenksersatz Ziel der Operation, kann nun der Femurkopf mit der Giglisäge osteotomiert werden. Die Schlinge der Säge wird über den Kopf geschoben, sofern hier ausreichend Raum ist, andernfalls muß sie um den Schenkelhals geführt werden. Die Position der Säge und die Schnittrichtung muß so gewählt werden, daß sie zu der Endoprothese paßt.[1] Falls notwendig, muß der Schenkelhals in einem späteren Schritt noch zugerichtet werden oder es wird auf die Verwendung einer Fräse für den entsprechenden Endoprothesensitz zurückgegriffen.

[1] Anm. d. Ü.: Hier zeigt sich besonders deutlich, daß die Verwendung einer Giglisäge mehr als problematisch und auch unpraktisch ist, da gerade diese extrem wichtige Schnittrichtung nur mit einem sehr großen Unsicherheitsfaktor so festgelegt werden kann, wohingegen die Verwendung einer oszillierenden Säge eine unendlich höhere Genauigkeit der Osteotomie erlaubt.

59. Durchführung (11): Adäquate Darstellung des Acetabulum wird oft am besten dadurch erreicht, daß man das Bein in Extension in die Außenrotation fallen läßt. Zuweilen ist Außenrotation mit einem geringen Grad von Flexion besser. Man erreicht dies, indem man das Knie beugt und ein Bein über das andere legt. Selbstspreizer haben sich als vorteilhaft erwiesen. Charnley beschreibt bildhaft die Verwendung von «Ost-West-Wundspreizern» (1), wobei eine Branche in die Spongiosa des proximalen Femurschafts (2) und die andere in den Trochanter und die Abduktoren (3) eingesetzt wird. Ein zweites Paar von «Nord-Süd-Wundspreizern» (4) kann die Weichteile unmittelbar über und unter dem Acetabulum zurückdrängen. Knowles pins (5), die über dem Acetabularrand eingehämmert werden, können störende und sich ins Wundgebiet drängende Weichteile zur Seite halten. Ist der Zugang immer noch inadäquat, kann auch einiges der verbleibenden Länge des Schenkelhalses abgetragen werden: wenn etwa 0,5–1 cm problemlos entfernt werden können, sollte dies zum jetzigen Zeitpunkt geschehen: der Gewinn operativen Zugangs ist oft beträchtlich. In schwierigen Zweit- oder Dritteingriffen kann man eine deutlichere und größere Darstellung dadurch erreichen, daß man die proximalen 5–8 cm des Femur komplett von Weichteil befreit und die Psoassehne durchtrennt.

Anm. d. Ü.: Bei einem derartigen Vorgehen ist die Frage der Reinsertion der abgetrennten Weichteile nicht gelöst und hier ergeben sich zumeist Schwierigkeiten. Von erheblich größerem Interesse dürfte aber sein, daß die Luxationsgefahr derartig eingebrachter Endoprothesen so ungleich höher ist als bei einem Vorgehen, das die Weichteilverhältnisse so weit wie möglich *nicht* tangiert, so daß sehr ernsthaft überlegt werden muß, ob ein derartiger Rat einem noch unerfahrenen Operateur gegeben werden kann.

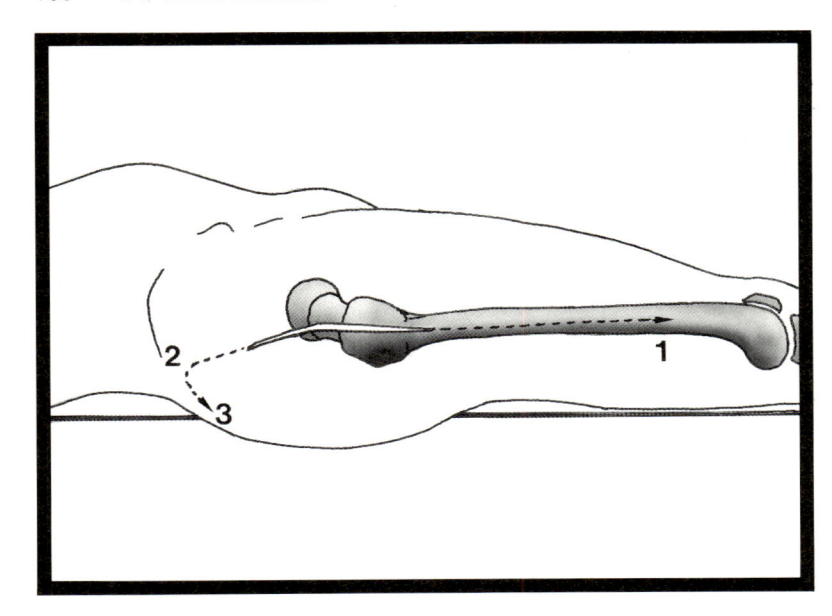

60. Erweiterungen: Nach *distal* kann die Wunde parallel zum Femurschaft bis zum Knie erweitert werden: dieser Zugang mischt sich mit dem des lateralen Zugangs zum Femurschaft (1). Nach *proximal* kann die Wunde bis zur Crista iliaca (2) ausgedehnt werden und die Inzision folgt dann einer hinteren Verlaufsrichtung (3). Der vordere Ansatz des Glutaeus maximus kann von der Crista iliaca gleichzeitig abgetragen werden (siehe Abb. 38). Beachte: bezüglich der einzelnen Schritte der Refixation des Trochanters siehe Abb. 69.

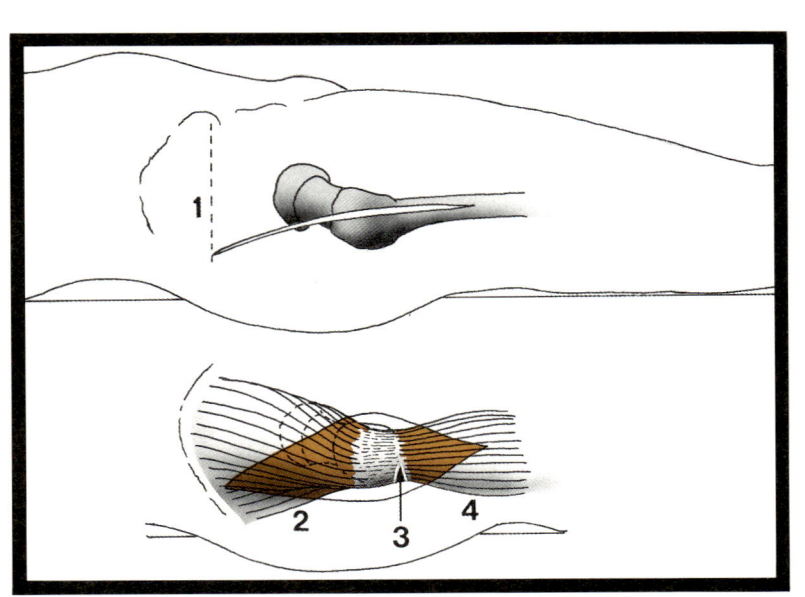

61. Variationen; lateraler Zugang nach Hardinge (1): Bei diesem Zugang wird der große Trochanter nicht abgenommen. Der Zugang kann etwas eingeschränkter sein, aber die Probleme, die mit der Refixation des großen Trochanters auftreten, werden umgangen. Die Hautinzision verläuft über die Mitte des großen Trochanters und wird leicht nach hinten geschwungen, wobei ihr proximales Ende die Fallinie von der Spina iliaca anterior superior nach unten (1) erreicht. Der Tractus iliotibialis wird gespalten (wobei die Bursa trochanterica eröffnet wird) und seine Fasern zurückgehalten, wodurch der darunterliegende Glutaeus medius (2) sichtbar wird. Die Oberkante des Trochanter maior (3) wird im proximalen Ende des Vastus lateralis (4) identifiziert.

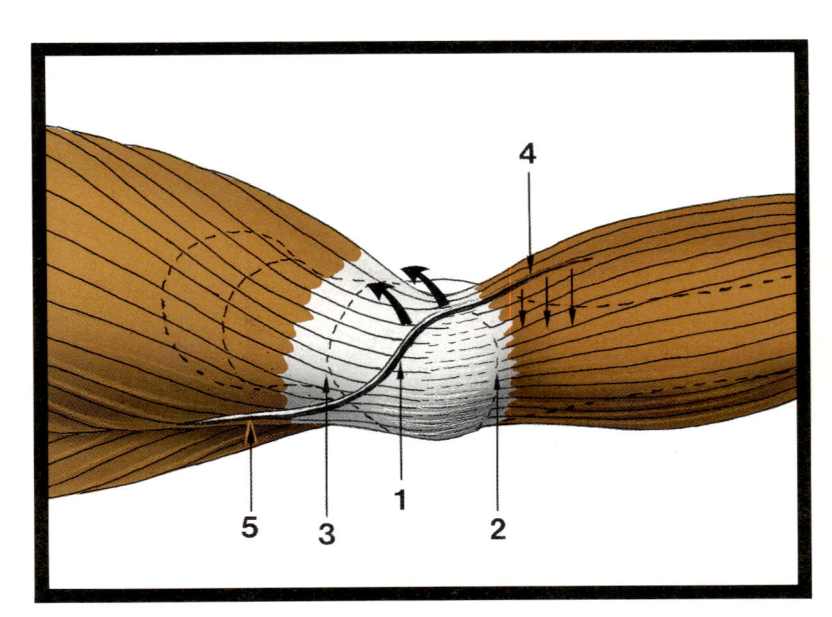

62. Lateraler Zugang nach Hardinge (2): Die Sehne des Glutaeus medius wird schräg (1) in der Gegend zwischen der Oberkante des Trochanters (2), der darunter versteckten Spitze des großen Trochanters (3) eingeschnitten. Die Inzision wird nach distal durch die Fasern des Vastus lateralis fortgesetzt, wobei man direkt nach unten bis zum Knochen (4) schneidet. Die Inzision wird nach proximal durch die hinteren Fasern des Glutaeus medius (5) fortgesetzt. Der sehnige vordere Anteil des Glutaeus, der in den sehnigen Ansatz des Vastus lateralis übergeht, sollte dann von dem darunterliegenden Knochen nach vorne abgedrängt werden. Wenn die Durchtrennung Schwierigkeiten macht, kann ein Osteotom benutzt werden, um diese sehnige Masse freizupräparieren, wobei einige Späne des großen Trochanters mit abgetragen werden.

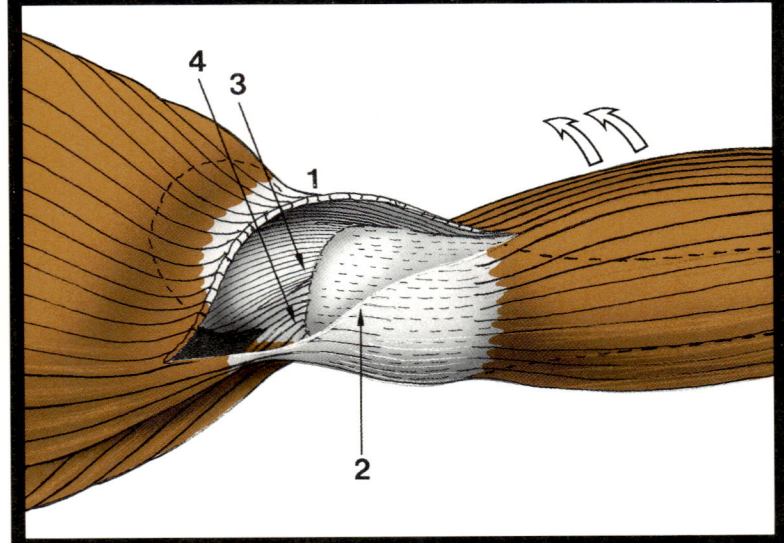

63. Lateraler Zugang nach Hardinge (3): Nun wird der Oberschenkel adduziert, so daß vordere (1) und hintere (2) Anteile des Glutaeus medius und Vastus lateralis separiert werden. Das Lig. iliofemorale (3) wird durchtrennt und der sehnige vordere Anteil des Glutaeus minimus (4) nahe des Ansatzes am Schenkelhals durchtrennt. Die Gelenkkapsel wird eröffnet und die Hüfte durch zusätzliche Adduktion und Außenrotation luxiert. Beim Wundschluß wird das Lig. iliofemorale wieder an den Schenkelhals angenäht, bevor die zwei Hauptränder des Glutaeus medius mit starken geflochtenen Nylonfäden adaptiert werden.[1] Der Tractus iliotibialis wird separat genäht. Nachdem Sehne mit Sehne vereint wurde, erlaubt die exzellente Stabilität der Weichteilreadaptation normalerweise die Mobilisation des Patienten nach zwei Tagen.

[1] Anm. d. Ü.: Auch hier gilt, daß für den deutschen Sprachraum die Verwendung von derartigem Nahtmaterial nicht als bindend anzusehen ist, sondern daß hier beispielsweise die Verwendung von anderen, nicht resorbierbaren Fäden von Vorteil ist.

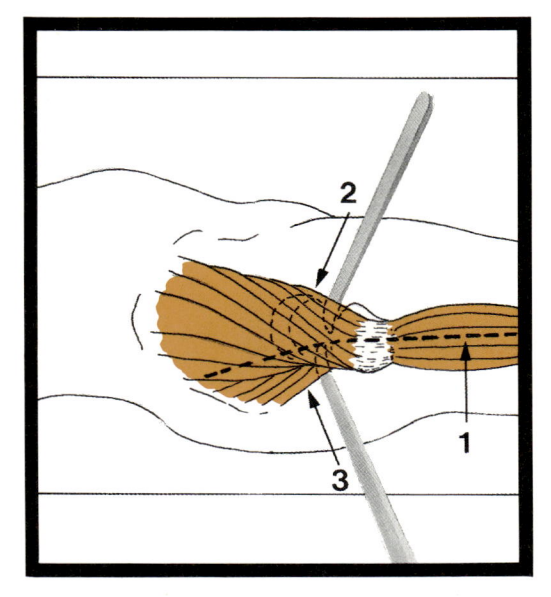

64. Variationen; lateraler Zugang bei Epiphyseolysis capitis femoris (1) [22]: Um das Risiko einer avasculären Hüftkopfnekrose zu senken ist es wichtig, eine Gelenkkapseleröffnung an der Basis des Schenkelhalses zu vermeiden. Der Patient wird mit der betroffenen Hüfte nach oben gelagert. Dann wird die Inzision (1) wie im Vorausgegangenen beschrieben, angelegt. Die Ränder der Hüftabduktoren sind klar definiert (2, 3), Hohmann-Haken werden zwischen ihnen und der Hüftgelenkkapsel eingebracht.

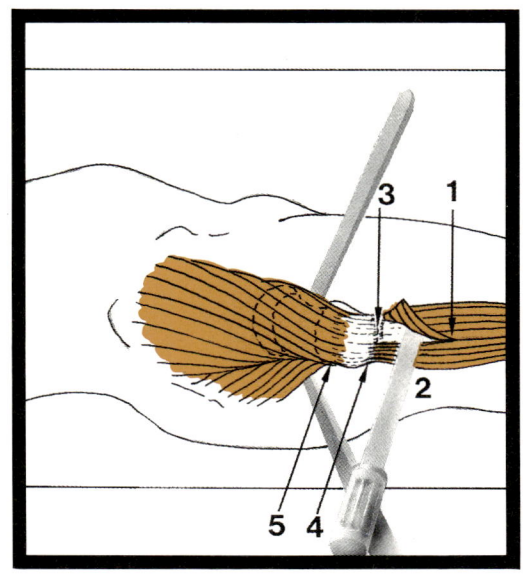

65. Durchführung (1): Nun wird der Vastus lateralis in Verlaufsrichtung der Fasern (1) eröffnet und mit einem Raspatorium (2) die einzelnen Hälften vom Femurschaft abgehoben, um die Epiphysenfuge (3) des großen Trochanters darzustellen. Der proximale Anteil des Vastus (4) kann eine scharfe Abdrängung von den aponeurotischen Fasern der Insertion des Glutaeus medius (5) erfordern.

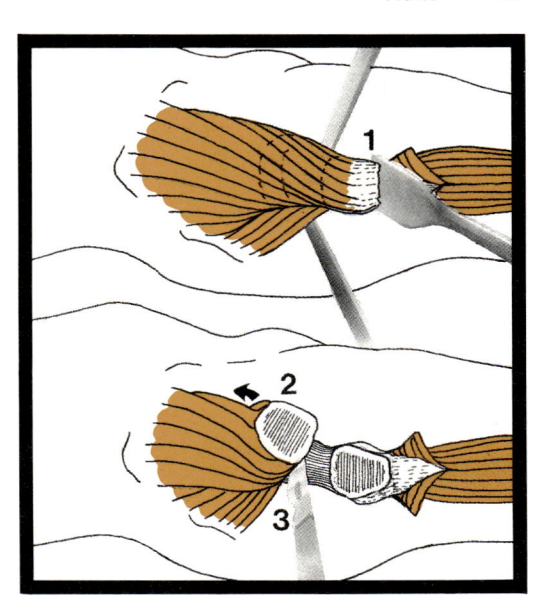

66. Durchführung (2): Ein breites Osteotom wird in die Epiphysenplatte eingebracht und der große Trochanter (1) abgehebelt.[1] Anfangs ist scharfe Präparation notwendig (3), aber man achte in diesem Stadium besonders darauf, die Gelenkkapsel an der Basis des Schenkelhalses nicht zu eröffnen. Sobald die Glutaei anfangen, nach oben zu gleiten, kann ihre weitere Abdrängung mit einem Raspatorium durchgeführt werden.

[1] Anm. d. Ü.: Ich warne davor, einen derartigen Operationsschnitt in Erwägung zu ziehen. Diese Eröffnung der Apophysenplatte führt unweigerlich zu einer vorzeitigen Apophyseodesis und damit zu einer bleibenden Wachstumsstörung des großen Trochanters. Ein solches Vorgehen kommt allenfalls nach Abschluß des Längenwachstums in Frage.

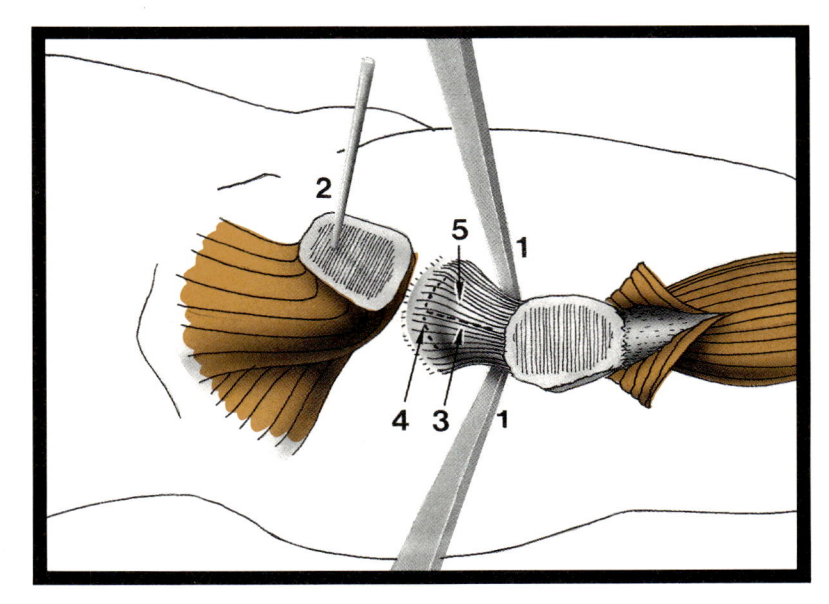

67. Durchführung (3): Hohmann-Haken werden um die vordere und hintere Fläche des Schenkelhalses (1) eingesetzt. Der Trochanter wird soweit wie möglich nach oben gehalten und mit einem Steinmann-Nagel ans Ileum (2) angeheftet. Um die Femurkopfepiphyse darzustellen, erfolgt eine Inzision der Gelenkkapsel in Verlaufsrichtung der Kapselfasern (3). Diese Inzision kann zu einer T-förmigen erweitert werden, wobei der Querbalken entlang der Acetabularkante (4) gelegt wird. Ein Abklappen der vorderen Kapselanteile (5) ist möglich, aber die Refixation der hinteren Anteile sollte unterbleiben, da dies die Blutversorgung des Femurkopfes gefährden kann. Am Ende des Eingriffs kann der Trochanter mit einer Schraube refixiert werden.
Anm. d. Ü.: Letztgenanntes Vorhaben wird mit Sicherheit zu einer Schädigung der Apophysenplatte des Trochanters führen!

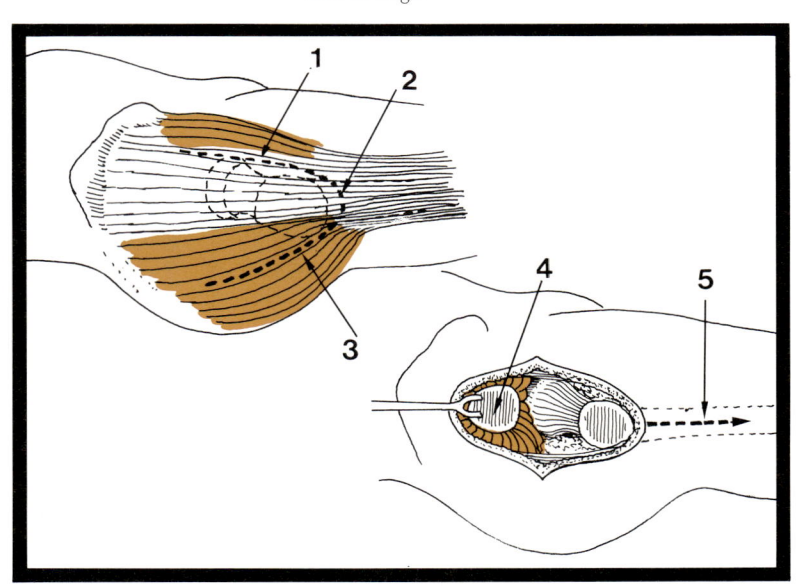

68. Ollier's seitlicher U-Zugang [18]: Auch dieser Zugang kann bei Epiphyseolysis capitis femoris gewählt werden. Er ermöglicht eine gute Darstellung des Operationsgebiets. Die Inzision beginnt (1) hinter der Spina iliaca anterior superior, verläuft um den Trochanterrand (2) und symmetrisch nach hinten (3). Die Hautränder werden genügend mobilisiert, um den Zwischenraum hinter dem Tensor fasciae latae zu definieren. Die Gelenkkapsel wird nun mit Hohmann-Haken geschützt und der Trochanter abgehebelt.[1] Die tiefe Schicht der Abduktoren wird dann von der Kapsel abpräpariert und nach proximal geklappt (4). Falls notwendig kann die Hautinzision in ein Y verwandelt werden, indem sie parallel zum Femurschaft nach unten entlang dem Oberschenkel (5) fortgeführt wird.

[1] Anm. d. Ü.: Siehe meine entsprechende Anmerkung zu diesem Vorgehen.

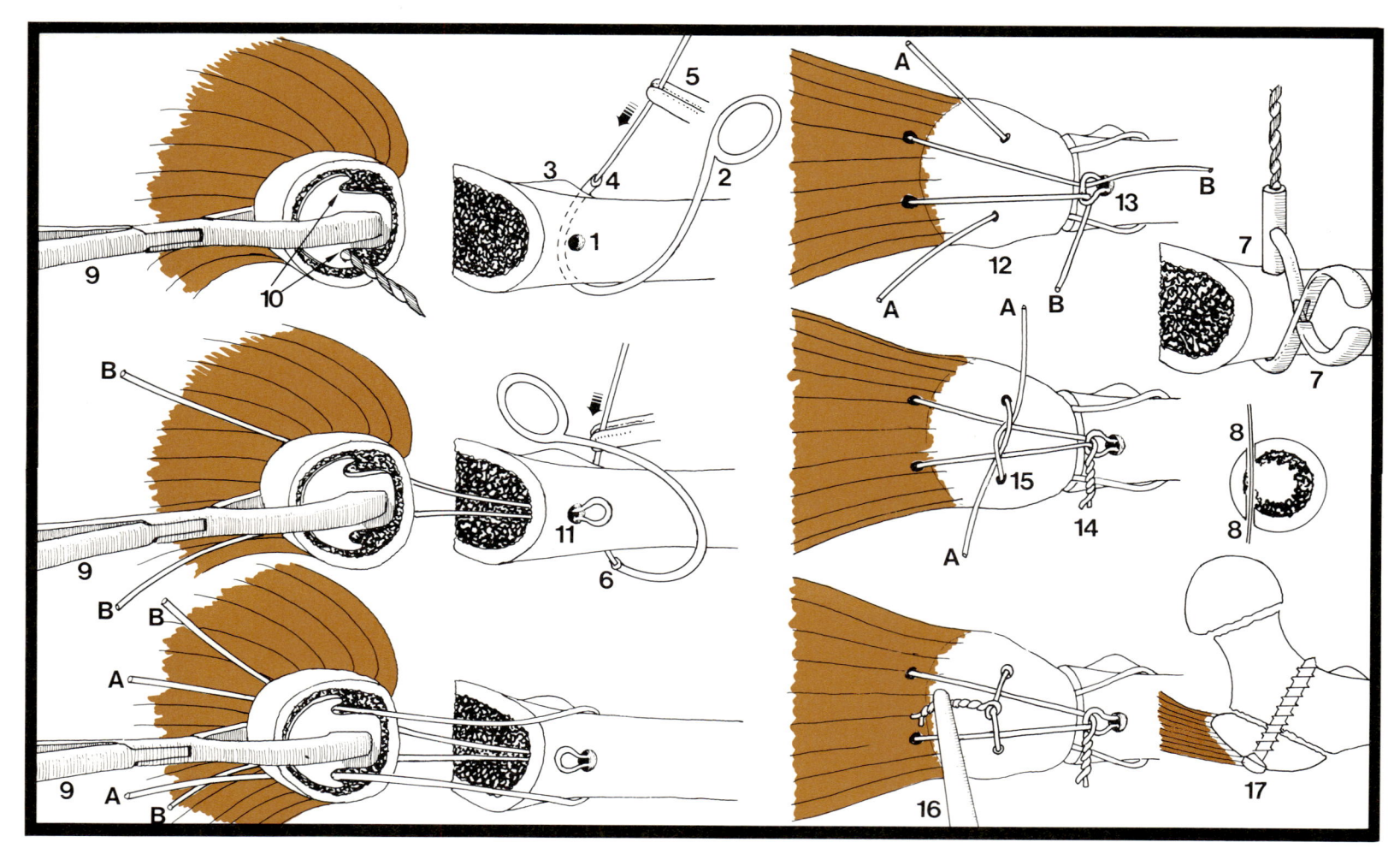

69. Refixation des Trochanters: Wenn der Trochanter abgenommen wurde, muß er am Ende des Eingriffs refixiert werden und zwar in einer Weise, die derartig festen Halt ergibt, daß die auftretenden Kräfte bei frühzeitiger Belastung des betroffenen Beines solange akzeptiert werden können, bis ein kompletter knöcherner Durchbau erfolgt ist. Es gibt viele Arten, dies durchzuführen, darunter sowohl Vorrichtungen mit korbförmigen Haltevorrichtungen, welche mit geflochtenem Draht oder mit Gewinden versehenen Nägeln fixiert werden, als auch die alleinige Verwendung monofiler Drähte für schwere Belastungen. Kirschnerdrähte sind im allgemeinen verfügbar und bleiben die gebräuchlichste Methode, diese Problematik anzugehen.

Es gibt viele Arten der Drahtfixation: in der dargestellten wird ein Draht um den kleinen Trochanter geführt, während ein zweiter in einem Bohrloch durch die laterale Corticalis des Femurs (1) verankert wird: wenn dieses Loch gebohrt wird, sollte darauf geachtet werden, daß die Lage des Fußes und der Patella zeigt, daß das Bein wirklich in Neutrallage liegt und das Loch somit wirklich nach lateral zeigt.

Ein Dechamps (2) wird dazu benutzt, einen zweiten Draht zu legen. Dieser wird um den hinteren Anteil des Femurs herumgeführt und kommt genau unterhalb des kleineren Trochanters (3) wieder heraus, wobei dessen Position mit dem Finger festgestellt wird. Es ist von vitaler Bedeutung, die Spitze des Dechamps dicht am Knochen zu führen, für den Fall, daß der N. ischiaticus hier näher als üblich liegt. Wenn die Spitze des Instruments sich zeigt, wird der Draht in die entsprechende Öffnung (4) eingebracht und nur unter dem Druck der Klemme, die den Draht hält (5) wird der Draht zurückgeschoben: so sollte der Dechamps oder das Führungsinstrument ebenfalls wieder um den Femur herum verlaufen und der Draht kann im Wundgrund aufgenommen werden. Wenn der kleine Trochanter entfernt wurde, wird mit einem Kleinfragmentbohrer (7) ein Loch durch die mediale Corticalis des Femurs gebohrt, um einen ebenso starken Draht (8) hier durchzuführen. Der Trochanter wird mit einer Trochanterklemme (9) gehalten und zwei Löcher werden (19) gebohrt, um den Draht von A nach A aufzunehmen. Die Trochanterklemme bleibt in der gewählten Position. Eine Drahtschlinge (11) wird durch das Loch, das in die laterale Corticalis des Femurs gebohrt wurde, durchgeführt. Die Drahtenden B/B werden durch die Abduktorenmuskulatur gerade über den Trochanter durchgeführt, wobei die Trochanterzange dazu benutzt wird, den Trochanter in der gewünschten Position zu halten. Nun werden die Enden der unteren Trochanterdrähte (A/A) durch die Löcher, die durch den großen Trochanter gebohrt wurden, geführt. Die Trochanterzange wird dazu benutzt, den Trochanter in die entsprechende Position zu bringen (12). Die Drähte, die über den Trochanter gelegt wurden, werden durch die Schlinge geführt und verdrillt (13). Die Enden B/B sollten nun mit einem Drahtspanner gefaßt werden und festgezogen werden. Ein Finger wird unter den glutealen Rand gesteckt und überprüft, ob der Draht weder abgeknickt noch abgerutscht ist. Während des Anspannens des Drahtes achte man darauf, nicht die elastischen Eigenschaften dieses Drahtes überzubeanspruchen und dadurch einen Drahtbruch herbeizuführen. Nachdem der Draht voll angespannt ist, wird er verdrillt und abgeschnitten (14). Ein einzelner Knoten im Draht A/A (15) wird gelegt, dann wird der Draht angespannt, verdrillt und abgeschnitten. Die Drahtfaßzange wird dazu benutzt, die Drahtenden nacheinander umzubiegen (16) und dann in die Muskulatur zu versenken, damit sie nicht in den Tractus tibialis schneiden und entsprechende lokale Beschwerden hervorrufen.

Bei Jugendlichen, bei denen der Trochanter abgehebelt wurde, kann dieser mit einer einzelnen Schraube (17) readaptiert werden.

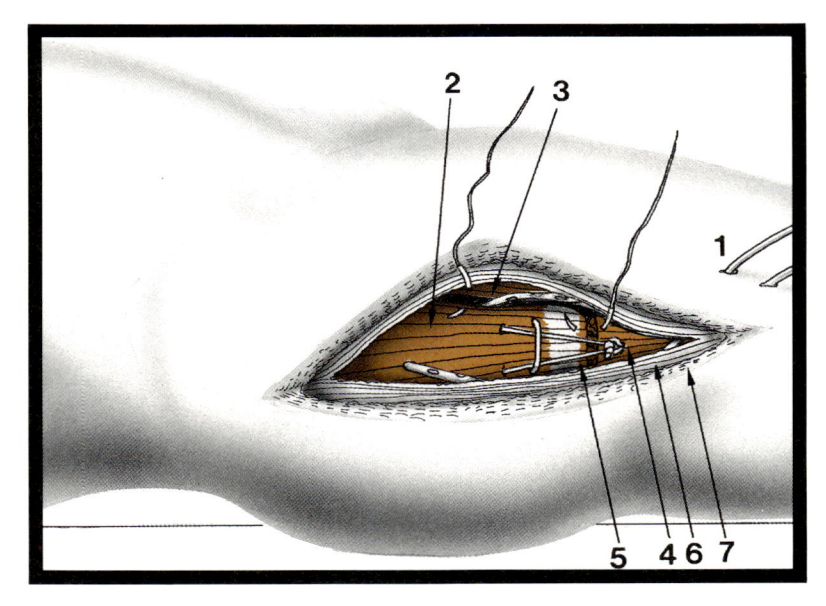

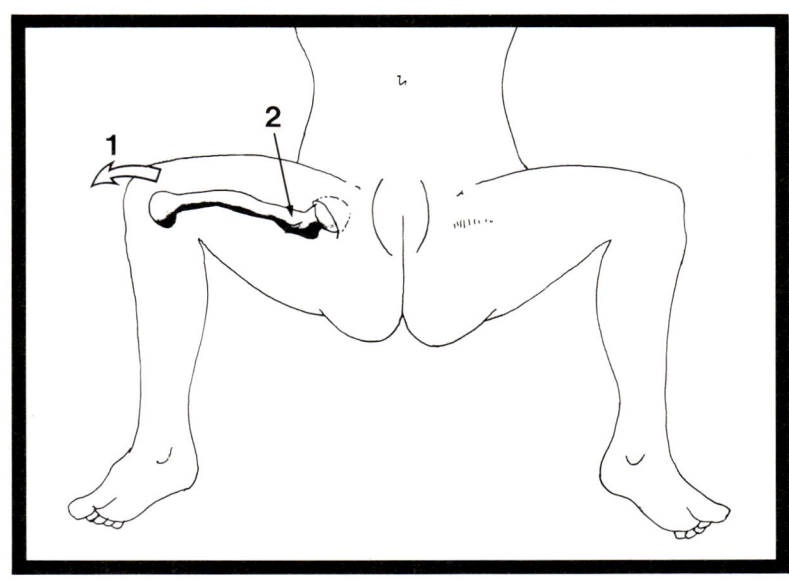

70. Wundschluß bei lateralen Zugängen zur Hüfte: Es werden zwei Redondrains in die oberflächlichen und tiefen Wundschichten (1) eingebracht. Wenn die Refixation des Trochanters nicht stabil ist, wird sie mit Nähten zwischen dem Glutaeus medius (2) und dem tieferen Anteil des Tensor fasciae latae (3) verstärkt. Zusätzliche Nähte zwischen Vastus lateralis (4) und dem sehnigen Anteil am Trochanter werden gelegt. Die Fascia lata (6) wird vernäht und bei adipösen Patienten wird die Fettschicht (7) als eigene Schicht verschlossen. Die Haut wird mit Einzelknopfnähten adaptiert. Viele Operateure schienen das Bein in einem Abduktionskeil während der direkten postoperativen Phase, insbesondere dann, wenn irgendwelche Hinweise auf eine Instabilität der Hüfte existieren.

71. Mediale Zugänge zur Hüfte: Es wurde eine ganze Anzahl von Zugängen zur Hüfte und zum kleinen Trochanter von medial her beschrieben. Das Prinzip auf dem sie beruhen ist, daß bei abduzierter und außenrotierter Hüfte (1) der kleine Trochanter unter die Oberfläche tritt (2). Zugänge dieser Art wurden zur Behandlung von kongenitalen Hüftluxationen, zur Tenotomie des Iliopsoas bei Cerebralparesen und zur Exzision oder Biopsie von Tumoren in der Gegend des kleinen Trochanters benutzt. Der Patient befindet sich in Rückenlage in Froschposition; für bilaterale Eingriffe sollte der Patient entsprechend abgedeckt werden.

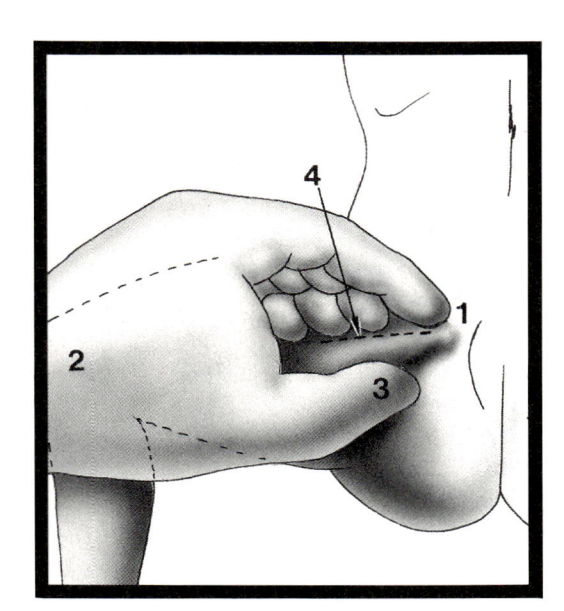

72. Die Inzision: Die tendinöse Insertion des Adductor longus wird mit der Zeigefingerspitze (1) identifiziert. Der Muskel wird durch Hüftextension, die durch den Handballen (2) ausgeführt wird, angespannt, der Muskelbauch wird zwischen Daumen und den anderen Fingern (3) gefühlt. Eine 5 cm lange Inzision entlang des Vorderrands (cranial) des Muskels (4) wird angelegt.

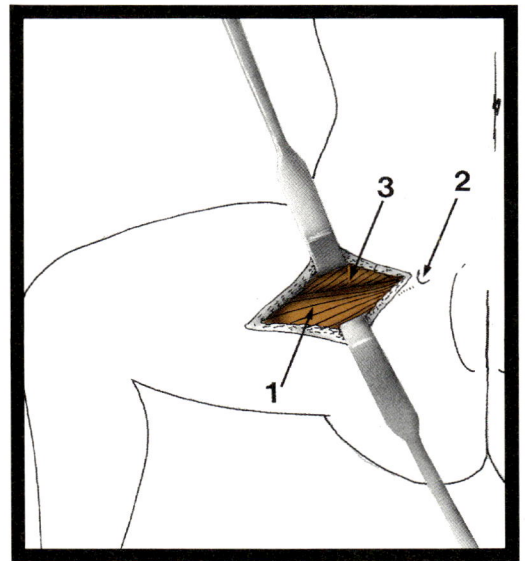

73. Durchführung (1): Die Hautlappen werden zurückgehalten. Der Adductor longus (1) wird identifiziert, falls notwendig indem man mit einer Fingerspitze ihn nach proximal bis zu seinem sehnigen Ansatz im Winkel zwischen oberen und unteren Schambeinast (2) verfolgt. Der M. pectinius, der oberflächlich und nächst zum Adductor longus liegt, sollte dann identifiziert werden. Die weitere Durchführung dieses Zugangs, der hier beschrieben wird, ist die Modifikation des Eingriffs von Ludloff [4, 24], wie sie von Salzer und Zuckriegel beschrieben wurde.

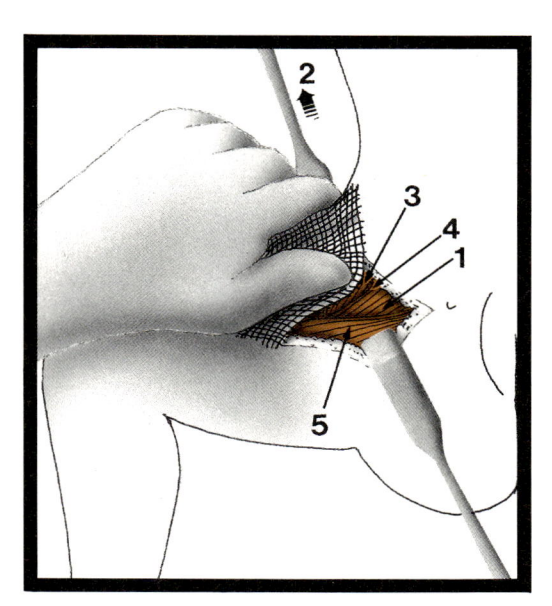

74. Durchführung (2): Mit einem Stieltupfer wird die anteriore Oberfläche des Pectinius (1) von Weichteil befreit und dargestellt, wobei er nach proximal stark aufgehalten wird (2). Der Iliopsoas sollte nun sichtbar werden (3) und der Zwischenraum zwischen ihm und dem Pectinius sollte unter Sicht des Auges (4) kommen. 5 = Adductor longus.

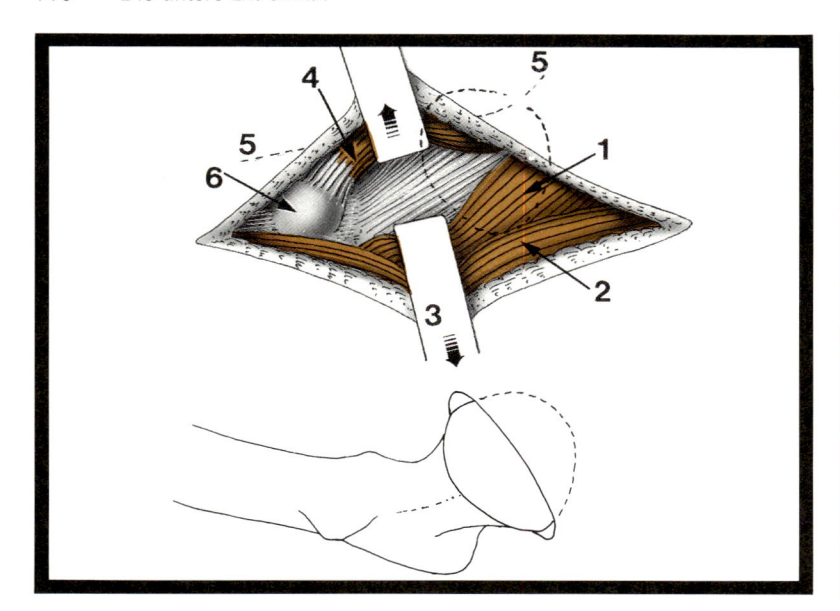

75. Durchführung (3): Der Pectinius (1) und der Adductor longus (2) werden nach distal (3) gehalten und der Iliopsoras (4) nach proximal. Die Femoralgefäße (5) sollten zusammen mit dem Iliopsoas proximal aus dem Operationsgebiet gehalten werden. Die A. circumflexa femoris medialis muß unter Umständen entweder zur Seite gehalten oder gar legiert werden, da sie den Pectinius überkreuzt. Der kleine Trochanter sollte sich leicht lokalisieren lassen (6). Nun können die medialen und oberen Anteile des Acetabulums getastet werden. Der Femurkopf und Schenkelhals kann dann durch eine T-förmige Inzision dargestellt werden.

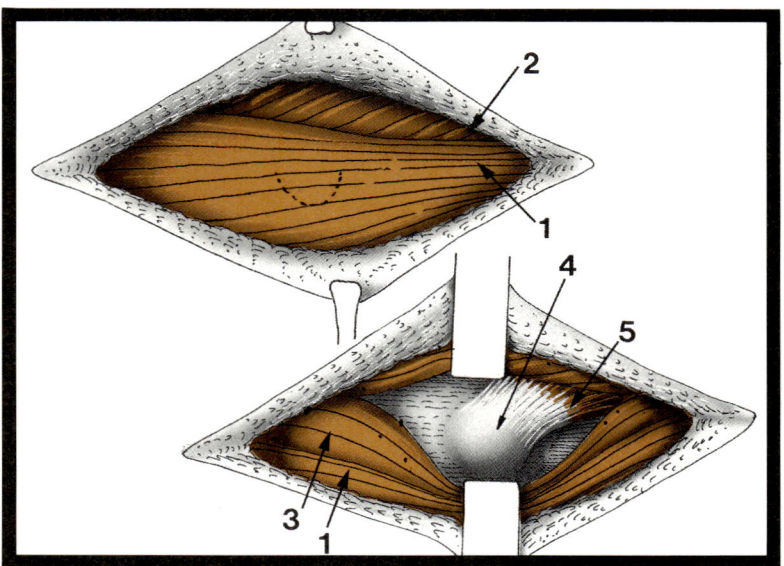

76. Variationen: Um die Iliopsoassehne zu entspannen bietet die Methode von Keads und Margese [25] bessere Schutzmöglichkeiten der Femoralgefäße (die während des Eingriffs nicht sichtbar werden). Durch eine ähnliche Inzision wird der Zwischenraum zwischen Adductus longus (1) und Pectinius (2) dargestellt. Der tiefer gelegene Adductor brevis (3) wird zur Seite gehalten. Starke Retraktionen des Pectinius sollten den kleinen Trochanter (4) und Iliopsoas (5) sichtbar werden lassen. Die tiefer gelegenen Strukturen werden mit Hohmann-Haken geschützt, wenn der Iliopsoas oder Trochanter abgetragen werden. *Beachte:* Der Eingriff nach Radley, Liebig und Brown [27] kann zur breitflächigeren Darstellung beider Schambeinäste und des Ischiums von der Medialseite (beispielsweise für eine Tumorresektion) zur Anwendung kommen.

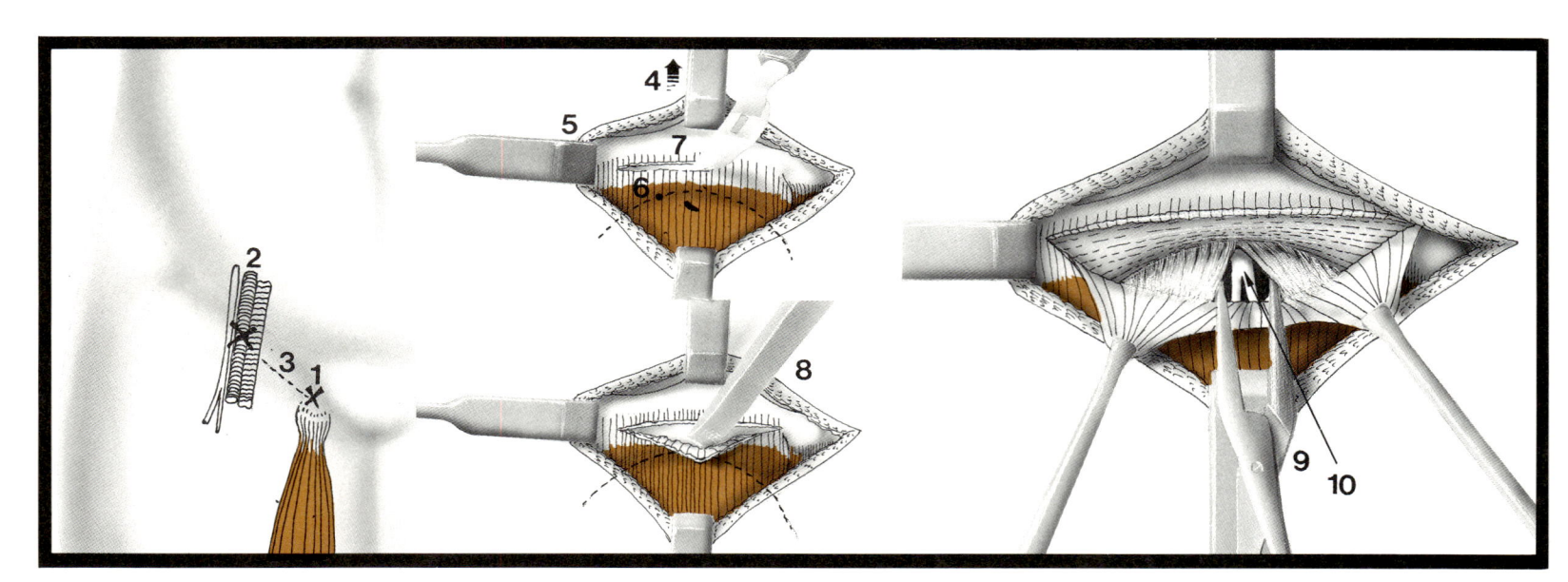

77. Der abdominale Zugang zum N. opturatorius [15]: Der Patient liegt in Rückenlage. Bevor der Patient in Narkose versetzt wird, wird durch Palpation das Tuberculum pubicum (1) identifiziert und mit einem Markierungsstift angezeichnet. Wenn das Tuberculum schwierig zu lokalisieren ist, fordert man den Patient auf, das Bein gegen Widerstand zu adduzieren und verfolgt die strickartige Sehne des Adductor longus bis zu ihrem Ursprung. Die Femoralarterie (2) wird markiert, nachdem sie durch ihren Pulsschlag in der Leiste lokalisiert wurde. Die Inzision ist etwa 6–8 cm lang (3), liegt parallel und etwa 0,5 cm distal des Lig. inquinale und verläuft nach lateral vom Tuberculum pubicum. Es sollte deutlich vor den Femoralgefäßen aufhören. Fett und Fascie werden durchtrennt und das Lig. inquinale wird nach proximal (4) retrahiert. Man gehe mit großer Sorgfalt lateral (5) vor, um eine Verletzung der femoralen Vene auf jeden Fall zu vermeiden. Der Pectinius (6) wird an seinem Ursprung vom oberen Schambeinast (7) durchtrennt, wobei er zusammen mit dem Periost (8) vom Knochen abgestrippt wird. Das Periost wird in der 12-Uhr-Position am Foramen opturatorium inzidiert und mit einer Klemme aufgespreizt. Die vorderen und hinteren Äste des N. opturatorius sollten dann deutlich identifiziert werden und zwar distal ihrer Biforkation vom gemeinsamen Nervenstamm (19). Simultan kann auch durch dieselbe Inzision eine Adduktorentenotomie ausgeführt werden.

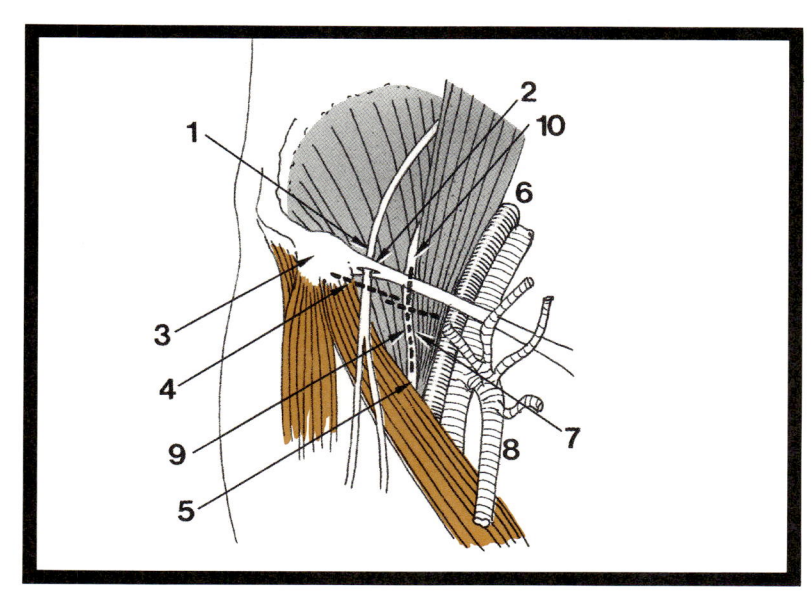

78. Darstellung des Nervus cutaneus lateralis des Oberschenkels und des Nervus femoralis: Der N. cutaneus lateralis (1) tritt durch das Lig. inquinale (2) 1 cm neben der Spina iliaca anterior superior (3) hindurch und kann durch eine kleine horizontale Inzision (4) aufgesucht werden. Der N. femoralis (5) liegt lateral zur Arterie (6), deren Position eine wertvolle Orientierungsmarke darstellt. Er liegt oberflächlich zum Iliopsoas (7) und kann auch durch eine horizontale Inzision dargestellt werden. Abgehende Äste zur Anostomose um die Hüfte und Äste zur Vena saphena magna (8) müssen unter Umständen unterbunden werden. Für eine breitflächigere Darstellung wird eine vertikale Inzision (9) angelegt; falls notwendig wird das Lig. inquinale durchtrennt, um Zugang zu dem Nervenanteil zu bekommen, der auf dem Iliacus (10) liegt.

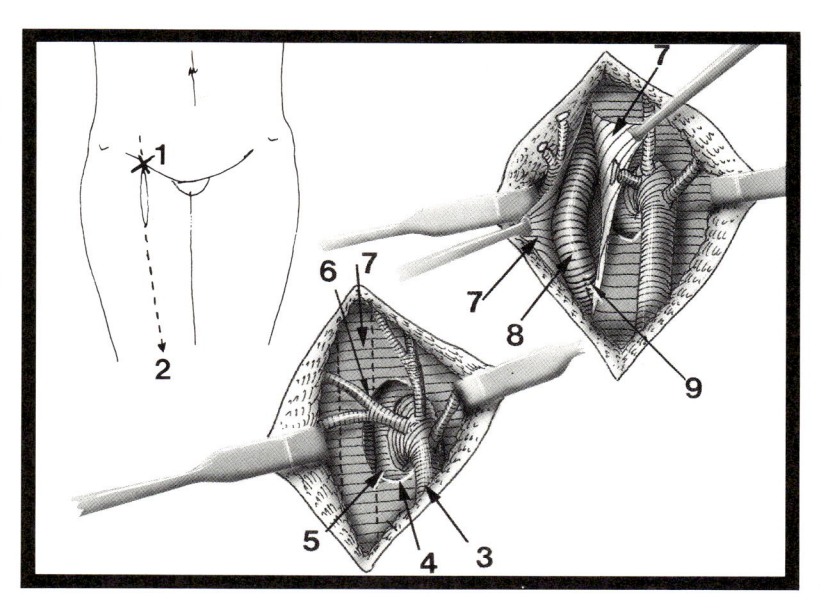

79. Darstellung der A. femoralis in der Leiste: Zu einer breitflächigen Darstellung wird eine vertikale Inzision über der Gegend der maximalen Pulsation (1) angelegt und zwar vom mittelinguinalen Punkt in Richtung auf den medialen femoralen Condylus (2). Durch stumpfe Präparation nach medial wird die Vena saphena magna (3) dargestellt, die hier durch die entsprechende Fascienöffnung (4) austritt, um in die Vena femoralis (5) einzutreten. Die anatomischen Gegebenheiten weisen hier große Variationen auf, aber im allgemeinen muß die Vena iliaca circumflexor superficialis (6) legiert werden, bevor die darüberliegende Fascie (7) durchtrennt wird, um den arteriellen Gefäßstamm (8) darzustellen. Die A. profunda (9) entspringt aus der A. femoralis 4 cm distal des Lig. inquinale. Die Inzision kann nach oben verlängert werden.

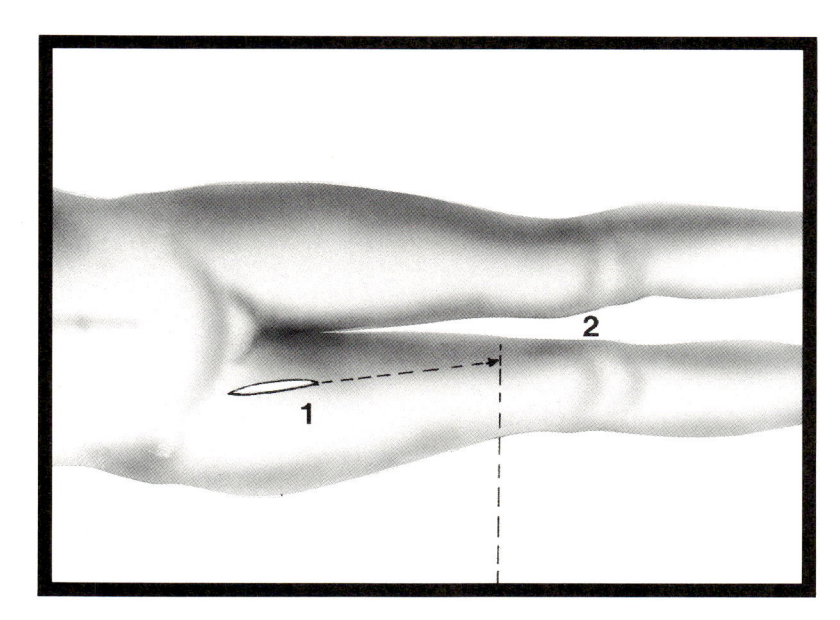

80. Erweiterungen (1): Um eine größere Länge des Gefäßes darzustellen, wird der Hautschnitt (1) weiter in Richtung des Tuberculum adductorium am medialen femoralen Condylus (2) erweitert, wobei er etwa eine Handbreit über dem Knie aufhört. Wenn immer noch mehr des Gefäßes dargestellt werden muß (d. h. der Teil, der im Adductorenkanal und nahe zur poplitealen Oberfläche des Femur liegt) kann die Inzision in diejenige übergehen, die für die Darstellung der Medialseite des distalen Femurs (siehe Femurschaft, Abb. 34) beschrieben wird. Unter diesen Umständen wird es notwendig sein, die Extremität neu zu lagern, wie dies im entsprechenden Abschnitt im Detail beschrieben ist.

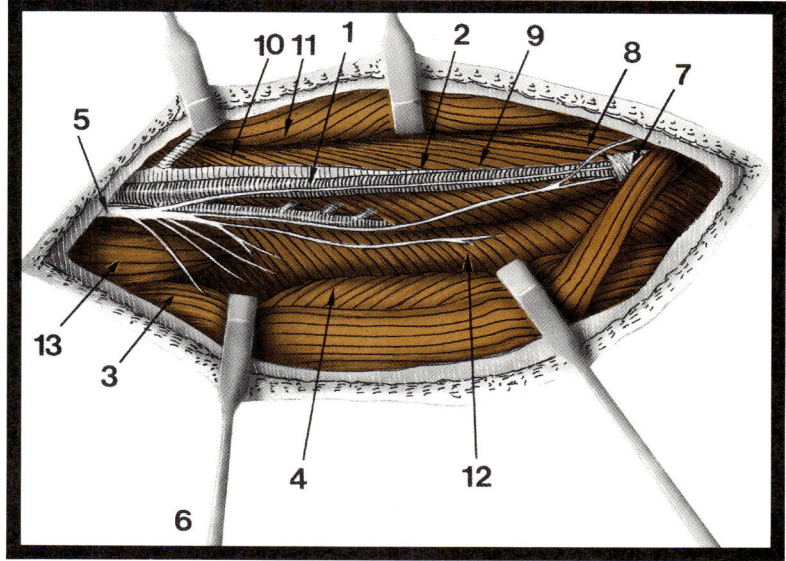

81. Erweiterungen (2): Unterhalb des femoralen Dreiecks sind die Arterien (1) und die Venen (2) vom Sartorius (3) und dem medialen Rand des Rectus femoris (4) bedeckt. Der N. femoralis (5) teilt sich in verschiedener Weise auf, wobei die Mehrheit seiner muskulären und Hautäste auf der lateralen Seite der proximalen Hälfte des Sartorius bleiben: daher muß nach Präparation der Haut der Sartorius und der Rectus femoris nach *lateral* (6) gehalten werden. Die distale Darstellung der A. femoralis kann dann nach unten im proximalen Anteil des Adduktorenkanals (7) fortgesetzt werden. Für eine weiter distale Darstellung siehe Femurschaft, Abb. 39. – 8, 9, 10, 11 = Adductores magnus, longus, brevis gracilis; 12 = Vastus medialis; 13 = Iliopsoas.

Literatur, Hüfte

1. Smith-Petersen MN 1917 Am J Orthop Surg 15:592
2. Moore AT 1959 American Academy of Orthopedic Surgeons, Instructional Course Lectures, Vol 16. Mosby, St Louis
3. Harris WH 1967 J Bone Joint Surg [Br] 49A:891
4. Ludloff K 1908 Zeitschr F Orthop Chir 22:272
5. Chan RN, Hoskinson J 1975 J Bone Joint Surg [Br] 57B:437
6. Ferguson AB 1973 J Bone Joint Surg [Br] 55A:671
7. Fiolle J, Delmas J 1921 Surgical exposures of the blood vessels. Heinemann, London
8. Henry AK 1957 Extensile exposure, Livingstone, Edinburgh
9. Stookey B 1920 J Am Med Assoc 74:1380
10. Osborne RP 1930–31 Br J Surg 18:49
11. Carnesale PG 1980 Quoted as personal communication in Campbell's Operative Orthopedics. Mosby, St Louis, p 75
12. Avile L 1941 J Bone Joint Surg [Br] 23:922
13. Virenque J, Pasquic M 1956 Toulouse Med. 57:11
14. Judet R, Judet J, Tournel E 1964 J Bone Joint Surg [Br] 46A:1645
15. Veleanu C et al 1970 J Bone Joint Surg [Br] 52A:1693
16. Kocher T 1911 Textbook of operative surgery. Black, Edinburgh (Translated by Stiles HJ and Paul CB)
17. Langenbeck B von 1876 Arch Klin Chir 16:263
18. Ollier XX 1980 Campbell's Operative Orthopedics. Mosby, St Louis p 65
19. Gibson A 1953 American Academy of Orthopedic Surgeons – Instructional Course Lectures, Vol 10, Ann Arbor (Edwards JW)
20. McFarland B, Osborne G 1954 J Bone Joint Surg [Br] 36B:364
21. Hardinge K 1982 J Bone Joint Surg [Br] 64B:17
22. Dunn DM, Angel JC 1978 J Bone Joint Surg [Br] 60B:394
23. Mensor MC, Sheck XX 1964 J Bone Joint Surg [Br] 46A:1647
24. Salzer M, Zuckriegel H 1964 Beitr Orthop 11:627
25. Keats S, Morgese AN 1967 J Bone Joint Surg [Br] 49A:632
26. Mau W et al 1971 J Bone Joint Surg [Br] 53A:1281
27. Radley TJ, Liebig CA, Brown JR 1954 J Bone Joint Surg [Br] 36A:855

10. Femurschaft

Einführung

Mit Ausnahme seines distalen Endes ist der Femur dicht mit Muskeln bedeckt, die entweder in der Verlaufsrichtung ihrer Fasern oder an ihrem Ansatz an der Linea aspera durchtrennt werden müssen. Die Hauptgefahrenpunkte sind die Femoralgefäße des N. ischiadicus.

Lateraler Zugang

Es ist einleuchtend, daß der sicherste und direkteste Zugang zum Femurschaft ein lateraler ist (siehe Abb. 1). Dieser stellt auch den Routinezugang bei der Behandlung vieler Schenkelhalsfrakturen dar, wo zumindest ein Teil des Eingriffs eine sogenannte «blinde» Nagelung des Schenkelhalses umfaßt, wobei ein Führungsdraht verwendet wird, ohne daß die Fraktur dargestellt wird. Der Zugang zum Knochen wird durch eine Inzision im Vastus lateralis in der Verlaufsrichtung seiner Fasern gewonnen. Was den mittleren Anteil des Femurschaftes betrifft, wird auch hier eine scharfe Durchtrennung des Vastus intermedius, der unterhalb des Vastus lateralis liegt, notwendig. Mit Sorgfalt kann dieser Zugang nach distal erweitert werden, um den Condylus femoris lateralis und die popliteale Fläche des Femurs darzustellen. Sein Nachteil ist, daß postoperative Verwachsungen zwischen dem durchtrennten Muskel und dem Femurschaft zu einer Verklebung des Quadrizepsmuskels und damit zu einer eingeschränkten Beugemöglichkeit des Knies führen können. Dies stellt jedoch selten ein Problem dar, es sei denn, die Inzision ist besonders lang und besonders nahe am Knie. Die zusätzliche Gefahr einer Blutung aus den Aa. perforantes, die der A. femoralis entspringen, stellt im allgemeinen in der Praxis keine Schwierigkeit dar.

Der antero-laterale Zugang

Henry [1] und Thompson [2] haben einen antero-lateralen Zugang zum Femurschaft beschrieben, der aus dem Zwischenraum zwischen den nebeneinander liegenden Rändern des Rectus femoris und des Vastus lateralis Nutzen zieht: nachdem diese Öffnung dargestellt ist, wird der Femurschaft durch eine Durchtrennung des Vastus intermedius in Verlaufsrichtung des Femurs dargestellt. Unglücklicherweise entsteht die Möglichkeit der Verklebung des Quadrizepsmuskels bei diesem Zugang, wenn überhaupt, eher als beim direkten lateralen Zugang. In der Konsequenz wird der antero-laterale Zugang nur selten durchgeführt, es sei denn, man benötigt eine Inzision, die problemlos erweitert werden kann, um das Hüftgelenk darzustellen (indem die Erweiterung zu einem Smith-Peterson-Zugang erfolgt (siehe Hüfte, Abb. 1–8)) oder um das Kniegelenk darzustellen (siehe Knie, Abb. 20–22).

Der postero-laterale Zugang [3]

Bei diesem Zugang wird der Vastus lateralis nach vorne gezogen und der Zugriff zum Femur dadurch erreicht, daß sein Ansatz an der Linea aspera, wo der Muskel dünn und sehnig ist, durchtrennt wird. Dieser Zugang ist von besonderem Wert, wenn drainierende Eingriffe durchgeführt werden, bei denen die Lage der Wunde, wenn der Patient in Rückenlage liegt, durch die Schwerkraft das Abfließen des Wundexsudats erleichtert. Nichtsdestoweniger liegt dieser Zugang in der Nähe des N. ischiadicus: diese vitale Struktur sollte normalerweise von Bizeps femoris und Septum intermusculare geschützt sein, aber es ist entsprechende Vorsicht geboten, wenn hier Gewebsverziehungen durch Infektionen oder Fibrosen entstanden sind.

Der mediale Zugang

Die prinzipielle Indikation für einen medialen Zugang ist der Wunsch nach Darstellung der A. femoralis. Er ergibt einen guten Zugriff auf das Gefäß des Adduktorenkanals und der Regio popliteae. Nach proximal kann er soweit erweitert werden, daß die A. femoralis bis in die Leiste dargestellt werden kann. Durch entsprechend weitergehende Präparation kann der mediale Zugang dazu benutzt werden, den Condylus femoris mediale und die distale Hälfte des Femurschaftes darzustellen. Falls notwendig kann er mit einem der medialen Zugänge zur Hüfte und zum kleinen Trochanter verbunden werden, aber in allen Fällen, bei denen eine ausgedehnte Darstellung des Femurs notwendig wird, sollte einem lateralen oder postero-lateralen Zugang der Vorzug gegeben werden.

Der hintere Zugang [4, 5]

Der N. ischiadicus und der hintere Anteil des Femurs liegen deutlich nahe aneinander, das ist der einzig wichtige anatomische Umstand, der über allen hinteren Zugängen steht. Wenn eine Darstellung des Nervus eine der Indikationen für diesen Zugang darstellt, ist die Präparation des Zwischenraums zwischen langem Bizepskopf und M. semitendinosus zu empfehlen (siehe Abb. 1, Darstellung 5 a). Der Zugang kann leicht nach proximal und distal erweitert werden, sodaß, falls dies notwendig wird, der Nerv vom Foramen ischiadicum magnum bis zur Gegend seiner endgültigen Aufspaltung in der Fossa popitea unter Sicht des Auges kommen kann. Der Femurschaft kann durch denselben Zugang dargestellt werden. Alternativ kann der hintere Anteil des Femurschafts in seinem mittleren Drittel im Zwischenraum zwischen langem und kurzem Bizepskopf (siehe Abb. 42) dargestellt werden, wenn ein Zugriff auf den Nerven nicht gewünscht wird.

Der N. ischiadicus ist ausgesprochen sensitiv und unaufmerksame Handhabung, starker örtlicher Druck, ausgesprochener oder übergroßer Zug kann nur zu schnell zu permanenten, störenden Parästhesien oder motorischen Paresen der Extremität führen. Ständige Wachsamkeit ist notwendig, um diese Komplikationen zu vermeiden und besondere Umsicht wird notwendig, wenn das Operationsgebiet erweitert wird, um einen größeren Anteil des Femurschaftes darzustellen.

Indikationen

Operationsindikation	Eingriff	Empfohlener Zugang	Operationsindikation	Eingriff	Empfohlener Zugang
Intrakapsuläre Schenkelhalsfrequenz	Blindes Nageln	Lateral	Epiphyseolysis capitis femoris	Offene Reposition der Epiphyse	Im allgemeinen medial
	Mit Sichtbarmachen der Fraktur und Osteosynthese	Hüftzugang nach Jones		Exploration des N. ischiadicus	Posterior
Extrakapsuläre Schenkelhalsfraktur	Nagelung, Verplattung	Lateral oder postero-lateral	–	Exploration der A. femoralis im proximalen Drittel	Siehe Hüfte (Abb. 79)
Subtrochantäre Femurfraktur	Marknagelung Küntscher	Lateral	–	Exploration der A. femoralis in der distalen Hälfte	Medial
Femurmittschaftfrakturen	Retrograde Küntschernagelung	Lateral oder postero-lateral	Osteitis	Hintere Drainage, Sequestrektomie, Muldung, etc.	Postero-lateral im allgemeinen postero-lateral, hängt aber von der betroffenen Gegend ab
Fraktur in Mitte des Femurschaftes oder proximal mit Hüftluxation	Offene Hüftreposition und Osteosynthese des Femurs	Antero-lateral zum Schaft mit Smith-Petersen-Zugang zur Hüfte; lateral zum Schaft und Watson Jones zur Hüfte			
Mittel- oder distale Fraktur des Femur mit Ischiadicuslähmung	Exploration des Nervens mit Osteosynthese des Femurs	Hinterer Zugang			
Unkomplizierte Fraktur, distales Femurdrittel oder supracondyläre Fraktur	Winkelplattenfixation	Postero-lateral			
Distales Drittel oder supracondyläre Fraktur mit vaskulären Komplikationen	Exploration der A. femoralis und Osteosynthese der Femurfraktur	Medial			

Darstellung der Exploration und für die meisten anderen Eingriffe hängen von dem betroffenen Gebiet ab, aber als generelle Regel kann in Zweifelsfällen immer ein lateraler oder postero-lateraler Zugang benutzt werden, da beide, falls notwendig, erweitert werden können. Wenn die proximalen oder distalen Enden des Femurs mit betroffen sind, siehe auch entsprechende Abschnitte über Hüfte und Knie.

Femurschaft 115

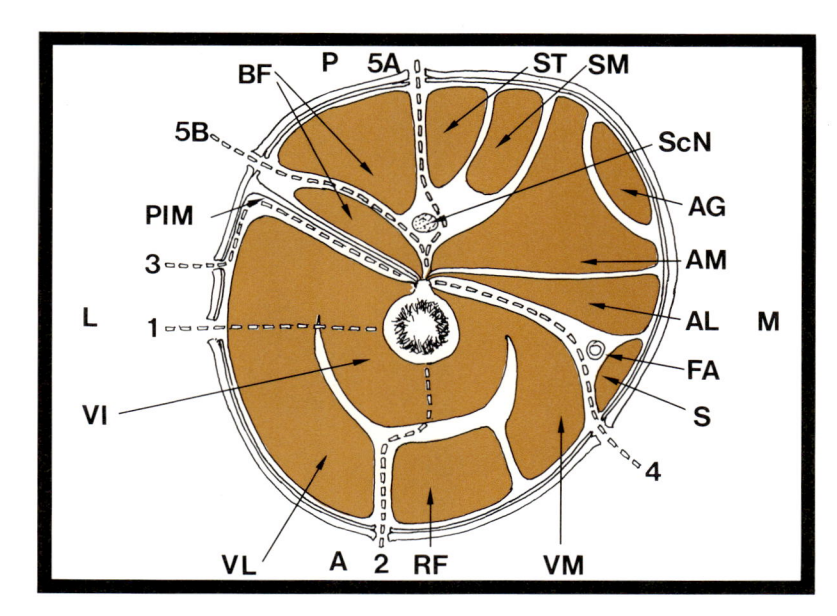

1. Anatomische Überlegungen: *Querschnitt der Oberschenkelmitte, der die Hauptzugänge darstellt.* **Orientierung:** A = Anterior: P = Posterior: M = Medial: L = Lateral. **Zugänge:** lateraler Zugang (1); anterolateral (Henry (2)); posterolateral (3); medial (4); posterior (5A und 5B). **Strukturen:** VL = Vastus lateralis; VI = Vastus intermedius; VM Vastus medialis; RF = Rectus femoris; S = Sartorius; AL = Adduktor longus, AM = Adduktor magnus, AG = Adduktor gracilis; SM = Semimembranosus; ST = Semitendinosus; BF = Biceps femoris; ScN = N. ischiadicus, FA = A. femoralis; PIM = Septum intermusculare posterior.

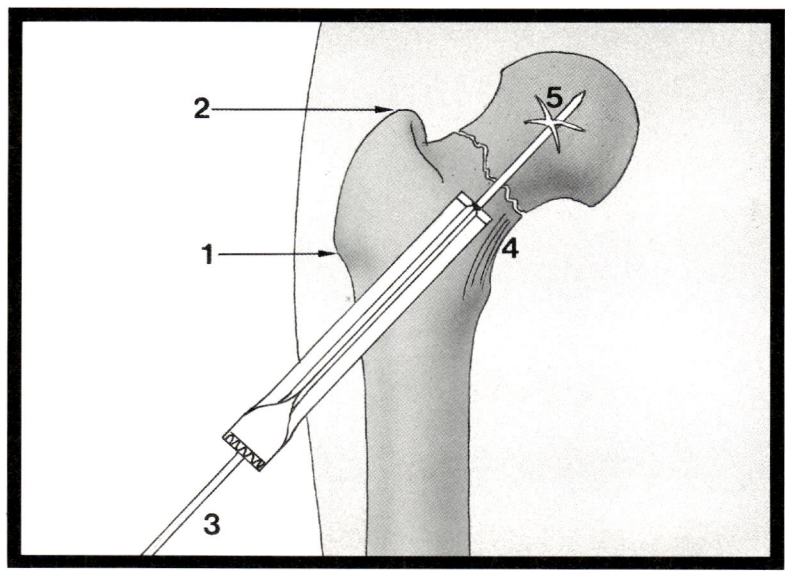

2. Lateraler Zugang zum proximalen Femurschaft (z. B. für «blinde» Nagelungen): Die Trochanterkante (1) ist bei den meisten Patienten tastbar. Die Spitze des großen Trochanters (2) kann im allgemeinen auch gefühlt werden, aber nachdem sie tiefer liegt, sind ihre Umriße erheblich weniger klar definiert. Bei allen Operationen, bei denen Dreilamellennägel oder Schrauben unter Verwendung eines Führungsdrahts (3) eingebracht werden, wird die primäre Eröffnung der lateralen Corticalis des Femurs in üblicher Weise 2 cm distal der Trochanterkante angelegt, so daß das Osteosynthesematerial in korrekter Lage zum Calcar und zum Zentrum des Femurkopfs (5) eingebracht werden kann. Daraus leitet sich ab, daß die Hautinzision nicht so hoch angelegt werden muß wie die Trochanterkante liegt.

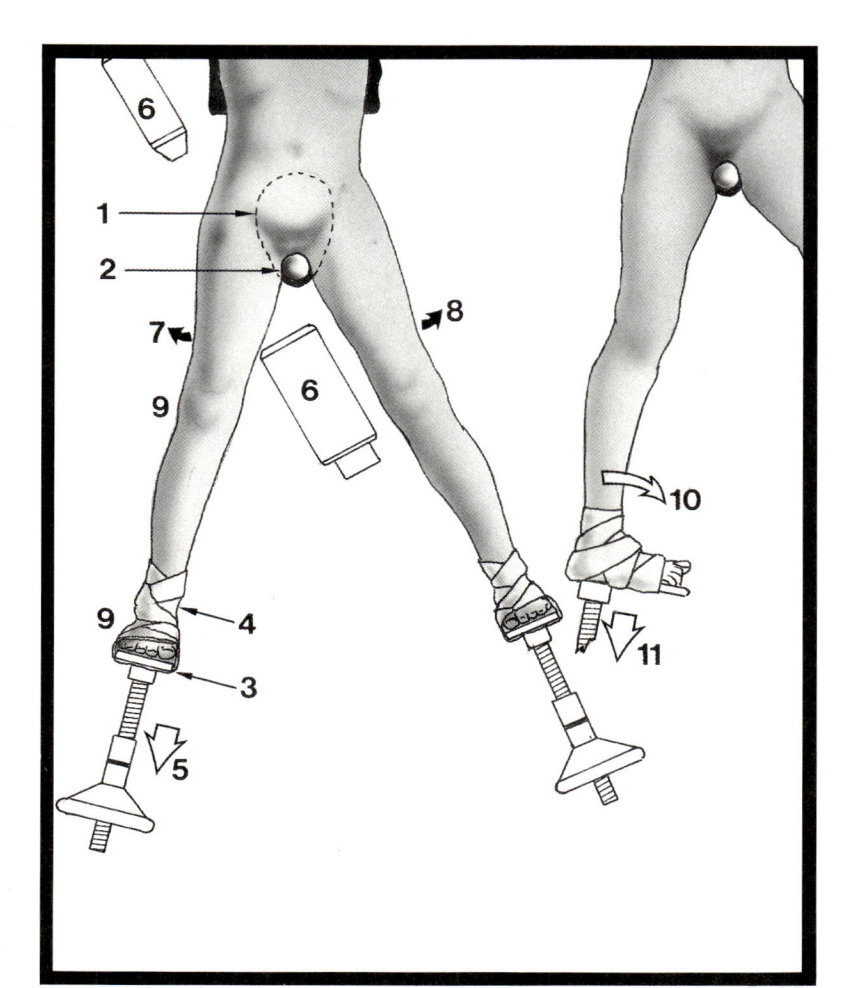

3. Lagerung auf dem Tisch: Nagelungsoperationen werden am besten auf einem orthopädischen Operationstisch durchgeführt. Der Patient liegt in Rückenlage und beide Gesäßhälften liegen auf einer Beckenstütze (1). Ein gepolsterter Perineumsblock (2) wird für Gegenzug und Stabilität benutzt. Die Füße sind in der Fußhaltevorrichtung (3) durch starke Bandagen (4) fixiert, wobei diese sorgfältig angebracht werden müssen, damit ausreichend Zug angewandt werden kann (5).[1] Ein Bildverstärker (6) wird im allgemeinen dazu verwendet, Bilder der Hüfte in 2 Ebenen zu ermöglichen; damit es möglich ist, diesen Bildverstärker korrekt zu positionieren, um die laterale Projektion (abgebildet) zu erhalten, muß die Hüfte abduziert werden. Die Abduktion der betroffenen Hüfte (7) sollte nicht zu exzessiv sein (um eine Abduktion im Frakturbereich zu vermeiden) und ausreichender Platz für den Bildverstärker kann normalerweise dadurch gewonnen werden, daß die nicht betroffene Gegenseite (8) stärker abduziert wird.

Bei nicht verschobenen Frakturen oder eingestauchten Frakturen in guter Position sollte das betroffene Bein in Neutrallage (9) ohne Zug gelagert werden. Eine verschobene interkapsuläre Fraktur wird durch Innenrotation des Beines (10) und zusätzlichen Zug (11) (wobei die entsprechenden Vorrichtungen des Operationstisches verwandt werden), reponiert. Die Reposition kann durch Verwendung des Bildverstärkers überprüft werden, und die entsprechenden Korrekturen sind so möglich. Einige Operateure ziehen ein Leadbetter-Manöver [6] oder ähnliche Manipulationen der Fraktur der Anwendung von Zug vor, obwohl die Indikationen für ein derartiges Vorgehen gegenüber der Verwendung von Bildverstärkern mit direkter Sichtmöglichkeit deutlich in den Hintergrund treten.

Bei extrakapsulären Frakturen ist es normalerweise notwendig, Zug auszuüben. Diese Frakturen können durch Außenrotation des Beines reponiert werden und die röntgenologischen Darstellungen geben hierbei hilfreiche Hinweise [7]. Wenn bei der Interpretation der röntgenologischen Bilder irgendwelche Schwierigkeiten auftreten, sollte das Bein in neutraler Rotation gehalten werden und die Reposition der Fraktur unter Sicht des Auges stattfinden, sobald die Fraktur operativ dargestellt ist.

[1] Anm. d. Ü.: Anstelle von Bandagen werden üblicherweise Ledermanschetten mit entsprechenden Riemen verwendet.

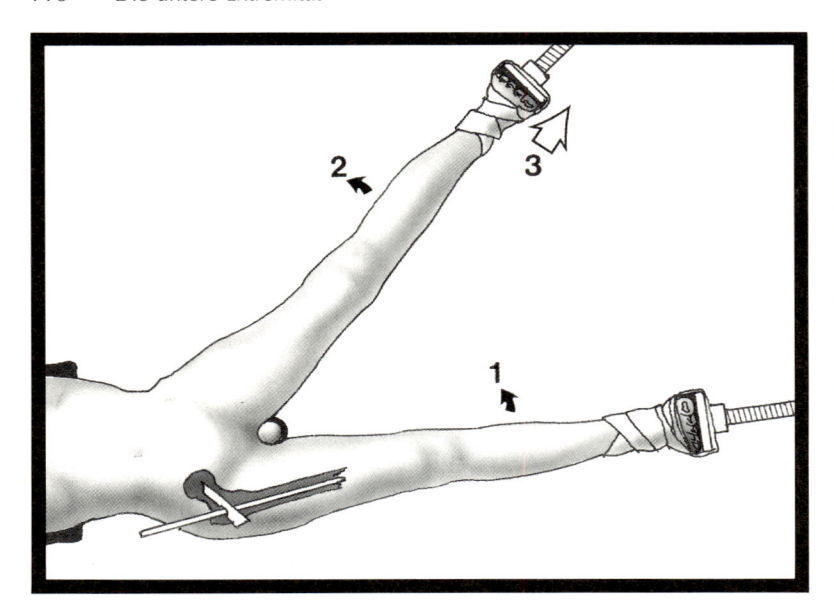

4. Lagerung auf dem Tisch (2): Bei Y-Nagelungen nach KÜNTSCHER oder ähnlichen Operationen in Rückenlage muß das betroffene Bein adduziert werden, damit über der Hüfte genügend Raum für die Insertion des Marknagelanteils der Prothese verbleibt. Die nicht betroffene Hüfte muß weit abduziert werden (2), um Platz für den Bildwandler zu schaffen; Beckenkippung und Zug an der Fraktur können durch Richtungsgebung an der nicht betroffenen Seite (3) entsprechend korrigiert werden.

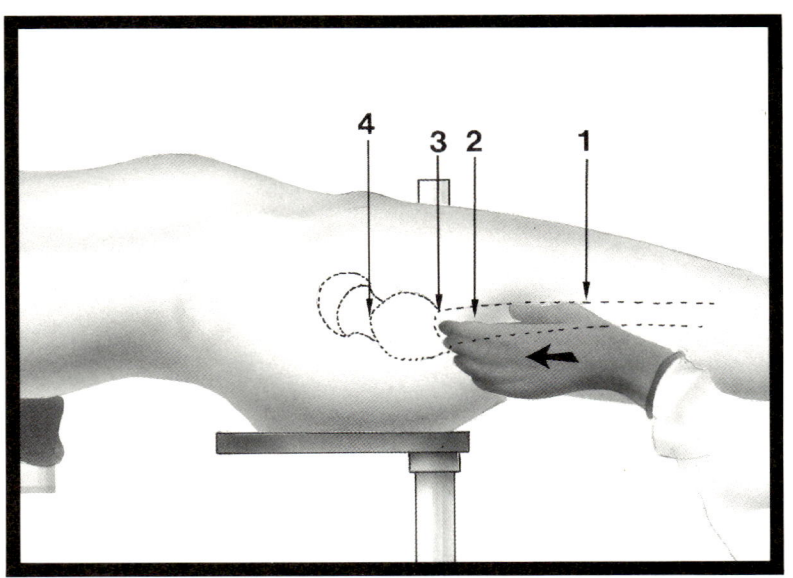

5. Die Inzision (1): Man fährt mit den Fingern die Lateralseite des Oberschenkels auf und ab, um die festen Konturen des in der Tiefe liegenden Femurschafts (1) zu identifizieren. Nun bewegt man die Finger zum proximalen Femurteil (2) bis der scharfkantige Winkel, der durch die Trochanterkante (3) entsteht, gefühlt werden kann. Bei schlankeren Patienten kann die Spitze des Trochanters (4) als letztendliche Bestätigung der anderen Orientierungspunkte palpiert werden. Der Patient sollte so abgedeckt werden, daß die entsprechende Positionierung der Beine der Zugrichtung und des Instrumentariums zur röntgenologischen Durchleuchtung möglich ist.

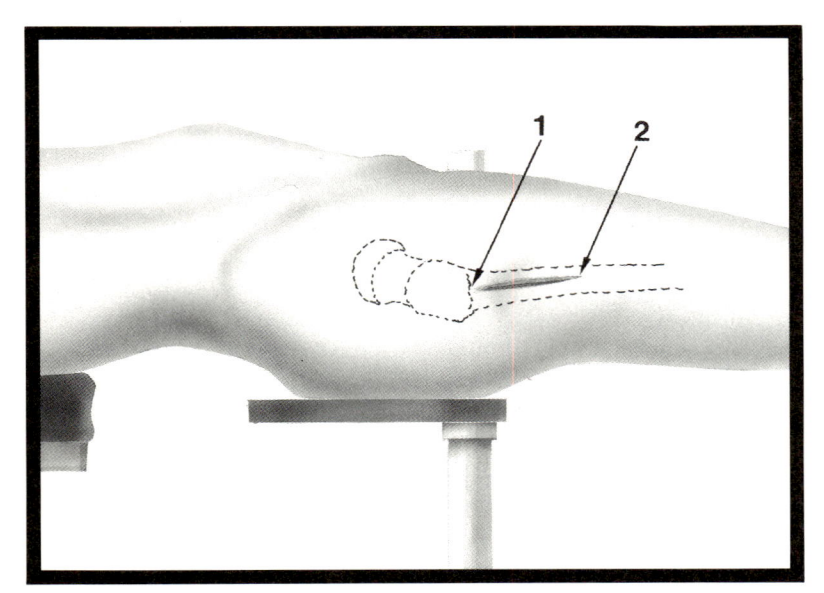

6. Die Inzision (2): Die Inzision wird genau distal der Trochanterkante (1) begonnen und etwa 10 cm nach distal (2) in Verlaufsrichtung des Femurs angelegt. Eine anfänglich bescheidene Inzision dieses Ausmaßes kann in jede Richtung erweitert werden, wenn die präoperative Identifizierung der entsprechenden Orientierungspunkte sich als unzutreffend erweist; eine Erweiterung wird mit Sicherheit dann notwendig werden, wenn ein Nagel mit Winkelplatte oder ein ähnliches Instrument zur Anwendung kommen soll. Nichtsdestoweniger kann jede Inzisionserweiterung bis zu einem späteren Stadium der Operation vorteilhafterweise aufgeschoben werden. Die subcutane Fettschicht, die auf der darunterliegenden Fascia lata anzutreffen ist, wird durchschnitten, wobei jede entstehende Blutung koaguliert wird.

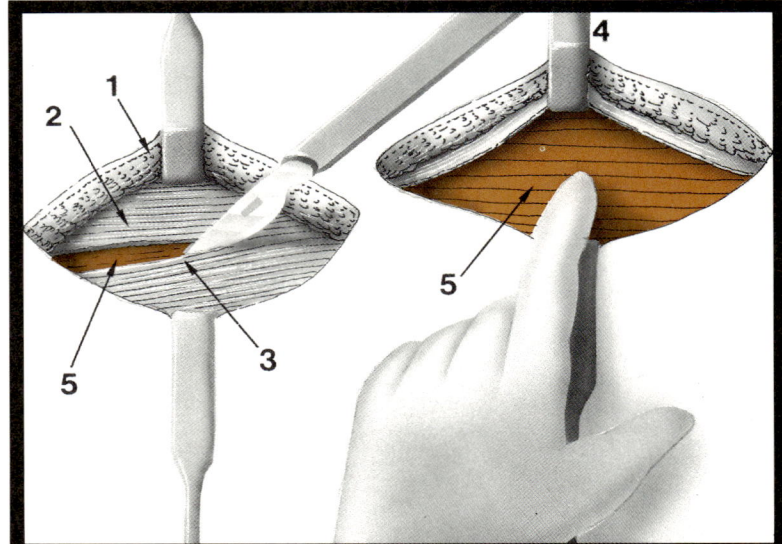

7. Durchführung (1): Haut und subcutane Fettschicht (1) werden eröffnet und gespreizt, um die Fascia lata (2) darzustellen. Die Fascia lata wird entlang der Verlaufsrichtung des Femurschaftes über die gesamte Länge des Operationsgebiets (3) eröffnet. Die Fascia lata wird zusammen mit Haut und Fett (4) zurückgehalten, um den Vastus lateralis (5), der darunter hervorquillt, darzustellen. Der Femur wird vorsichtig darunter ertastet, um die definitiv am weitesten lateral gelegene Kante und ihre Lage festzustellen. Der Vastus lateralis muß durchtrennt werden, und wenn die nächsten Operationsschritte elegant und ohne Zögern durchgeführt werden, können Blutungen dieses stark vaskularisierten Muskels so gering wie möglich gehalten werden.

Femurschaft 117

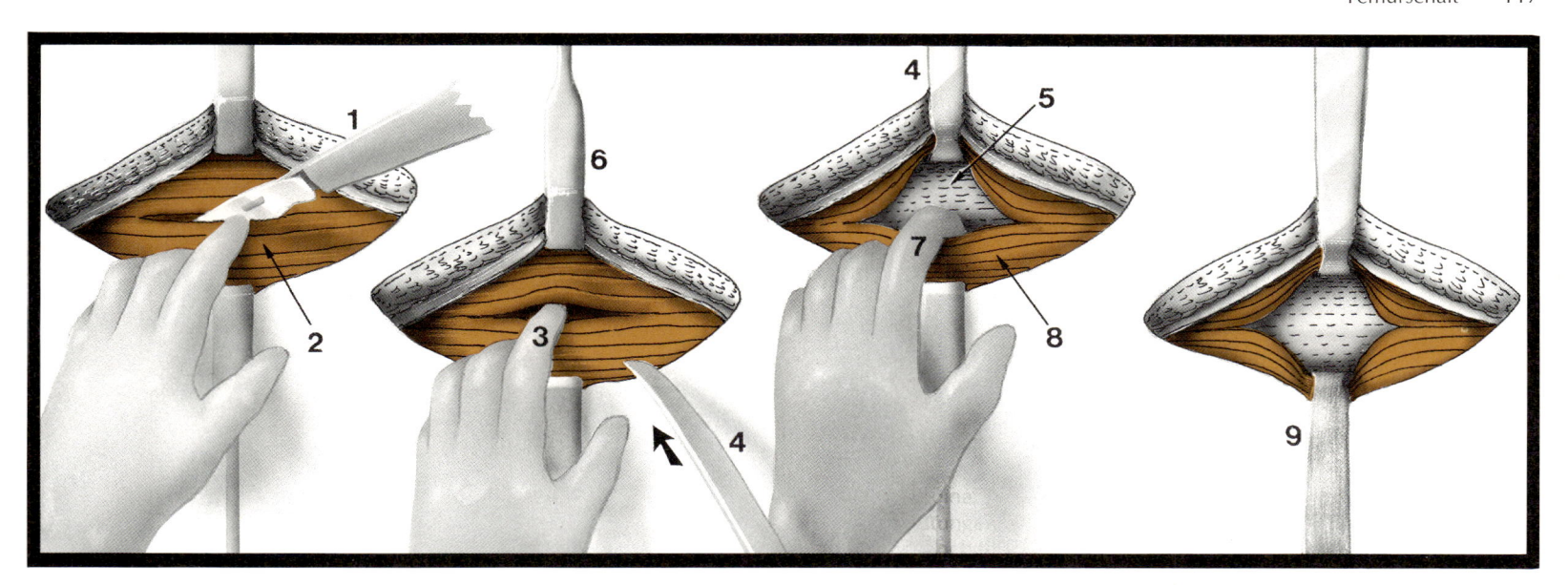

8. Durchführung (2): Indem der Zeigefinger als ein Richtungsgeber zum lateralen Anteil des Femurschafts benutzt wird, schneide man direkt durch das Weichteil zum Knochen (1) und zwar durch die volle Dicke des Vastus lateralis (2) über eine Länge von etwa 5 cm. Der Zeigefinger wird in diese Wunde (3) eingebracht, bis er Kontakt zum Femurschaft hat und wird dazu benutzt, einen Hohmann-Haken (4) unter den oberen Anteil des Vastus lateralis und über die vordere Oberfläche des Femurs (5) einzubringen. Nun muß er auf der oberen Knochenfläche verbleiben und der obere Wundhaken (6) kann dann entfernt werden, da der Hohmann-Haken dazu benutzt werden kann, alle Bindegewebsschichten einschließlich des oberen Teils des Vastus lateralis zurückzuhalten. Der Zeigefinger bleibt immer noch in der ursprünglichen Position (7), der verbleibende Anteil des Vastus lateralis (8) wird zurückgehalten, um einen zweiten Hohmann-Haken (9) einzusetzen; es bedarf manchmal des Aufwands einiger Kraft, damit die Spitze des Hohmann-Hakens die fibrösen Muskelansätze entlang der Linia aspera durchdringen kann.[1] Starker Druck auf die Hohmann-Haken unterbricht im allgemeinen jede Blutung und er macht es möglich, die Wunde auszutupfen. Nachlassender Druck auf den Haken kann im Gegenzug die Entdeckung, Kontrolle und Koagulation der Blutung irgendeines blutenden Gefäßes im durchtrennten Vastus lateralis ermöglichen.

[1] Anm. d. Ü.: man achte darauf, dieses kraftvolle Durchstoßen in jedem Fall sehr dicht am Knochen durchzuführen, da die Gefahr besteht, daß der Hohmann-Haken unabsichtlich in die Weichteile tief eindringen kann und hierbei eine Verletzung des N. ischiadicus oder auch der A. und V. femoralis nicht ausgeschlossen werden kann. Sollte eine größere Blutung entstehen, nachdem ein Hohmann-Haken auf die beschriebene Weise eingebracht wurde, muß in jedem Fall der Ursache der Blutung nachgegangen werden!

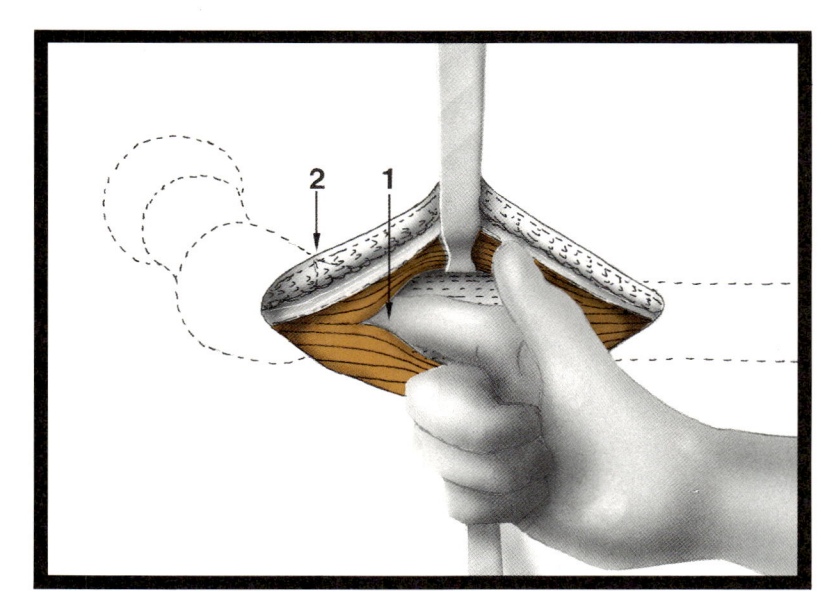

9. Durchführung (3): Durch Einführen eines Fingers ins Operationsgebiet und Berühren des Femurs mit dem Fingernagel (1), kann die Lage der Trochanterkante bestätigt werden. Diese Kante ist ein nützlicher Orientierungspunkt: beispielsweise für die Einbringung von Führungsdrähten in den Schenkelhals, wobei die Corticalis oft ca. 2 cm distal dieser Kante eröffnet wird. Falls die Lage dieser Kante zweifelhaft ist (manchmal ist sie ziemlich atrophisch), lege man einen Steinmann-Nagel in den Knochen ein und stelle seine Lage röntgenologisch fest. Falls kein Assistent verfügbar ist, um die Knochenhaken entsprechend zu halten, führe man die Durchtrennung des Vastus lateralis langsam und zentimeterweise aus, um jedes durchtrennte Gefäß sofort aufzufinden und zu koagulieren. Dieses ist ein durchaus akzeptables, wenn auch zeitlich deutlich langwierigeres Vorgehen.

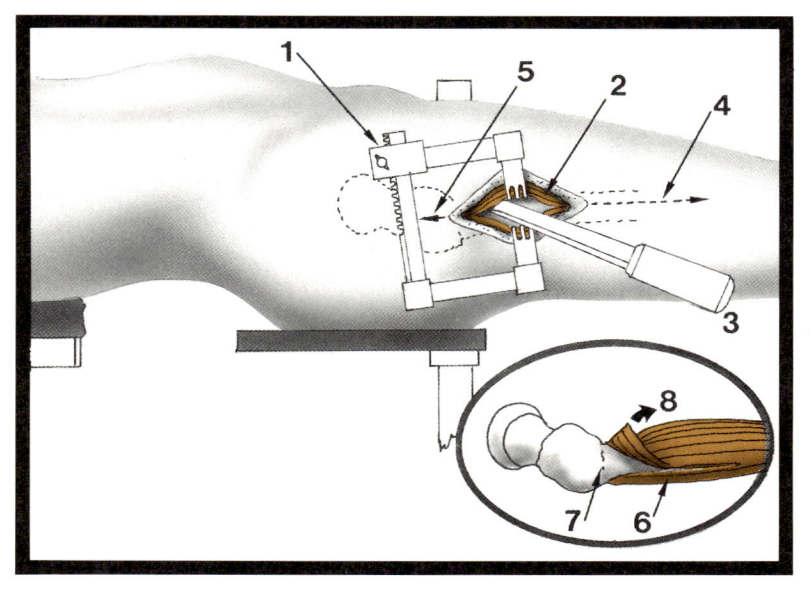

10. Durchführung (4): Selbsthaltende Wundspreizer (1) werden eingebracht und der Vastus lateralis (2) wird vom Schaft mit einem Raspatorium abgetragen (3). Falls größeres Osteosynthesematerial eingebracht werden soll, kann das Operationsgebiet nach distal entlang dem Femurschaft (4) nach proximal über den Trochanter hinaus (5) erweitert werden. Die Durchtrennung des Hauptnervenstrangs des Vastus lateralis sowie der A. circumflexa lateralis sollte in jedem Fall vermieden werden. **Beachte:** Beim lateralen Zugang bevorzugen manche Operateure die Durchtrennung des Vastus ziemlich weit hinten (wo der Vastus auch dünner ist) (6) und die Abtrennung von der Trochanterkante (7) in einer L-förmigen Inzision, bevor sie ihn nach vorne (8) ablösen. Dies scheint jedoch nur wenig Vorteile zu erbringen und bedarf in jedem Fall einer längeren Inzision.

118 Die untere Extremität

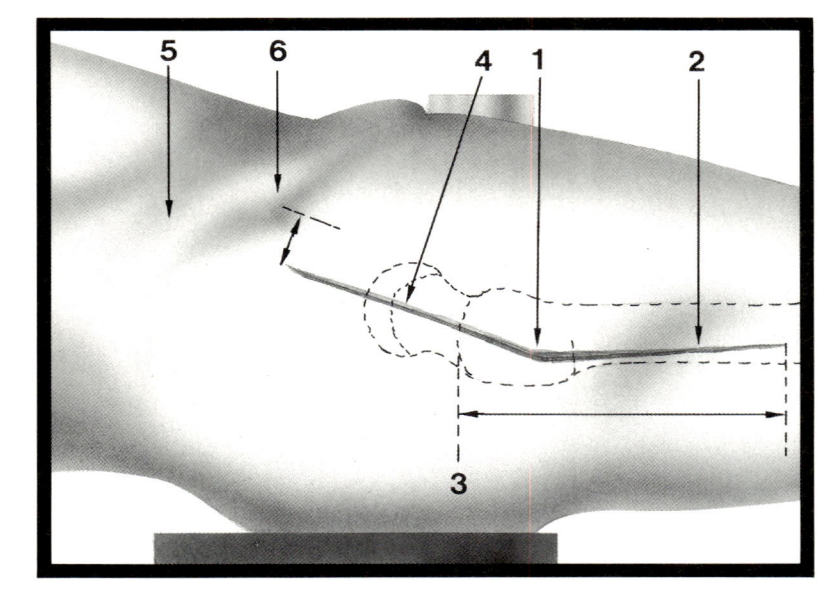

11. Erweiterungen und Variationen (1): Wenn es notwendig wird, sowohl den lateralen Anteil des proximalen Femurschaftes *wie auch* den Schenkelhals selbst darzustellen (beispielsweise zur Reposition einer Schenkelhalsfraktur unter Sicht des Auges und nachfolgender Osteosynthese unter Verwendung von AO-Osteosynthesematerial) [8], kann ein modifizierter Watson-Jones Hüftzugang [9] verwendet werden. Die Inzision sollte über dem großen Trochanter zentralisiert werden (1); der distale Schenkel der Inzision sollte entlang der Verlaufsrichtung des Femurs (2) für etwa 15 cm, von der Spitze des Trochanters (3) aus gerechnet, erfolgen. Der proximale Schenkel der Inzision (4) sollte zu einem Punkt kurz unterhalb der Christa iliaca (5) und 2 cm hinter der Spina iliaca anterior superior (6) führen.

12. Erweiterungen und Variationen (2): Die Inzision wird vertieft, die subcutane Fettschicht wird stumpf von der darunterliegenden Fascia lata (1) abgedrängt. Die Fascia lata wird über dem großen Trochanter mit einem Messer eröffnet. Die Durchtrennung wird nach proximal mit einer Schere (2) fortgeführt, wobei ein Schenkel der Schere dazu benutzt wird, die Fascie anzuheben und zu durchtrennen. Die Durchtrennungslinie sollte den Hinterrand des Tensor fasciae latae (3) berühren oder sogar die hintersten Muskelfasern dieses Muskels durchtrennen.

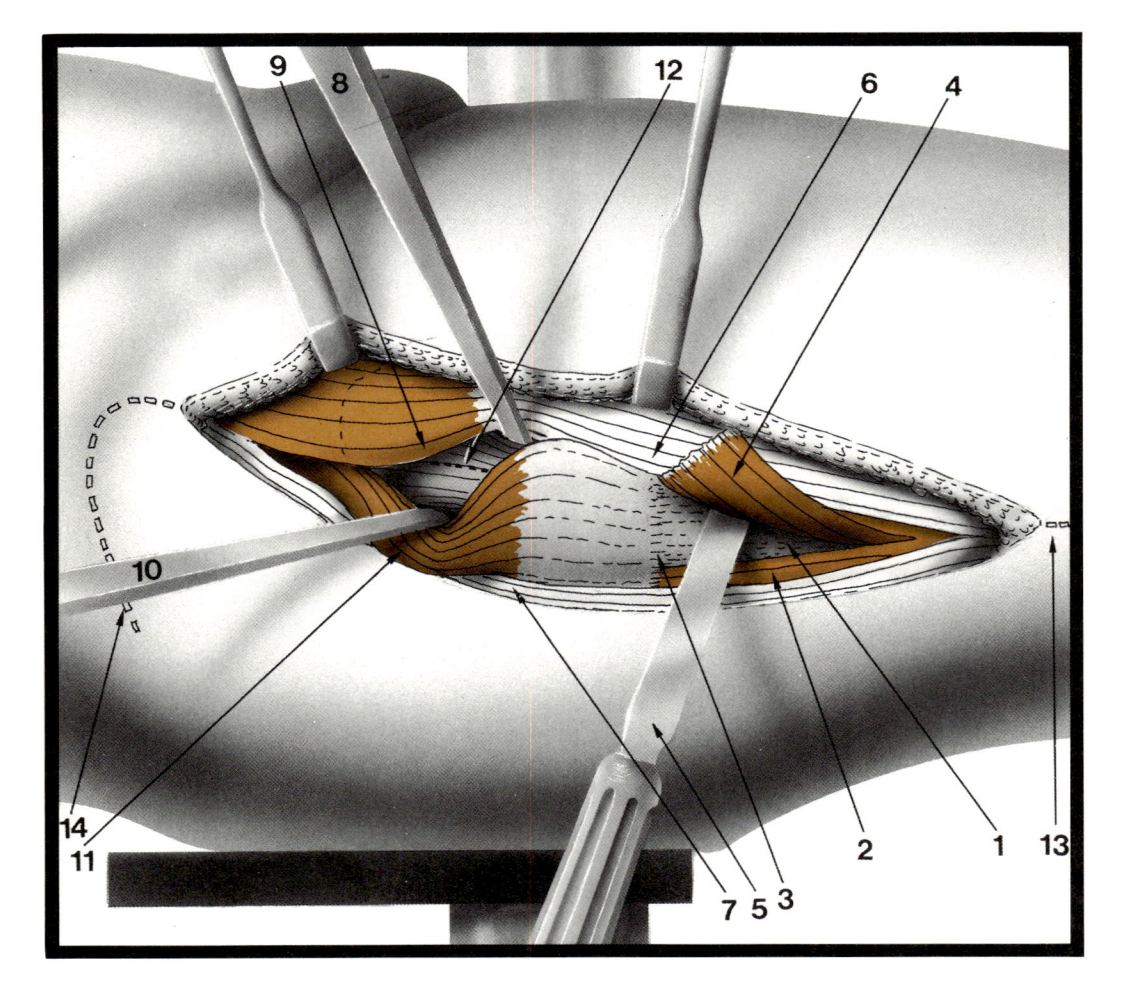

13. Erweiterungen und Variationen (3): Der proximale Femurschaft (1) wird durch eine L-förmige Inzision durch den Vastus lateralis (2) und seinem Ansatz an der Trochanterkante (3) dargestellt. Der Muskel wird nach vorne umgeschlagen (4), wobei ein Raspatorium (5) verwandt werden kann. Das proximale Operationsgebiet wird präpariert, indem der vordere (7) und hintere (8) Rand der Fascia lata zurückgehalten wird. Ein Hohmann-Haken oder ähnliches (8) wird um die vorderen und medialen Begrenzungen des Schenkelhalses herumgeführt, und so wird der Tensor fasciae latae (9) und in einer tieferen Schicht der Rectus femoris zur Seite gehalten. Mit einem zweiten derartigen Instrument (10) wird der Glutaeus medius (11) und minimus zurückgehalten. Die Fraktur kann durch Durchtrennung der Gelenkkapsel entlang der Faserverlaufsrichtung dargestellt werden (12).

Das Operationsgebiet kann nun nach distal erweitert werden (13), wobei keine Schwierigkeiten auftreten. **Beachte:** Wenn ein größerer Anteil des Femurschafts dargestellt werden soll, können die Regeln des posterolateralen Zugangs zum Femurschaft vorteilhafterweise zur Anwendung kommen.

Die Erweiterung nach proximal kann durch Fortführung der Inzision entlang der Christa iliaca (14) nach hinten erreicht werden, wobei der Glutaeus medius und minimus vom Becken abgetragen werden, etwa wie beim vorderen Zugang zur Hüfte.

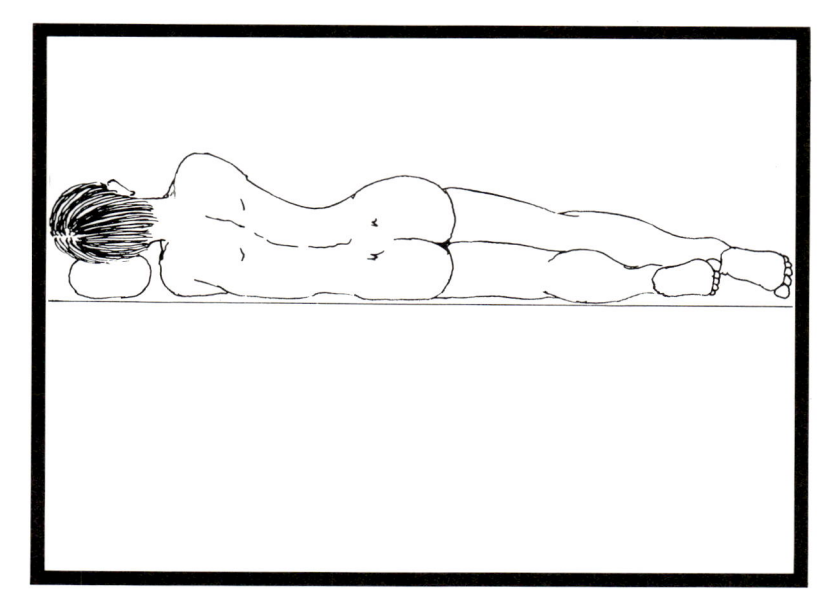

Femurschaft   119

14. Laterale Darstellung des mittleren Anteils des Fermurschafts; Lagerung: Die häufigste Indikation zur Darstellung des mittleren Schaftanteils des Femurs ist die der offenen Reposition und Osteosynthese einer Femurschaftfraktur. Wenn beabsichtigt wird, eine retrograde Marknagelung durchzuführen, muß die Hüfte adduziert sein, um das Heraustreten des Nagels in der Glutealgegend genügend weit vom Ischiadicus entfernt zu erlauben. Dies ist bei einer Seitenlage des Patienten einfach, wobei die betroffene Hüfte nach oben zu liegen kommt. Unter bestimmten Umständen – beispielsweise wenn eine Tibiafraktur gleichzeitig versorgt werden muß – kann der Patient auf den Rücken gelegt werden, wobei ein Sandsack unter das Gesäß eingebracht wird.

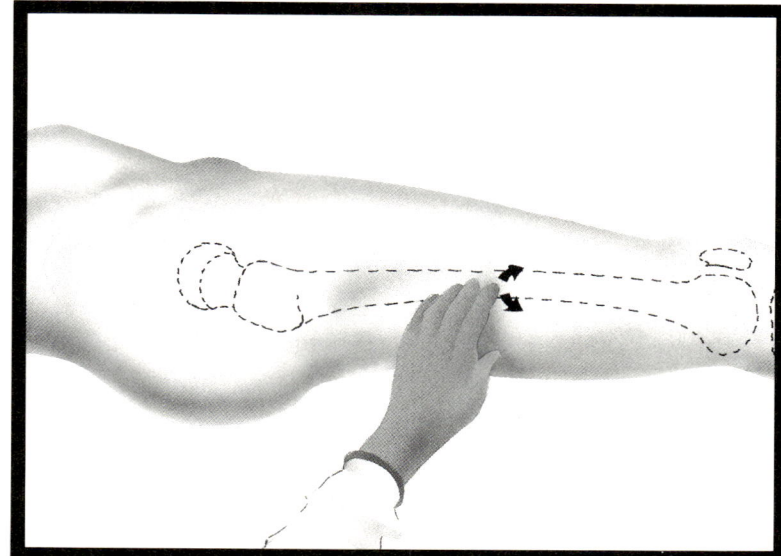

15. Inzision: Die Inzision wird über dem lateralen Femuranteil gelegt, wobei die Linie der am weitest lateral liegenden Femurkontur durch tiefe Palpation des Oberschenkels von vorn nach hinten ertastet wird. Falls eine Fraktur vorliegt, benutze man eine kurze Inzision, die über der Gegend der offensichtlichen Instabilität zu liegen kommt: die Inzision kann dann in jeder Richtung erweitert werden, in Abhängigkeit davon, was in tieferen Weichteilschichten gefunden wird (Bei Femurschaftfrakturen kann die Extremität in jedem Punkt zwischen proximalem Ende des distalen Fragments und dem distalen Ende des proximalen Fragments abgewinkelt werden. Bei dislozierten Frakturen kann dies ein breites Gebiet umfassen und ist daher ein häufiger Grund für Verwirrung, die zu unnötig langen Inzisionen führt).

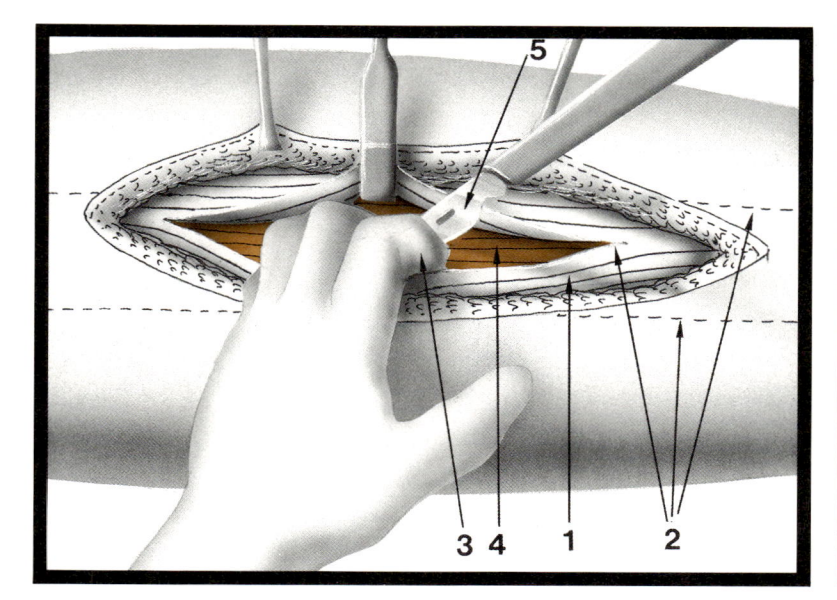

16. Durchführung (1): Die Hautränder werden zurückgehalten und die darunterliegende Fascia lata (1) dargestellt und letztere in Verlaufsrichtung des Femurs (2) eröffnet. Für den Fall, daß eine Fraktur vorliegt, vergewissere man sich, daß hier keine pathologische Rotation des distalen Fragments entstanden ist, wobei die relative Position der Patella und des großen Trochanters hierfür zu Hilfe genommen werden. Man taste wiederum nach dem Femur (3), durch die Öffnung der Fascia lata sowohl wie durch die volle Dicke des Vastus lateralis und intermedius (4). Indem man die Fingerrücken als Führungsfläche benutzt präpariere man scharf über eine Länge von 5 cm (5) bis zum Knochen.

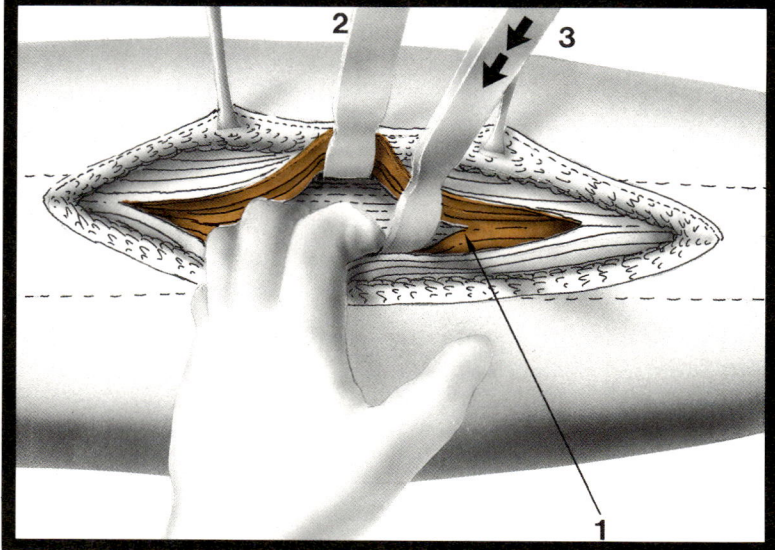

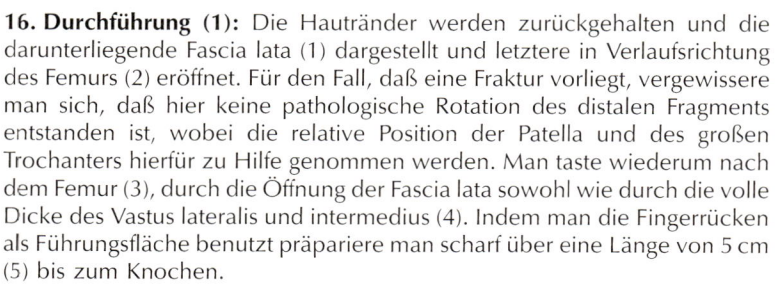

17. Durchführung (2): Die Finger werden nach wie vor in der vorgegebenen Position gehalten, um als Führung zum Femur zu dienen und die hinteren Fasern des Vastus lateralis (1) werden zurückgehalten, ein Hohmann-Haken wird im vorderen Wundanteil (2) eingesetzt. Dieser sollte leicht einzubringen sein und kann als ein Hebel benutzt werden, um den vorderen Anteil des Vastus lateralis und Vastus intermedius zurückzuhalten. Ein zweiter Haken wird hinter den Femur eingesetzt. Man verbleibe mit der Hakenspitze dicht am Knochen und unter vorsichtiger Rotation der Spitze des Instruments (3) durchstoße man die festen aponeurotischen Ansätze an der Linea aspera.

120　Die untere Extremität

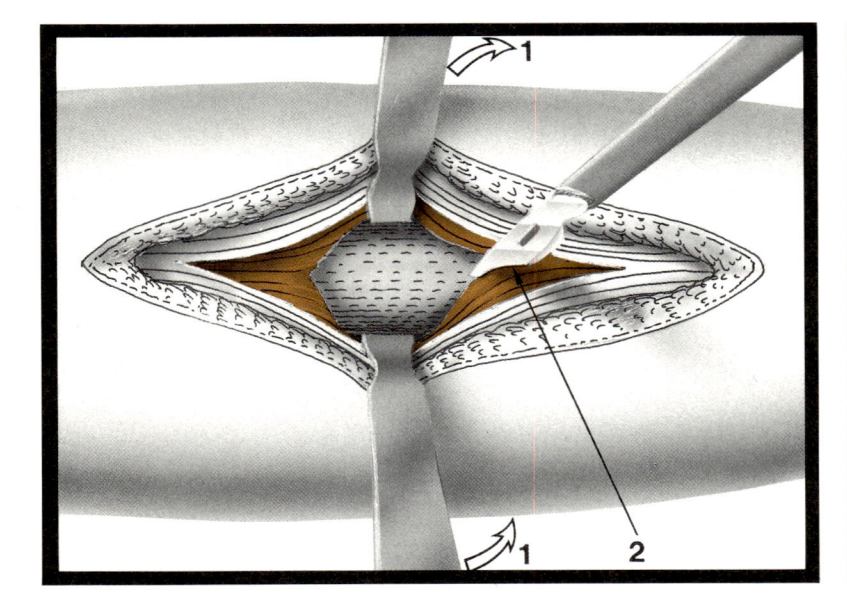

18. Durchführung (3): Druck auf die Hohmann-Haken (1) ist hilfreich, um den Femur an die Oberfläche des Operationsgebiets zu bringen, wobei gleichzeitig jede Blutung durch Koagulation kontrolliert werden muß. Die Inzision im Vastus lateralis kann dann verlängert werden (2), wobei dies schrittweise geschehen sollte, um jede neue auftretende Blutung sofort kontrollieren zu können.

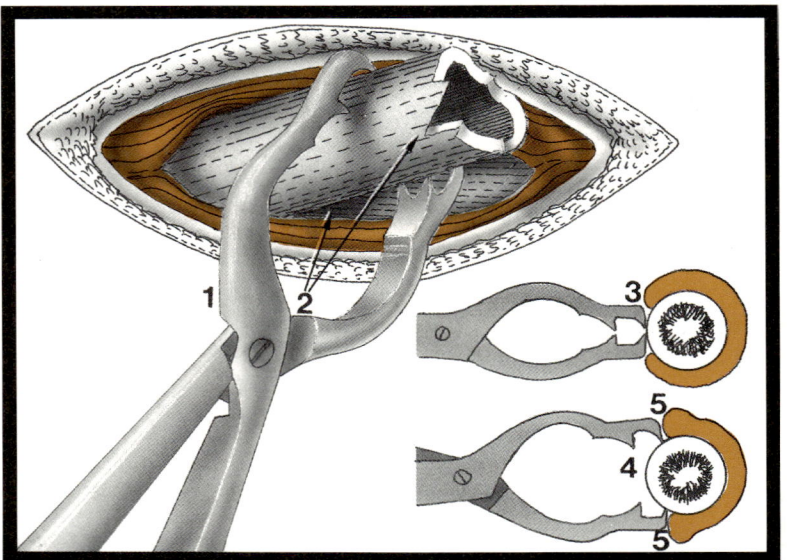

19. Durchführung (4): Bei Femurfrakturen ist es normalerweise notwendig, die Frakturenden an beiden Seiten vom Weichteil zu befreien. Dies kann dadurch geschehen, daß mit einer Knochenfaßzange die einzelnen Frakturenden des Femurs (2) nacheinander aus der Wunde angehoben werden. Beim Anlegen einer derartigen Knochenfaßzange achte man darauf, daß nicht gleichzeitig Weichteil mit erfaßt wird. Um dies zu tun hält man die Faßzange geschlossen, bis sie Kontakt mit dem Knochen hat (3), dann öffnet man sie, indem man sie gleichzeitig (4) nach vorne schiebt. Auf diese Weise schieben ihre stumpfen Enden jedes Weichteil vom Knochen ab (5). Sobald ein Frakturende aus dem Operationsgebiet angehoben ist, kann es ohne Schwierigkeiten gesäubert werden; der gleiche Vorgang wird am anderen Frakturende wiederholt.

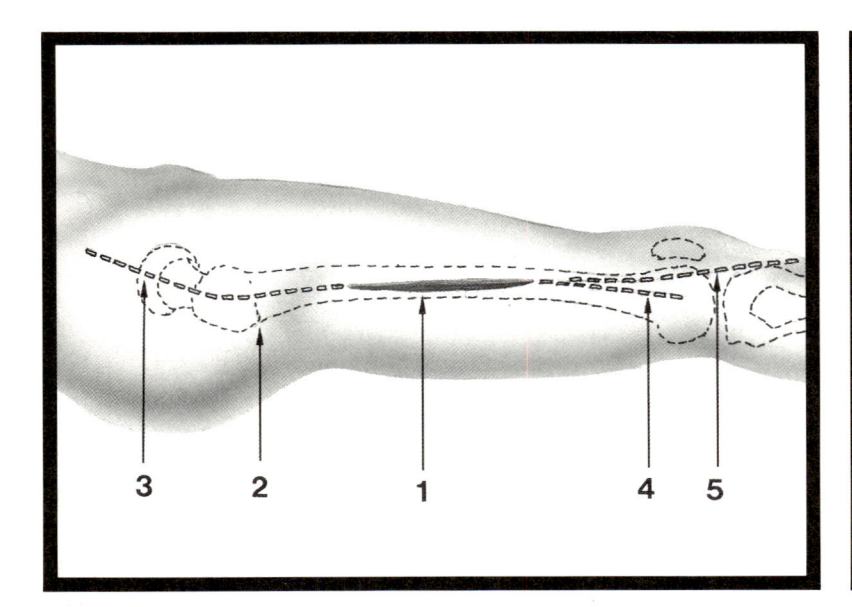

20. Erweiterungen: Die Originalinzision (1) kann nach proximal bis zur Trochanterkante (2) oder zur Hüfte (3) erweitert werden – siehe Abbildung 13. Nach distal kann sie bis zum Condylus femoris lateralis (beispielsweise zum Einbringen einer Winkelplatte bei supracondylärer Fraktur) (4) erweitert werden. Falls eine breitflächige Darstellung des Knies einschließlich beider Femurcondylen angestrebt wird (beispielsweise bei der Behandlung bestimmter Y-Frakturen) benutze man die distale Erweiterung (5), die für den antero-lateralen Zugang zum Femur beschrieben wird (siehe Abb. 24).

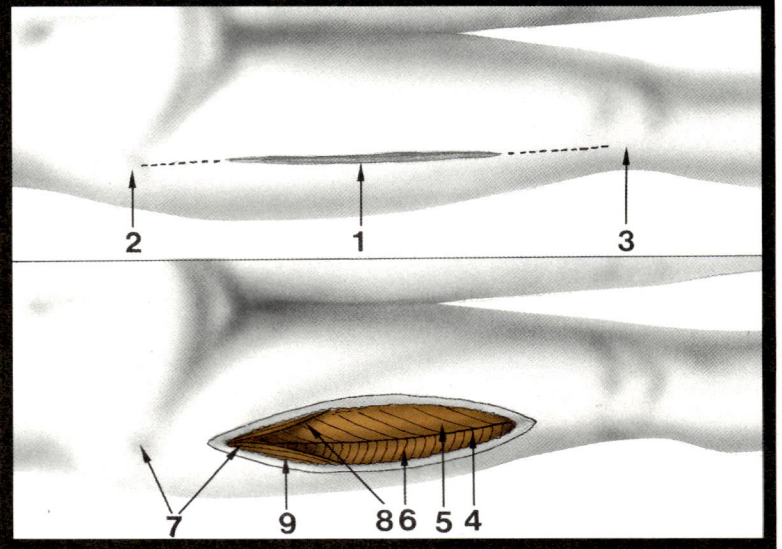

21. Antero-lateraler Zugang zum Femur: Der Patient liegt in Rückenlage, das Knie ausgestreckt, um den Quadrizeps zu entspannen. Die Hautinzision (1) verläuft auf einer Linie von der Spina iliaca anterior superior (2) zur lateralen Kante der Patella (3). Die Hautränder werden zurückgehalten und man suche nach dem Zwischenraum (4) zwischen dem lateralen Rand des Rectus femoris (5) und dem Vastus lateralis (6).[1] 15 cm oder weniger (7) von der Spina iliaca anterior superior entfernt wird dieser Zwischenraum von den Rändern des Sartorius (8) und des Tensor fasciae latae (9), die sich hier einander nähern, überdeckt.

[1] Anm. d. Ü.: Dieser Zwischenraum ist im wesentlichen dadurch aufzufinden, daß er mit weißlich/gelblichem Bindegewebe ausgefüllt ist und so sich farblich deutlich von den Muskelfasern absetzt.

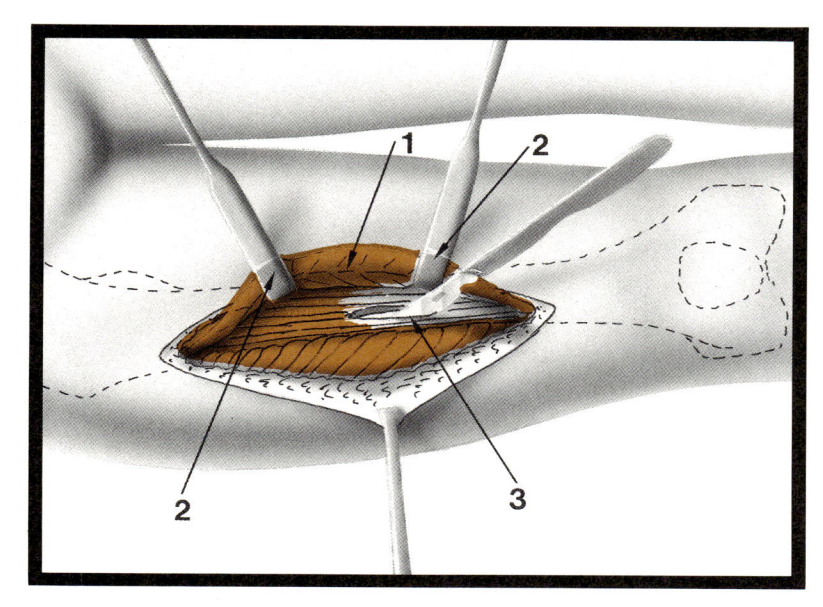

22. Durchführung: Der Rectus femoris (1) wird durch stumpfe Präparation und durch vorsichtige Verwendung einer Schere mobilisiert und nach medial gehalten (2). Der glänzende, aponeurotische Bauch des Vastus intermedius, der direkt darunter liegt, wird dargestellt. Er wird in der Mittellinie vorne (3) durchtrennt, um den Femurschaft darzustellen. Der Vastus intermedius wird nach beiden Seiten abgedrängt, wobei mit einem Raspatorium das Periost vom Femur gestrippt wird. Hohmann-Haken werden eingesetzt, um die Darstellung zu vervollständigen.

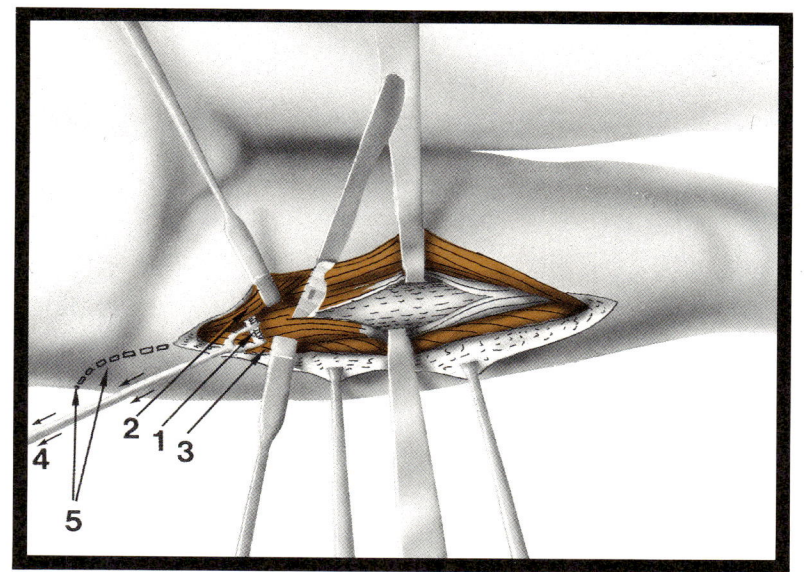

23. Erweiterungen (1): Falls eine mäßige proximale Erweiterung angestrebt wird, beachte man, daß das Gefäßnervenbündel, das aus den Vasa femorales laterales circumflexa und dem Nerv zum Vastus lateralis besteht, den Femur schräg überkreuzt (1). Die Hautinzision wird erweitert, der Sartorius (2) und der Tensor fasciae latae getrennt und das Gefäßnervenbündel nach proximal (4) gehalten. Falls eine größere Erweiterung angestrebt wird, beispielsweise zur Darstellung der Hüfte, sollte das Gefäßnervenbündel entweder durchtrennt werden oder, falls möglich, nach distal gehalten werden.[1] Die Hautinzision kann dann bis zur Spina iliaca anterior superior (5) fortgeführt werden und falls notwendig entlang der Christa iliaca die Präparation nach Art des vorderen Zugangs (Smith-Petersen) zur Hüfte durchgeführt werden.

[1] Anm. d. Ü.: Man vermeide in jedem Fall eine Durchtrennung dieses Gefäßnervenbündels.

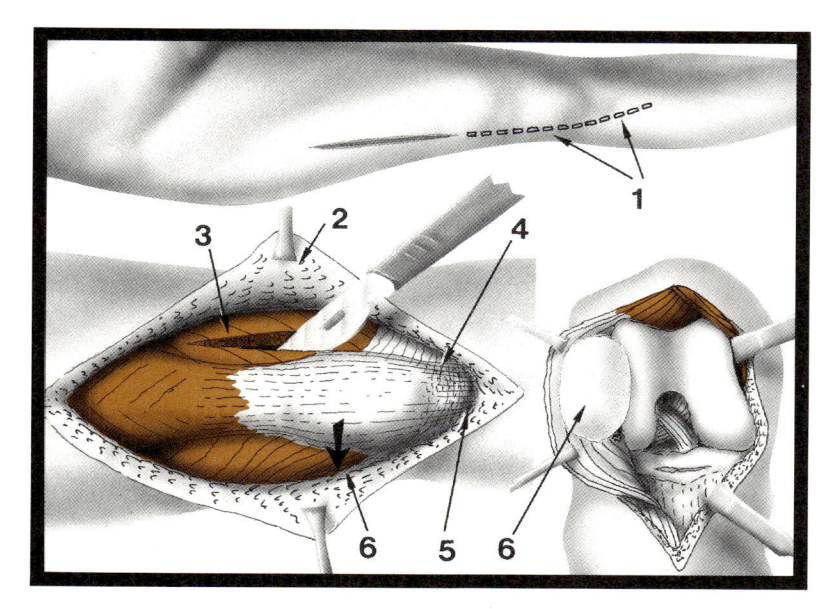

24. Erweiterungen (2): Falls es notwendig ist, die Femurcondylen und das Knie darzustellen, gibt Henry [10] eine Modifikation des Zugangs nach Timbrell-Fisher an. Die Inzision wird so erweitert, daß sie die Lateralkante der Patella streift und bis zur Tuberositas tibiae (1) sich fortsetzt. Der mediale Hautlappen wird breitflächig (2) präpariert und die *Medial*seite des Gelenks mit einer Inzision durch den Ansatz des Vastus medialis (3) eröffnet. Diese Inzision wird nach unten entlang der Medialseite des Lig. patellae (4) bis zur Tuberositas (5) fortgesetzt. Die Patella wird nach lateral geklappt (6) und das Knie gebeugt, um die Femurcondylen darzustellen. Bei Luxation der Patella kann diese rotiert werden, so daß ihre Gelenkfläche anterolateral zu liegen kommt (siehe Knie, Abb. 18).

Anm. d. Ü.: Bei einer derartigen Kniegelenksarthrotomie muß darauf geachtet werden, daß die Eröffnung des Gelenks natürlich in Schichten erfolgt und desgleichen auch der Wundschluß. Postoperativ besteht in derartigen Fällen eine große Neigung zu Verklebungen mit nachfolgender Einschränkung der Kniegelenksbeweglichkeit, so daß hier der frühzeitige Gebrauch einer Motorschiene postoperativ auf jeden Fall erwogen werden sollte.

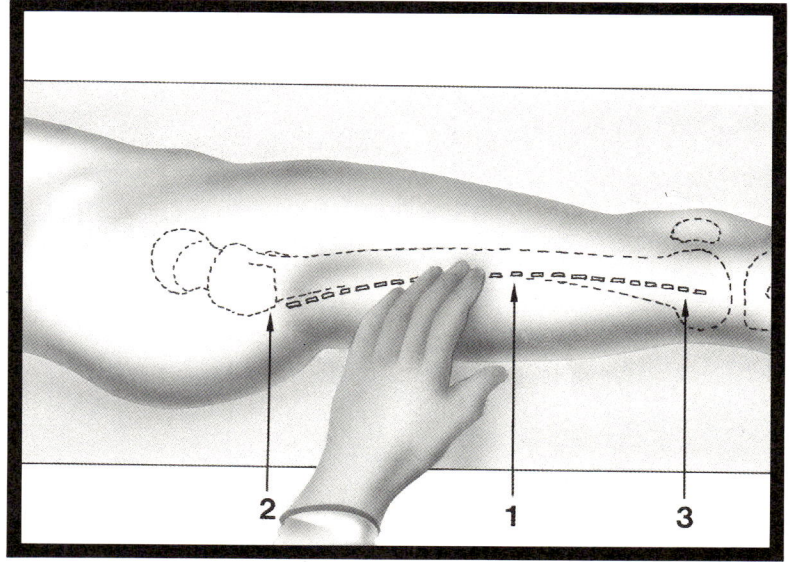

25. Der postero-laterale Zugang zum Femurschaft; Lagerung: Der Patient wird auf die Seite gelegt, die betroffene Hüfte nach oben. Alternativ kann der Patient auch auf dem Rücken liegen, wobei er aber so stark wie möglich auf die nicht betroffene Seite gerollt werden soll und Sandsäcke unter das Gesäß und den unteren Rumpfbereich gelegt werden (hierdurch wird der Zugang zur posterolateralen Fläche des Femurs leichter). Der Femurschaft wird ertastet und der Hautschnitt entlang seines Hinterrandes (1) angelegt. Die Inzision kann bis zur Hinterkante des Trochanter maior (2) oder bis zum lateralen Condylus (3) erweitert werden. Wenn die Präparation die Popliteal-gegend des Femurs einbezieht, siehe Abb. 29.

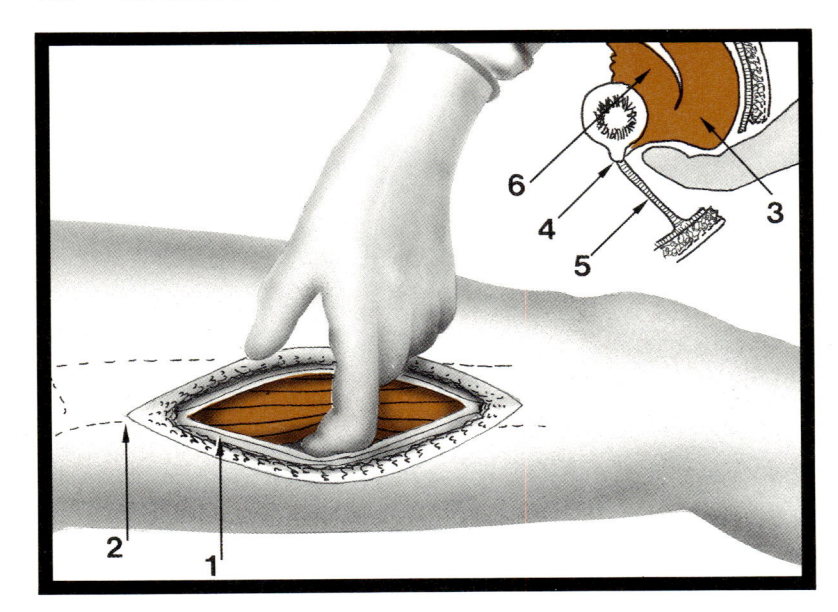

26. Durchführung: Die Fascia lata (1) wird entlang der Linie der Hinterkante des Femurs (2) eröffnet und mit den Fingern wird der laterale und der Hinterrand des Vastus lateralis (3) bis zur Linea aspera (4) stumpf präpariert. Anfänglich liegt die Ebene der Trennung oberflächlich zwischen Muskel und Fascia lata, aber verläuft dann in die Tiefe zum Septum intermusculare (5) posterior. Man beachte, daß im distalen Anteil des Oberschenkels der Vastus intermedius (6) genauso wie der Vastus lateralis vor diesem Septum liegt.

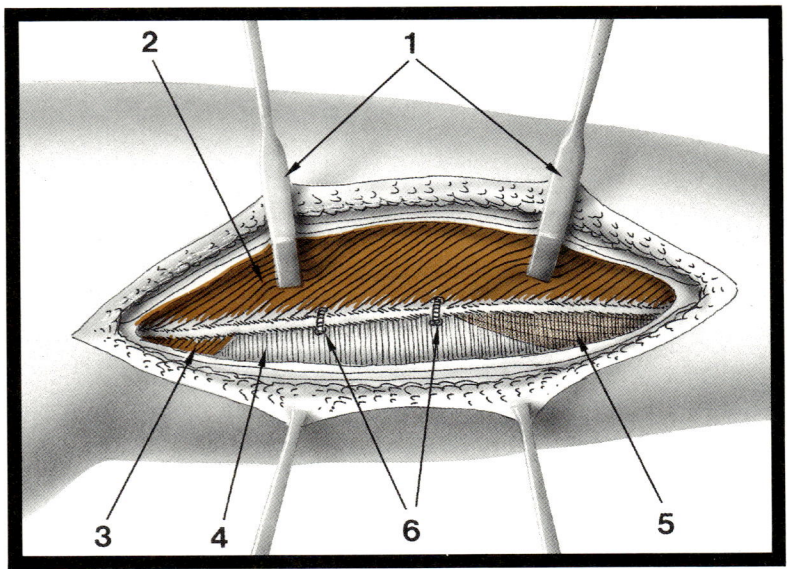

27. Durchführung (2): Mit tiefen Wundhaken (1) wird der Vastus lateralis (2) nach vorne gezogen. Wenn die Wunde ziemlich weit nach proximal ausgeweitet wurde, zeigt sich, daß der sehnige Ansatz des Glutaeus maximus (3) mit dem Septum intermusculare posterius (4) verschmilzt. Distal liegt der kurze Bizepskopf (5) hinter dem Septum, aber oft können seine Muskelfasern mit denen des Quadrizeps vereint sein und ihre Trennung bedarf eines vorsichtigen Vorgehens. Es empfiehlt sich, die perforierenden Äste (6) der A. femoris profunda aufzusuchen und zu ligieren. Diese laufen um den Femur ziemlich nahe am Knochen herum. Man durchtrennt und ligiere sie, bevor der Muskel abgeklappt wird.

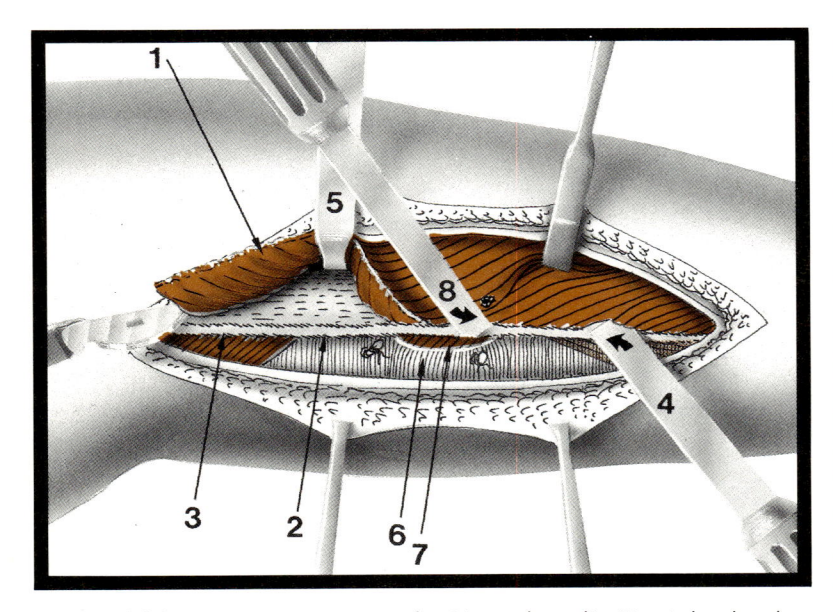

28. Durchführung (3): Der Ansatz des Vastus lateralis (1) wird nahe der Linea aspera (2) durchtrennt; wenn die Wunde nach proximal erweitert wird, trage man ihn von den glutealen (3) und trochanteren Vorsprüngen ebenfalls ab. Nach scharfer Präparation wird der Muskel von der Linea aspera und vom Femur mit einem Raspatorium (4) abgedrängt, *wobei man sich nach proximal vorarbeitet.* Hohmann-Haken werden nach Bedarf eingesetzt. Falls eine Darstellung der medialen Oberfläche des Femurs angestrebt wird, wird das Septum intermusculare (6) durchtrennt und die Adduktoren (7) vom Schaft gelöst: in diesem Fall arbeite man nach *distal* (8).

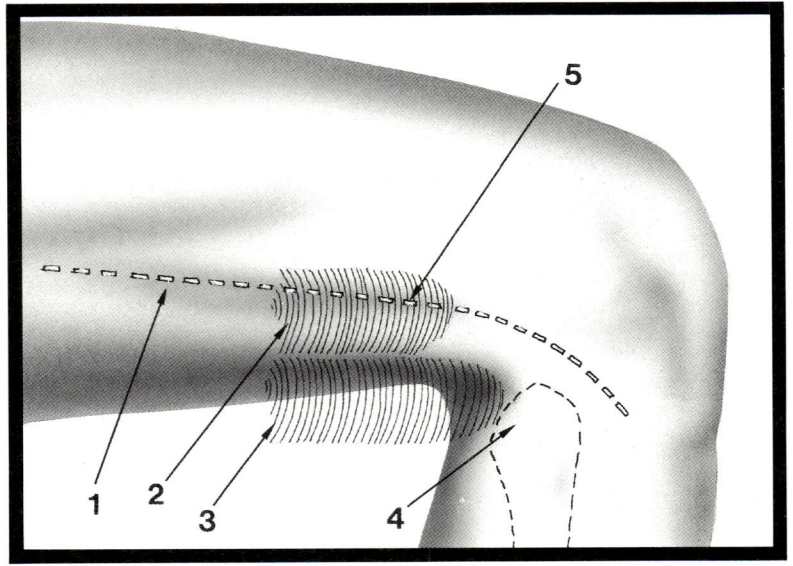

29. Erweiterungen (4): Die popliteale Oberfläche des Femurs kann durch eine distale Erweiterung dargestellt werden. Der Hautschnitt (1) muß vorsichtig angelegt werden und sollte zu einem Punkt verlaufen, an dem die Hinterkante des Tractus iliotibialis das Septum intermusculare laterale im rechten Winkel trifft. HENRY [12] beschreibt, wie dieser Punkt aufgesucht werden kann. Zeige- (2) und Mittelfinger (3) der rechten Hand (im Fall des rechten Beins) werden entlang der lateralen Oberfläche des Oberschenkels geführt, bis der Mittelfinger das Fibulaköpfchen (4) berührt. Die Kante des Tractus iliotibialis sollte nun unter der Fingerbeere des Zeigefingers (5) zu fühlen sein. Das Knie sollte während dieses Manövers in 90° Beugung gehalten werden.

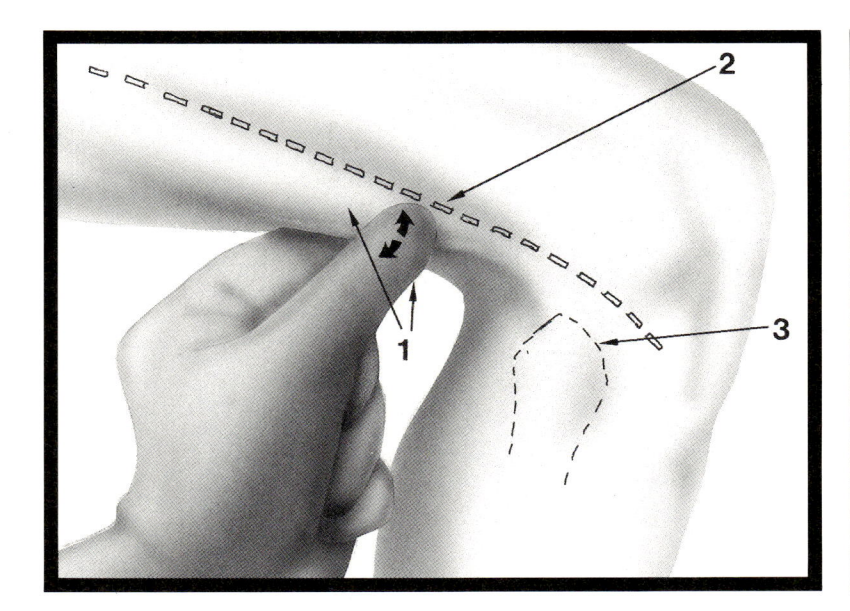

30. Erweiterungen (1): Alternativ kann die entspannte Bizepssehne zwischen Daumen und Zeigefinger genau über dem Knie (1) gefaßt werden. Die Sehne wird von medial nach lateral hin und her bewegt und der Tractus iliotibialis, der sich als eine relativ stabile Kante vor der mobilen Sehne erweist, kann so identifiziert werden. Dieser Test ist besonders nützlich, wenn die Knieflexion eingeschränkt ist. Die Inzision sollte sich entlang der Hinterkante des Tractus iliotibialis (2) bis vor das Fibulaköpfchen (3) erstrekken. Man beachte, daß die folgenden beiden Abbildungen diese Erweiterung als eine isolierte Prozedur (die sie natürlich sein kann) darstellen und den originalen, mehr proximalen Anteil des Operationsgebietes nicht darstellen.

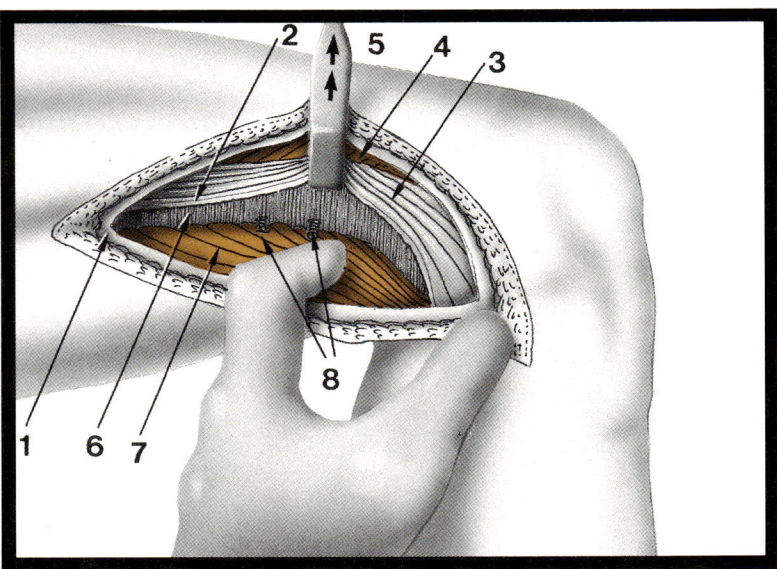

31. Erweiterungen (2): Nachdem die Haut zur Seite gehalten ist und die tiefe Fascie (1) durchtrennt wurde, wird die Hinterkante des Tractus iliotibialis (2) inzidiert. Der Tractus iliotibialis (3) und der Vastus lateralis (4) werden nach vorne (5) gehalten. Mit einem Finger wird das Planum zwischen dem Septum laterale (6) und dem kurzen Bizepskopf (7) eröffnet. Um letzteren zu mobilisieren kann es notwendig werden, einige Äste der Vasa perforantia (8), die zum Bizeps verlaufen, zu unterbinden.

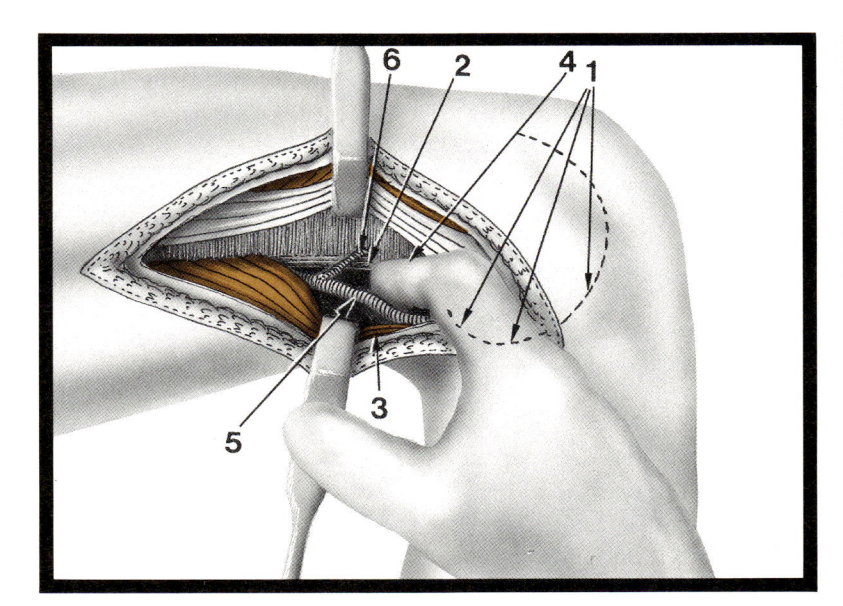

32. Erweiterungen (3): Indem man gerade eben über den Femurcondylen (1) präpariert, wird der Finger in den schmalen Schlitz, der sich zwischen Femurschaft und Bizeps femoris (3) darstellt, geschoben. Der Fingernagel bleibt dicht am Knochen (4), und wenn er gerade hinter der Mittellinie zu liegen kommt, wird die Endphalanx flektiert, um die A. poplitea (5) zu erfassen. Diese wird von der poplitealen Oberfläche des Femur nach hinten vorsichtig abgedrängt. Es kann notwendig sein, einige ihrer Äste zu unterbinden, um sie genügend frei mobilisieren zu können. Durch vorsichtiges Aufhalten der Wunde sollte nun der Knochen zur Darstellung kommen. Vorausgesetzt, daß man in der skelettären Ebene bleibt, sollten Vene und Nerv, die hinter der Arterie liegen, ebenfalls genügend außer Reichweite liegen.

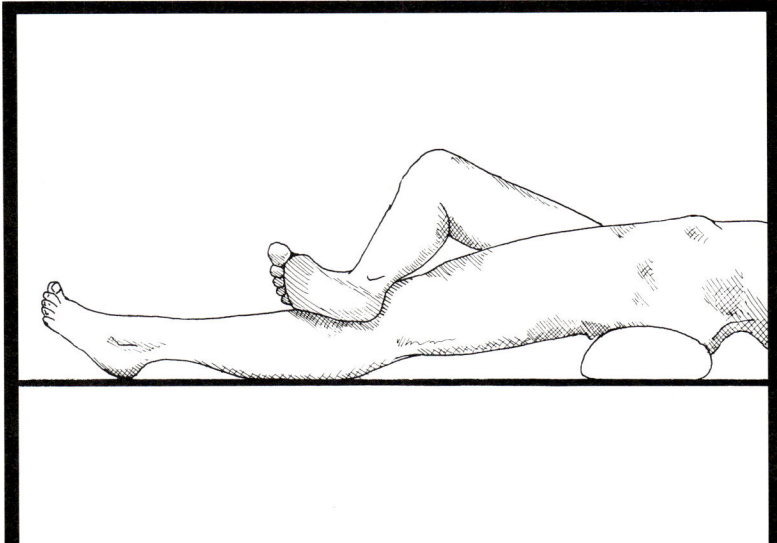

33. Medialer Zugang zum distalen Femurschaft, einschließlich der poplitealen Oberfläche; Lagerung: Das Bein liegt außenrotiert, um die mediale Oberfläche darzustellen und gleichzeitig sollte der Patient so gelagert werden, daß der Zugang zur Fossa poplitea offen ist. Um dies zu erreichen muß der Lateralrand des Fußes auf den gegenüberliegenden Oberschenkel gelegt werden, so nah wie möglich zum Knie und der Patient wird zur Seite gerollt, indem ein Sandsack unter die Gesäßseite der nicht betroffenen Seite gelegt wird.

124   Die untere Extremität

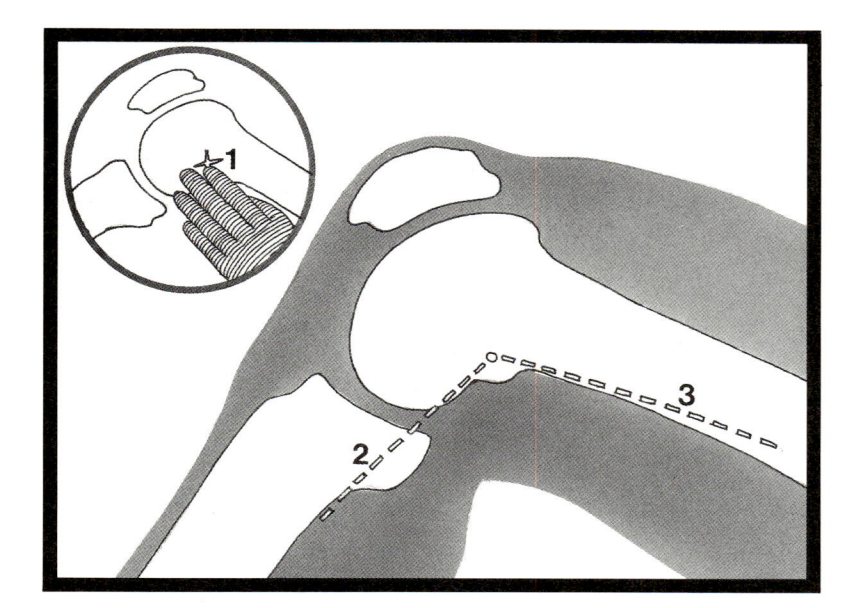

34. Inzision: Diese sollte über dem Tuberculum adductorium verlaufen. HENRY beschreibt, wie dieses aufgefunden werden kann: wenn der Ringfinger nahe an die Hinterkante des Femurcondylus gelegt wird (und an die Gelenkslinie des Kniegelenks), sollte das Tuberculum adductorium unter der Fingerbeere des Zeigefingers (1) zu tasten sein. Die Inzision wird nach distal etwa 6 cm entlang der Verlaufsrichtung der Tibia (2) fortgeführt. Nach proximal kann sie 12–14 cm (3) in Richtung auf einen Punkt, der in der Mitte zwischen der Symphyse und der Spina iliaca anterior superior liegt, geführt werden.

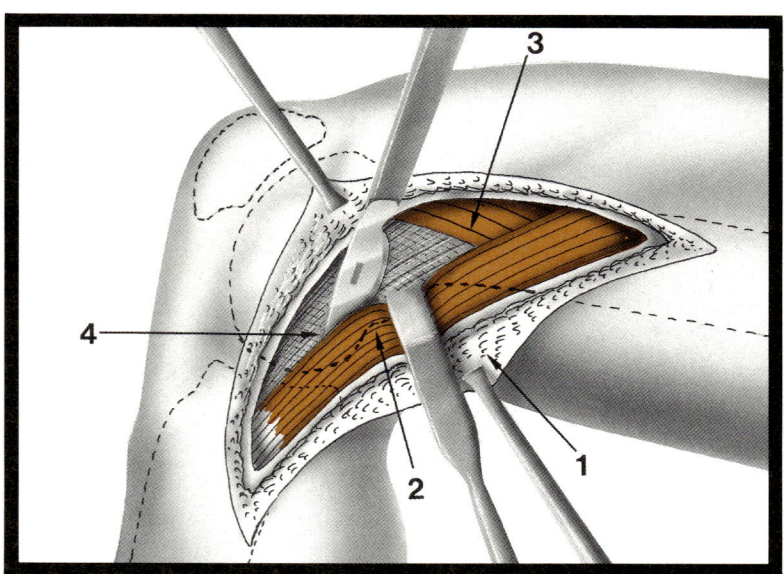

35. Durchführung (1): Der hintere Hautlappen (1) wird zurückgeklappt und der Sartorius (2), der direkt neben dem Vastus medialis (3) im proximalen Anteil des Operationsgebiets liegt, wird identifiziert. Der Vorderrand des Sartorius wird vorsichtig stumpf freipräpariert und das Skalpell so wenig wie nur möglich (4) benutzt.

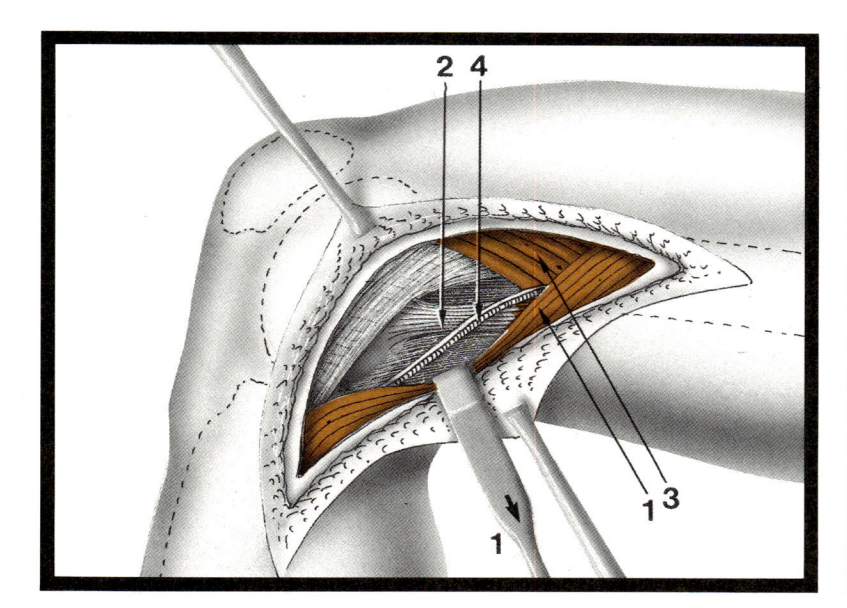

36. Durchführung (2): Der Sartorius wird nach hinten gehalten (1). Die Vena saphena magna kommt normalerweise nicht zur Darstellung: sie liegt oberflächlich zum Sartorius und wird im allgemeinen mit ihm zusammen nach hinten aus dem Operationsgebiet gehalten. Die Sehne des Adductor magnus (2) und ihr Ansatz am Tuberculum adductorium wird identifiziert. Der Vastus medialis (3) liegt vor ihr. Der N. saphenus und seine Begleitarterie werden identifiziert. Er kann zusammen mit dem Sartorius nach hinten gehalten werden, er kann aber auch die Wunde überkreuzen (4).

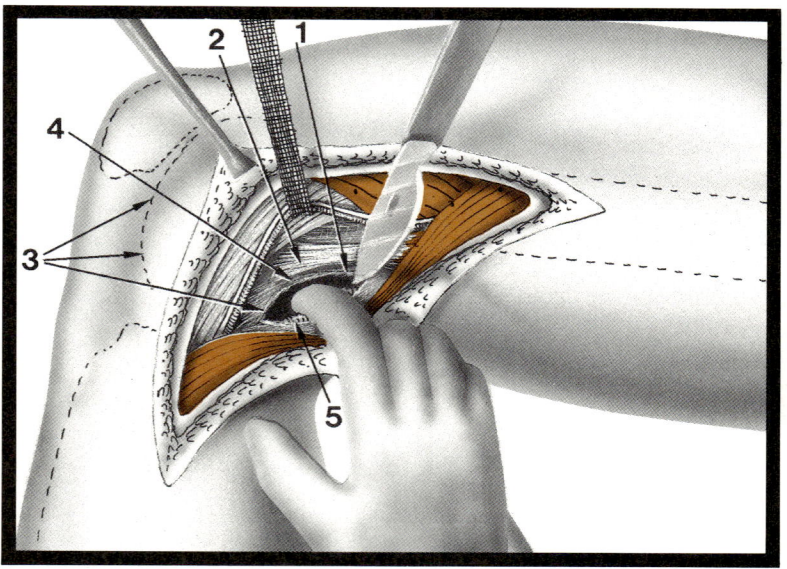

37. Durchführung (3): Die Fascie (1) wird hinter der Adduktorsehne (2) eröffnet, um Zugang zum Raum zwischen den Femurcondylen (3) und dem Femurschaft (4) zu erhalten. Man beachte, daß die rückwärtige Projektion der Condylen die A. poplitea von der poplitealen Oberfläche des Femurs weghält. Dieser Rezessus wird durch stumpfe Präparation eröffnet. Es sollte möglich sein, die Arterie (5) mit dem tastenden Finger zu identifizieren und sie so weit nach dorsal zu schieben, um die popliteale Oberfläche des Femurs zu befreien.

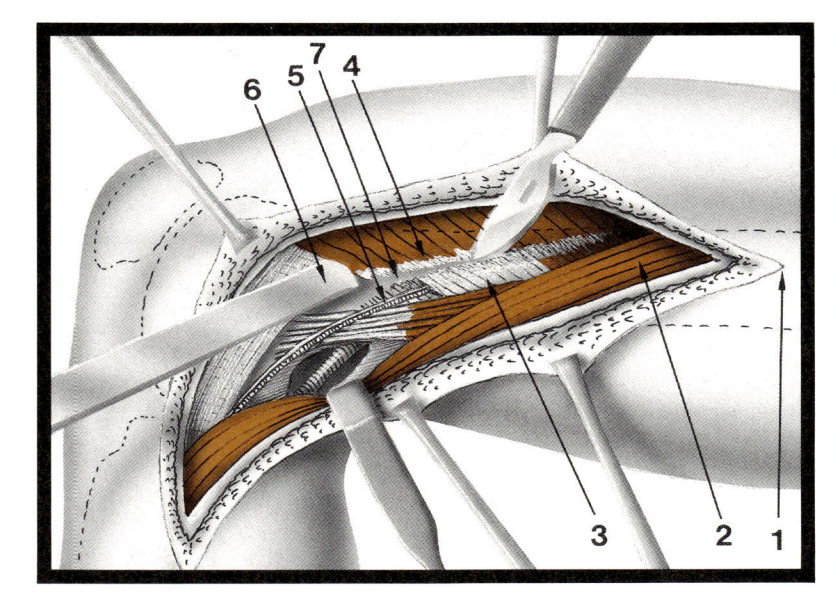

38. Durchführung (4): Um den medialen Schaftanteil des Femurs oder auch mehr von der A. femoralis darzustellen, muß die Hautinzision nach proximal erweitert werden (1): der Sartorius (2) wird weiter mobilisiert, der Adduktorenkanal (3) identifiziert. *Um den Femur darzustellen* werden die hinteren Ansätze des Vastus medialis (4) durchtrennt. Man achte darauf, nicht den N. saphenus (5) zu schädigen. Der Vastus medialis kann dann vom anteromedialen Anteil des Femurschaftes (7) abgeschoben werden (6) und Hohmann-Haken werden je nach Bedarf eingesetzt.

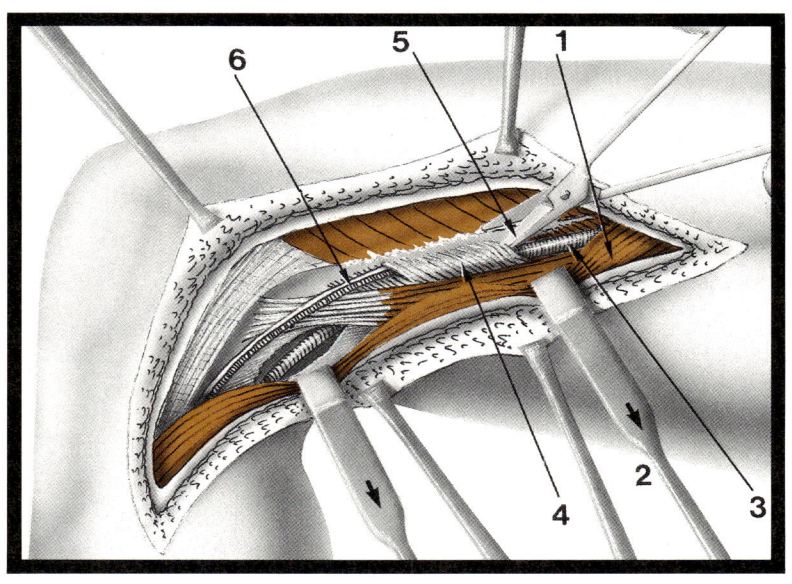

39. Durchführung (5): *Um mehr von der A. femoralis darzustellen,* wird der Sartorius (1) nach hinten (2) gehalten, um darzustellen, wie die Arterie in den Adduktorenkanal (4) *eintritt* (3). Man eröffne das Dach des Kanals vorsichtig mit einer feinen Präparierschere (5), achte wiederum darauf, den N. saphenus (6) nicht zu schädigen. Um diesen Anteil der A. femoralis und A. poplitea zu mobilisieren, muß ein starker Ast zum Vastus medialis im proximalen Anteil des Operationsgebiets u. U. durchtrennt und unterbunden werden. Wenn noch mehr des proximalen Teils der A. femoralis dargestellt werden soll, kann die Inzision bis zur Lendenbeuge ausgedehnt werden, wobei der Sartorius nach lateral gehalten wird (siehe Hüfte, Abb. 81).

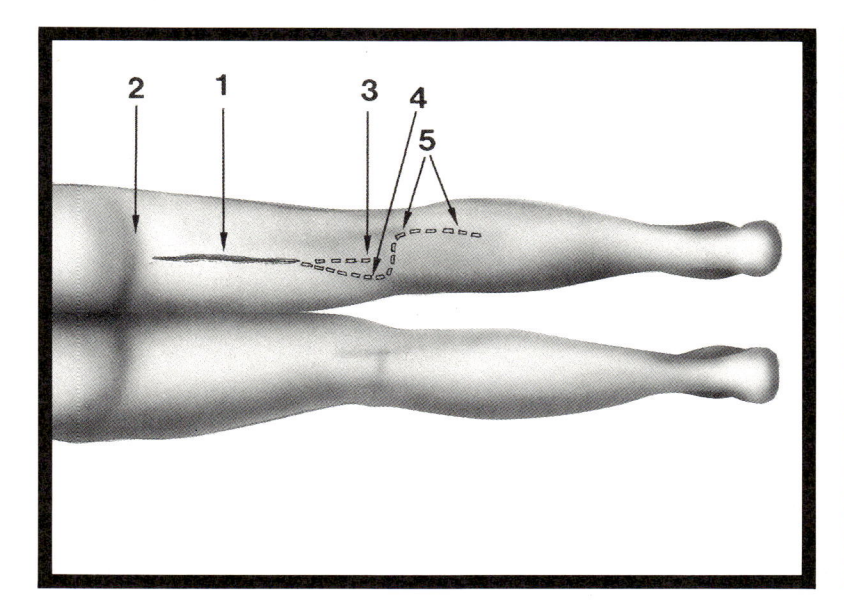

40. Hinterer Zugang zu den mittleren ³/₅ des Femurs; Lagerung: Der Patient liegt in Bauchlage. Falls eine proximale Erweiterung möglich werden könnte, muß die Abdeckung so gewählt werden, daß die Hüfte rotiert werden kann; falls eine distale Erweiterung u. U. ansteht, muß es möglich sein, das Knie zu beugen. **Die Inzision:** Diese sollte in der Mittellinie des Oberschenkels (1) erfolgen, weil die proximale Begrenzung kurz unterhalb der Glutealfalte (2) liegt. Falls keine Erweiterung nach distal erforderlich ist, kann die Inzision bis kurz oberhalb der Kniebeugefalte (3) geführt werden. Falls jedoch die distale Erweiterung möglich werden könnte, wird die Inzision (4) zur medialen Begrenzung der Beugefalte abgewinkelt, sodaß sie mit dem Hautschnitt zur Darstellung der Fossa poplitea (5), falls notwendig, verbunden werden kann.

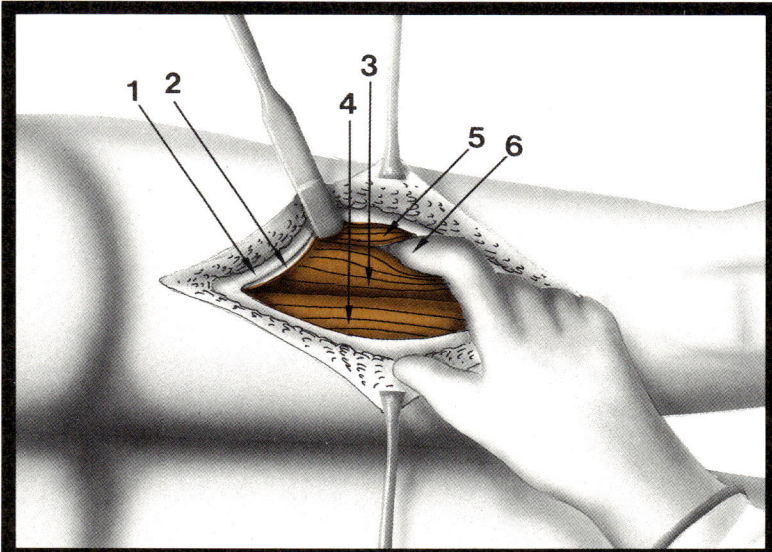

41. Durchführung (1): Die Hautränder werden angehoben und die darunterliegende Fascie durchtrennt (1). Man achte darauf, den N. cutaneus posterior femoris (2), der zur Rückseite des Beines in der Mittellinie verläuft, und zwar unterhalb der Fascie, nicht zu verletzen: Nerv und Fascie werden nach lateral zur Seite gehalten. Der lange Bizepskopf (3) und der Semitendinosus (4) werden identifiziert. Um den *Femurschaft im proximalen* Operationsgebiet darzustellen, präpariere man im wesentlichen stumpf unter nur geringer Zuhilfenahme eines Skalpells, um das Planum zwischen Bizeps und Vastus lateralis (5) darzustellen. Der Vastus lateralis wird von der Fascia lata bedeckt. Der Femurschaft wird mit dem tastenden Finger (6) erfühlt.

126   Die untere Extremität

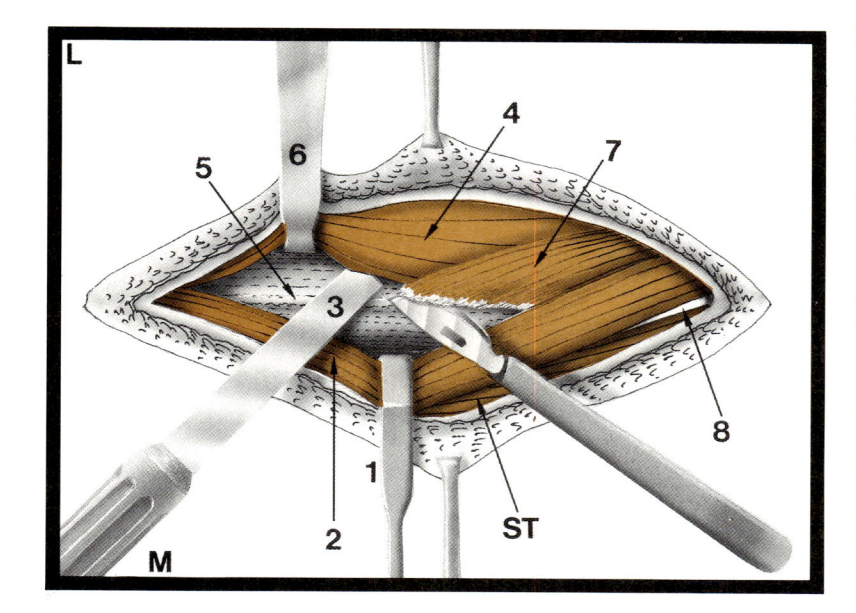

42. Durchführung (2): Nun werden einer oder mehrere Hohmann-Haken (1) eingebracht, um den langen Bizepskopf (2) nach medial zu halten. Man präpariere scharf und danach mit einem Raspatorium (3) und trage den Vastus lateralis (4) von der Linea aspera (5) ab. Er wird nach lateral mit einem Hohmann-Haken (6) gehalten. Indem man dicht am Knochen verbleibt werden der kurze Bizepskopf (7) und alle anderen Strukturen, die an der Linea aspera ansetzen abgetragen, und zwar so weit, wie der beabsichtigte Eingriff dies erfordert. Man beachte, daß der N. ischiadicus (8) medial zum langen Bizepskopf auf dieser Höhe liegt und durch diesen Muskel geschützt werden sollte. ST = Semitendinosus.

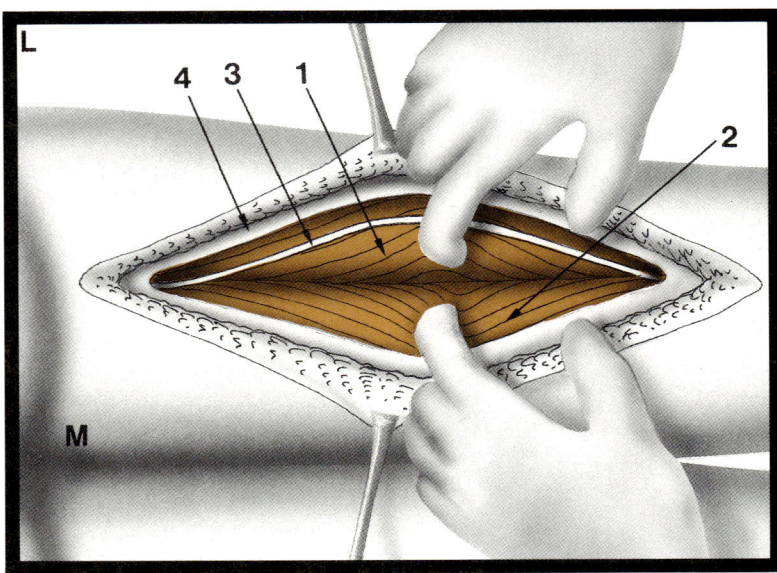

43. Alternative Durchführung zur Darstellung des N. ischiadicus (1): Um den N. ischiadicus darzustellen, werden die Hautränder zur Seite gehalten und der Raum zwischen Bizeps femoris (1) und Semitendinosus (2) präpariert. Man gehe vorsichtig vor und präpariere die Muskeln stumpf unter gelegentlicher Verwendung von einer Präparierschere. Man achte auf den N. cutaneus (3), der oberflächlich und gerade unter der tiefen Fascie (4) liegt.

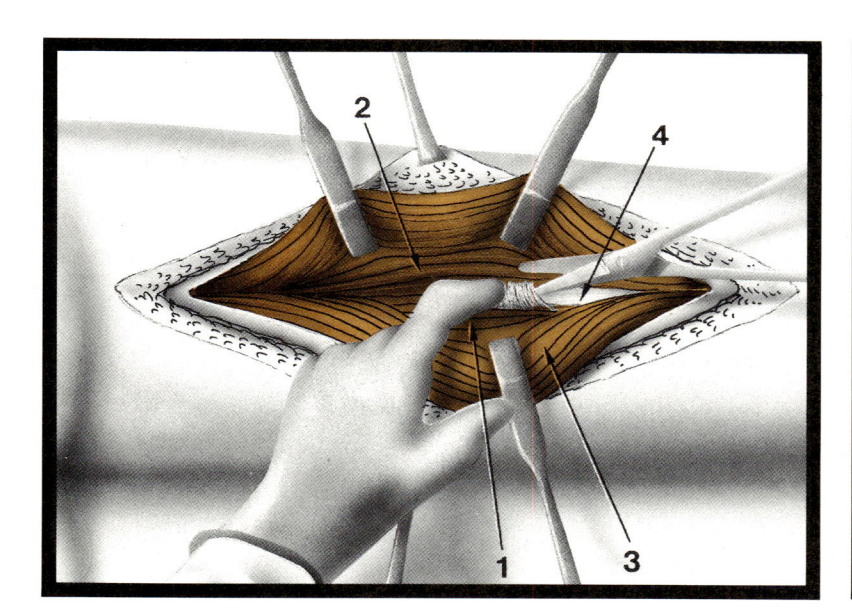

44. Alternative Durchführung (2): Man setze die stumpfe Präparation in tiefere Schichten fort und gehe nun zwischen Semimembranosus (1) und Bizeps femoris (2) ein. Hohmann-Haken werden eingebracht und der Bizeps und der Semitendinosus (3) werden auseinander gedrängt. Der Ischiasnerv (4) wird durch Tasten lokalisiert und vorsichtig dargestellt, indem die dünne Fascienschicht, die über ihm liegt, eröffnet wird.

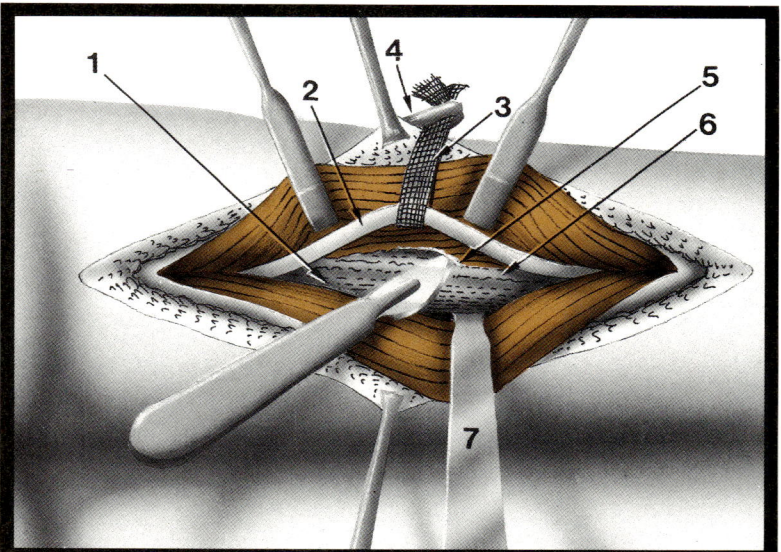

45. Alternative Durchführung (3): Im distalen Anteil des Operationsgebiets kann der Femurschaft (1) durch weitere Präparation dargestellt werden. Der N. ischiadicus (2) wird mit großer Vorsicht zur Seite gehalten: ein kochsalzgetränktes Nervenbändchen (3) kann mit dem Gewicht einer Gefäßklemme den Nerv zur Seite halten (4). Unter keinen Umständen darf direkter Druck durch Knochen und Muskelhebel auf den Nerv ausgeübt werden, da er besonders sensitiv gegenüber lokalem Trauma ist. Der Femurschaft kann dann vom Weichteil befreit werden, indem Muskelansätze (5) an der Linea aspera (6) abgetragen werden. Man bleibe direkt auf dem Knochen und verwende ein Raspatorium falls notwendig. Hohmann-Haken werden umso mehr eingebracht, je mehr der Femur dargestellt wird (7).

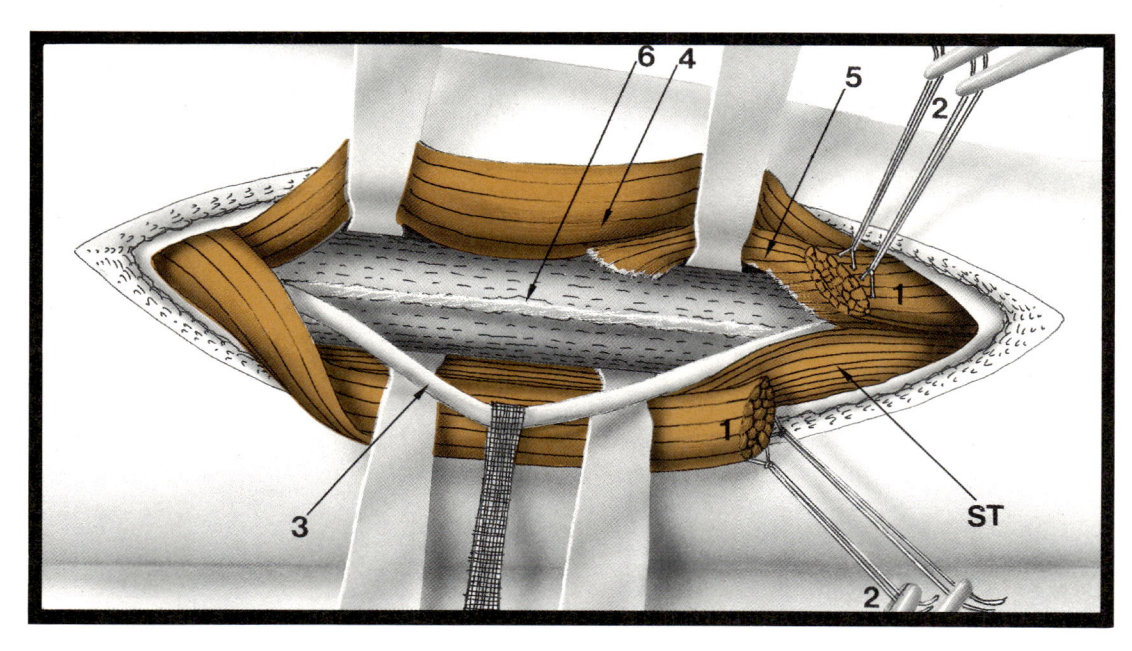

46. Erweiterungen: Man beachte, daß für den Fall, daß die mittleren 3/5 des Femurschafts von hinten dargestellt werden müssen (ein seltener Fall), Bosworth [5] die Durchtrennung des langen Bizepskopfs (1) zwischen vorher gelegten Haltefäden im Verlauf auf seine Insertion befürwortet. Der N. ischiadicus (3) und der lange Kopf des Bizeps werden nach medial gehalten, wobei sie vom Vastus lateralis (4) und vom kurzen Kopf des Bizeps (5) abgedrängt werden. Die Linea aspera (6) und der Femurschaft werden dann, wie im Vorausgegangenen beschrieben, präpariert. Diese Muskeldurchtrennung verhindert unerwünschten Zug auf den Nerv; der Muskel wird am Ende des Eingriffs wieder angenäht. Die proximale Erweiterung dieses Zugangs ist unter Hüfte, Abb. 33 dargestellt, die distale Erweiterung unter Knie, Abb. 28. ST = Semitendinosus

Literatur, Femurschaft

1. Henry AK Extensile exposure, Livingstone, Edinburgh, p 197–207
2. Thompson JE 1918 Ann Surg 68:309–329
3. Marcy GH 1947 J Bone Joint Surg 29:676
4. Henry AK 1957 Extensile Exposure. Livingstone, Edinburgh, p 251.
5. Bosworth DM 1944 J Bone Joint Surg [Br] 26:687
6. Ledbetter R 1933 J Bone Joint Surg [Br] 15:931
7. May JMB, Chacha PB 1968 J Bone Joint Surg [Br] 50B, 318
8. Muller, Allgöwer, Schneider, Willeneger 1977 Manual of internal fixation. Springer Verlag, Berlin, p 218
9. Watson-Jones R 1935–1936 Br J Surg 23:787
10. Henry AK 1957 Extensile Exposure, Livingstone, Edinburgh, p 207
11. Fisher T 1923 Lancet 1:945
12. Henry AK 1957 Extensile exposure. Livingstone, Edinburgh, p 219

11. Das Knie

Einführung

Obwohl das Kniegelenk anatomisch oberflächlich liegt, bereitet der Zugang doch bestimmte Schwierigkeiten: Vorne blockieren die Patella und der Streckapparat den Weg nach innen; an den Seiten können die Kollateralbänder nur schwer umgangen werden, und hinten liegt das Gelenk in der Tiefe und das Gefäßnervenbündel macht einen direkten Zugang riskant.

Viele chirurgische Zugänge sind entwickelt worden, diese sind im Detail von Abbott und Carpenter [1] beschrieben worden. Die Mehrzahl ist auf eine bestimmte Situation ausgerichtet oder gibt einen Zugang zu einer einzelnen Struktur; konsequenterweise muß der geeignetste Zugang im jeweiligen Fall mit Sorgfalt gewählt werden.

Kurze vertikale Inzisionen

Die Menisci werden im allgemeinen durch vertikale Inzisionen, die direkt neben die jeweiligen Ränder des Lig. patellae gelegt werden, angegangen. Der Zugang erfährt durch eine Erweiterung, gleich an welchem Ende der Inzision keine besondere Erleichterung. Bei entsprechendem operativen Können kann eine totale Meniskektomie durch eine Wunde von 4 cm Länge oder weniger erfolgen und konsequenterweise ist ein gutes kosmetisches Ergebnis die Regel. Um hier erfolgreich zu sein, müssen solche Inzisionen mit großer Präzision erfolgen.[1]

Die vertikale Inzision ist aus verschiedenen Gründen kritisiert worden. Zum ersten wurde darauf verwiesen, daß, wenn die Synovialmembran in vertikaler Richtung durchtrennt wird, ihr nachfolgender Verschluß Einklemmungen des darunterliegenden Femurcondylus während der Gelenkbewegung auslösen könnte: konsequenterweise ist daher oft eine horizontale Inzision befürwortet [2].[2] Es ist jedoch niemals klar nachgewiesen worden, daß eine horizontale Inzision in der Praxis von Vorteil wäre. Zum zweiten wird darauf hingewiesen, daß auf der Medialseite des Gelenks der Ramus infrapatellaris des N. saphenus gefährdet wird und daß eine Durchtrennung dieses Nervs eine irritierende Anästhesie um das Gelenk oder auch ein schmerzhaftes Neurom [3] hervorrufen kann. Die Wahrheit ist, daß der Nerv in seiner Lage beträchtlich variiert und durch jede Inzision auf der Medialseite des Gelenks verletzt werden kann. Je weiter vorn die Inzision liegt, umso geringer ist das Risiko. Es wird manchmal empfohlen, daß eine sorgfältige Suche nach diesem Nerv zu Beginn der Operation erfolgen sollte, daß er identifiziert und aus der Gefährdungszone herausgehalten werden sollte, bevor eine weitere Präparation erfolgt [4]. Die Indikation zu einem derartigen Vorgehen nimmt bei allen Inzisionen zu, die teilweise oder ganz hinter der Linie angelegt werden, die für eine kurze mediale vertikale Inzision normalerweise gewählt werden. Zum dritten wird die Inzision wegen der Beschränktheit des dadurch zu erreichenden Zugangs kritisiert. Hindernisse für einen größeren Zugang zum medialen oder lateralen Kompartment sind unglücklicherweise die Kollateralbänder. Mit Ausnahme ihrer Durchtrennung (und sogar dieser u. U. verstümmelnde Eingriff ist befürwortet [5]) können nur die ausgedehntesten Inzisionen, die dieses Gelenk sowohl vor wie auch hinter den Kollateralbändern darstellen, wesentliche Verbesserungen des Zugangs herbeiführen. Aus diesen Gründen behält die vertikale Inzision ihre Beliebtheit und ist als erste in den folgenden Abschnitten beschrieben.

Wenn ein Kniegelenk aus diagnostischen Zwecken arthrotomiert werden soll und keine klare präoperative Indikation bezüglich der Pathologie besteht, sollte immer die mediale Seite als erste gegenüber der lateralen gewählt werden: die häufigsten pathologischen Prozesse (Osteoarthrose, Meniskusriß, Osteochondritis dissecans etc.) betreffen das mediale Kompartment erheblich häufiger als das laterale, und als Resultat sind die Chancen des Erreichens einer Diagnose erheblich besser. Wenn auch die Genauigkeit der arthroskopischen Diagnose jetzt sehr gewachsen ist, bleibt die Notwendigkeit einer gelegentlichen diagnostischen Arthrotomie.[3]

Mediale Parapatelläre Inzision

Wenn das Gelenk durch eine vertikale Inzision eröffnet wurde, kann der Zugang zum hinteren Teil der Patella dadurch gewonnen werden, daß die Inzision nach proximal erweitert und das Knie gestreckt wird. Ein ähnlicher Zugang wurde von Langenbeck und von Anson und Maddock [6] beschrieben. Der mediale parapatelläre Zugang ist äußerst wandelbar und kann unter vielen Umständen zur Anwendung kommen. Wenn er mit einer lateralen Luxation der Patella kombiniert wird, ist ein breitflächiger Zugang zum Gelenk möglich, wodurch dieser Zugang für alle größeren Bandrekonstruktionen oder Eingriffe des Gelenksersatzes äußerst geeignet ist. Wo frühe und gute Wundheilung besonders wichtig ist, muß der Plazierung der Hautinzision [7] große Aufmerksamkeit gewidmet werden.

---

[1] Anm. d. Ü.: Da die Meniskektomie durch eine direkte Arthrotomie in immer schnellerem Tempo von der Arthroskopie und der arthroskopischen Meniskusteilresektion oder auch kompletten Resektion verdrängt wird, dürfte die Beschreibung dieser Zugangsmöglichkeit wohl bald eher als historisch anzusehen sein.

[2] Ausschlaggebend für eventuelle postoperative Bewegungseinschränkungen dürften weniger Durchtrennung und Verschluß der Synovialmembran sein, sondern eher Verklebungen der Kapsel und unwillkürlich herbeigeführte Kapselraffungen im fibrösen Kapselbereich.

[3] Siehe Anmerkung zur arthroskopischen Meniskusteilresektion.

Laterale Parapatelläre Inzision

Kocher [8] hat einen anterolateralen Zugang zum Knie beschrieben der im wesentlichen dem medialen parapatellären Zugang ähnlich ist. Obwohl die Patella erheblich schwieriger nach medial als nach lateral zu luxieren ist, kann dieser Zugang bei Frakturen des lateralen Tibiaplateaus und der Femurcondylen genauso gut wie für intraartikuläre Verletzungen zur Anwendung kommen.

120°-Inzisionen

Wenn die Darstellung des Tibiaplateaus das einzige Operationsziel ist, kann eine Inzision mit einem vertikalen Schenkel in Mittellinie und einer zweiten schrägen Komponente nach beiden Seiten zur Anwendung kommen. Der Vorteil dieser Zugänge liegt nicht in dem Zugriff zum Gelenk, sondern in der Tatsache, daß im Fall von auftretenden und eventuell auch erwarteten Schwierigkeiten beide Gelenkseiten dargestellt werden können: Diese Zugänge sind daher von besonderem Wert bei Frakturen, die sowohl das mediale wie das laterale Tibiaplateau betreffen und die u.U. nach distal in den Tibiaschaft verlaufen [7].

Posterolateraler Zugang und posterolaterale Inzisionen

Der Zugang zu einem beschränkten Feld des medialen und lateralen Gelenkraums hinter den jeweiligen Kollateralligamenten kann durch kurze, vertikale Inzisionen erreicht werden: diese Zugänge werden am häufigsten dazu benutzt, ein Meniskushinterhorn zu entfernen, das während einer Meniskektomie durch eine vordere Standardinzision abgetrennt wurde. Diese zusätzlichen Inzisionen sind am leichtesten dadurch anzulegen, daß man auf die Spitze einer Pinzette, die durch den vorderen Zugang hinter das entsprechende kollaterale Ligament der Gelenkkapsel geschoben wird, zuschneidet. Es sind auch mehr formale primäre Zugänge zum posteromedialen oder posterolateralen Kompartment beschrieben worden [9].

Hintere Inzision

Der Zugang zur Fossa poplitea und zur Rückseite des Knies sind von Brackett und Osgood [10], Abbott und Carpenter [1] und Henry [11] beschrieben worden. Alle verlangen eine gute Kenntnis der Anatomie dieser Gegend. Der Zugang zum Gelenk selbst ist ziemlich eingeengt, sogar bei großem Hautschnitt, die hinteren Zugänge sind ausschließlich für auf diese Gegend beschränkte pathologische Vorgänge, nicht für allgemeine Zugänge zum Kniegelenk, vorbehalten.

Indikationen für Zugänge zum Knie

Operation oder Pathologie	Zugang
Meniskektomie unkompliziert	Kurz vertikal
Exzision des Meniskushinterhorns	Posteromedial, posterolateral oder hinterer
Entfernung eines nicht lokalisierten freien Gelenkkörpers	Medial parapatellär
Entfernung eines lokalisierten freien Gelenkkörpers	Medial oder lateral parapatellär oder hinterer Zugang, abhängig von der Lokalisation
Synoviabiopsie	Medial parapatellär
Osteochondritis dissecans des medialen Femurcondylus	Vertikale Inzision
Rekonstruktion der Patella nach Fraktur	Medial parapetallär
Patellektomie	Medial parapatellär
OP nach Hauser oder die meisten anderen Eingriffe für habituelle Patellaluxation	Medial parapatellär
Totaler Gelenkersatz	Medial parapatellär, vorzugsweise mit Mittellinieninzision
Synovektomie	Medial parapatellär, normalerweise mit Mittellinienhautinzision
Fraktur des lateralen Tibiaplateaus	Anterolateral oder 120° Inzision
Fraktur des medialen Tibiaplateaus	120° oder medial parapatellär
Fraktur beider Anteile des Tibiaplateaus	«Mercedes»-Inzision
Fraktur des Tibiaplateaus mit möglichem Befall der kontralateralen Seite, des kollateralen Bands oder des Tibiaschafts,	Modifizierte «Mercedes»-Inzision
Fraktur der Femurcondylen	Medial parapatellär *oder* medialer oder posterolateraler Femurzugang (siehe Femurschaft, Abb. 29)
Bandnaht eines akuten Risses des hinteren Kreuzbandes	Im allgemeinen hinterer Zugang
Naht eines Risses des vorderen Kreuzbandes	Medial parapatellär
Naht akuter Rupturen der medialen oder lateralen Kollateralbänder	Vertikal über dem betroffenen Band

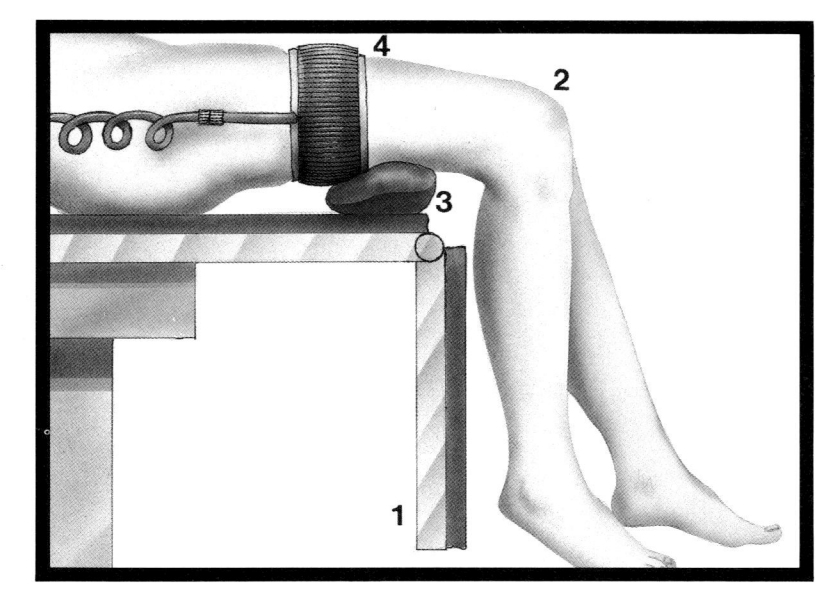

1. Vordere vertikale Inzisionen: Sie werden zumeist für Meniskektomien benutzt. **Lagerung:** Der Tisch sollte am Ende abgeklappt werden (1), sodaß das Knie des in Rückenlage liegenden Patienten zumindestens bis zum rechten Winkel (2) gebeugt werden kann. Ein kleiner Sandsack wird unter den Oberschenkel (3) gelegt. Der Eingriff sollte in Blutleere (4) durchgeführt werden, und es ist wichtig, daß die komprimierende Bandage überprüft wird und daß die Blutleere zuverlässig ist. Die Verwendung eines genau zu kalibrierenden Manometers empfiehlt sich.

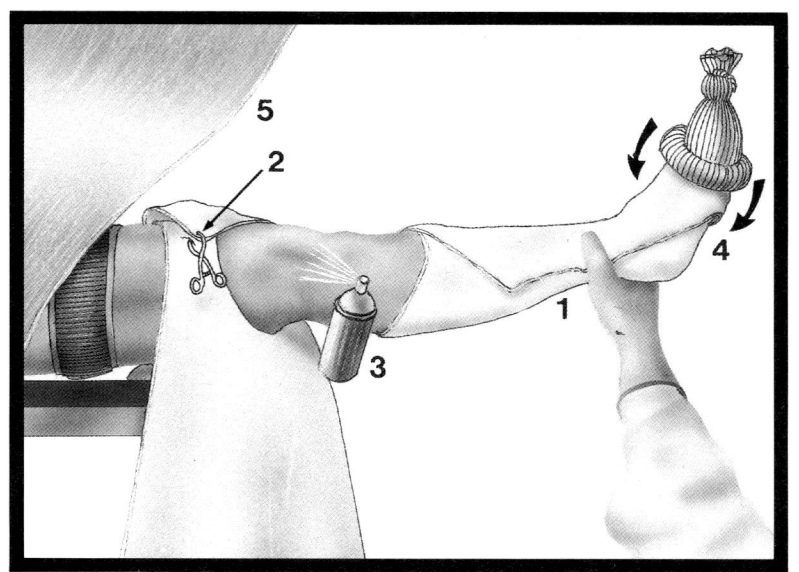

2. Abdeckung: Die Abdeckungsarten variieren, aber es ist wichtig, daß das Kniegelenk während des Eingriffs frei beweglich ist: es ist zu empfehlen, die Inzision durch den Strumpf oder durch transparente Plastikabdeckung (beispielsweise «Steridrape»), die auf die Haut aufgeklebt wird durchzuführen, damit das Risiko einer Wundkontamination durch die umgebende Haut minimiert wird.[1] Eine Technik besteht darin, das abgewaschene präparierte Bein in ein steriles Tuch (1) einzuwickeln, während ein großes Abdecktuch unter dem Oberschenkel durchgezogen wird und über dem Oberschenkel zusammengefaltet mit einer Tuchklemme (2) gehalten wird. Eine entsprechende Klebefolie wird dann auf die Haut aufgebracht (3), der Strumpf wird nach oben und über das Bein (4) gerollt. Die Gegend über der Extremität wird dann mit einer zusätzlichen, speziellen Abdeckung (5) geschützt.

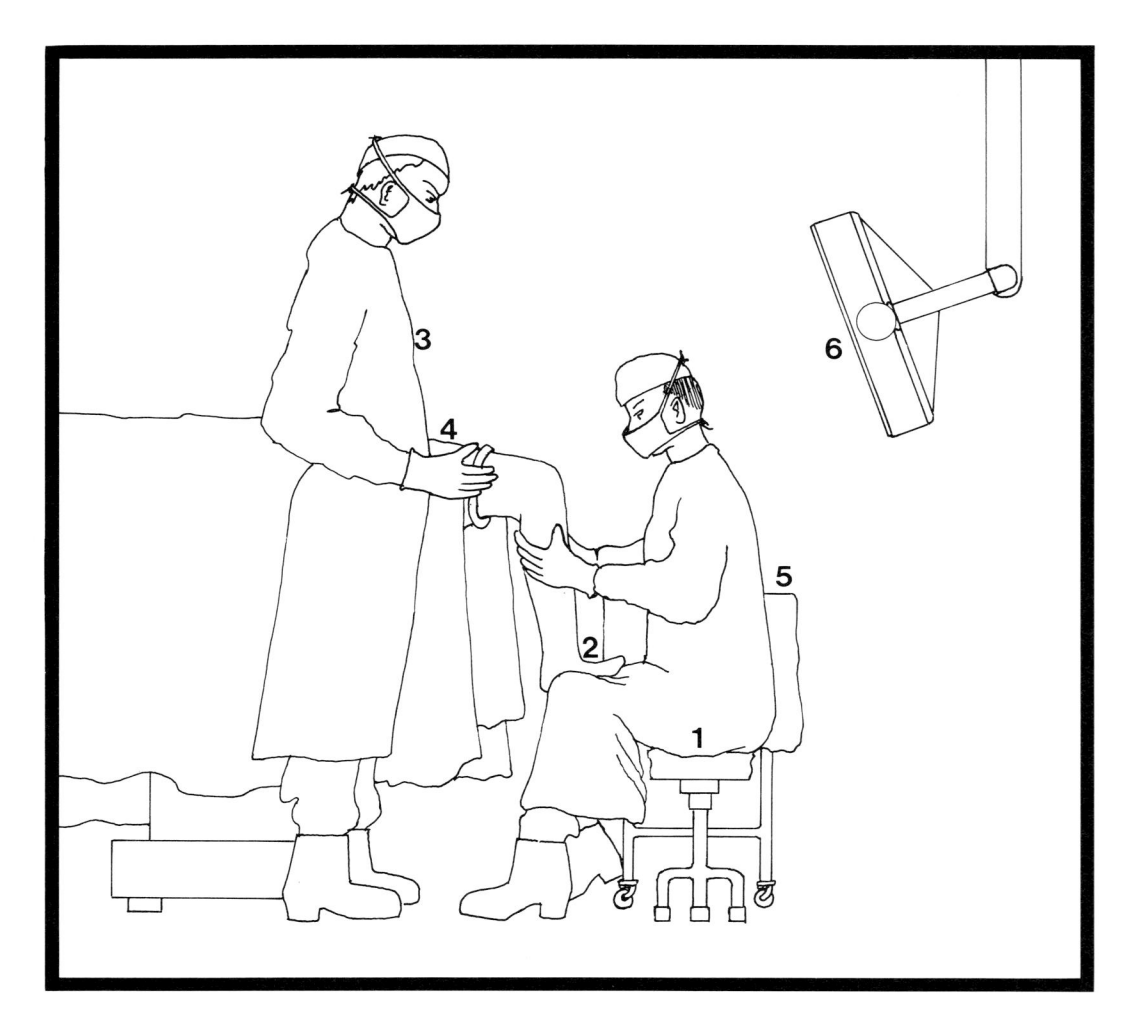

[1] Anm. d. Ü.: Neueste Untersuchungen haben ergeben, daß die Verwendung von Abdeckfolien, die auf die Haut aufgeklebt werden und vergleichbare Methoden *keine* Herabsetzung des Infektionsrisikos bringen.

3. Lagerung (2): Der Operateur sollte sitzen (1); der Tisch wird so weit eleviert, bis der Fuß des Patienten auf oder zwischen den Knien des Operateurs (2) ruht, damit das Bein gehalten oder bewegt werden kann, je nachdem wie dies gewünscht wird. Der Assistent (3) sollte für den Fall, daß das rechte Knie operiert wird, zur Rechten des Patienten stehen. Er sollte sich mit seiner Hüfte gegen die Oberschenkel (4) des Patienten lehnen, um das Bein zu stabilisieren und Abduktion zu vermeiden. Der Instrumententisch sollte zur rechten Seite des Operateurs (5) stehen.

Die Lichtverhältnisse sind von großer Bedeutung und die ständige Korrektur der Operationslampe muß als eine notwendige Begleiterscheinung der Operation akzeptiert werden. Zwei Lampen sind besser als eine, im allgemeinen sollte der Hauptlichtstrahl tief über die Schulter des Operateurs (6) gerichtet sein.

Anm. d. Ü.: Sowohl was die Lagerung wie auch die Verwendung beispielsweise von Oberschenkelhaltevorrichtungen und ähnlichem betrifft, bestehen weitgreifende Unterschiede praktisch quer über die ganze Welt, und die verschiedenartigsten Techniken kommen hier zur Anwendung. Die hier beschriebene Technik muß deshalb nicht als allgemein gültig angesehen werden.

Das Knie 131

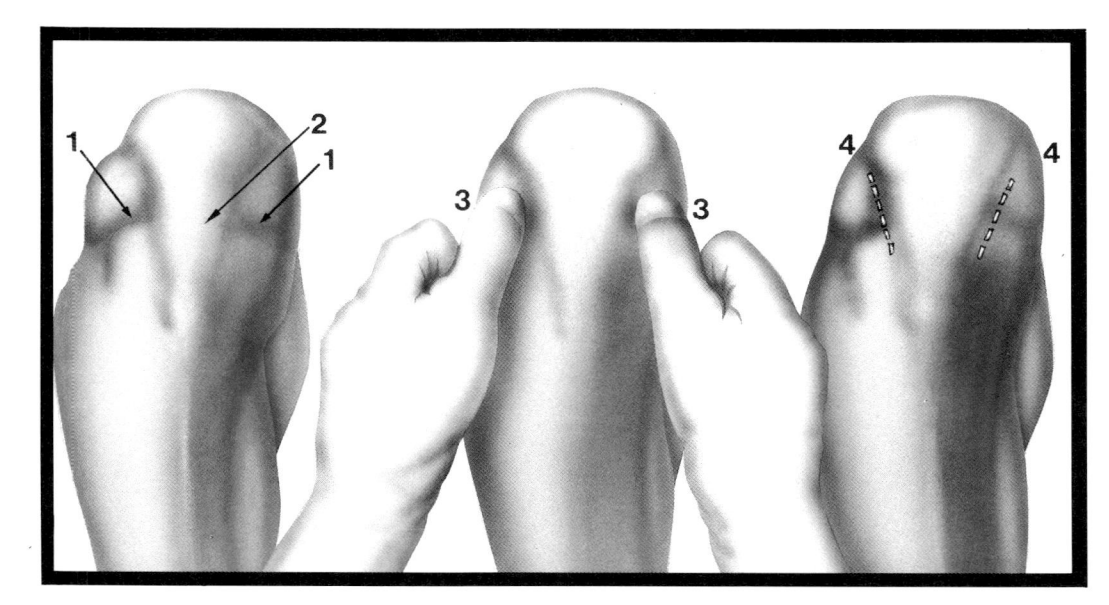

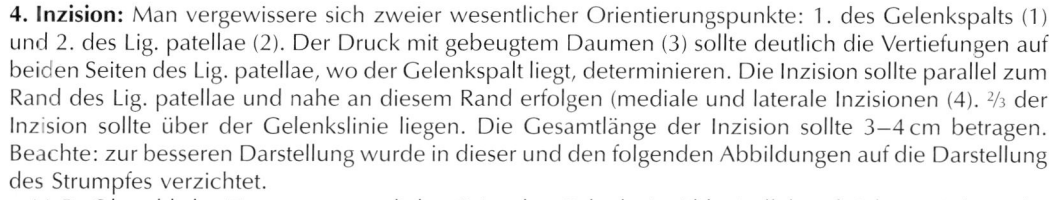

4. Inzision: Man vergewissere sich zweier wesentlicher Orientierungspunkte: 1. des Gelenkspalts (1) und 2. des Lig. patellae (2). Der Druck mit gebeugtem Daumen (3) sollte deutlich die Vertiefungen auf beiden Seiten des Lig. patellae, wo der Gelenkspalt liegt, determinieren. Die Inzision sollte parallel zum Rand des Lig. patellae und nahe an diesem Rand erfolgen (mediale und laterale Inzisionen (4). ²/₃ der Inzision sollte über der Gelenkslinie liegen. Die Gesamtlänge der Inzision sollte 3–4 cm betragen. Beachte: zur besseren Darstellung wurde in dieser und den folgenden Abbildungen auf die Darstellung des Strumpfes verzichtet.

N.B. Obwohl der Zugang zur medialen Seite des Gelenks in Abb. 14 ff. beschrieben wird, ist der Zugang zur lateralen Gelenklinie praktisch identisch; dieselbe Symmetrie kann auch auf den posteromedialen und posterolateralen zusätzlichen Schnitt angewandt werden.

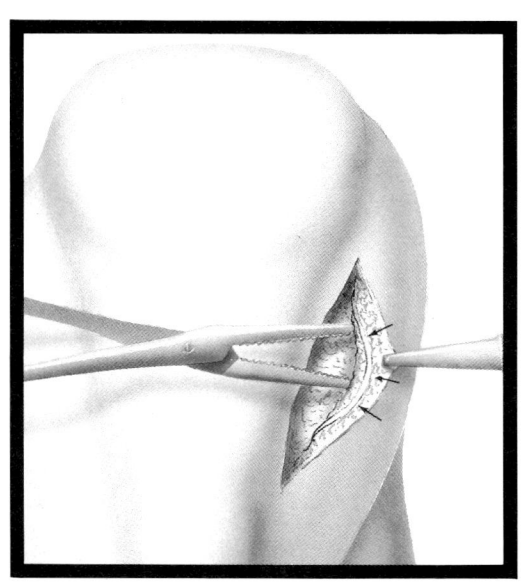

5. Durchführung: Nach Durchtrennung der Haut wird oft empfohlen, daß der mediale Hautanteil stumpf präpariert werden sollte und der infrapatelläre Ast des N. saphenus gesucht werden sollte, sodaß seine zufällige Durchtrennung vermieden werden kann. Der Nerv liegt im oberflächlichen Fettgewebe, bevor er in die Haut eintritt. Seine Position variiert stark und deshalb ist es oft schwierig oder unmöglich, ihn zu lokalisieren, was dazu führt, daß viele Operateure diesen Schritt übergehen.

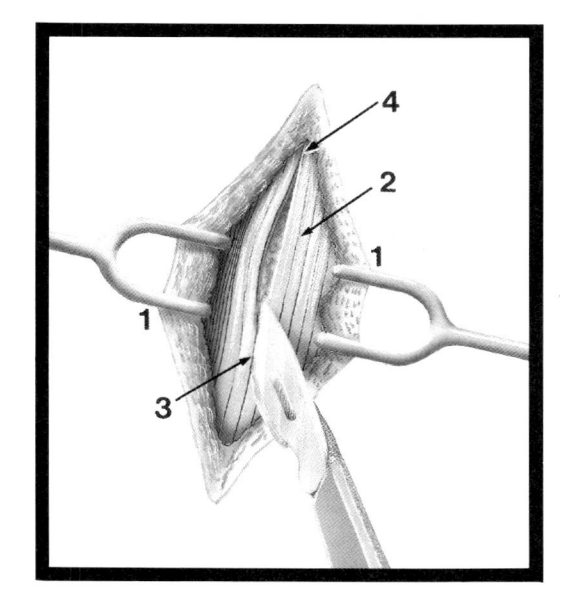

6. Durchführung (2): Das subcutane Fett wird durchtrennt und zusammen mit den Hauträndern zur Seite gehalten (1) bis die schimmernde Gelenkkapsel (2) sichtbar wird. Die Gelenkkapsel wird in Verlaufsrichtung ihrer Fasern (3) eröffnet, wobei man nahe (etwa 0,5 cm) am Rand des Lig. patellae verbleibt. Um in den Vorteil einer kleinen Hautinzision zu kommen, ohne daß die Operationsverhältnisse beengt werden, stelle man sicher, daß die Gelenkkapsel zumindest über die ganze Länge der Hautinzision eröffnet wird, wobei die Haut, falls notwendig, an beiden Enden (4) unterminiert werden kann.

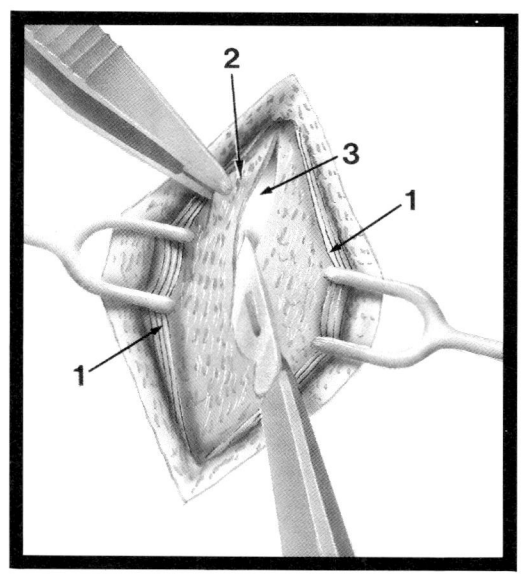

7. Durchführung (3): Während der Assistent die Kapsel offen hält (1) wird die Synovialhaut und das extrasynoviale Fett im proximalen Anteil des Wundgebiets (2) gefaßt. Es wird vom Femurcondylus (3) abgehoben und eine ca. 1 cm lange Inzision erfolgt. Falls ein Erguß im Kniegelenk besteht, soll man darauf vorbereitet sein, daß die Synovialflüssigkeit nun ausläuft: im anderen Fall zeigt normalerweise ein saugendes Geräusch an, daß das Gelenk eröffnet wurde.

Anm. d. Ü.: Das Auftreten eines «saugenden Geräusches» ist eigentlich eher selten als häufig. Hinzuweisen wäre, daß es sich bei Kniegelenksergüssen empfiehlt, einen Sauger bereit zu halten, bevor die Inzision durch die Synovialschicht erfolgt.

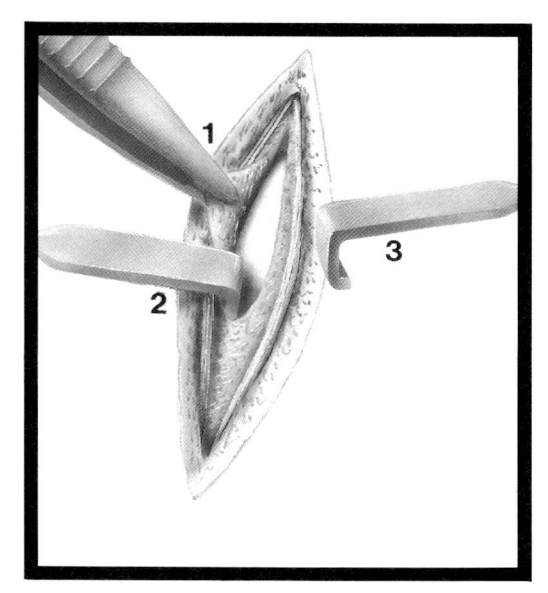

8. Durchführung (4): Man halte die Synovialschicht (1) mit einem entsprechenden Instrument, während ein großer Langenbeck-Haken (2) in den Intercondylärraum des Operationsgebiets eingebracht wird. Die Wundhaken, die anfänglich benutzt wurden, können nun entfernt werden. Als nächstes wird ein kleiner Langenbeck (3) auf die andere Seite eingesetzt. Diese Wundhaken werden nun vom Assistenten übernommen. Die Eröffnung der synovialen Haut kann über die ganze Wundlänge erfolgen, wobei die darunter liegenden Strukturen untersucht werden.

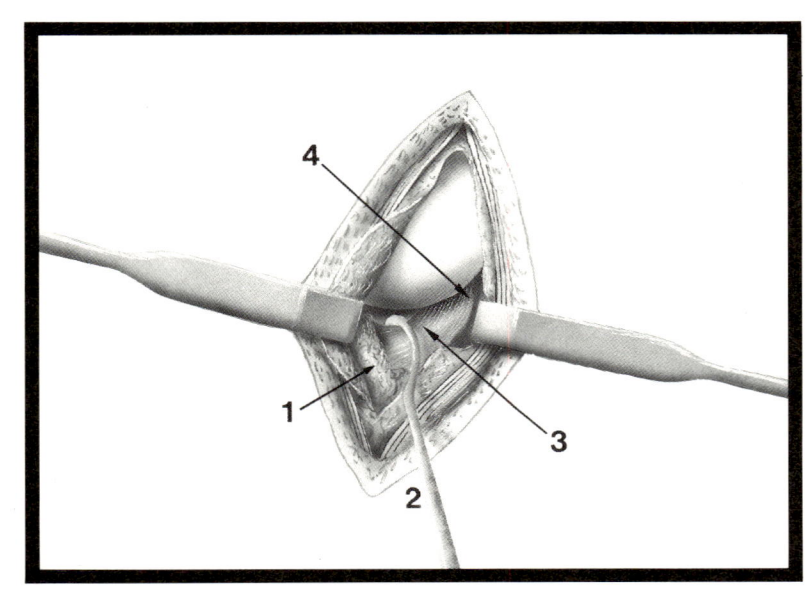

132 Die untere Extremität

9. Durchführung (5): Man beachte folgende Punkte: a) Bei fetten, schweren Knieen, bei denen die extrasynoviale Fettschicht dick und die Fettpolster hypertrophiert sind, ist es erlaubt, alles Fett, das die Sicht behindert (1) zu exzidieren. b) Ein scharfer Hauthaken (2), der unter dem Meniskus (3) eingesetzt wird, kann dazu genützt werden, nach vorne zu ziehen: dies genügt oft, irgendwelche Verletzungen im mittleren Drittel des Meniskus sichtbar zu machen, wobei die peripheren Aufhängungen hier eingeschlossen sind (4). c) Indem das Knie gebeugt wird, kann der größte Anteil der kondylären Oberfläche gesehen werden. Bei Extension kann ein guter Teil der Patella inspiziert werden. Mit entsprechendem Zug an den Wundhaken ist es möglich, einen größeren Anteil des anderen Meniskus zu sehen.

Anm. d. Ü.: Letzteres trifft in der Regel nur *sehr* eingeschränkt zu!

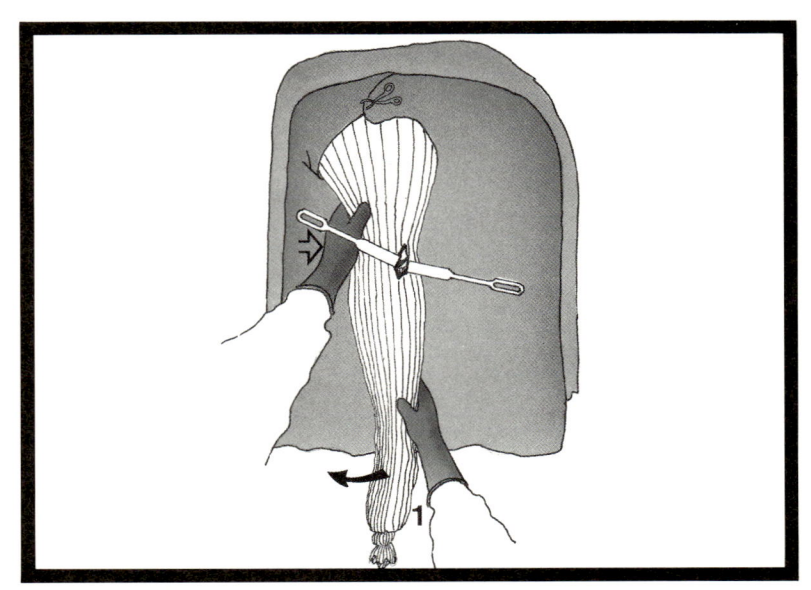

10. Durchführung (6): Wenn es notwendig wird, zum Meniskus über das mittlere Drittel hinaus Zugang zu erhalten (z. B. nach unabsichtlichen Einrissen des Meniskus während einer Meniskektomie), muß die Wunde aufgehalten werden, während das Gelenk im Valgussinn aufgehalten wird. Es kann ausreichen, wenn der Operateur den Fuß des Patienten mit seinen Knieen entsprechend bewegt; die Hilfe eines zweiten Assistenten, der einen starken Valgusschub (1) ausübt, ist aber erfolgreicher. Die Gelenkposition ist hier evtl. kritisch: 10° Beugung kann hilfreich sein. Durch sorgfältiges Ausleuchten der Wunde und gutes Offenhalten wird im allgemeinen ein befriedigender Zugang auf die hinteren Anteile des Meniskus erreicht.

Anm. d. Ü.: Dies trifft nur teilweise zu und sicherlich nicht auf Kniegelenke mit straffer Bandführung. Sehr oft muß hier ein zweiter Schnitt hinter dem Kollateralband angelegt werden, insgesamt empfiehlt es sich aber ohnehin, die Inspektion des Meniskus auch bei offener Meniskektomie primär arthroskopisch durchzuführen.

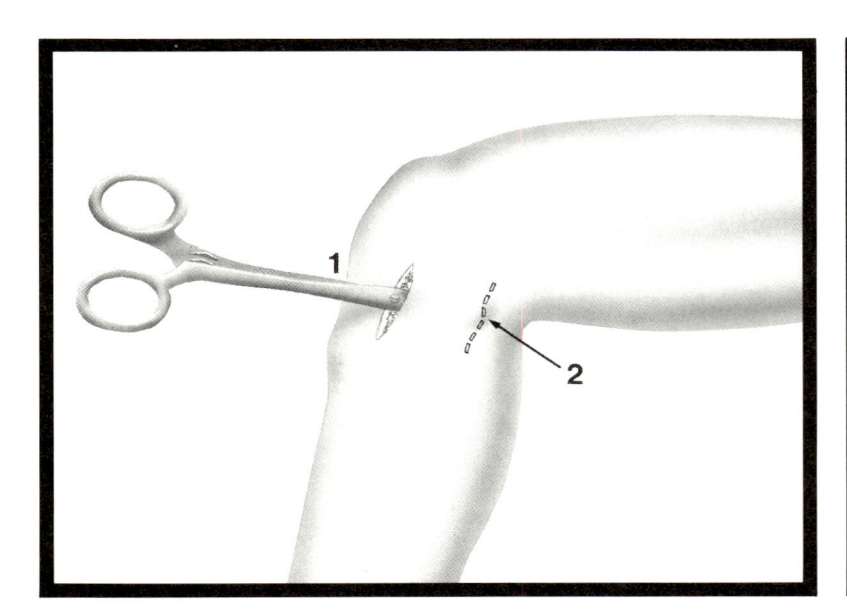

11. Erweiterungen: Treten Schwierigkeiten auf, kann eine zweite Inzision nötig werden. Sie sollte über dem Gelenkspalt hinter dem medialen Seitenband (posteromediale Inzision) erfolgen. Die klassische Methode ist, eine Kocherklemme oder eine gekrümmte Gefäßklemme in das Gelenk (1) einzubringen und auf die tastbaren Spitzen, die oft unter der Haut als Vorwölbung hinter dem medialen Seitenband sichtbar sind (2), zuzuschneiden. **Wundschluß:** Synovialhaut, Kapsel und Haut werden in Einzelschichten verschlossen. Einzelknopfnähte haben Vorteile, obwohl manche Operateure für die tiefen Schichten fortlaufende Nähte bevorzugen.

Anm. d. Ü.: Eine fortlaufende Naht in der fibrösen Kapsel hat sich nicht bewährt, ist aber u. U. für den Verschluß der Synovialmembran zu empfehlen, da hier gleichzeitig eine gewisse Blutstillung ausgeübt wird. Es sollte auch darauf hingewiesen werden, daß vor dem Wundschluß in jedem Fall die Blutsperre eröffnet werden muß, um größere blutende Gefäße festzustellen und kauterisieren zu können! Ein intraartikulärer Redondrain ist obligatorisch!

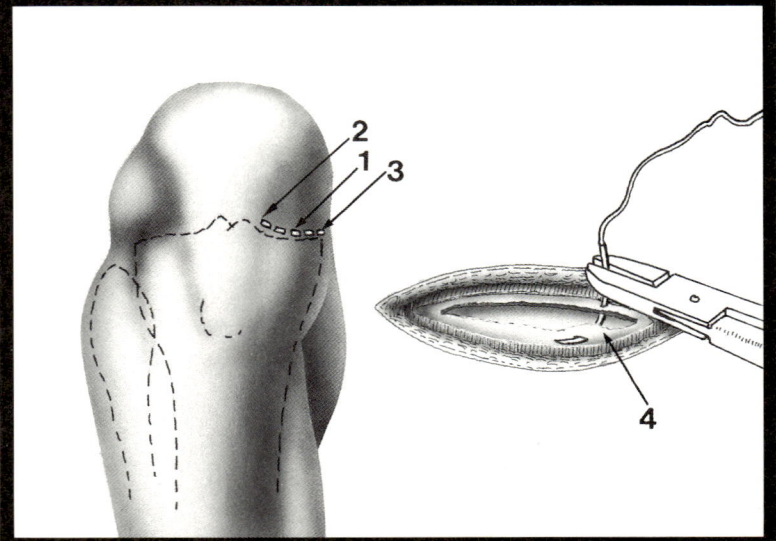

12. Quere Zugänge zu den Menisci: Man hat sie wegen ihrer guten Darstellungsmöglichkeiten, des schnellen Heilens und des Vermeidens von Reibung zwischen Nahtlinie und Femurcondylus (siehe Einführung) befürwortet[1]. **Die mediale Inzision:** Ein transverser Hautschnitt (1) wird zwischen dem medialen Rand des Lig. patellae (2) und dem Vorderrand des medialen Seitenbands (3) angelegt. Haut, Fett und Kapsel werden entlang der Gelenklinie eröffnet. Die Synovialmembran wird in Höhe der Oberkante des Meniskus eröffnet. Während des Wundschlusses wird die erste Naht in der Synovialmembran am hinteren Wundrand (4) gesetzt. Die übrigen Nähte können dann bei gestrecktem Knie durchgeführt werden.

[1] Anm. d. Ü.: Derartige Zugänge haben sich nach unserer Erfahrung nicht bewährt und sollten vermieden werden.

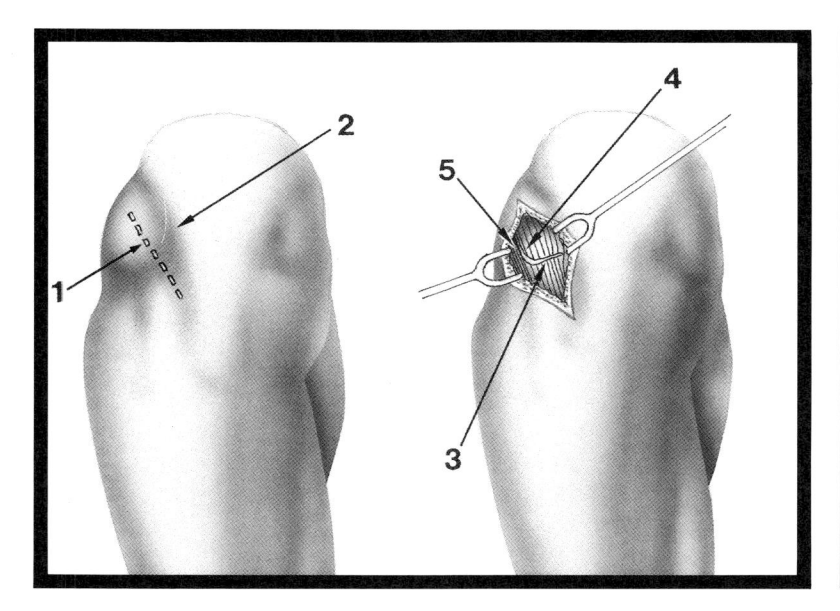

13. Quere Zugänge; lateraler Meniskus: Auf der Lateralseite sollte eine ca. 6–7 cm lange, schräge Hautinzision (1), die die Gelenkslinie ca. 1,5 cm neben dem lateralen Rand des Lig. patellae (2) überkreuzt, angelegt werden. Die Gelenkkapsel wird durch eine L-förmige Inzision durchtrennt. Der horizontale Schenkel (3) sollte entlang der Gelenkslinie verlaufen, während der vertikale Schenkel (4) nach oben zum Vorderrand des Tractus iliotibialis (5) verlaufen sollte. Nach Eröffnung der Kapsel wird die Synovialmembran durch eine völlig horizontale Inzision eröffnet und zwar in Höhe des Oberrandes des Meniskus.

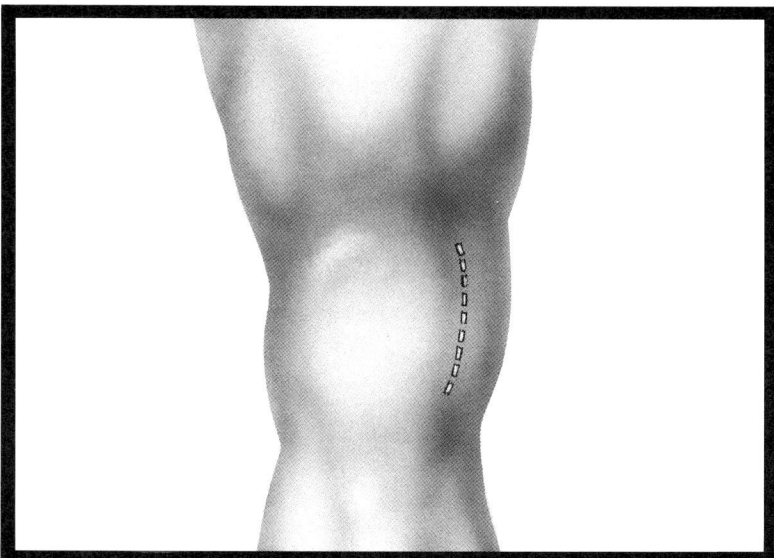

14. Medialer parapatellärer Zugang zum Knie: Die Operation wird in Blutsperre mit dem Patienten in Rückenlage und gestrecktem Knie durchgeführt. Die Abdeckung erfolgt so, daß das Knie, falls dies während der Operation notwendig wird, gebeugt werden kann. **Inzision:** Die Inzision wird parallel zum medialen Rand der Patella und ca. 1–2 cm davon entfernt angelegt. Das Gelenk wird geöffnet, indem der Streckapparat, die Kapsel und die Synovialmembran durchtrennt werden. Dieser limitierte Zugang kann, je nachdem wie es die Umstände verlangen, erweitert werden, aber er ist für die meisten der kleineren Eingriffe völlig ausreichend, beispielsweise für die Entfernung von freien Gelenkkörpern aus der Frontalebene des Kniegelenks.

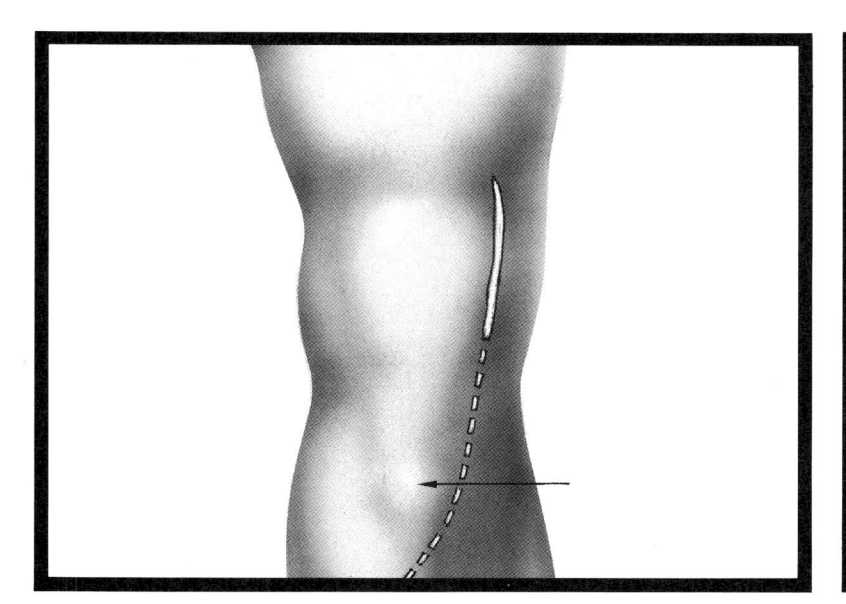

15. Medialer parapatellärer Zugang; Zugangserweiterung: Die Basisinzision kann nach proximal und distal erweitert werden. Distale Erweiterung: Die Inzision wird nach unten geführt, wobei sie den medialen Rand des Lig. patellae berührt. Da Narbenbildung über der Tuberositas tibiae besonders beim Knien stört, vermeide man diesen knöchernen Vorsprung. Haut und darunterliegende Fettschichten sollten in einem präpariert werden und zwar ausreichend, um die notwendige Darstellung zu gewährleisten: Das Unterminieren des Hautlappens sollte auf ein Minimum beschränkt werden, um Wundheilungsprobleme zu vermeiden.

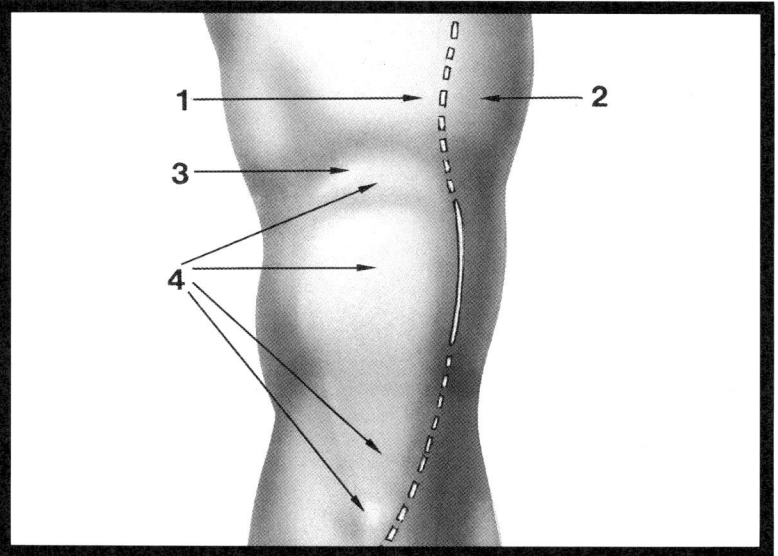

16. Medialer parapatellärer Zugang; proximale Erweiterung: Die Inzision wird gekrümmt, sodaß sie über dem medialen Rand des Rectus femoris (1) zu liegen kommt. Indem hauptsächlich stumpf präpariert wird, wird Haut und Fettschicht als eine Schicht (aber nur so weit wie nötig) freipräpariert. Durch adäquate proximale Erweiterung ist es leicht, den Vastus lateralis (2) (für Retinaculaeinkerbungen und ähnliches) und praktisch den gesamten oberen Kniegelenksrezessus (3) zu erreichen. Der ganze vordere Anteil des Quadrizeps (4) kann einfach dargestellt werden, beispielsweise für Nähte der Quadrizepssehne, des Lig. patellae oder für reparative Vorgänge an der Patella; desgleichen für Patellektomien und für Versetzungen der Tuberositas tibiae.

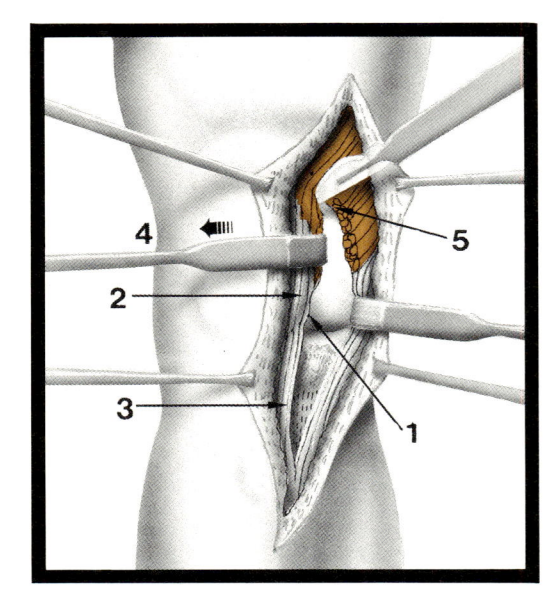

17. Durchführung: Eine breitflächige Darstellung der Femurcondylen verlangt die Luxation der Patella – dies geht leichter nach lateral als nach medial. Die Quadrizepssehne und die Gelenkkapsel (1) werden entlang der medialen Seite der Patella (2) und des Lig. patellae (3) durchtrennt. Nun wird die Patella unter lateralen Zug gesetzt (4) und an den Orten ihrer Anspannung (beispielsweise am superomedialen Rand) durch Durchtrennung des Vastus lateralis (5) entspannt.
Anm. d. Ü.: Diese Operation heißt im deutschen Sprachraum entweder Operation nach Viernstein oder laterale Retinaculumeinkerbung.

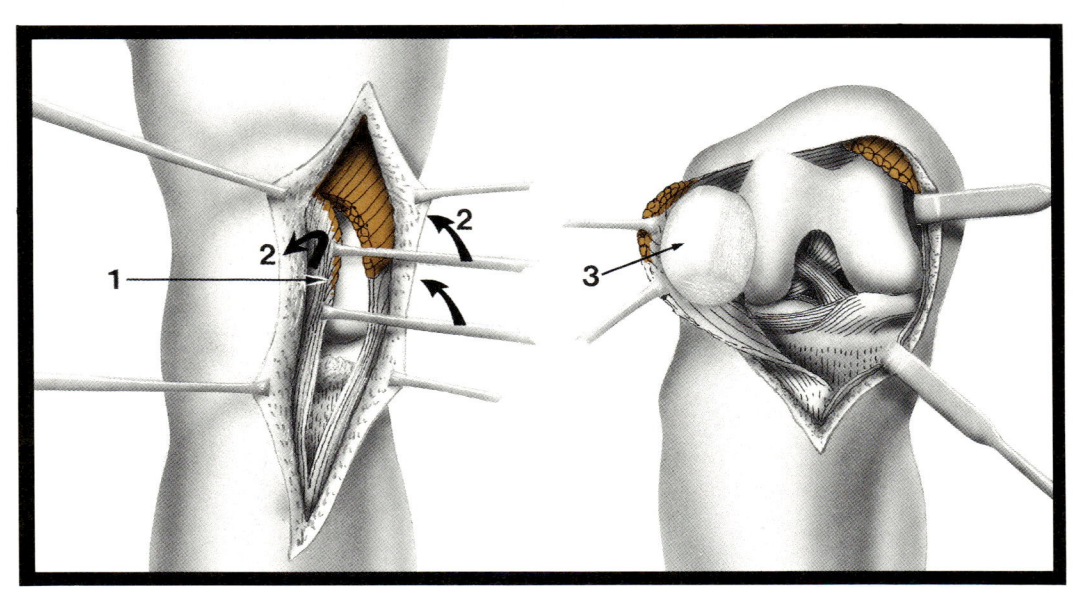

18. Durchführung (2): Zur Darstellung praktisch des gesamten vorderen Anteils des Gelenks und der Femurcondylen muß die Patella zur Seite geklappt werden. Mit einer Kocher-Klemme wird das Weichteil der medialen Kante der Patella (1) gefaßt. Nun wird das Knie vorsichtig gebeugt während gleichzeitig die Patella wie das Blatt eines Buches (2) umgeklappt wird («umgeblättert»), sodaß ihre Gelenkfläche nach vorne und nach vorne-seitlich (3) schaut. Beachte: a) Wenn die Kocher-Klemme auszureißen droht, fasse man die Patella mit einer Kompresse und drehe sie manuell um. b) Man übe keine Kraft auf das Kniegelenk im Sinne der Beugung aus, da sonst die Tuberositas tibiae ausgerissen werden kann: statt dessen durchtrenne man alle angespannten Weichteile, die der Flexion Widerstand entgegen setzen (beispielsweise am Rand des Lig. patellae oder an der Alarfalte). Unter bestimmten Umständen kann es hilfreich sein, die Tuberositas tibiae mit dem Lig. patellae im Verbund abzutragen und zusammen mit der Patella nach oben zu klappen; am Ende des Eingriffs kann die Tuberositas durch Osteosynthese mit einer einzelnen Schraube refixiert werden.

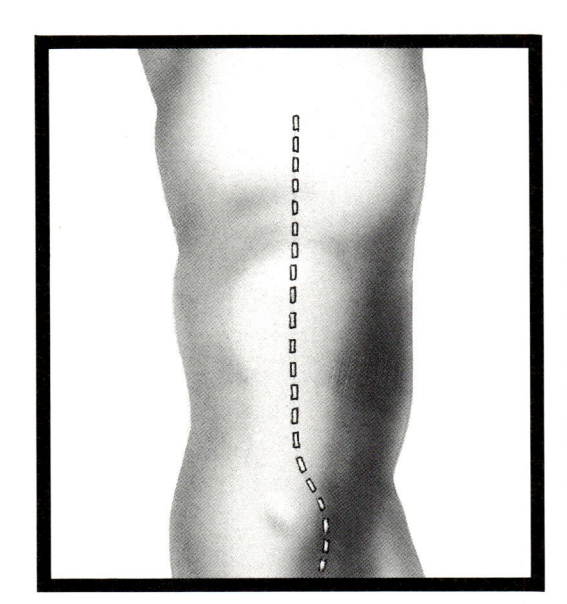

19. Variationen: Für ausgedehnte Eingriffe, die optimale Verhältnisse zum Heilen der Haut benötigen, ist eine vertikale Mittellinieninzision, die die Tuberositas tibiae eben berührt wahrscheinlich die sicherste Inzision (die Anostomosen von Hautgefäßen über der Mittellinie sind im Bereich des Knies selten). Eine derartige Inzision liegt im allgemeinen über den anatomischen Gegenden, die in den tieferen Schichten präpariert werden und ist vor allen Dingen bei den schlechten Hautverhältnissen von cP-Patienten zu empfehlen; ihr Nachteil ist die sehr auffällige Narbe.

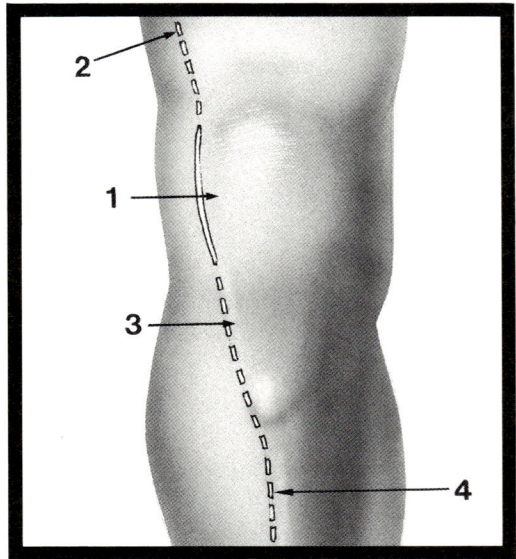

20. Anterolateraler Zugang; Inzision: Der mittlere Teil sollte etwa 1 cm neben dem lateralen Rand der Patella (1) zu liegen kommen und, je nachdem wie es die Umstände erfordern, erweitert werden. Nach *proximal* wird die Inzision leicht nach lateral (2) geschwungen. *Distal* folgt die Inzision dem Rand des Lig. patellae (3) zu einem Punkt 2 cm unterhalb der Tuberositas tibiae, falls notwendig kann die Inzision weiter nach unten an der anterolateralen Oberfläche des Unterschenkels fortgesetzt werden (4).

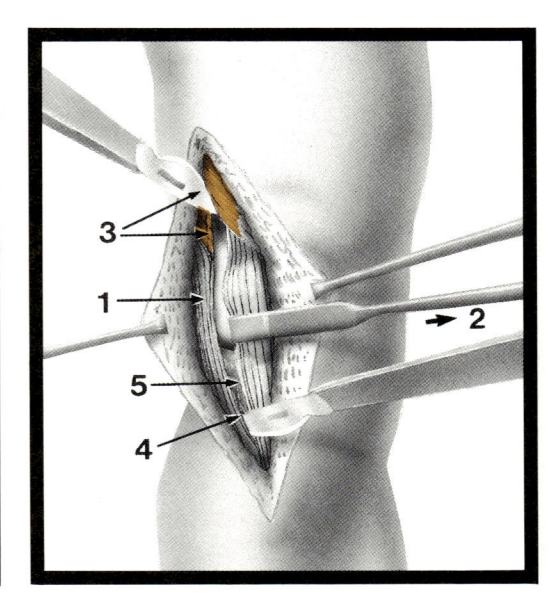

21. Durchführung: Quadrizepssehne, Kapsel und Synovialmembran werden direkt neben dem lateralen Patellarand (1) durchtrennt. Um den Femurcondylus darzustellen wird die Patella nach medial (2) gehalten, wobei soviel wie notwendig vom Vastus lateralis (3) durchtrennt wird. Falls andererseits die Darstellung der proximalen Tibia angestrebt wird, wird die Inzision (4) von der Lateralseite des Lig. patellae (5) fortgeführt.

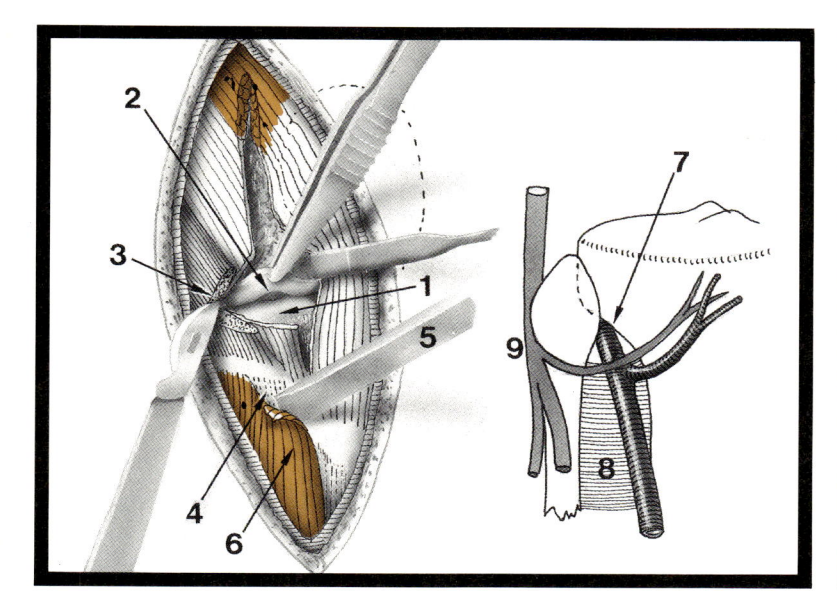

22. Durchführung (2): Um das Tibiaplateau (1) darzustellen, wird eine horizontale Inzision in Höhe des Hinterrands des Meniskus angelegt (wobei genügend Weichteil für die nachfolgende Refixation des Meniskus belassen werden muß), und der Meniskus wird nach oben geklappt (2). Es ist normalerweise notwendig, den Tractus iliotibialis (3) zumindestens teilweise zu durchtrennen. Um den oberen Anteil des Schienbeinkopfes (4) darzustellen, benutze man scharfe Präparation sowie ein Raspatorium, um die Ursprünge des Tibialis anterior (6) und des Extensor digitorum longus abzutragen. Fibulaköpfchen und Fibulahals können ebenfalls dargestellt werden, aber man achte darauf, sowohl die A. tibialis anterior (7), die den vorderen Anteil des Beines oberhalb der Membrana interossea (8) erreicht wie auch den N. peroneus communis im Bereich des Halses der Fibula (9) zu schonen.

23. 120° Winkelinzision: Es ist von Bedeutung, wie die einzelnen Schenkel der Hautinzision angelegt werden, wenn man das Risiko einer Hautlappennekrose vermeiden will. Der Punkt, an dem die Inzision abwinkelt (1) sollte auf halben Weg zwischen der Unterkante der Patella (2) und der Tuberositas tibiae (3) liegen. Der vertikale Schenkel sollte sich nach unten ausdehnen und die Spitze zur Tuberositas tibiae gerade eben umgehen, um nach lateral zur Schienbeinvorderkante (4) zu verlaufen. Falls notwendig kann die Inzision nach distal ausgedehnt werden, um den proximalen Tibiaschaft (5) darzustellen. Der schräge Schenkel (6) sollte exakt 120° zum vertikalen Schenkel liegen.

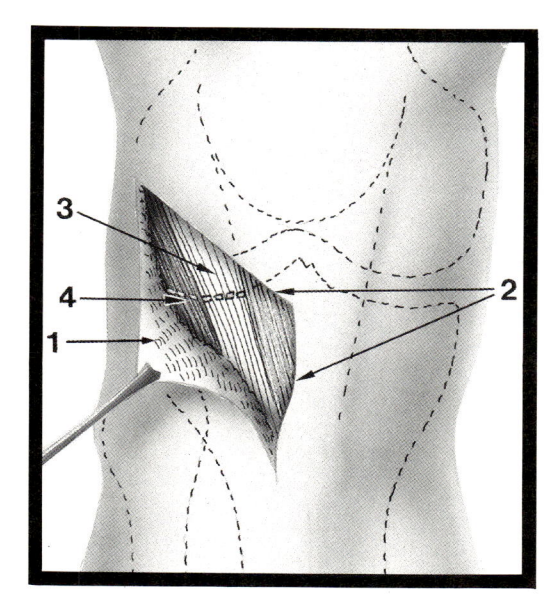

24. Durchführung: Haut und subcutanes Fett werden in einem Lappen präpariert (1). Der mediale Anteil der Wunde wird nicht unterminiert (2), wenn dies nicht absolut notwendig ist. Das Tibiaplateau wird dann, wie im vorausgegangenen beschrieben, dargestellt, wobei die Quadrizepssehne (3) inzidiert wird und man so wenig wie möglich in die Vorderkante des Tractus iliotibialis (4) schneidet, wobei man so weit wie möglich in seiner Faserverlaufsrichtung verbleibt.

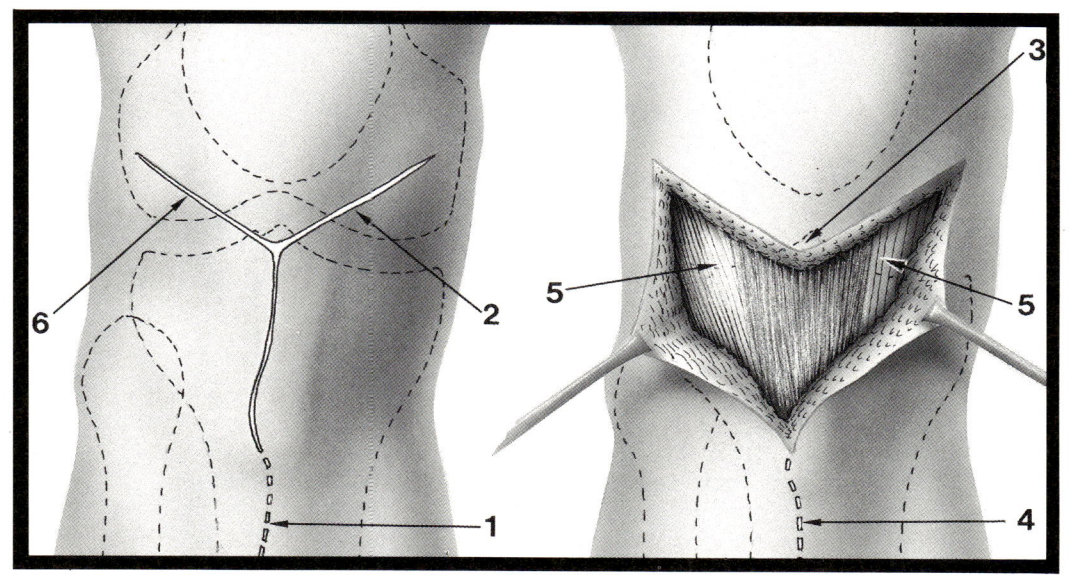

25. Erweiterung: a) Wenn es notwendig ist, den oberen Anteil des Tibiaschafts darzustellen, kann der vertikale Schenkel der Inzision wie bereits beschrieben nach distal (1) verlängert werden. b) Wenn auch die Darstellung des medialen Tibiaplateaus notwendig wird, kann eine schräge, mediale Erweiterung angelegt werden (2), wobei die Inzision in einen sogenannten «Mercedes»-Zugang (benannt nach dem Mercedes-Stern) verwandelt wird. Die Unterminierung des oberen Lappens sollte vermieden werden (3). Ein größerer Zugang kann auf beiden Seiten dadurch gewonnen werden, daß der vertikale Schenkel (4) verlängert wird. Die Quadrizepssehne (5) und die Kapsel sollten je nach Bedarf durchtrennt werden. Man beachte, daß der laterale Schenkel der Inzision (6) solange nicht angelegt werden muß, solange keine volle Beurteilung der Pathologie beispielsweise des medialen Tibiaplateaus vorliegt oder solange Ungewißheit darüber besteht, ob auch die Lateralseite dargestellt werden muß.

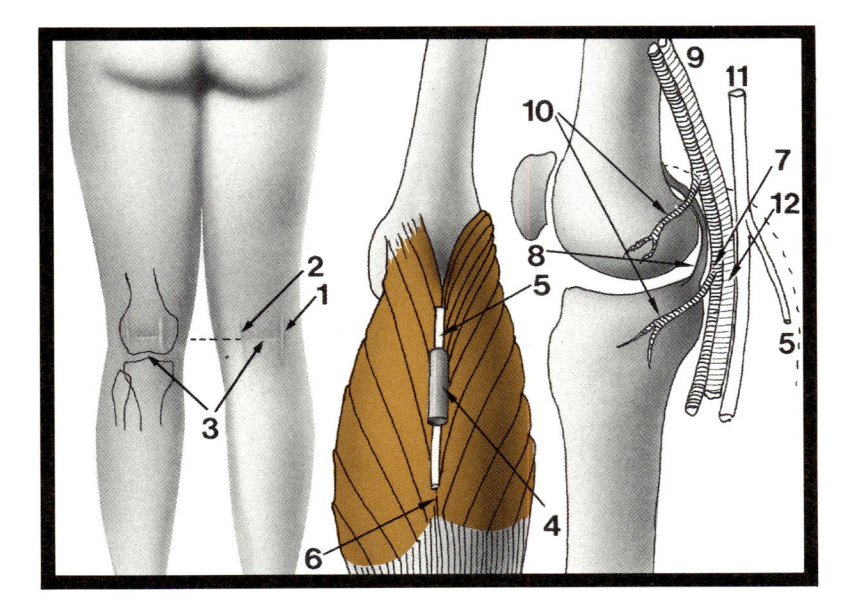

26. Hinterer Zugang; anatomische Überlegungen: a) Die Regio poplitea ist von der Bizepssehne (1) und der Semitendinosussehne (2) eingegrenzt. Man beachte, daß die Beugefalte der Kniekehle ca. 1,5 cm *über* der Gelenklinie (3) liegt. b) Die am oberflächlichsten liegenden Strukturen sind die V. saphena parva (4) und der N. suralis (5). Sie liegen in der Mittellinie (6) und sind die nützlichsten Indikatoren dieser anatomischen Gegend. c) Die A. poplitea (7) liegt hinter der Gelenkkapsel (8); sie ist sowohl mit dem Adduktorenkanal (9) wie auch bei den Aa. geniculares (10) (rete articulare genu) verbunden. Der N. ischiadicus (11) und seine Endäste liegen über der A. und V. poplitea.

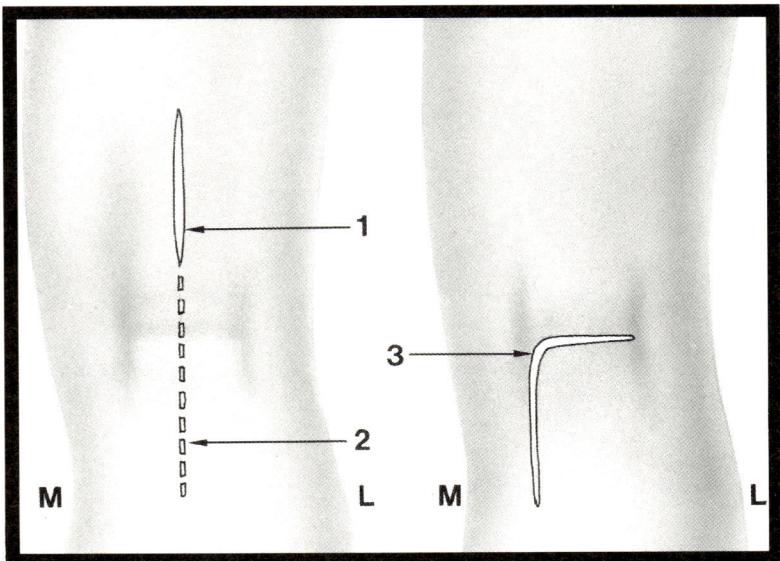

27. Lagerung: Der Patient sollte intubiert werden und die üblichen Vorkehrungen für eine Anästhesie in Bauchlage getroffen werden. Der Eingriff sollte in Blutleere durchgeführt und die Extremität so abgedeckt werden, daß das Knie gebeugt werden kann. **Die Inzision** (1): Eine Mittellinieninzision kann vertikal als eine Erweiterung eines hinteren Zugangs zum Oberschenkel (1) gewählt werden, besonders im Hinblick darauf, daß eine Erweiterung in die Unterschenkelgegend erwartet werden muß (2). Sie wird aber nicht als primäre Inzision empfohlen, da hieraus Keloidbildungen mit verziehenden Narben entstehen können. Wenn nur ein eingschränkter Zugriff auf die mediale Seite der Rückseite des Gelenks notwendig ist, so kann eine L-förmige Inzision (3) für den Operateur, der ausreichende Erfahrung mit dieser anatomischen Gegend hat, adäquat sein: zudem kann sie zur erwünschten Inzision verlängert werden.

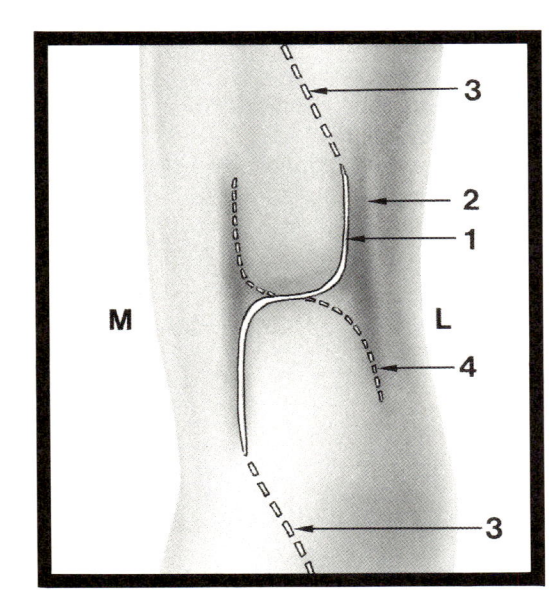

28. Inzision (2): Die vorzugsweise gewählte Inzision ist S-förmig (1), wobei der horizontale Schenkel in der Beugefalte (und damit über der Gelenkslinie) liegt. Der proximale Schenkel kann medial oder lateral gelegt werden, wo er im allgemeinen über der Bizepssehne (2), wie oben dargestellt, angelegt wird. Die Inzision kann deutlich erweitert werden (3). Wenn eine Darstellung des N. peroneus communis notwendig wird, sollte eine spiegelbildliche Inzision gewählt werden (4).

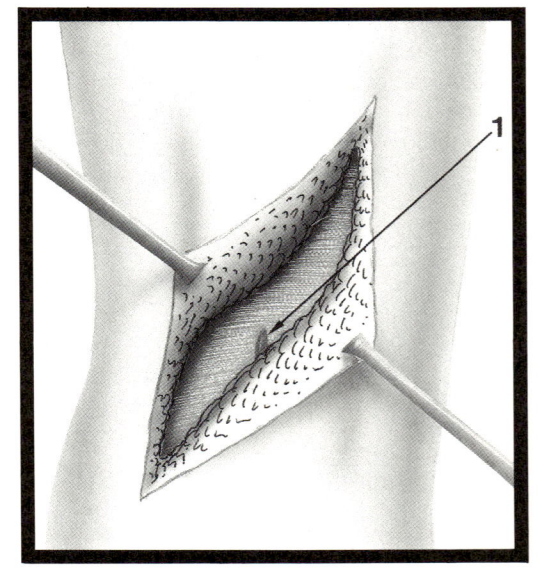

29. Durchführung: Die nächsten Abbildungen beziehen sich hauptsächlich auf die klassische S-förmige Inzision, bei der die Betonung auf der frühen Identifikation und der Schonung der Hauptstrukturen liegt. Die Hautränder werden zurückgeklappt, die Wundöffnung wird hierdurch in eine schräg lineare Wunde verwandelt. Die V. saphena parva (1), die die exakte Lokalisation der Mittellinie der Extremität angibt, wird aufgesucht. Es empfiehlt sich normalerweise das Gefäß zu präparieren, zu ligieren und zu durchtrennen.

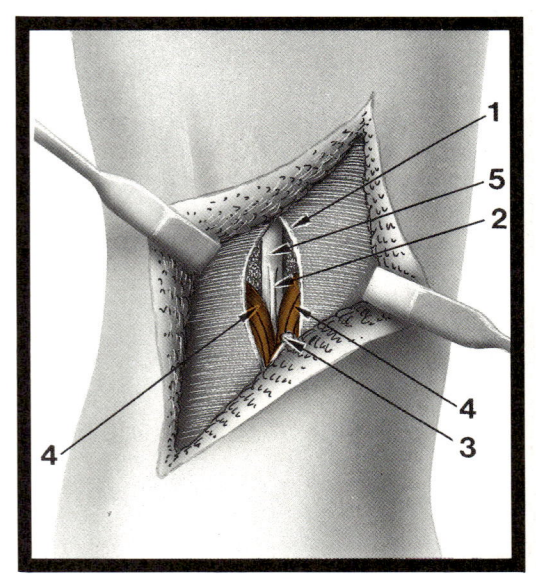

30. Durchführung (2): Der nächste Schritt sollte der sein, den N. popliteus medialis (N. tibialis) zu finden. Das horizontal verlaufende Fasciengeflecht, das die Fossa poplitea (1) überlagert, wird horizontal eröffnet. Der N. suralis (2), der unter der V. saphena (3) (in der Darstellung als ligiert gezeichnet) zwischen den zwei Gastrocnemiusköpfchen (4) liegt, wird aufgesucht. Er wird nach proximal verfolgt, wobei er vorsichtig stumpf mit einem Stieltupfer präpariert wird: er sollte problemlos den Weg zum N. tibialis (5), von dem aus er in einer tieferen Ebene entspringt, weisen.

Das Knie 137

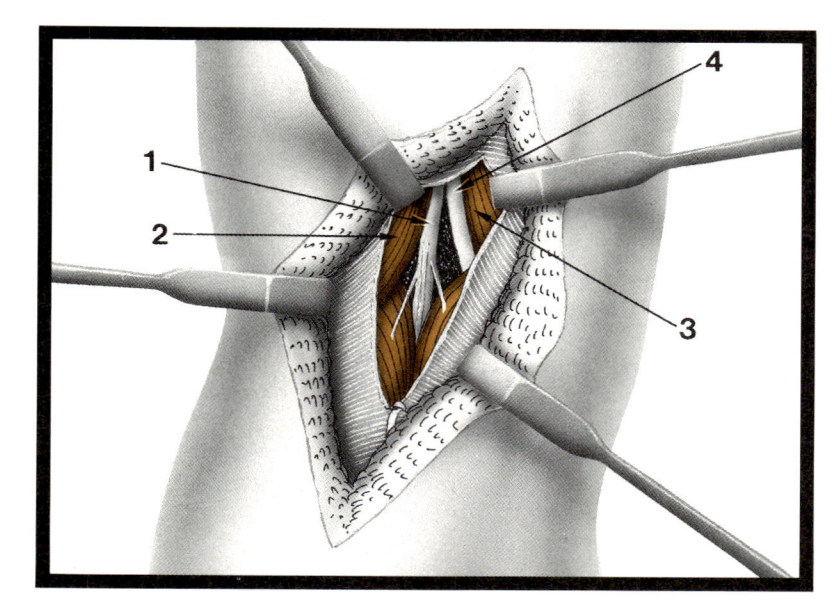

31. Durchführung (3): Es empfiehlt sich den N. peroneus communis zum jetzigen Zeitpunkt zu präparieren, falls dies eines der Ziele der Operation ist, oder falls das Operationsgebiet eine laterale Erweiterung erfahren sollte. Man folge dem N. tibialis (1) nach proximal unter den spitzen Giebel, der durch den Semimembranosus (2) und dem Bizeps femoris (3) geformt wird. Der N. peroneus communis (4) auf der lateralen Seite wird aufgesucht. Obwohl die Aufspaltung des N. ischiadicus in seine zwei Hauptäste bereits in Höhe des Beckens erfolgen kann, tritt die *Separation* dieser zwei Äste im allgemeinen etwa eine Handbreite über dem Kniegelenk auf.

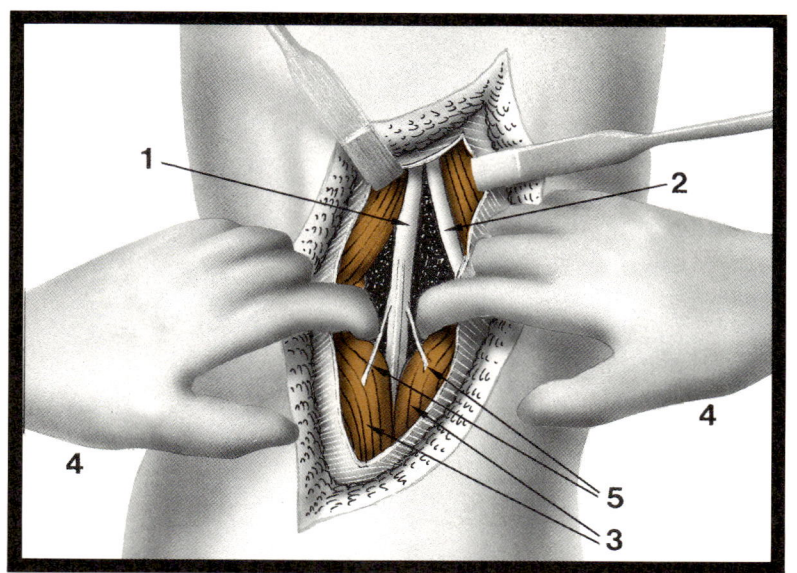

32. Durchführung (4): Nachdem der N. tibialis (1) und der N. peroneus communis (2) sicher lokalisiert sind, ist es hilfreich (wenn auch nicht immer essentiell), die zwei Köpfe des Gastrocnemius (3) zu separieren. Dies kann durch eine Kombination stumpfer Präparation (4) und der gelegentlichen Verwendung einer Präparierschere geschehen und ergibt einen erheblich besseren Zugriff zum Operationsgebiet, das oft deutlich eingeschränkt ist. Man versuche in jedem Fall, Schädigungen der Äste des N. tibialis, die den Gastrocnemius (5) versorgen, zu vermeiden. Beachte, daß beide Muskelköpfe über der Ebene des Gelenkes zusammenkommen und daß diese Präparation durch eine leichte Flexion des Knies deutlich erleichtert wird (hierdurch wird die Spannung aus dem Operationsgebiet genommen).

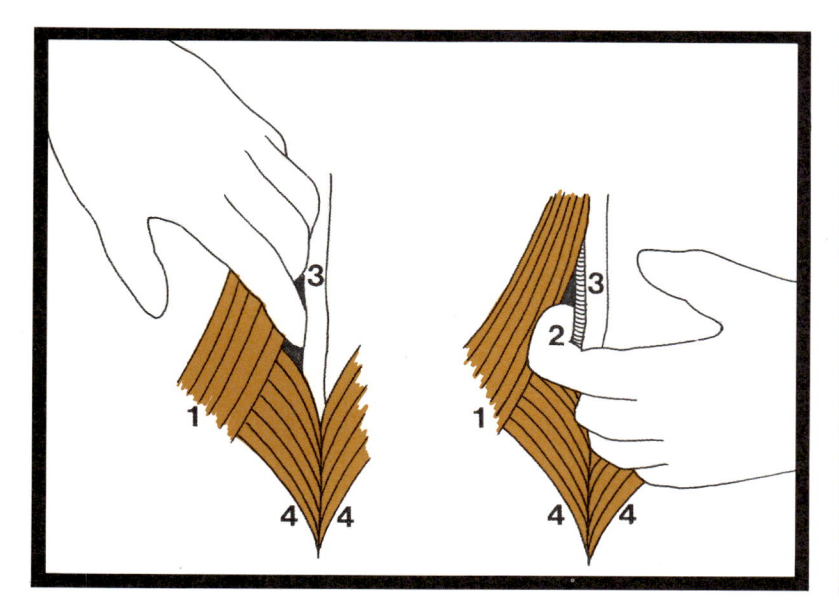

33. Durchführung (5): Nun wird die A. poplitea identifiziert. Beachte, daß sie, obwohl sie das Kniegelenk in der Mittellinie kreuzt, die popliteale Oberfläche aus dem Adduktorenkanal von der Medialseite des Knies kommend anstrebt. Um die Arterie zu lokalisieren wird die Spitze des Zeigefingers auf der lateralen Seite des Semimembranosus (1) nach unten geführt, bis sie die popliteale Oberfläche des Femurs, die oberen Ausläufer des Lig. posterior und der hinteren Kniegelenkskapsel erreicht. Indem man mit der Fingerspitze auf dem Knochen verbleibt, wird der Finger um 180° gedreht und die Arterie wird lateral mit der Fingerbeere (2) aufgenommen. N. tibialis = 3, Gastrocnemius = 4.

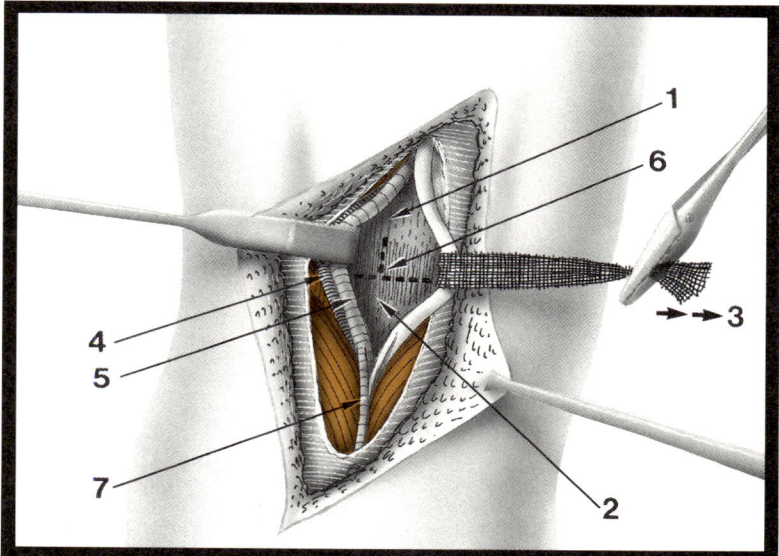

34. Durchführung (6): Wenn der Zugang zur poplitealen Oberfläche des Femurs (1) das hauptsächliche operative Anliegen ist, ist es nicht notwendig, eine breitflächige Darstellung des Kniegelenks selbst (2) durchzuführen. Es kann genügen, den N. tibialis (der in kochsalzgetränkten Tupfern sicher geschützt wird) nach lateral (3) wegzuhalten, die A. poplitea (4) und die V. poplitea (5) hingegen nach medial. Dies ergibt einen entscheidenden Zugriff zum distalen Femurschaft und zur regio condylaris. Die Kniegelenkskapsel kann, falls notwendig, durch eine horizontale oder T-förmige Inzision (6) eröffnet werden. In der Abbildung ist die V. saphena parva (7) (ungewöhnlicherweise) als nicht aufgeteilt dargestellt.

138 Die untere Extremität

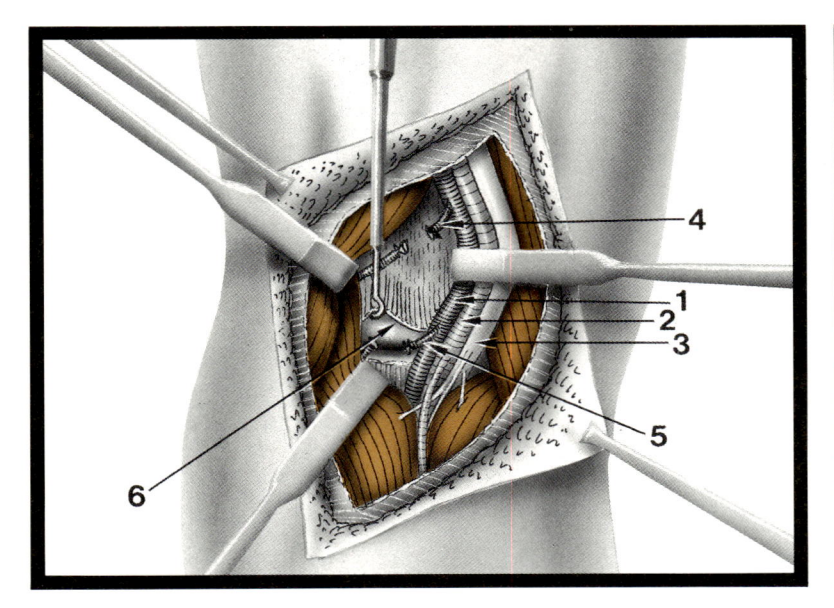

35. Durchführung (7): Die Retraktion der A. poplitea (1) ist immer etwas durch den haltenden Effekt ihrer Äste zum Rete articulare genu eingeschränkt. Für eine bessere Darstellung des Gelenks speziell auf der Medialseite werden Arteria, Vena (2) und N. tibialis (3) nach lateral gehalten. Um das laterale Weghalten der A. poplitea zu ermöglich, wird die A. genicularis media superior identifiziert und unterbunden (4). Die Durchtrennung der A. genicularis medialis inferior (5) wird oft ebenfalls notwendig. Die Gelenkkapsel (6) wird durch eine horizontale Inzision eröffnet.

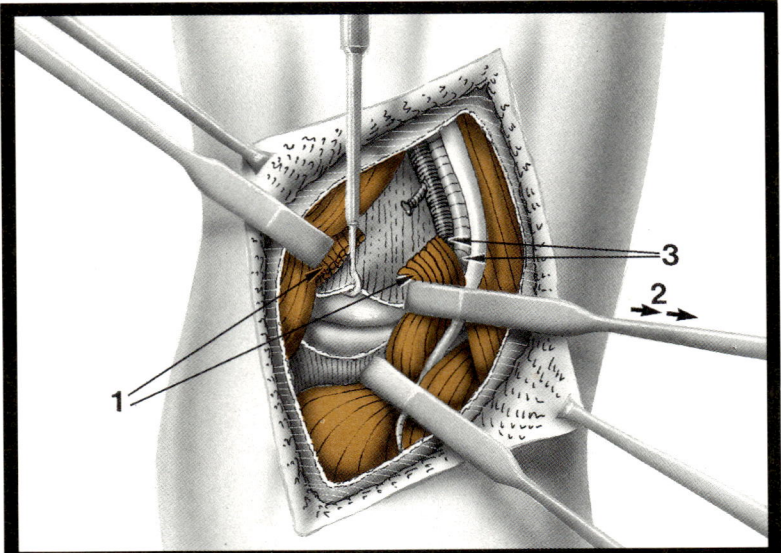

36. Durchführung (8): Wenn es notwendig ist, noch mehr Zugriff auf die hintere Kniegelenksfläche medial zu erhalten, wird der mediale Kopf des Gastrocnemius nahe an seinem Ansatz (1) durchtrennt.[1] Er wird nach lateral (2) gehalten, wobei er als ein Kissen dazu dient, den Gefäßnervenstrang (3) zu schützen. Sollte andererseits eine Darstellung des lateralen Kniekompartments angestrebt werden, wird der laterale Kopf des Gastrocnemius durchtrennt und dann nach medial zusammen mit den Gefäßen gehalten, wobei man darauf achte, den N. peroneus communis nicht zu schädigen.

[1] Anm. d. Ü.: Es empfiehlt sich, hier vor der Durchtrennung entsprechende Haltefäden zu legen, was sowohl das spätere Auffinden, als auch die Readaptation des Muskels erleichtert.

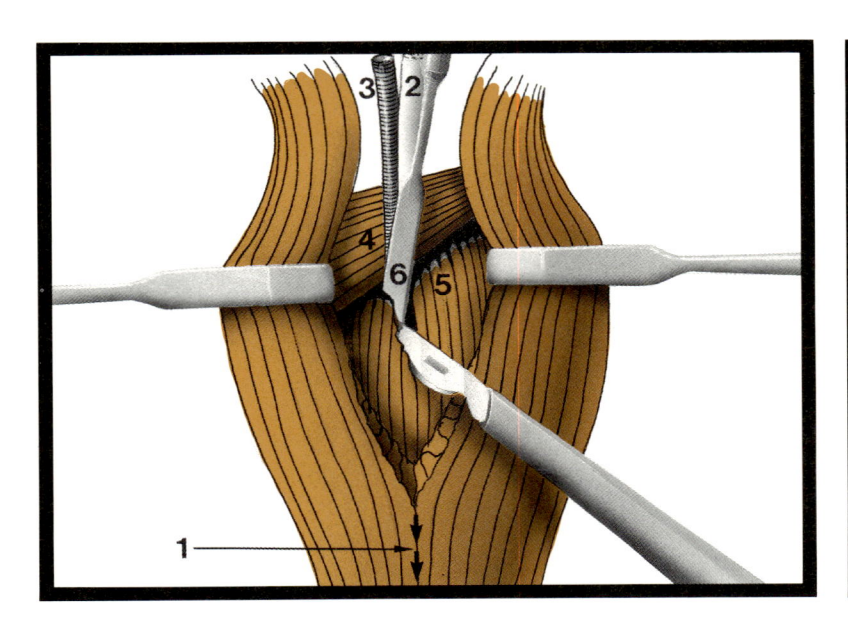

37. Durchführung (9): Zur weiteren Darstellung der in der Mittellinie liegenden Strukturen, und zwar distal der Kniegelenkslinie, halte man den Fuß plantarflektiert und beuge zugleich das Knie. Man durchtrenne den gemeinsamen Kopf des Gastrocnemius und präpariere weiter nach distal (1). Dies sollte den Nerv (2) und die Gefäße (3) zum Vorschein bringen, die primär auf dem Popliteus (4) liegen und dann unter der Brücke (5) des M. soleus auf ihrem Weg zu der Schicht zwischen Soleus und den tiefen zweifiedrigen Muskeln des Beines zu verschwinden. Indem man den Gefäßnervenstrang vorsichtig mit einem Dissector (6) oder einem Finger, der unter die Muskelbrücke geschoben wird, schützt, werden die Fasern des Soleus soweit wie notwendig durchtrennt.

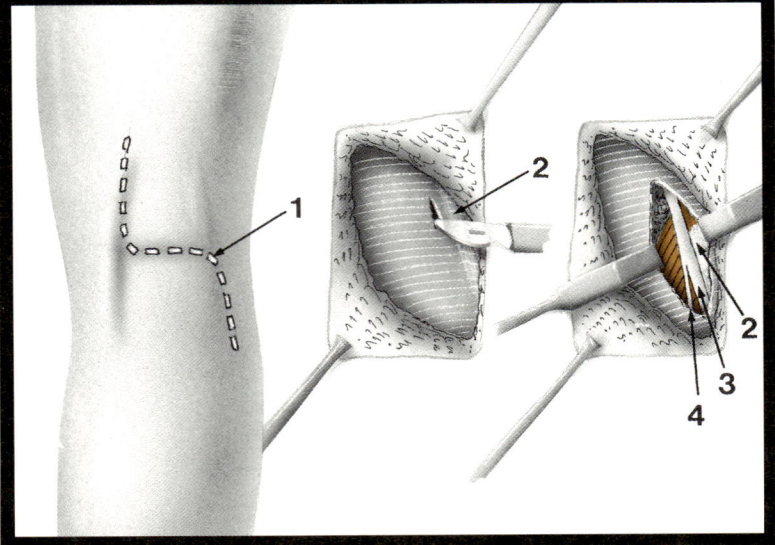

38. Präparation des N. peroneus communis: Der Nerv kann durch den Standardzugang zwar gesehen werden, aber die distale Darstellung kann räumlich beengt sein. Wenn eine Exploration des Nervens das einzige Operationsziel ist, kann eine S-förmige Inzision vom angegebenen Typ (1) durchgeführt werden (siehe aber auch Tibia, Abb. 23). Die tiefe Fascie wird vorsichtig direkt medial neben dem Bizepsmuskel und seiner Sehne (2) eröffnet. Der Nerv (3) sollte darunter aufgefunden werden und kann nach proximal oder distal verfolgt werden, indem die Hautinzision, soweit notwendig, verlängert wird. Man schone den kommunizierenden Ast des Suralis (4), behandle den N. peroneus communis mit großer Sorgfalt, um das Risiko einer traumatischen Nervenlähmung zu minimieren.

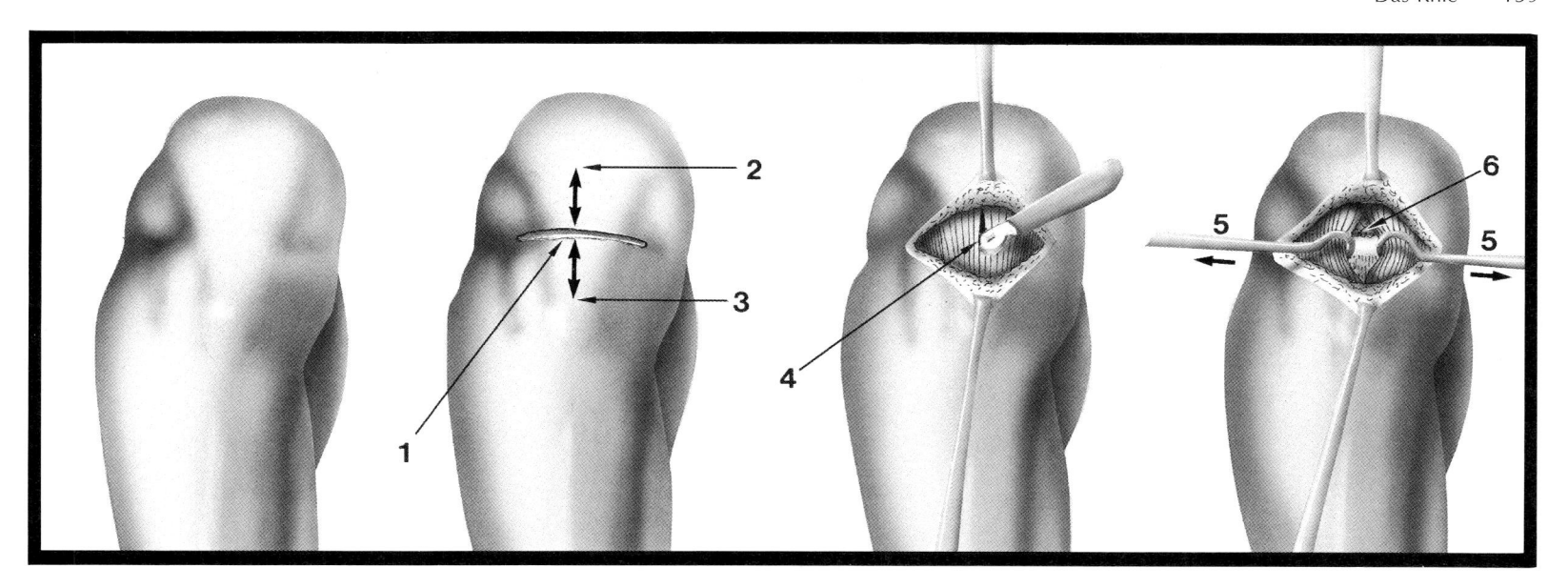

39. Darstellung des zentralen Tibiaplateaus mit Marknagelung der Tibia:
Ein limitierter, aber allgemein ausreichender Zugang für die Marknagelung kann dadurch gewonnen werden, daß das Lig. patellae längs gespalten wird. Man beginne damit eine horizontale Inzision (1) in der Mittellinie zwischen dem distalen Patellapol (2) und der Tuberositas tibiae (3) anzulegen. Nachdem die Hautränder zurückgehalten wurden, wird das Lig. patellae (4) vertikal in der Mittellinie eröffnet. Die beiden Hälften (5) werden zur Seite gehalten, um den extrasynovialen Fettkörper (6) darzustellen. Dieser kann dann vom Tibiaplateau soweit wie notwendig abgedrängt werden.

Literatur, Knie

1. Abbott LC, Carpenter WF 1945 J Bone Joint Surg [Br] 27:277
2. Charnley J 1948 J Bone Joint Surg [Br] 30B:659
3. Chambers GH 1972 Clin Orthop 57:
4. Kummel, BM, Zazanis GA 1974 Orthop Rev 3:43
5. Aufranc OE 1967 Clin Orthop 55:97
6. Anson BJ, Maddock WG 1952 Callander's Surgical Anatomy. Saunders, Philadelphia
7. Muller, Allgöwer, Schneider, Willeneger 1977 Manual of internal fixation. Springer-Verlag, Berlin, p 256
8. Kocher T 1911 Textbook of operative surgery. Black, Edinburgh (Translated by Stiles HJ and Paul CB)
9. Henderson MS 1921 Surg Gynecol Obstet 33:698
10. Brackett EG, Osgood RB 1911 Boston Med Surg J 165:975
11. Henry AK 1957 Extensile exposure. Livingstone, Edinburgh, p 251

12. Schien- und Wadenbein

Einführung

1. Die Tibia

Der Tibiaschaft ist im Querschnitt dreieckig und die klassischen Zugänge haben zum Ziel eine der drei Oberflächen darzustellen.

Die *anteromediale Oberfläche* der Tibia liegt im wahrsten Sinne des Wortes über ihre ganze Länge subcutan. Nachdem dieser Umstand einen direkten Zugang zum Knochen einfach gestaltet, hat er unglücklicherweise auch bestimmte Nachteile: zum ersten erklärt dies, warum Tibiaschaftfrakturen häufig offen sind. (Es ist eine Komplikation derartiger Verletzungen, daß sie unter Herbeiführung papierdünner Narben heilen, die an dem darunter liegenden Knochen Verwachsungen zeigen, was jede weitere Intervention schwierig macht und eine Hautnekrose mit nachfolgender Infektion herbeiführen kann). Zum zweiten macht sich das Fehlen jedweden Weichteillagers von ausreichender Stärke zwischen Haut und dem darunter liegenden Knochen als unverzeihlicher Nachteil im Fall des Auftretens von Wundspannungen bemerkbar. Dies kann entweder von der zusätzlichen Erhebung eines Implantats (z. B. einer Metallplatte) oder von einem posttraumatischen oder postoperativen Ödem herrühren. Es ist nicht empfehlenswert, die Hautinzision direkt über der ins Auge gefaßten Fläche der Anlagerung einer Metallplatte vorzunehmen. Um dies zu vermeiden, wird der Zugang im allgemeinen nahe der Schienbeinvorderkante gelegt, wobei die Haut von der antero-medialen Oberfläche abgedrängt wird: falls eine Verplattung oder eine ähnliche Operation durchgeführt wird, ist das Implantat nicht von der Inzision der Haut überlagert, die Wundheilungschancen sind hierdurch verbessert. Entsprechend der Verteilung der Langerschen Hautlinien ist anzunehmen, daß eine einfache vertikale Inzision am wenigsten zu einer auffälligen Narbe führt und daß Wundinzisionen am besten vermieden werden [1]. Trotz dieser Vorbehalte kann eine große Zahl operativer Eingriffe problemlos durch direkte anteromediale Zugänge durchgeführt werden.

Die *anterolaterale Oberfläche* kann durch vertikale Inzision nahe der Schienbeinvorderkante dargestellt werden, wobei die Abdrängung des M. tibialis anterior vom Tibiaschaft notwendig wird. Die Anlagerung von Osteosyntheseplatten kann dann ins Auge gefaßt werden, wenn die zusätzliche Sicherheit einer schützenden Muskelschicht erstrebenswert erscheint und die Vorgaben des Verplattens einer Oberfläche unter Spannung rigoros eingehalten werden.

Die dorsale Oberfläche. Hier befindet sich die Tibia unter dem Muskelpaket des Gastrocnemius und des Soleus und den noch darunter liegenden zweifiedrigen Muskeln. Während ein Mittellinienzugang im proximalen Anteil des Beines durchgeführt werden kann, wird dies zunehmend schwieriger im mittleren und distalen Drittel. Der postero-mediale und der postero-laterale Zugang umgehen dies, indem die Tibia praktisch «durch eine Seitentür» dargestellt wird: Im Endeffekt verlaufen diese Zugänge zur Vorderwand des hinteren Kompartments des Beines, das durch die Tibia, die Membrana interossea, die Fibula und das Septum peroneale posterior geformt wird (Darstellung von Cats, zitiert nach Grant [2]). Der postero-mediale Zugang wurde von Phemister [3] beschrieben, und Henry hat Modifikationen zur Darstellung sowohl der A. tibialis posterior, wie auch der Peronealarterien [4] angegeben. Banks und Laufman [5] benutzen eine abgekürzte und mehr proximal liegende Variation, um die hintere Oberfläche der Tibia unterhalb des Kniegelenks darzustellen. Der postero-laterale Zugang ist von besonderem Wert, wenn ausgedehnte Narbenflächen mit entsprechender Verwachsung über der antero-medialen Oberfläche der Tibia (die von offenen Frakturen, isolierenden Varikosen usw. herrühren können) bestehen (Harmon [6]).

2. Die Fibula

Im distalen Drittel liegt die Fibula subcutan und bereitet kaum Schwierigkeiten beim Zugang: im mittleren Drittel kann sie in der postero-lateralen Ebene (genauso wie die Tibia) dargestellt werden. Im proximalen Drittel liegt die Hauptgefährdung, der N. peroneus communis: seine Schädigung zu vermeiden erfordert Sorgfalt und detaillierte Kenntnisse der Anatomie. Auch hier gibt Henry die notwendige Führung und Erläuterung [7].

Indikationen für tibiale und fibulare Zugänge

Indikation	Zugang	Inzision
Probeexzision Tibia	Anteromedial	Anteromedial
Probeexzision Fibula	Beliebig	Posterolateral
Darstellung a. tibialis posterior		
proximaler Anteil	Posterior	Mittellinie (s. Knie)
mittlerer Anteil	Posterior	Posteromedial
distales Drittel	Posterior	Posterior (s. Sprunggelenk)
A. Peronealis	Posterior	Posterolateral
A. tibialis anterior	Anterolateral	Anterolateral
N. tibialis posterior	Posterior	Wie für die A. tib. posterior
N. peronaeus profundus	Anterolateral	Wie für die A. tib. anterior
N. peronaeus communis	Posterior	Posterior (proximaler fibularer Zugang)
Offene Reposition von Tibiafrakturen	Anteromedial	Anteromedial
… mit Osteosynthese oder Knochentransplantation	Anteromedial	Anterior
… bei mäßig vernarbten Hautverhältnissen	Posterior	Posteromedial
… bei ausgeprägten Vernarbungen der Haut	Posterior	Posterolateral
Dekompression des vorderen Kompartiments	Anterolateral	Anterolateral (wie für die A. tib. anterior)

Schienbein und Wadenbein 141

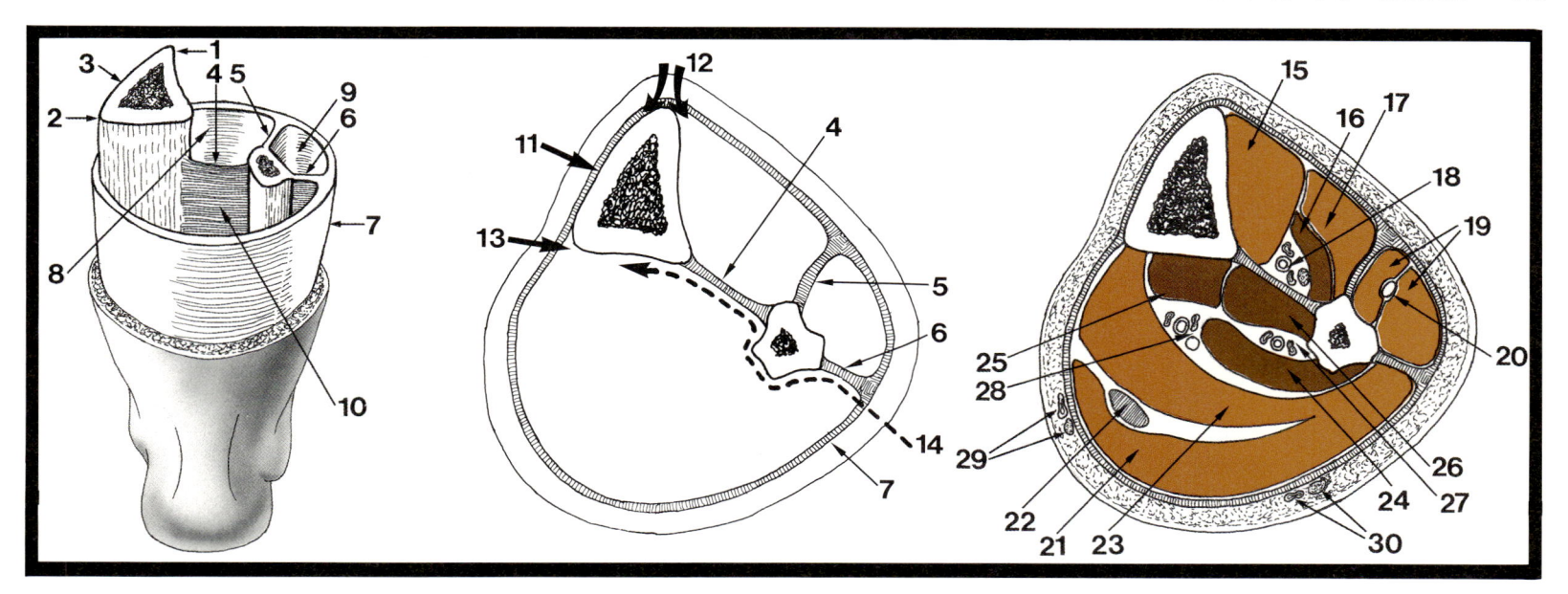

1. Anatomische Überlegungen: Der größere Anteil des Tibiaschafts hat die Form eines dreieckigen Prismas. Zwischen seiner vorderen (1) und seiner medialen (2) Kante liegt die antero-mediale Oberfläche (3), die direkt subcutan liegt. Die Membrana interossea (4), die Tibia und Fibula, die Septen, die vorderen und hinteren Peronealsepten (5, 6) und die darum verlaufenden Fascien (7) bilden das vordere (8) das peroneale (9) und das hintere (10) Kompartiment des Beins. Die *antero-mediale* Oberfläche der Tiba kann durch eine Inzision, die direkt über ihr angebracht wird [11] angegangen werden; *sowohl die antero-laterale wie auch die antero-mediale Oberfläche* können durch vordere Inzisionen (12) dargestellt werden.

Die *hintere Oberfläche* kann von der Medialkante der Tibia (postero-medialer Zugang) (13) oder durch eine postero-laterale Inzision (14) direkt hinter dem Peronealmuskel dargestellt werden. **Andere Strukturen:** Tibialis anterior (15); Extensor hallucis longus (16); Extensor digitorum longus (17); A. tibialis anterior, Venae commetantes und N. peroneus profundus (18), Peroneus longus und Brevis (19), N. peroneus superficialis (20), Gastrocnemius (21), Plantaris (22), Sulcus (23), Flexor hallucis longus (24), Flexor digitorum longus (25), Tibialis posterior (26), A. und Venae peronealis (27), A. tibialis posterior, Venen und Nerven (28), N. saphenus und V. saphena magna (29), N. suralis und Vena saphena parva (30).

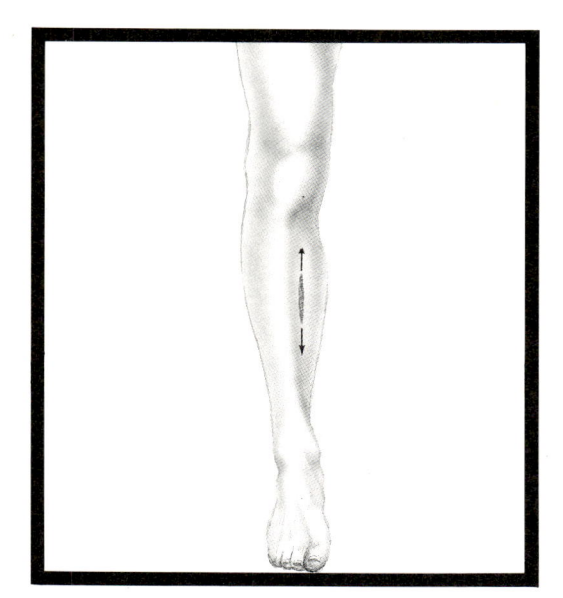

2. Darstellung der antero-medialen Oberfläche der Tibia; Lagerung: Der Patient liegt normalerweise in Rückenlage, und wenn immer möglich, wird der Eingriff in Blutleere durchgeführt. **Inzision (1):** Wenn nicht anzunehmen ist, daß dem operativen Eingriff eine starke ödematöse Schwellung folgt, und wo immer die Risiken einer Wunddehiszenz als minimal angesehen werden können, kann eine kurze vertikale Inzision über der gewünschten anatomischen Gegend angelegt und nach proximal oder distal, je nach Notwendigkeit, verlängert werden.

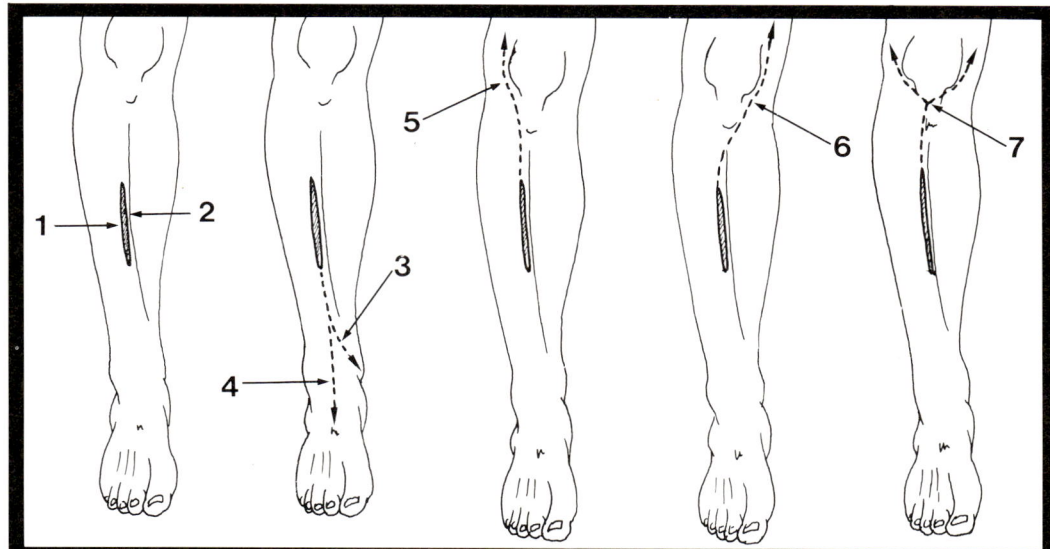

3. Die Inzision (2): Für eine breitflächige Darstellung des Tibiaschafts sollte die Inzision so angelegt werden, daß sie die Tibiavorderkante nicht berührt und daß sie auch über keinerlei Osteosynthesematerial zu liegen kommt. Eine gerade Inzision gibt die geringste Narbenbildung, curvierte Inzisionen werden am besten vermieden, es sei denn die Umstände machen sie notwendig (beispielsweise für eine proximale distale Erweiterung). Die Inzision wird direkt lateral (1) zur Schienbeinvorderkante (2) angelegt. **Erweiterungen:** Nach distal kann eine Darstellung der subcutanen Oberfläche erweitert werden, indem die Inzision zum medialen Malleolus (3) geführt wird. Alternativ kann die Inzision in derselben Verlaufsrichtung weitergeführt werden, um sich mit dem vorderen Zugang zum Sprunggelenk (4) (siehe Sprunggelenk Abb. 1) zu vereinen. Nach proximal kann die Inzision so erweitert werden, daß sie in den antero-lateralen (5), antero-medialen (6), Mercedes (7)-Zugang zum Knie übergeht (siehe Knie, Abb. 20, 16, 25).

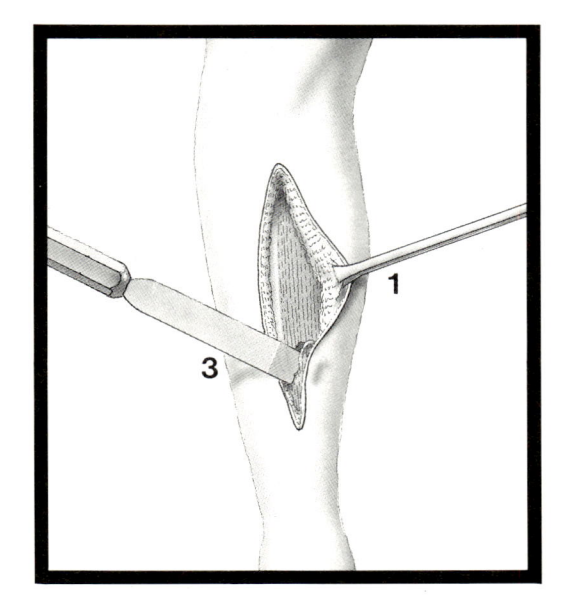

4. Durchführung: Die Durchführung dieser Zugänge ist normalerweise sehr direkt zu handhaben, aber man sollte folgende Punkte beachten: 1. Der mediale Hautlappen sollte mit Vorsicht zurückgeklappt werden. Falls Kocher-Klemmen benutzt werden, sollten sie nur an der subcutanen Hautoberfläche angesetzt werden. 2. Man vermeide unnötiges Strippen des Periosts. 3. Falls die Haut vernarbt ist und in den darunterliegenden Schichten Verwachsungen zeigt, sollte sie mit einer dünnen Corticalisschicht entfernt werden. Dies führt dazu, daß die Möglichkeiten einer späteren Wundheilungsstörung durch Hautnekrosen verringert werden.

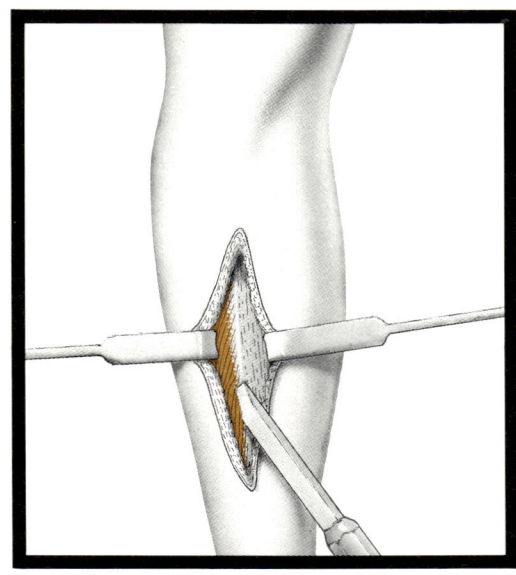

5. Darstellung der antero-lateralen Oberfläche der Tibia: Die antero-laterale Oberfläche der Tibia kann durch dieselbe Inzision dargestellt werden, mit oder ohne Darstellung der antero-lateralen Oberfläche. Der Tibialis anterior sollte von der Tibia abgelöst werden, wobei man mit einem Raspatorium oder ähnlichem nach proximal vorgeht.

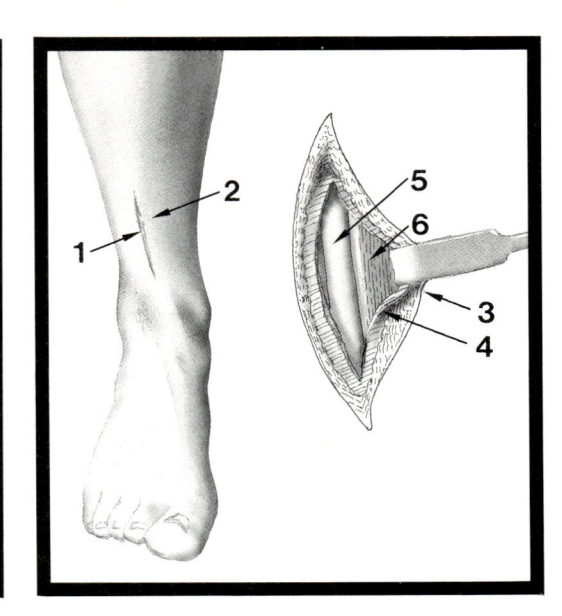

6. Erweiterungen und Variationen (1); Darstellungen der A. tibialis anterior oberhalb des Sprunggelenks (I): Eine vertikale Inzision von 6 cm oder länger (1) parallel und 1 cm lateral zur Schienbeinvorderkante (2) wird angelegt. Der mediale Hautlappen (3) wird zurückgehalten, Fascia und Retinacula (4) desgleichen. Man versichere sich, daß die Sehne des Tibialis anterior (5), die direkt am Knochen aufliegt (6), deutlich identifiziert wurde.

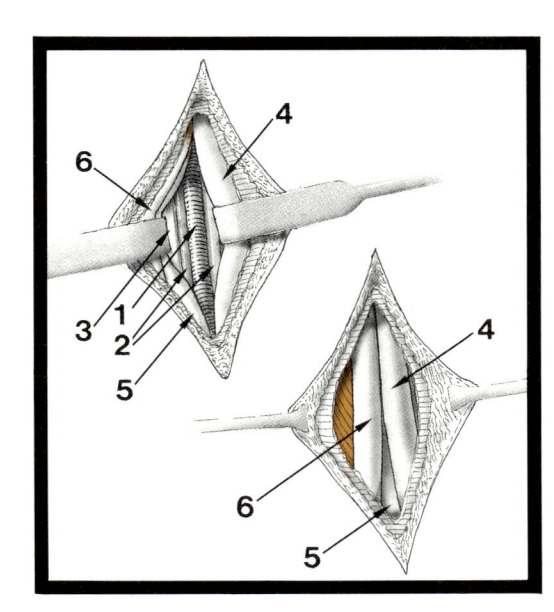

7. Darstellung der A. tibiales anterior (II): Die A. tibiales anterior (1) mit ihren Venae comitantes (2) und der N. peroneus profundus (3) liegen lateral zum Tibialis anterior (4) und medial zum Extensor hallucis longus (5). (Diese Lagebeziehung ändert sich in Höhe des Sprunggelenks.) Da der mediale Anteil des Extensor digitorum longus (6) mit dem Extensor hallucis longus verwechselt werden kann, ist der einzig zuverlässige Weg in der richtigen anatomischen Ebene zu präparieren der, nahe am Tibialis anterior zu bleiben. Die Inzision kann, falls notwendig, erweitert werden.

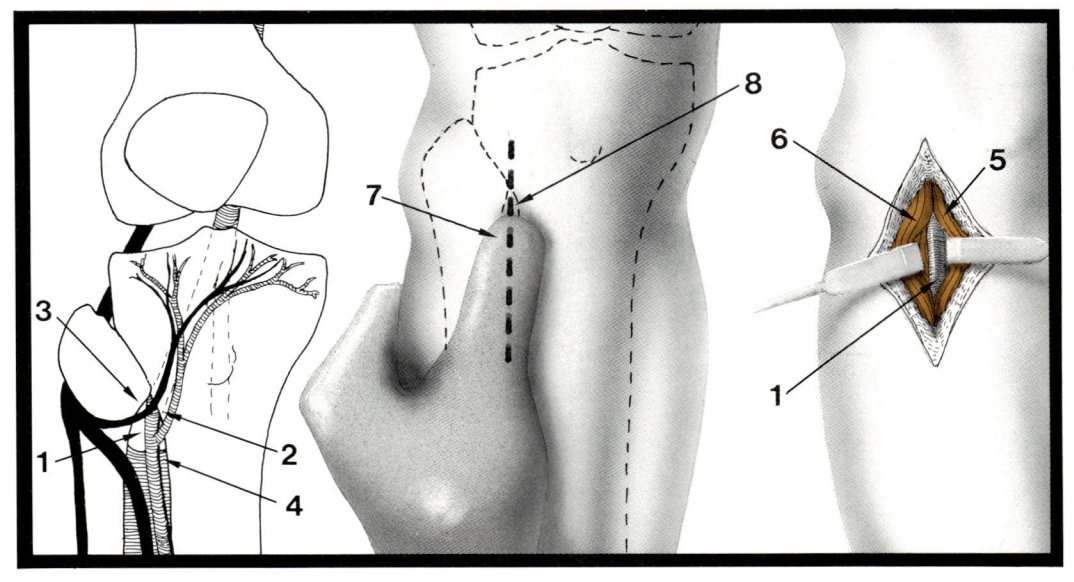

8. Erweiterungen und Variationen (2): Darstellung der A. tibialis anterior unterhalb des Knies: Das Gefäß (1) tritt in das vordere Kompartiment zwischen Tibia (2) und Fibula (3) über dem Rand der Membrana interossea (4) ein, und kommt in die Ebene zwischen Tibialis anterior (5) und Extensor digitorum (6) zu liegen. Diese Ebene kommt zwischen Tibia und Fibula zur Oberfläche. Man identifiziere die Vertiefung zwischen den beiden Knochen mit dem Daumen (7) und lege die Inzision vertikal genau in dieser Linie (8). Die beiden Muskeln werden separiert, um die Arterie genau lateral der Inzision zu lokalisieren. Für einen mehr proximal gelegenen Zugang wird die A. poplitea durch einen separaten postero-lateralen Zugang (siehe Abb. 15) dargestellt. Die A. tibialis anterior kann dann, nachdem sie von ihrem Ramus recurrens befreit wurde (Ligaturen und Durchtrennung) nach hinten gezogen werden, nachdem man die Mebrana interossea eröffnet hat. Eine breitflächigere Darstellung kann auch dadurch gewonnen werden, daß der N. peroneus communis (Abb. 14) mobilisiert und das Fibulaköpfchen reseziert wird [10].

Schienbein und Wadenbein 143

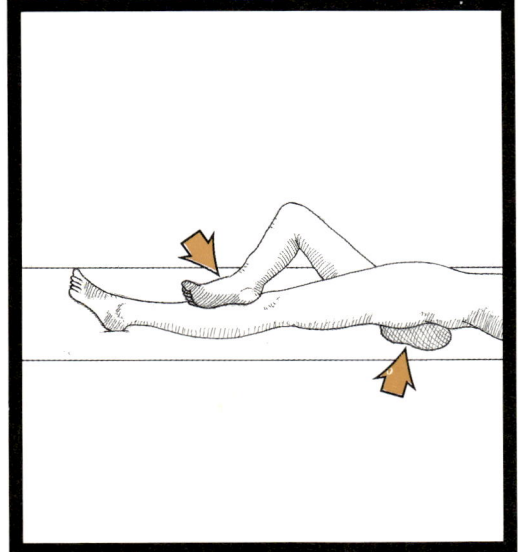

9. Darstellung der Hinterfläche der Tibia durch einen postero-medialen Zugang (1); Lagerung: Entweder (a) ein Sandsack wird unter die Gesäßhälfte der nicht betroffenen Seite gelegt, um den Patienten schräg zu positionieren; dann wird das Bein so gelegt, daß der laterale Fußrand auf dem Schienbein der gegenüberliegenden Seite genau unterhalb des Knies zu liegen kommt: *oder* (b) der Patient liegt in Bauchlage, das betroffene Bein wird im Knie gebeugt. Die üblichen Vorkehrungen für eine Anästhesie in Bauchlage müssen getroffen werden.

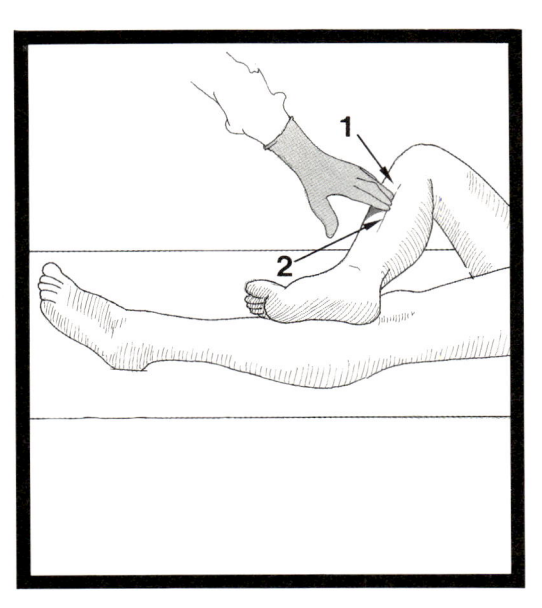

10. (2) Inzision: Die subcutane Oberfläche der Tibia wird palpiert (1). Die mediale Kante (2) wird sorgfältig identifiziert und die Inzision darüber angelegt.

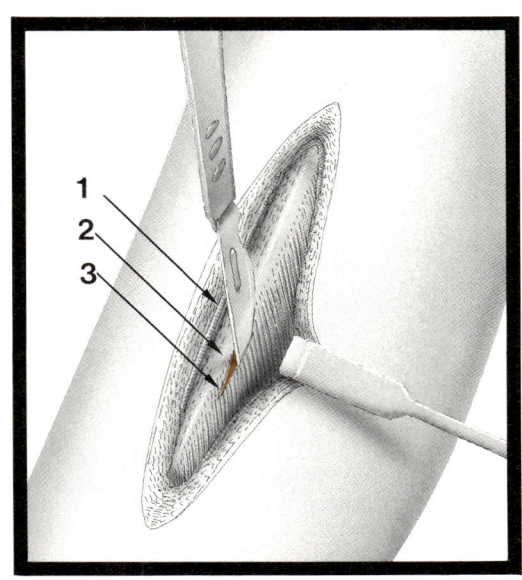

11. (3) Durchführung: Die Hautränder werden nur minimal mobilisiert und zurückgehalten. Man achte auf die Vena saphena magna (1) und identifiziere die Medialkante der Tibia (2). Die hier ansetzende Fascie (3) wird inzidiert und indem man an der skelettalen Oberfläche bleibt, werden mit einem Raspatorium die Muskeln abgetragen, die an der Hinterfläche der Tibia (Soleus, Flexor digitorum longus) ansetzen. Um die mittleren Anteile der hinteren Oberfläche der Tibia darzustellen werden Hohmann-Haken eingesetzt.

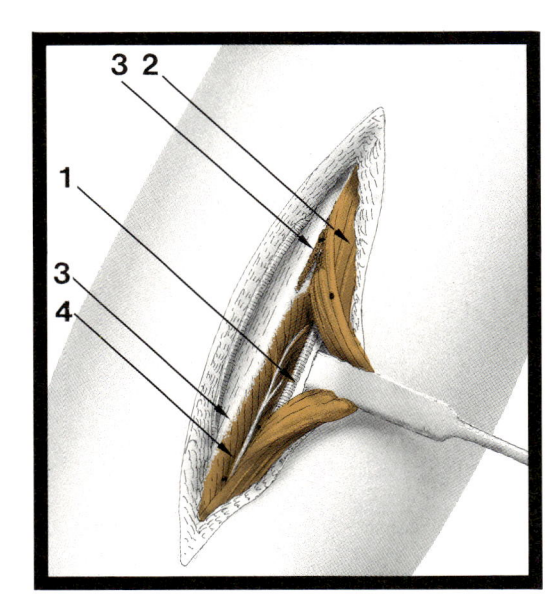

12. (4) Erweiterungen und Variationen (1); Darstellung des Gefäßnervenbündels im mittleren Drittel: Um das Gefäßnervenbündel (1) darzustellen, wird der Soleus (2) von der Medialkante der Tibia (3) abgetragen und die Fläche zwischen Soleus und den drei tiefen, zweifiedrigen Muskeln des Beines (von denen der am meisten medial liegende der Flexor digitorum longus ist (4)) eröffnet.

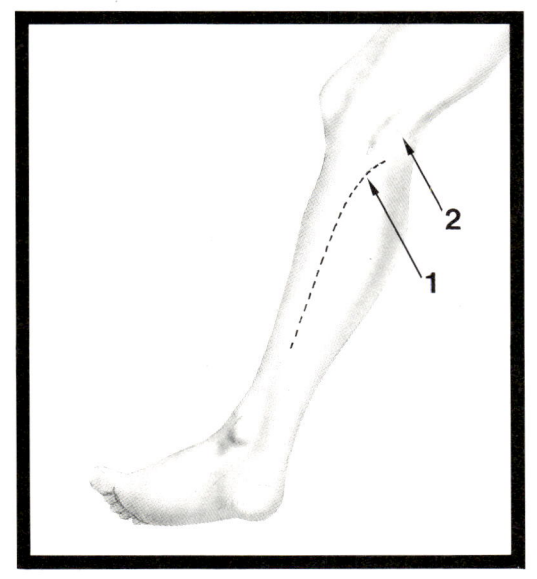

13. (5) Erweiterungen und Variationen (2); Darstellung des Gefäßnervenbündels in der proximalen Hälfte, oder Darstellung der poplitealen Oberfläche der Tibia: Die Hautinzision wird im oberen Teil des Operationsgebiets zu einem Punkt etwa 3–4 cm lateral der medialen Tibiakante (1) geschwungen. Die Hautinzision endet etwa 5 cm distal der poplitealen Beugefalte (2).

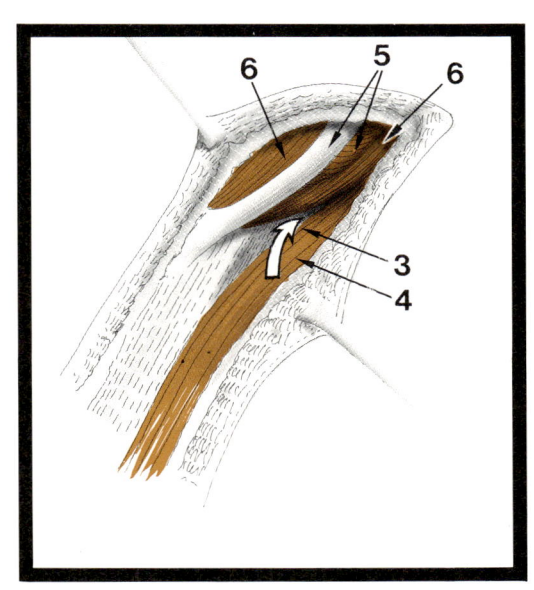

14. (6) Darstellung des Gefäßnervenbündels in seiner proximalen Hälfte oder Darstellung der poplitealen Oberfläche der Tibia (2); Durchführung: Die Hautränder werden zurückgehalten und im proximalen Anteil des Operationsgebiets wird der Zwischenraum dem medialen Gastrocnemiuskopf (4) auf der einen Seite und dem Semitendinosus (5) und dem Semimembranosus (6) auf der anderen Seite identifiziert.

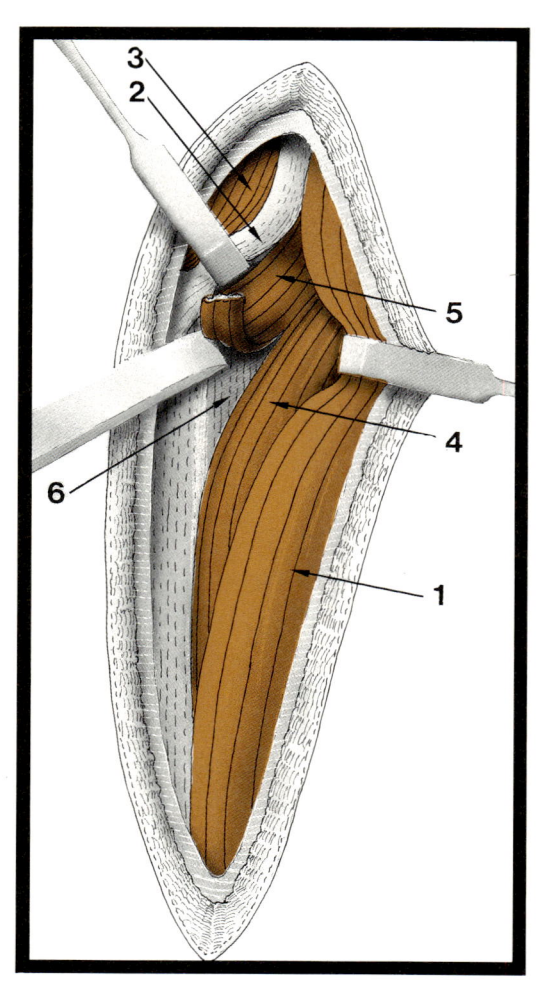

15. (links) (7) Erweiterungen und Variationen (3); Darstellung der poplitealen Oberfläche der Tibia: Der Gastrocnemius (1) wird nach lateral gehalten, der Semitendinosus (2) und der Semimembranosus (3) nach medial. Dies sollte den darunterliegenden Soleus (4) und den Popliteus (5) zum Vorschein bringen. Um die popliteale Oberfläche der Tibia (6) darzustellen wird eine Inzision entlang der medialen und des medialen Unterrandes des Popliteus angelegt, wobei man deutlich in der Mittellinie verbleibe. Nun wird mit einem Raspatorium der Popliteus von der hinteren Oberfläche der Tibia abgehoben, wobei man hier dicht am Knochen bleibt: der zurückgeschlagene Popliteus wird das Gefäßnervenbündel schützen.

16. (rechts) (8) Erweiterungen und Variationen (4); Darstellung des Gefäßnervenbündels in der proximalen Hälfte des Beines (1): Um das Gefäßnervenbündel darzustellen, wird es zuerst durch Palpation identifiziert und dann mit einem Finger (8) geschützt, wobei der Soleus dort, wo er an der Tibia an der Linia soleälis (9) ansetzt, durchtrennt wird. Man präpariere nach distal (2), bis der gesamte Ansatz des Soleus an der Medialkante der Tibia durchtrennt ist. Beachte: 1. Gastrocnemius, 2. Semitendinosus, 3. Semimembranosus, 4. Soleus, 5. Popliteus, 6. popliteale Oberfläche der Tibia, 7. Gefäßnervenbündel.

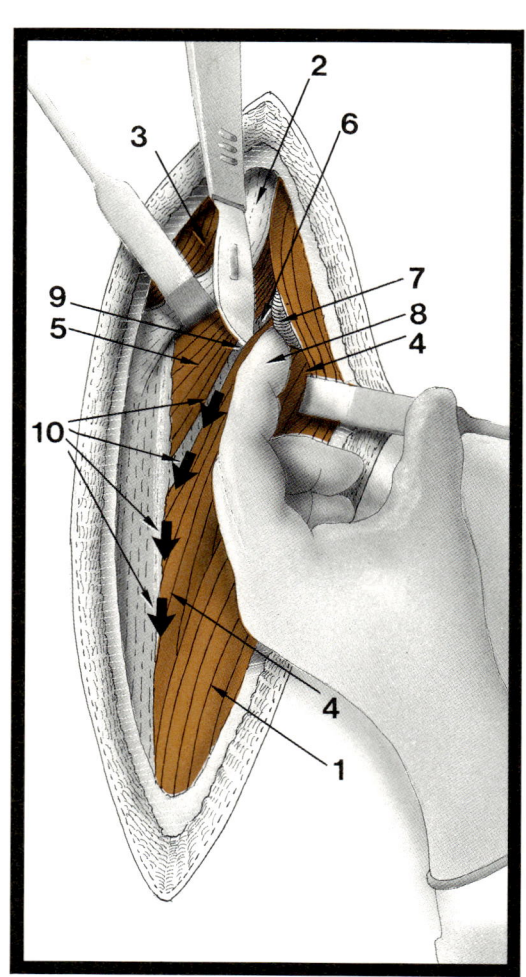

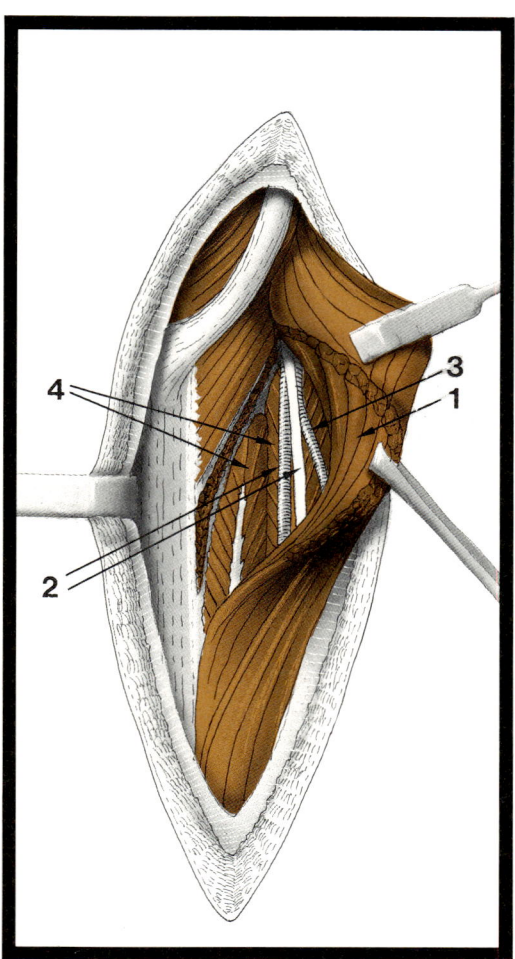

17. (links) (9) Darstellung des Gefäßnervenbündels in der proximalen Hälfte des Beins (2): Der Soleus kann nun 120° zurückgehalten und umgeschlagen werden, sodaß seine Unterfläche (1) nach hinten schaut, wobei die A. tibialis posterior und der Nerv (2) zur Darstellung kommen und die A. peronealis (3) zwischen ihnen und den tiefen Muskeln (4) liegt. **Erweiterung:** *Distal* muß dieser Zugang hinter dem medialen Malleolus zum Fuß führen, um die proximalen Anteile der medialen und lateralen Plantargefäße und Nerven darzustellen. *Proximal* kann die Inzision mit dem hinteren Zugang zum Knie verbunden werden. Je nach den entsprechenden Umständen kann der mediale Kopf des Gastrocnemius unter deutlichem Gewinn für den Zugang abgetragen werden.

18. (rechts) (10) Erweiterungen und Variationen (5); popliteale Oberfläche der Tibia: Wenn der Zugang zur poplitealen Oberfläche der Tibia das hauptsächliche Operationsziel ist, haben BANKS und LAUFMAN [5] eine L-förmige Inzision empfohlen, deren horizontaler Schenkel nahe der poplitealen Beugefalte (1) verläuft. Der Patient sollte in Bauchlage liegen. Die Durchführung wurde in Abb. 10 beschrieben. Falls Schwierigkeiten entstehen, kann die Inzision nach distal entlang der medialen Kante der Tibia (2) verlängert werden oder nach proximal in die oberen Ausläufer der Fossa poplitealis oder in die Rückseite des Oberschenkels (3).

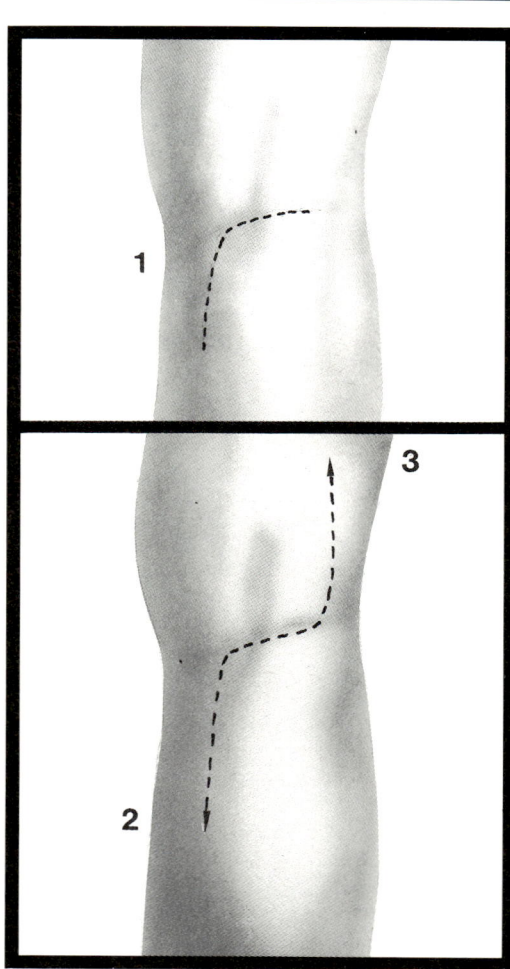

Schienbein und Wadenbein 145

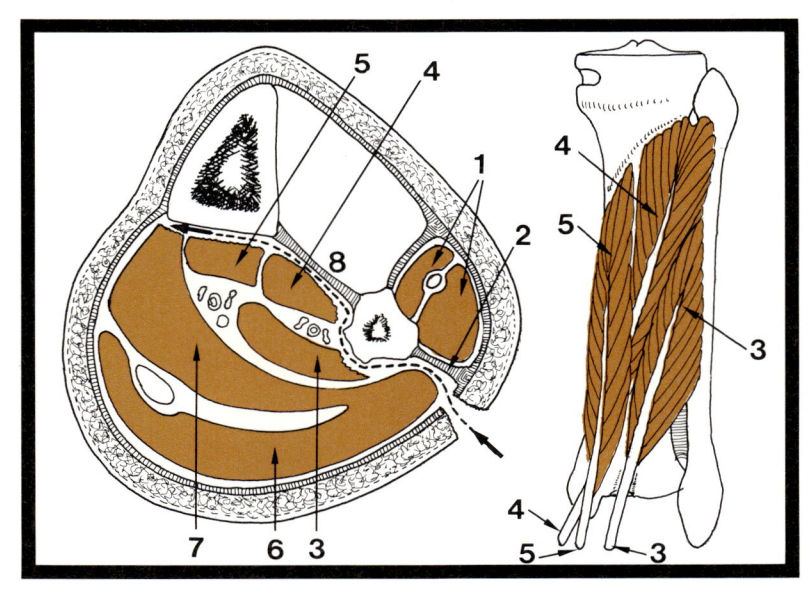

19. Der postero-laterale Zugang zum Tibiaschaft und Fibulaschaft (1): Die Operation wird in Blutleere durchgeführt, der Patient liegt entweder auf der nicht betroffenen Seite oder auf dem Bauch. Das Operationsziel ist, die Ebene hinter den Peronealmuskeln (1) und dem Septum peroneale posterius (2) darzustellen. Dies bringt die zweifiedrigen Muskeln des Unterschenkels (Flexor hallucis longus (3), Tibialis posterior (4) und Flexor digitorum longus (5)), die unter dem Gastrocnemius (6) und dem Soleus (7) liegen, zum Vorschein. Die tiefen Muskeln haften an der hinteren Fläche von Tibia, Fibula und Membrana interossea (8) und müssen abgelöst werden, um den Knochen darzustellen.

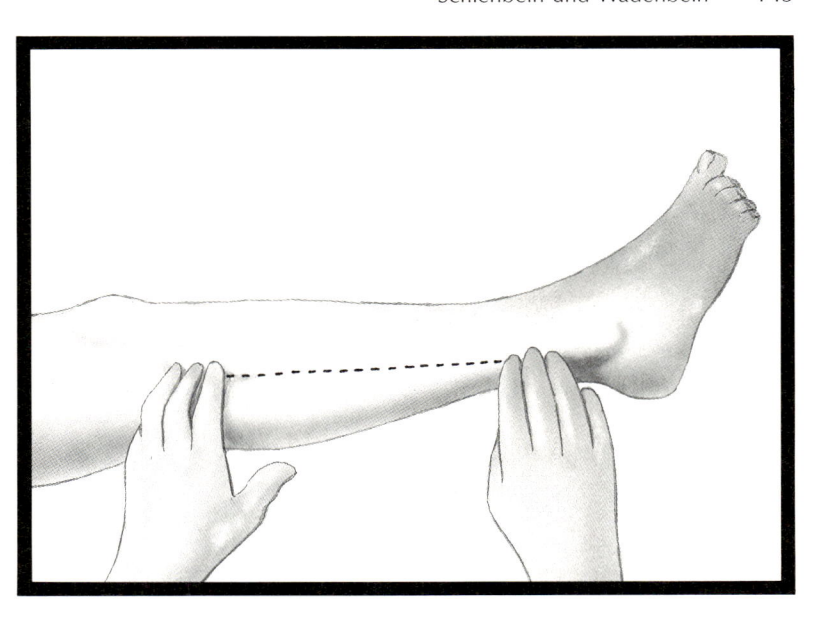

20. Postero-lateraler Zugang zum Schaft von Tibia und Fibula (2): Die hinteren Aspekte des Fibulaköpfchens und des lateralen Malleolus werden identifiziert. Die Inzision, die solang wie notwendig ist, sollte entlang einer Linie, die diese beiden Punkte verbindet, verlaufen, wobei sie, wo immer möglich, die Gegend des Fibulahalses vermeidet (um die Chancen einer Schädigung des N. peroneus communis zu minimieren).

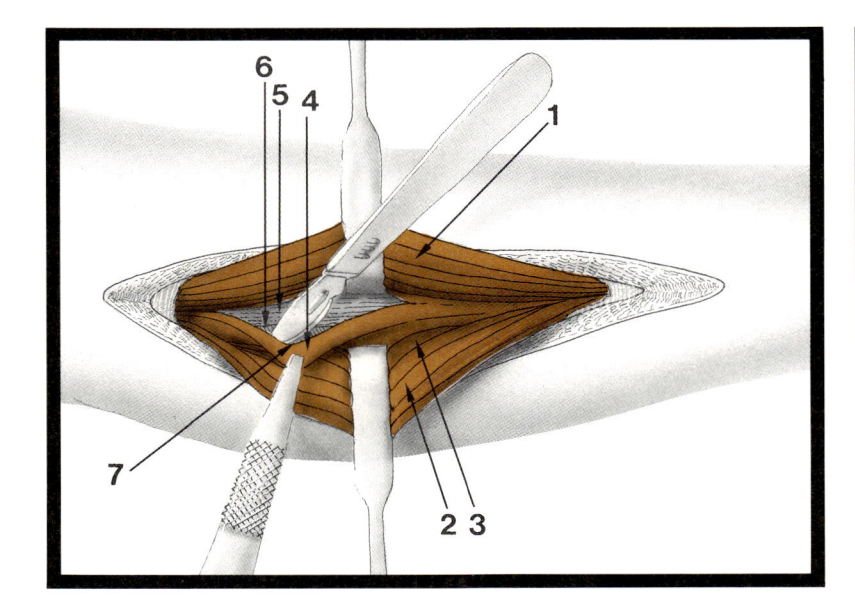

21. Postero-lateraler Zugang zum Tibiaschaft und zur Fibula (3); Durchführung: Man suche das Intervall zwischen dem peronealen und hinteren Kompartment und halte die Peronei (1) nach vorne; der Gastrocnemius (2) und der Soleus (3) werden nach hinten gehalten. Der Flexor hallucis longus (4) wird vom Fibulaschaft (5) und der Membrana interossea (6) abgetragen, wobei man nach medial zur Hinterfläche der Tibia (7) präpariere. Sobald diese identifiziert ist, kann der größte Teil des weiteren Abtragens des Weichteils mit einem Raspatorium geschehen. Der N. tibialis posterior und die Gefäße sollten nicht sichtbar sein, da sie, falls die Präparation direkt am Knochen erfolgte, durch Weichteile geschützt sein sollten.

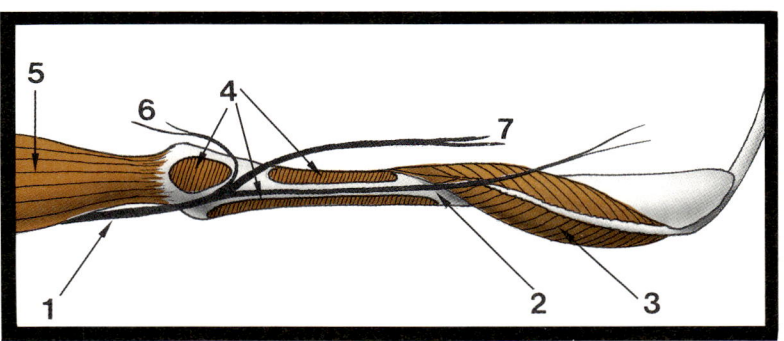

22. Erweiterungen und Variationen; fibularer Schaft (1): Der *mittlere* Anteil des fibularen Schafts kann, wie beschrieben, dargestellt werden, wobei natürlich die mediale Präparation, die zur Darstellung der Tibia notwendig ist, unterbleibt. *Distal* liegt die Fibula subcutan und mit Ausnahme der Nähe der Peronealsehnen tauchen hier wenig Schwierigkeiten auf (siehe Sprunggelenk, Abb. 21). *Proximal* wird die Darstellung der Fibula durch die Anwesenheit des N. peroneus communis (1) kompliziert. HENRY [8], der POIRIER [9] zitiert, lenkt die Aufmerksamkeit auf einige sehr feine, aber wesentliche Details der Anatomie. Im einzelnen liegt der oberflächliche Ast des Peroneus (2) in einer Linie mit dem Fibulaschaft und bleibt nahe am Knochen, bis er vom Peroneus brevis (3) an die Oberfläche geführt wird. Der Peroneus longus (4) hat seinen Ursprung an der Fibula an beiden Seiten des Nervens und auch vom Fibulaköpfchen. Beachte: 5. Bizeps femoris, 6. N. tibialis recurrens, 7. N. peroneus profundus.

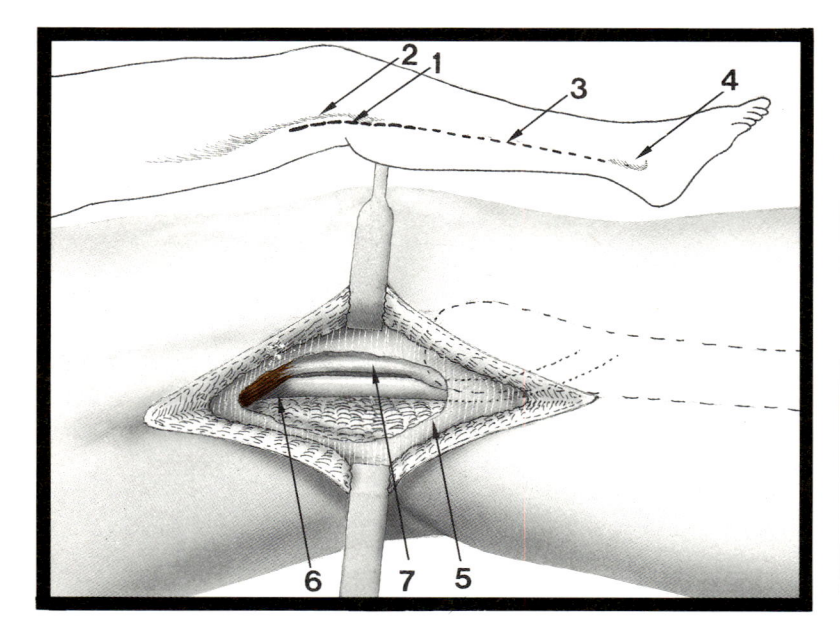

23. Proximaler Fibulaschaft (2); die Inzision: Proximal (1) sollte die Hautinzision an dem Hinterrand der Bizepssehne (2) bis zu einem Punkt etwa 10 cm über dem Kniegelenkspalt folgen. Distal (3) sollte die Inzision auf einer Linie, die das Fibulaköpfchen mit dem lateralen Malleolus (4) (wie im vorausgegangenen beschrieben) folgen. Die Länge der Inzision hängt von der Art der durchzuführenden operativen Untersuchung ab. **Durchführung:** Die tiefe Fascie (5) wird eröffnet und der Nerv (6) wird, wo er unter der Bizepssehne (7) etwa drei Finger breit über dem Fibulaköpfchen austritt, lokalisiert.

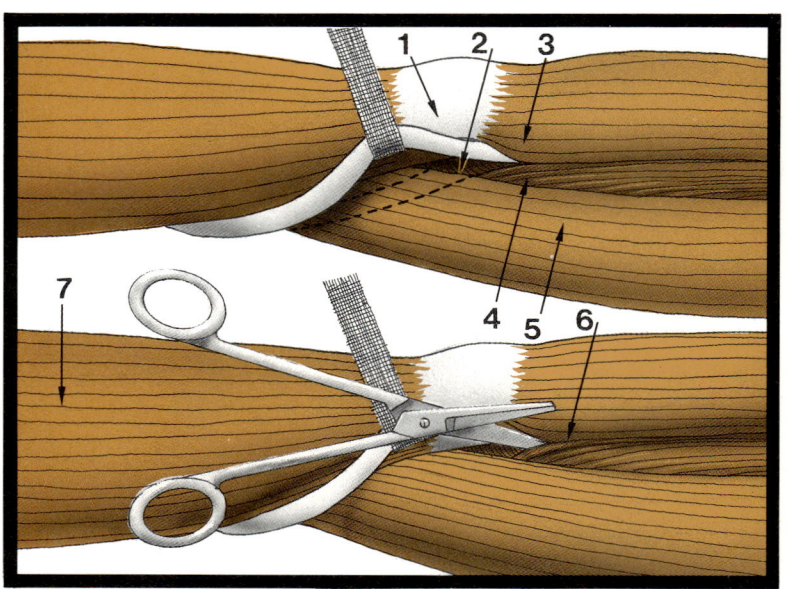

24. Proximaler Fibulaschaft (3); Durchführung (2): Der Nerv wird mit einem kochsalzgetränkten Nervenbändchen angeschlungen und sehr vorsichtig nach vorne über das Fibulaköpfchen (1) aus seiner Vertiefung am Fibulahals (2) gezogen. Der Peroneus longus (3) liegt vor dem Nerv; der Soleus und Gastrocnemius (5) liegen dahinter. Mit einer Präparierschere wird die Ebene (6) zwischen Peroneus longus und Soleus vorsichtig eröffnet (Beachte: (7) Bizeps femoris).

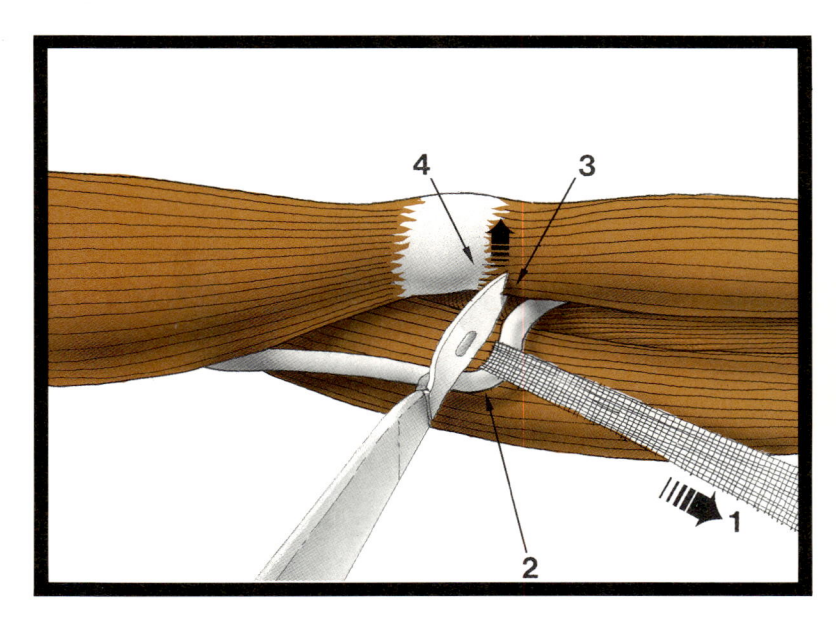

25. Proximaler Fibulaschaft (4); Durchführung (3): Nun wird der Nerv vorsichtig nach distal (1) gezogen, sodaß er sich nach hinten und distal (2) krümmt. Dies bringt den Nerven aus dem Anteil des Peroneus longus (3), der vom Fibulaköpfchen entspringt. Indem man nahe am Knochen bleibt, wird dieser Muskelanteil durchtrennt. Man achte darauf, nicht am Fibulahals nach unten abzugleiten und schneide immer vom Nerven weg.

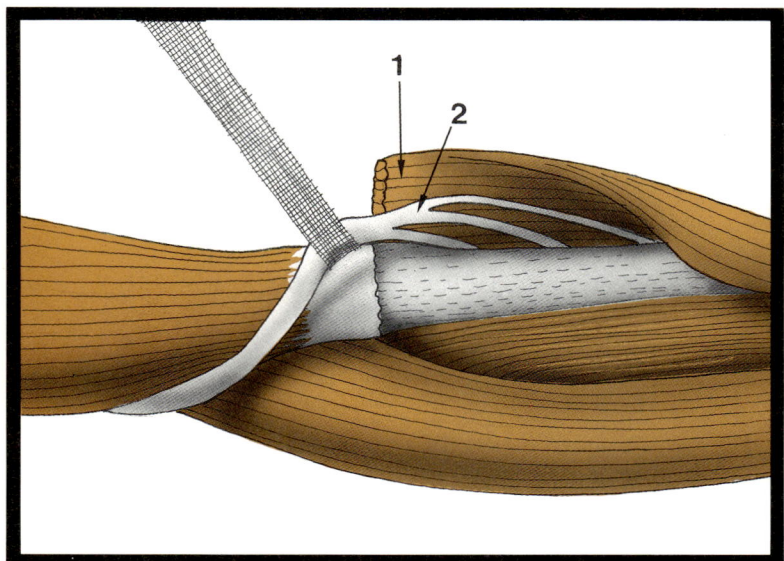

26. Proximaler Fibulaschaft (5); Durchführung (4): Der Peroneus longus (1) kann nun nach vorne geklappt werden, wobei er den N. peroneus communis und seine drei terminalen Endäste (2) mit sich führt. Um nun noch mehr vom Schaft darzustellen bedarf es des sorgfältigen aber vergleichsweise leichten Ablösens des linearen Ansatzes des Peroneus longus vom Fibulaschaft.

Literatur, Schienbein und Wadenbein

1. Müller, Allgöwer, Schneider, Willeneger 1977 Manual of internal fixation. Springer Verlag, Berlin, p 264
2. Keates HA (Quoted by Grant JCB) 1952 A Method of Anatomy. Bailliere, Tindall & Cox, Toronto p 422
3. Phemister DB 1947 J Bone Joint Surg [Br] 29:946
4. Henry AK 1957 Extensile exposure. Livingstone, Edinburgh, p 265
5. Banks SW, Laufman H 1953 An Atlas of surgical exposures of the extremities. Saunders, Philadelphia, p 156
6. Harman PH 1945 J Bone Joint Surg [Br] 29:496
7,8. Henry AK 1957 Extensile exposure. Livingstone, Edinburgh, p 292
9. Poirier XX 1901 Anatomie humane, 2eme Edition, Voll II, fasc 1, p 251, Paris
10. Ellvin, Kelly 1955 Ann Surg, 122:529

13. Sprunggelenk und Fuß

Einführung

Das Sprunggelenk zeigt, wie das Handgelenk, in einem schmalen Gebiet eine ungewöhnlich große Konzentration wesentlicher Gefäße, Nerven und Sehnen. Nur die kreisförmig verlaufenden Inzisionen der Amputation können diese Strukturen gleichzeitig darstellen. Die meisten Zugänge zum Sprunggelenk benutzten vertikale oder J-förmige Inzisionen, die über der wesentlichen operativ angestrebten anatomischen Gegend zu liegen kommen. Probleme entstehen dann, wenn zwei oder mehr Strukturen die deutlich voneinander getrennt sind, während eines Eingriffs dargestellt werden müssen: dann können zwei Inzisionen notwendig werden, wobei diese mit entsprechender Sorgfalt angelegt werden müssen, um die Vaskularisation der dazwischenliegenden Hautbrücke nicht zu gefährden.

Die druckaufnehmenden Hautareale unter der Ferse, den Metatarsalköpfchen und Fußrändern neigen dazu schlecht zu heilen, und Narbenschmerzen können Probleme in der folgenden Mobilisation ergeben; direkte Zugänge werden hier am besten vermieden, es sei denn sie stellen einen wesentlichen Teil des Eingriffs dar, wie beispielsweise in der Vorfußrekonstruktion nach Fowler. Die meisten chirurgischen Eingriffe am Fuß können glücklicherweise durch einen dorsalen, dorso-medialen und dorso-lateralen Zugang ausgeführt werden. Wann immer eine ausgiebige Darstellung der Sohle notwendig wird, sollte der Zugang durch den nicht druckaufnehmenden Teil der Fußgewölbe erfolgen, wobei die Ebenen zwischen den einzelnen Muskellagen der Sohle des Fußes an der sogenannten Porta pedis eröffnet werden sollten.

Man darf nie vergessen, daß der Fuß die letzte Außenstation der Zirkulation ist. Sogar beim normalen Individuum mit einer gesunden Zirkulation ist die Heilung am Fuß beachtlich langsamer als überall anders am Körper, und man muß daher darauf achten, alles zu vermeiden, was diese Zirkulation zusätzlich behindern könnte. Geschwungene Inzisionen mit scharfen Kanten, wie beispielsweise der Kocher-Zugang zum lateralen Anteil des Sprunggelenks sollten mit Vorsicht durchgeführt werden. Grobe Präparierklemmen sollten nicht dazu benutzt werden, die dünne verletzliche Haut des Fußrükkens, die so leicht traumatisiert werden kann, zu fassen. Breitflächiges Unterminieren von Hautlappen sollte vermieden werden und tiefergehende scharfe Präparation auf das unbedingt notwendige Maß beschränkt werden. Die Readaptation der Wundränder während des Wundschlusses sollte mit sehr großer Sorgfalt erfolgen. Falls die Extremität im Gips ruhiggestellt wird, müssen entsprechende Vorkehrungen für die zu erwartende postoperative Schwellung getroffen werden und eine reichliche Polsterung zwischen Haut und Gips ist im allgemeinen anzuraten. Zusätzlich sollte der Gips wo immer möglich über die ganze Länge gespalten werden. In jedem Fall sollte die Extremität solange hochgelagert werden, bis alle Anzeichen der postoperativen Schwellung verschwunden sind und eine gute Heilung ohne Infektion klar eingetreten ist. Es ist im allgemeinen angebracht, die Hautnähte 14 Tage oder länger zu belassen, um eine Wiedereröffnung der Hautränder durch eine Wundheilungsstörung zu vermeiden.

Diese Anmerkungen treffen auf den normalen Fuß zu, und man kann daraus ableiten, daß es außerordentlich wichtig ist, die Durchblutungssituation jedes Fußes, an dem chirurgische Eingriffe vorgenommen werden sollen, vorab zu überprüfen. Aufmerksamkeit sollte der Färbung und Ernährung von Haut und Nägeln gewidmet werden und natürlich auch dem Vorhandensein oder dem Fehlen der peripheren Pulse. Der Patient sollte im Hinblick auf möglichen Diabetes untersucht werden. Falls irgendeine wesentliche Beeinträchtigung der Zirkulation vorliegt, sollten chirurgische Eingriffe nur dann anberaumt werden, wenn die vorliegende Pathologie keine andere Alternative läßt und der Patient darüber informiert wurde, daß die möglichen Gefährdungen und Risiken bis zu Gangränen und zur Amputation gehen können. Die Hauptzugänge zum Sprunggelenk und zum Tarsus können der Bequemlichkeit halber in vordere, hintere, mediale oder laterale eingeteilt werden. Eine ganze Reihe verschiedener Zugänge, die im allgemeinen der Darstellung einer einzelnen Struktur dienen, werden am Ende dieses Kapitels beschrieben.

Vordere Zugänge

Im klassischen vorderen Zugang wird die Inzision vertikal etwa in der Mitte zwischen beiden Malleoli angelegt. Dieser Zugang ist besonders bei Sprunggelenksarthrodesen von Wert, da er bequemen Zugriff auf beide Gelenksflächen der Malleoli ermöglicht. Bei der Durchführung dieses Zugangs kann das Sprunggelenk dadurch erreicht werden, daß der Tibialis anterior, der Extensor hallucis longus und das Gefäßnervenbündel nach medial und der Extensor digitorum longus und der Peroneus tertius nach lateral [1] gehalten werden. Alternativ kann auch der Zwischenraum zwischen dem Tibialis anterior auf der einen Seite und dem Gefäßnervenbündel, dem Extensor hallucis longus und dem Extensor digitorum longus auf der anderen Seite dargestellt werden [2]. Letzterer Zugang kann als eine distale Variation des Zugangs angesehen werden, der bereits für die Darstellung der A. tibialis anterior im Bereich des Unterschenkels (Tibia, Abb. 7) beschrieben wurde.

Wenn die Hautinzision etwas mehr lateral angelegt wird, kann das Sprunggelenk problemlos lateral vom Extensor digitorum longus (und natürlich vom Gefäßnervenbündel und diversen Sehnen) eröffnet werden. Diese Darstellung, die im allgemeinen als antero-lateraler Zugang bezeichnet wird und vielfältige Anwendungsmöglichkeiten hat, kann bis weit in den Fuß hinein ausgedehnt werden, um Zugriff auf das Talonaviculargelenk zu geben, bzw. durch laterales

Beiseitehalten des Extensor digitorum brevis, zum Calcaneocuboidalgelenk und zu der Basis des 4. und 5. Metatarsales.

Hintere Zugänge

Die Achillessehne liegt direkt hinter dem Sprunggelenk und in einer tieferen Ebene verläuft die Sehne des Flexor hallucis longus in einer Vertiefung der Hinterfläche der Tibia und des Talus nahe der Mittellinie.[1] Um einen breitflächigen Zugriff auf die Hinteranteile der Tibia und des Talus zu erhalten, kann die Achillessehne durch eine Z-Plastik durchtrennt und zurückgeschlagen werden: sie wird am Ende des Eingriffs wieder vernäht. Im allgemeinen ist eine derartig breitflächige Darstellung nicht notwendig[2] und die Gegend des hinteren Anteils des Sprunggelenks kann durch eine vertikale Inzision direkt lateral der Achillessehne angegangen werden, wobei der Zwischenraum zwischen Flexor hallucis longus und Peroneus brevis [3] dargestellt wird. Auf der Medialseite der Achillessehne kann eine ähnliche vertikale Inzision zur Darstellung des N. tibialis posterior und der Arterie [4] benutzt werden. Tibia und Talus können durch entsprechendes Beiseitehalten des Tibialis posterior des Flexor digitorum longus [5] ebenfalls dargestellt werden, wobei darauf zu achten ist, die letztgenannten Strukturen (N. und A. tibialis posterior) nicht zu schädigen. Beide Inzisionen können distal um die entsprechenden Vorsprünge der entsprechenden Malleoli angelegt werden; lateral kann dieser Zugang erfolgreich dazu verwendet werden, sich sowohl mit lateralen wie auch hinteren Malleolarfrakturen operativ auseinanderzusetzen.

Laterale Zugänge

Bei der Behandlung lateraler Malleolarfrakturen kann das distale Ende der Fibula durch eine schräge Inzision parallel und distal zum Verlauf des N. peroneus superficialis dargestellt werden, wobei die Inzision nach hinten um die Spitze des Malleolus [6] herum läuft. Wenn auch Zugang zum Malleolus posterior gewünscht wird, kann die Fibula nach unten gezogen werden, nachdem die Membrana interossea durchtrennt wurde, genauso wie das vordere und hintere Lig. tibiofibulare inferior.[3] Wenn die Fibula nicht bereits frakturiert ist, kann sie etwa 12 mm proximal zu ihrer Spitze [7, 8] durchtrennt werden. Am Ende des Eingriffs wird der laterale Malleolus mit einer entsprechenden Osteosynthese-Technik wieder refixiert.

Um Zugriff zum subtalaren Gelenk und zu den Mitteltalargelenken (wie es beispielsweise bei der Trippelarthrodese notwendig ist) zu gewinnen, ergibt die J-förmige Inzision nach Kocher den wahrscheinlich besten Zugriff. Im allgemeinen erfordert er die Mobilisation oder Durchtrennung der Peronealsehnen[4], um das hintere Talocalcaneargelenk darzustellen. Unglücklicherweise ist mit diesem Zugang oft eine schlechte Wundheilung verbunden, im wesentlichen bedingt durch Hautnekrosen und Infektionen. Wenn die vertikale Komponente der Inzision weggelassen wird, und der proximale Hautlappen wie beim Zugang nach Ollier [9] durch Präparation über die volle Weichteildicke inzidiert wurde, wird die Heilungsrate bei dieser Art der Darstellung deutlich verbessert.

Mediale Zugänge

Der mediale Malleolus kann durch eine Inzision dargestellt werden, die über und vor dem Malleolus beginnt und nach unten-hinten unter seine Spitze läuft [1]. Wenn Zugang zum Malleolus posterior gewünscht wird, wie beispielsweise bei bestimmten Sprunggelenksfrakturen (Frakturen nach Pott), kann hinten eine geschwungene Inzision [10, 11] durchgeführt werden, wobei der Gefäßnervenstrang und die Sehne nach hinten und medial gehalten werden. Colonna und Ralston [1] benutzen eine modifizierte vordere Inzision, die einen ähnlichen Effekt hat.

Wenn Zugang zum Taluskopf notwendig wird, und der mediale Malleolus intakt ist, kann er durchtrennt und später in dieselbe Position [5] refixiert werden.[5]

Verschiedene Zugänge

Der Calcaneus kann durch mediale oder laterale Inzisionen dargestellt werden. Dies gibt aber nur örtlichen Zugriff. Der plantare Anteil der Ferse kann durch eine Inzision parallel zur Sohle, die sich in etwa zum hinteren Anteil der Ferse schwingt, dargestellt werden: Der Fersenlappen wird dann vom Calcaneus abpräpariert und nach unten geklappt. Eine ähnliche Inzision mit einer medialen vertikalen Erweiterung kann zur Exzision des Calcaneus oder anderen Eingriffen, die eine breitflächige Darstellung erfordern, verwendet werden. Eine geschwungene Inzision ohne eine vertikale Erweiterung, die aber etwas mehr proximal angelegt wird, bildet die Basis des sogenannten Cincinatti-Zugangs, der bei Kindern zur Darstellung des Sprunggelenks und der Achillessehne (12) zur Anwendung kommen kann. Die meisten anderen Knochengelenke, die am Fuß von Interesse sein können, können durch kurze örtliche dorsale Inzisionen dargestellt werden und bedürfen keiner speziellen Diskussion. Wenn eine ausgedehnte Darstellung der Fußsohle notwendig wird, kann die Porta pedis benutzt werden [13]. Wenn jedoch eine Repositionierung des metatarsalen Hautlappens ein essentieller Teil des Eingriffs ist (wie beispielsweise in der Rekonstruktion nach Farlow [14] oder ihrer Varianten), dann kann eine transverse Inzision durchaus vorteilhaft zur Anwendung gelangen.

---

[1] Anm. d. Ü.: Dies ist besonders bedeutend bei sogenannten dorsalen Kapseldiszisionen und Achillessehnenverlängerungen bei der Klumpfußoperation.
[2] Ausgenommen bei der Klumpfußbehandlung.
[3] Die sogenannten Syndesmosen.
[4] Die Durchtrennung der Peronealsehne ist *nicht* anzuraten.

[5] Eine derartige Osteotomie sollte mit einer oszillierenden Säge erfolgen und sich im wesentlichen dahin orientieren, daß keine gewichtstragende Gelenkfläche durchtrennt wird, sondern daß das Eck der oberen Gelenkfläche, das zumeist keinen Kontakt mit dem Talus hat, in der distalen Tibia durchtrennt wird.

Indikationen für Zugänge zum Sprunggelenk und Fuß

Anatomische Gegend oder Indikation	Zugang	Anatomische Gegend oder Indikation	Zugang
Sprunggelenk z. B. Biopsie z. B. Fusion	antero-lateral, vorderer vorderer; laterale Inzision mit Abtragung der Fibula; hinterer Teil des Kocher-Zugangs	**Cuboid** z. B. Biopsie Metatarsalia und Phalangen z. B. Frakturreposition oder Exzision	calcanear; cuboidal vertikal
Subtalargelenk z. B. Fusion (einschließlich Trippelarthrodese)	Ollier, Kocher, antero-lateral, postero-lateral, direkter hinterer Zugang	**Achillessehne** z. B. Naht oder calcaneare Verlängerung	direkter hinterer; vertikaler hinterer Zugang
Calcaneocuboidalgelenk z. B. Fusion	calcaneocuboidal	**Mediale Ligamente** z. B. Bandnähte	medialer Zugang mit hinterer J-Inzision (Broomhead)
Talonaviculargelenk z. B. Fusion	talonavicular	**Medialer Malleolus** z. B. Fraktur	medialer Zugang (vorne geschwungen)
1. MP-Gelenk z. B. für Eingriff am Hallux valgus	dorsomedial	z. B. Fraktur mit zusätzlichem Volkmannschen Dreieck	medialer Zugang (mediale J-Inzision nach Broomhead); Collona und Ralston
Interphalagealgelenke der Kleinzehen z. B. für Fusion z. B. «Filetieren»	transvers longitudinal	**Laterale Bänder** z. B. Rekonstruktion oder Naht	Kocher (modifiziert)
MP-Gelenke der kleinen Zehen z. B. zur Dislokation z. B. Plantarneurinom z. B. Vorfußrekonstruktion	longitudinal Zickzack-Inzision transversal-plantar	**Lateraler Malleolus** z. B. Fraktur z. B. Fraktur mit hinterem Volkmannschen Dreieck	lateraler Zugang mit vorderer oder hinterer J-Inzision lateraler Zugang mit Abtragung der Fibula
Talus Obere Gelenkfläche (z. B. für Osteochondritis) Hinterer Anteil des Taluskopf oder calcaneare Oberfläche (z. B. zur subtalaren Fusion) z. B. Hals und Kopf (z. B. für Fusion nach Betschler)	vorderer; anterolateral; medial; horizontal (König und Schäfer) lateral; medial; posterior talonavicular	**Hinterer Malleolus** **Distale Tibia (vorne)** z. B. Tibiarandfrakturen Fraktur nach Tillaux	lateraler Zugang mit Abtragung der Fibula; hinterer lateraler Zugang vorderer Zugang; antero-lateral lateraler Zugang mit vorderer J-förmiger Inzision
Calcaneus z. B. Biopsie z. B. Exostosektomie z. B. Exzision	medial; lateral; vertikal; posterior vertikal; posterior Kocher	**Mediales Gefäßnervenbündel** z. B. Sprunggelenk z. B. am Fuß **Vorderes Gefäßnervenbündel**	medialer hinterer Zugang Porta pedis vorderer Zugang

Sprunggelenk und Fuß 151

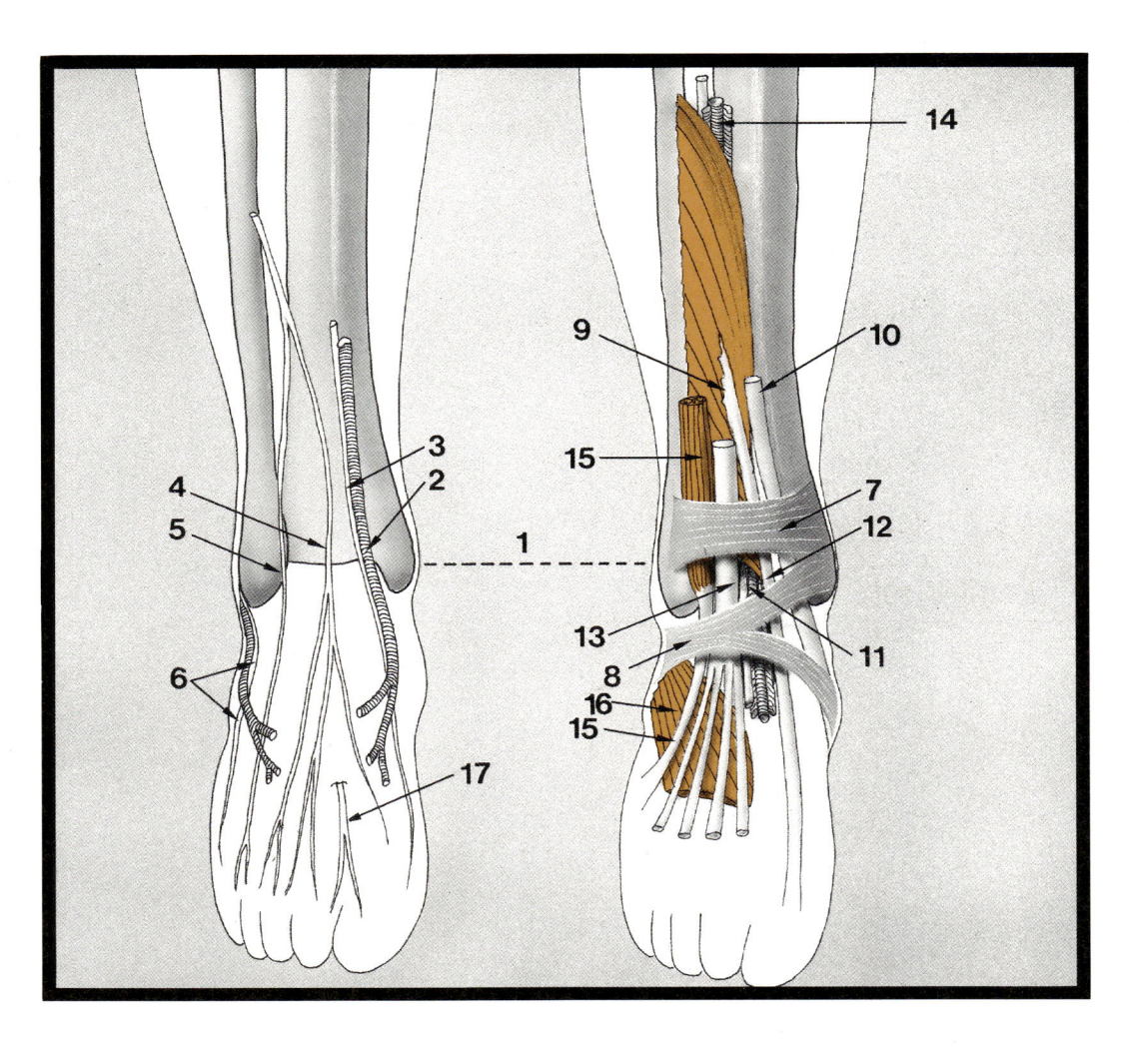

1. Vordere Zugänge; anatomische Überlegungen: In Höhe des Sprunggelenkspalts (1) finden sich oberflächlich eine Anzahl von Strukturen: diese schließen die Vena saphena magna (2) sowie den N. saphenus (3) ein (der 2 cm vor dem Malleolus medialis verläuft) und Hautäste des N. peroneus superficialis auf dem Weg zum Fußrükken; diese sind im Verlauf der Mittellinie (4) und lateral (5) aufzufinden. Der N. suralis (6), der die Lateralseite des Fußes versorgt, verläuft unter dem Malleolus lateralis mit der Vena saphena parva. Die tiefen Strukturen liegen unter dem oberen (7) und unteren (8) Retinaculum der Extensoren. Über dem Sprunggelenk liegt das Gefäßnervenbündel (in der Tiefe der N. peroneus und die A. tibialis anterior mit ihren Venae comitantes). Medial und unter dem Extensor hallucis longus (9) und lateral zum Tibialis anterior (10) (die Sehne ist in der Zeichnung nur angedeutet). Am Sprunggelenk kommt das Gefäßnervenbündel (11) zwischen Extensor hallucis longus (12) und Extensor digitorum longus (13) zu liegen. Proximal des Ursprungs des Extensor hallucis longus ist das Gefäßnervenbündel (14) zwischen Tibialis anterior und Extensor digitorum longus gelegen. Beachte: Peronaeus tertius (15), Extensor digitorum brevis (16), N. peroneus profundus (17).

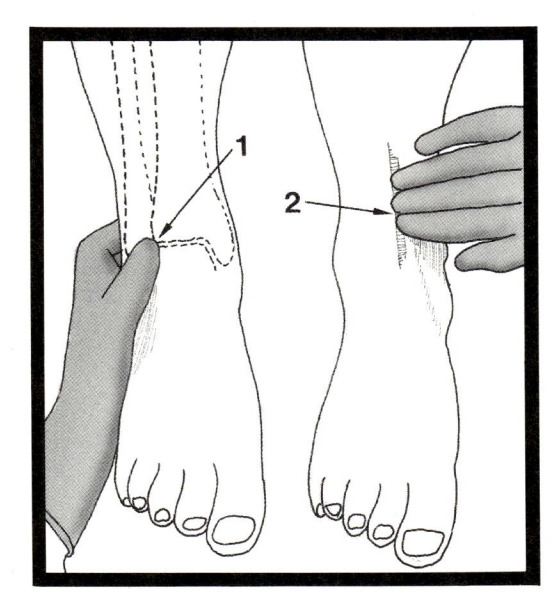

2. Vorderer Zugang zum Sprunggelenk; Orientierungspunkte: Die Ebene des Sprunggelenks wird durch kräftige Palpation der Ecke zwischen Tibia, Fibula und Talus (1) identifiziert (die obere Gelenkfläche des Talus kann im allgemeinen ohne Schwierigkeiten in dieser Gegend gefunden werden). Bevor eine Blutsperre und Blutleere angelegt wird, sollte der Verlauf der A. tibialis anterior untersucht werden, die das distale Ende der Tibia hier überkreuzt (2).

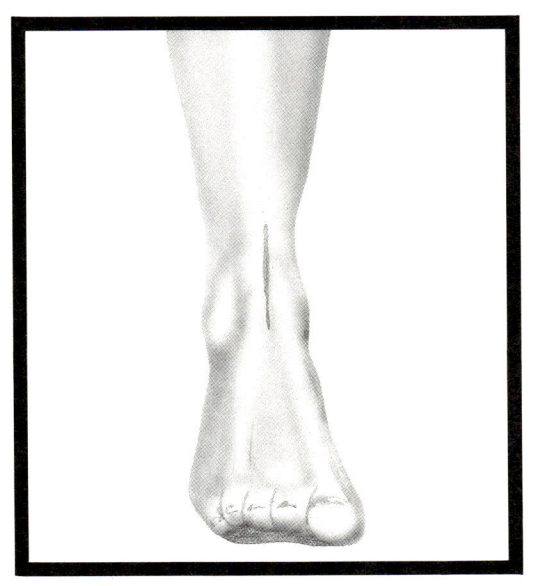

3. Vorderer Zugang (2): Nachdem die Blutleere und die Blutsperre angelegt sind, wird die Extremität abgedeckt, während der Patient in Rückenlage liegt. Die Haut wird entweder mit einem Strumpf oder mit einer Klebefolie abgedeckt. Die Inzision sollte dem Verlauf des Gefäßnervenbündels folgen.

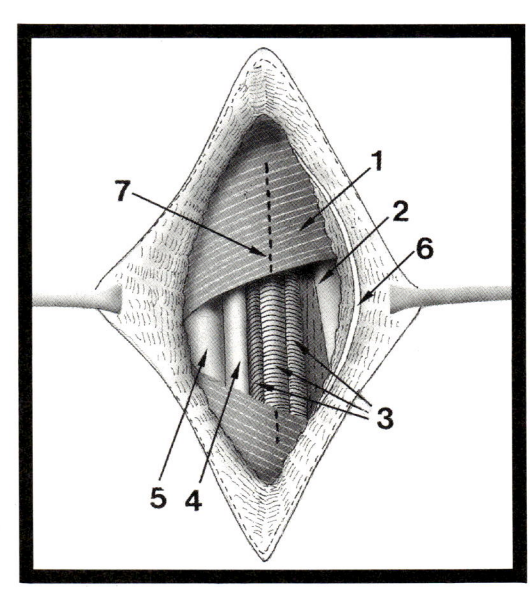

4. Vorderer Zugang (3): Die Hautränder werden nur so weit zurückgeklappt, daß die hauptsächlichen darunterliegenden Strukturen identifiziert werden können – das Retinaculum extensorum (1), die Sehne des Extensor hallucis longus (2), die A. tibialis anterior und die Begleitvenen (3), der N. peroneus profundus (4) und der Extensor digitorum longus (5). Man achte darauf, den N. peroneus superficialis (6) nicht zu schädigen. Das Retinaculum der Extensoren wird gespalten, um Zugriff zum Gefäßnervenbündel zu erhalten.

5. Vorderer Zugang (4): Das Retinakulum der Extensoren (1) wird zurückgeklappt und der Zwischenraum (2) zwischen Gefäßnervenbündel (3) und Extensor digitorum longus (4) wird präpariert. Um die A. tibialis anterior nach medial mobilisieren zu können, kann es notwendig werden, die A. malleolaris lateralis (5) und die A. tarsalis lateralis (6) aufzusuchen, zu unterbinden und zu durchtrennen. Nun wird das Gefäßnervenbündel mit den Sehnen des Extensor hallucis longus (7), des Tibialis anterior nach medial gehalten. Die Sprunggelenkskapsel (8) wird entsprechend den auftretenden Erfordernissen eröffnet.

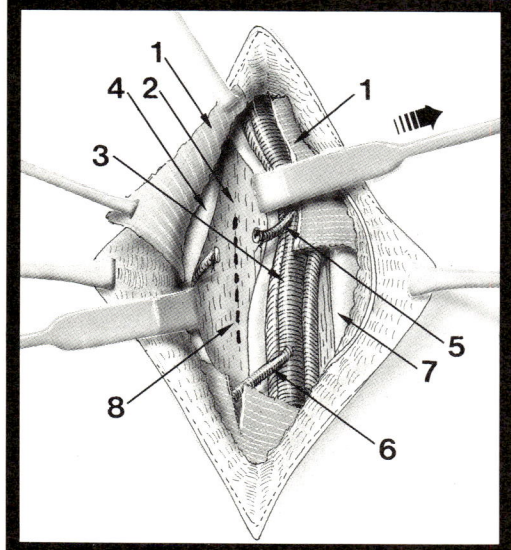

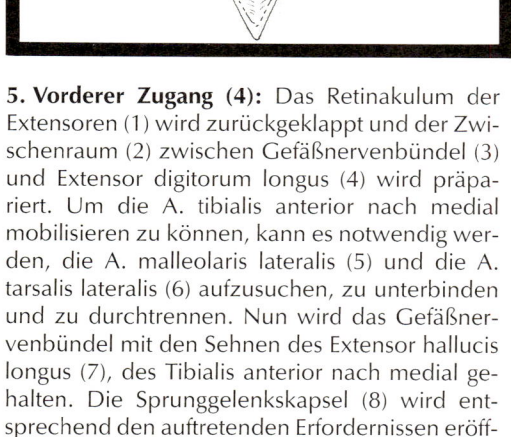

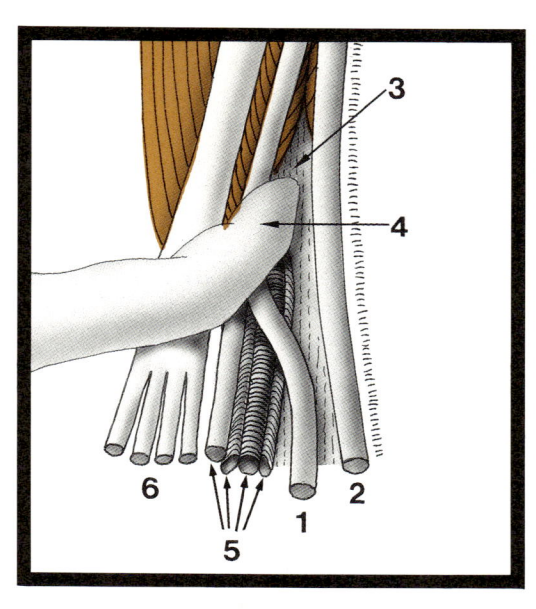

6. Vorderer Zugang (5); Variationen: Der Extensor hallucis longus (1) wird identifiziert und desgleichen der Tibialis anterior (2); das Retinaculum wird gespalten. Der Zwischenraum (3) zwischen den Sehnen wird eröffnet, mit dem Finger (4) wird das Gefäßnervenbündel (5) von der anterolateralen Oberfläche des Tibialis anterior weggezogen. Das Gefäßnervenbündel wird zusammen mit dem Extensor hallucis longus und dem Extensor digitorum longus (6) nach lateral gehalten, die Sprunggelenkskapsel eröffnet. Die Inzision kann nach proximal weit ausgedehnt werden (siehe Tibia, Abb. 3).

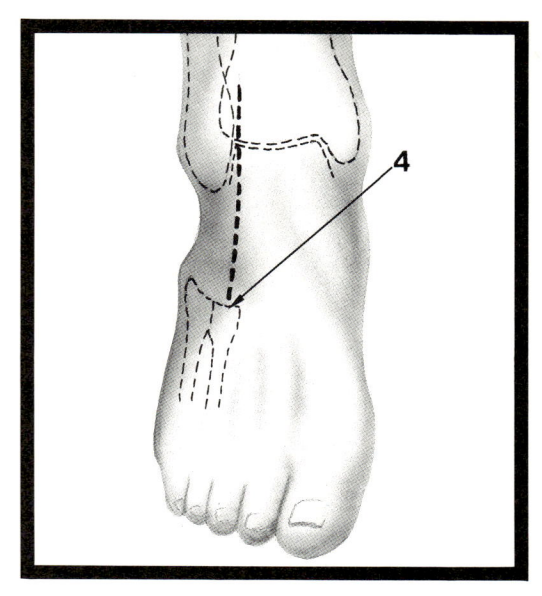

7. Anterolateraler Zugang (1): Dies ist die bevorzugte Inzision zur Darstellung des Sprunggelenks und des Tarsus. Nur die Gelenke zwischen dem Naviculare und den beiden medialen Ossa cuneiforme sind auf diesem Weg unerreichbar. **Inzision:** Die laterale Ecke des Sprunggelenks wird lokalisiert (Abb. 2), und die Inzision direkt medial der Fibula gelegt. Der proximale Schenkel wird 5 cm länger gewählt, der distale Anteil kann bis zur Basis des IV. Metatarsale (4) ausgedehnt werden.

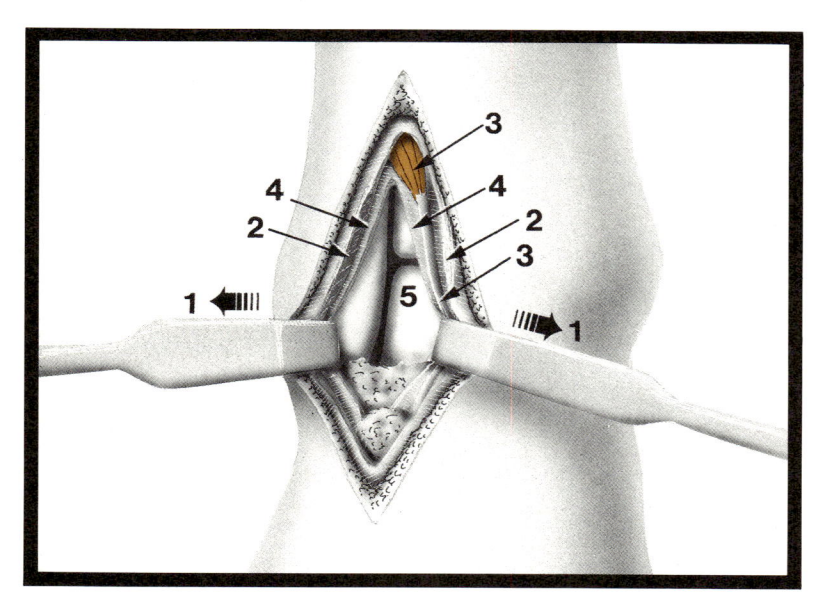

8. Anterolateraler Zugang (2); Durchführung: Die Hautlappen werden mobilisiert und zurückgehalten (1) und zwar nur so weit, daß eine anatomische Orientierung erfolgen kann. Man achte darauf, keine Äste des N. peroneus superficialis zu schädigen. Das Retinakulum der Extensoren (2) wird durchtrennt und der Peroneus tertius (3) wird nach medial gehalten. Die Durchtrennung der Kapsel (4) zeigt dann das Sprunggelenk (5). Eine weitere Präparation nach medial kann dadurch ausgeführt werden, daß man nahe am Knochen bleibt mit oder ohne Darstellung des Gefäßnervenbündels. Die Durchtrennung der lateralen Malleolararterien oder der lateralen Tarsalarterien kann notwendig werden, um eine mediale Mobilisation der A. tibialis anterior zu ermöglichen.

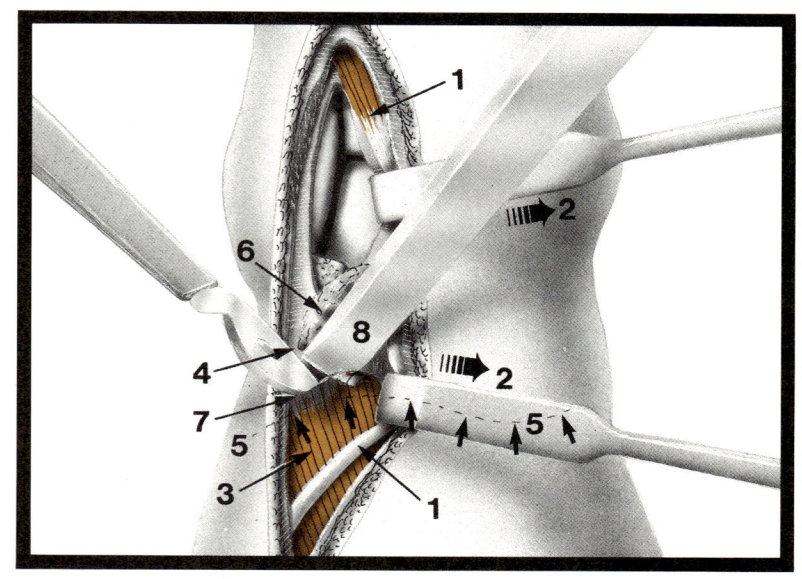

9. Anterolateraler Zugang (3); distale Durchführung: Der Muskelbauch und die Sehne peroneus tertius (1) werden nach medial gehalten (2). Der Muskelbauch des Extensor digitorum brevis (3), der vom Calcaneus (4) entspringt und die mittleren Tarsalgelenke (5) verbirgt, kommen zur Darstellung. Man beachte das gut entwickelte Fettpolster (6), das im Sinus tarsi liegt und über seine Begrenzung hinaus reicht: es versteckt das talocalcaneare Gelenk. Der Extensor digitorum brevis wird an seinem fibrösen Hinterrand (7) inzidiert und mit Messer und Raspatorium (8) nach vorne abgetragen.

Sprunggelenk und Fuß 153

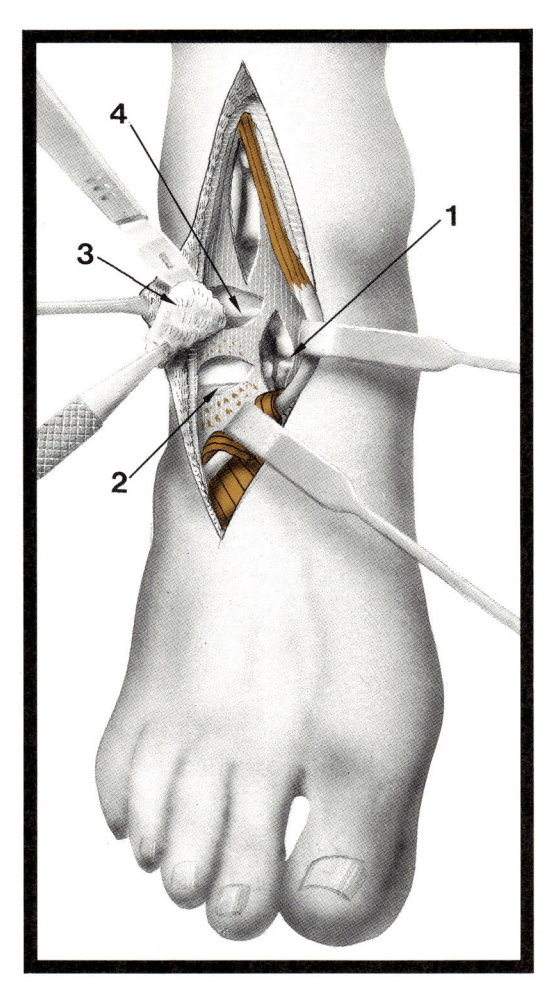

10. (links) anterolateraler Zugang (4): Eine Inzision in Verlaufsrichtung des Talus, die die Gelenkkapsel abklappt, eröffnet das Talonaviculargelenk (1). Eine transverse Inzision kann dazu benutzt werden, das Calcaneocuboidalgelenk (2) darzustellen; durch eine mediale Erweiterung kann der talonaviculare Anteil des mittleren Tarsalgelenks dargestellt werden. Das hintere Talocalcaneargelenk kann dadurch sichtbar werden (4), daß man nach hinten präpariert und das Fett (3) aus der Gegend des Sinus tarsi entfernt. Falls notwendig kann die Präparation nach distal ausgeweitet werden, um die Gelenke zwischen Cuboid und der Basis des IV. und V. Metatarsale darzustellen.

11. (rechts) hintere Zugänge (1): Anatomische Überlegungen: *Oberflächliche Lagebeziehungen:* Auf der medialen Seite liegen die Vena saphena magna (1) und der N. saphenus (2) vor dem medialen Malleolus. Auf der lateralen Seite liegen die Vena saphena parva (3) und der N. suralis (4) hinter dem lateralen Malleolus und vor der Achillessehne (5). *Tiefe Lagebeziehungen:* Die Sehne des Tibialis posterior (6), der Flexor digitroum longus (7) liegen hinter dem medialen Malleolus. Der Flexor hallucis longus (8) liegt mehr lateral und seine Muskelfasern liegen nächst denen des Peroneus brevis (9). Die Sehnen des Peroneus brevis und longus (10) verlaufen unterhalb des lateralen Malleolus.

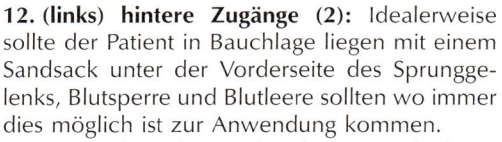

12. (links) hintere Zugänge (2): Idealerweise sollte der Patient in Bauchlage liegen mit einem Sandsack unter der Vorderseite des Sprunggelenks, Blutsperre und Blutleere sollten wo immer dies möglich ist zur Anwendung kommen.
Zugänge lateral zur Sehne können jedoch mit dem Patienten in Seitlage durchgeführt werden und Zugänge medial zur Sehne können mit dem Patienten in Rückenlage ausgeführt werden, wobei das Bein über das andere gekreuzt wird (siehe Tibia, Abb. 6). **Hinterer Zugang lateral zur Sehne (1): Inzision:** Man bleibe nahe am lateralen Rand der Achillessehne (1), um das Risiko, den N. suralis zu durchtrennen, zu minimieren. Proximal sollte die Inzision 8–10 cm von der Spitze des lateralen Malleolus aus gesehen erweitert werden. Nach distal wird die Inzision nach vorne geschwungen und zwar nicht weniger als 3 cm distal der Spitze des Malleolus.

13. (rechts) hinterer Zugang, lateral (2): Der laterale Hautlappen (1) wird zurückgeklappt und der N. peroneus wird identifiziert und geschont, desgleichen die Vena saphena parva (3). Die Achillessehne (4) wird nach medial gehalten. Der Flexor hallucis longus (5) wird identifiziert und desgleichen des N. peroneus brevis (6). Man beachte, daß der Peroneus brevis dazu tendiert nach medial zu quellen und den Flexor hallucis longus zu überlappen.

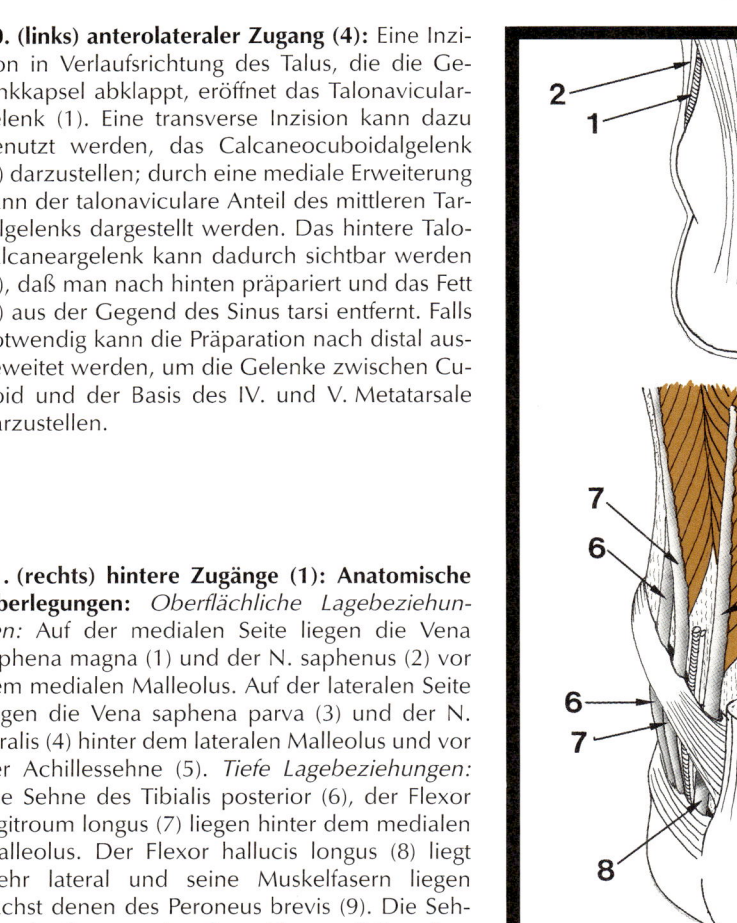

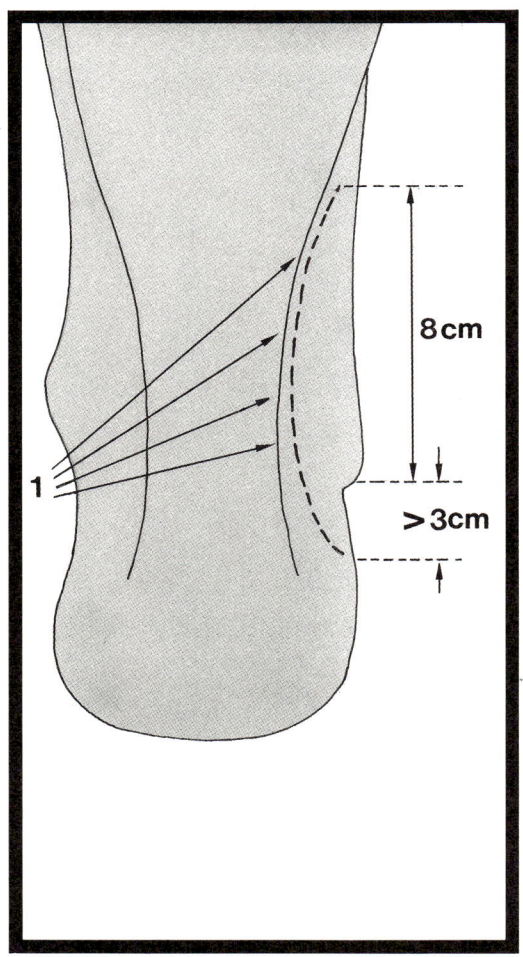

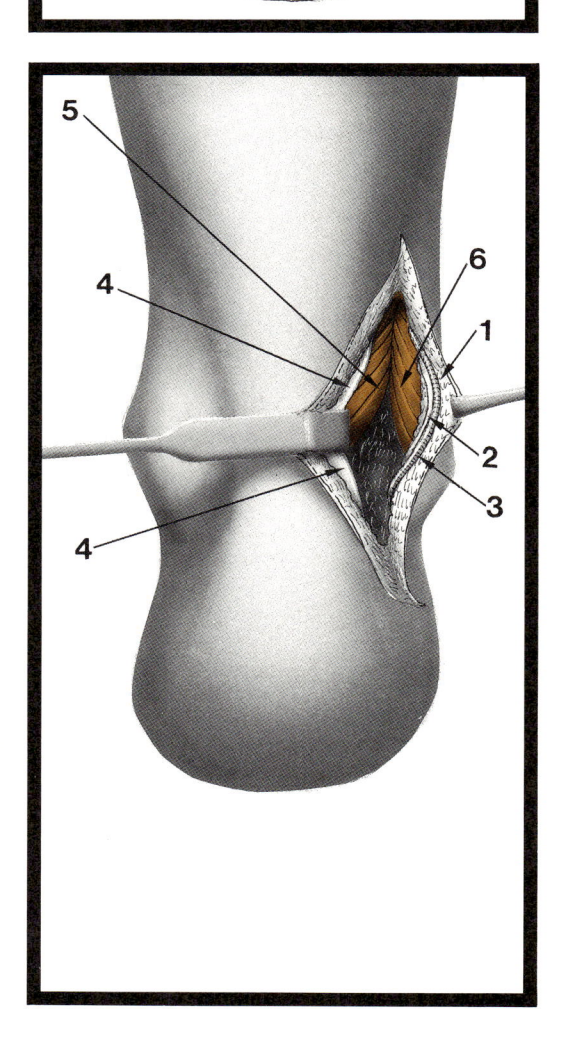

154 Die untere Extremität

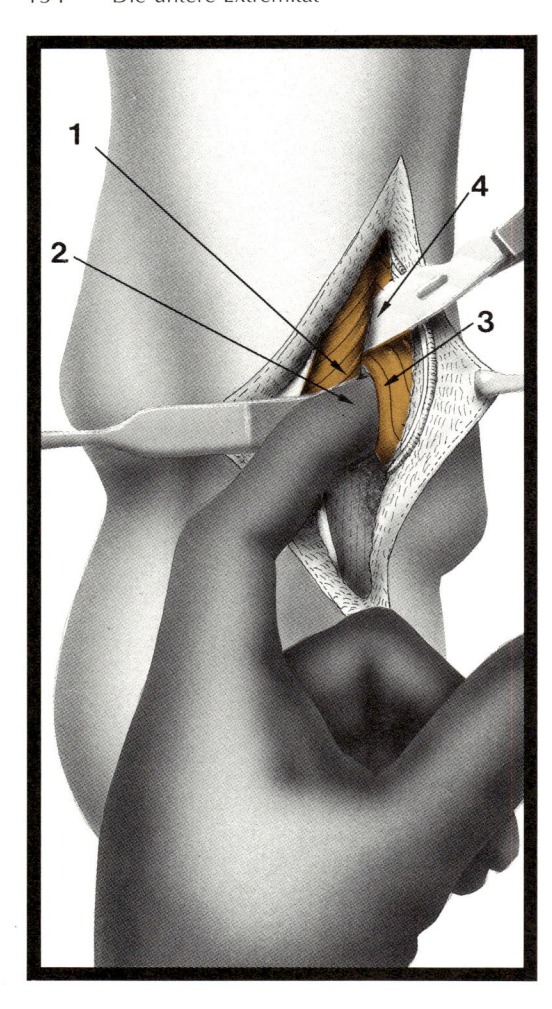

14. (links) hinterer Zugang, lateral (3): Ein Finger wird ins Wundgebiet eingebracht und der Unterrand des Flexor hallucis longus (1) wird nach proximal gedrängt bis ein weiteres Fortfahren durch seinen Ansatz an der Fibula unterbunden wird. Nun wird der Finger (2) unter den Rand des Peroneus brevis (3) gebracht und die A. peronealis wird nach lateral geschoben. Wenn das Gefäß derart geschützt ist, wird der fibulare Ansatz des Flexor hallucis longus abgetragen, wobei die Messerspitze nach medial zeigt (4).

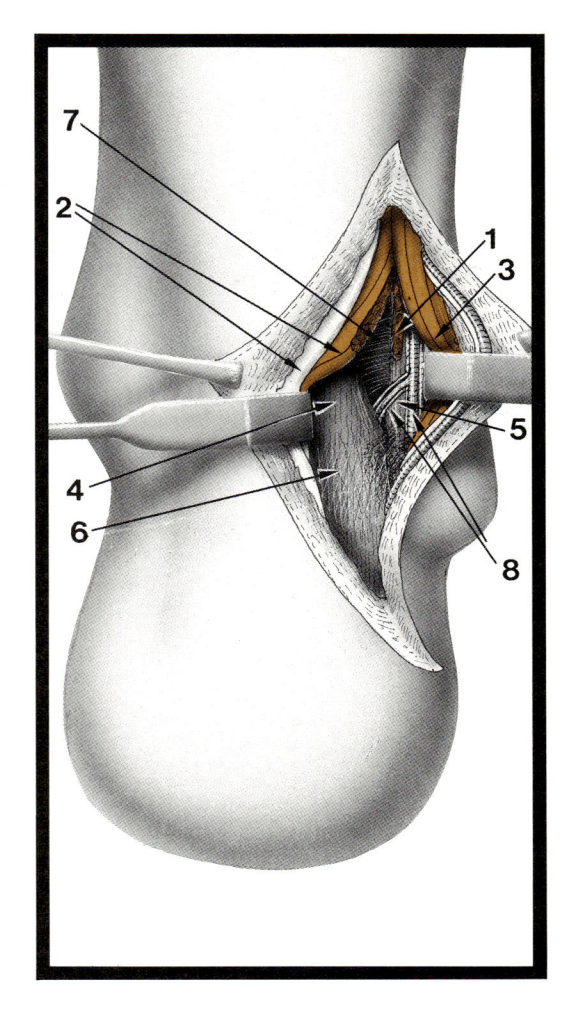

15. (rechts) hinterer Zugang, lateral (4): Nachdem der fibulare Ansatz (1) des Flexor hallucis longus durchtrennt wurde, wird er nach medial zusammen mit der Achillessehne (2) gehalten. Der Peroneus brevis (3) wird nach lateral gehalten, um den hinteren Anteil der distalen Tibia (4), Fibula (5) und Sprunggelenk (6) zur Darstellung kommen zu lassen. Beachte: Die Membrana interossea (7), A. peronealis und Ramus perforans (8).

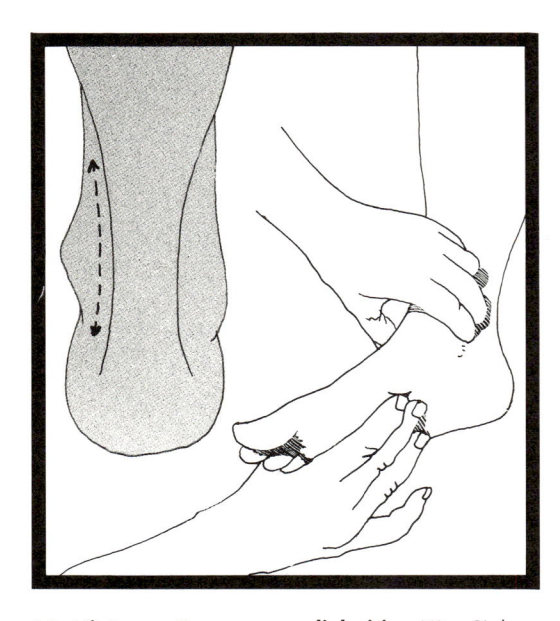

16. Hinterer Zugang, medialseitig (1): Siehe Abb. 12 bezüglich der Lagerung des Patienten. **Inzision:** Sie sollte vertikal über der Verlaufsrichtung des Gefäßnervenbündels, das zwischen medialem Malleolus und der Achillessehne sich befindet, angelegt werden. (Die Haut kann über dem Pulsschlag der A. tibialis posterior markiert werden, bevor die Blutleere angelegt wird). Der Puls kann etwa eine Fingerbreite hinter dem medialen Malleolus mit Inversion lokalisiert werden.

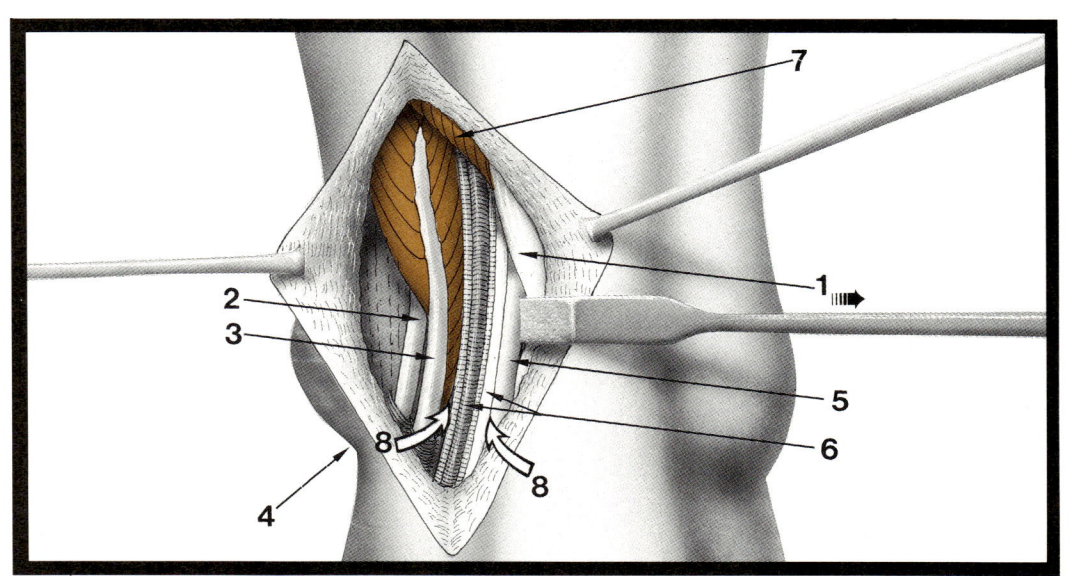

17. Hinterer Zugang, medial (2): Die Hautränder werden zurückgehalten und die Achillessehne (1) wird nach lateral gehalten. Die Sehnen des Tibialis posterior (2) und des Flexor digitorum longus (3), die zusammen verlaufen, während sie um den medialen Malleolus (4) ziehen, werden identifiziert. Man beachte, daß die Sehne des Flexor hallucis longus (5) näher an der Mittellinie liegt. Das Gefäßnervenbündel (6) liegt medial zur Sehne des Flexor hallucis longus. Beachte, daß der Soleus (7) im proximalen Teil des Operationsgebiets sichtbar wird. Um die Tibia und das Sprunggelenk darzustellen, muß das Gefäßnervenbündel nach medial oder lateral gehalten werden, und hierbei die entsprechende Ebene (8) eröffnet werden. **Erweiterungen:** eine limitierte Durchtrennung der distalen Fasern des Soleus ist beim Zugang nach proximal hilfreich, aber um eine breitflächigere Darstellung zu gewinnen kann die Inzision mit dem postero-medialen Zugang zur Tibia (siehe Tibia, Abb. 9) kombiniert werden. Nach distal kann die Inzision erweitert und mit dem Porta-pedis-Zugang (Abb. 33) kombiniert werden.

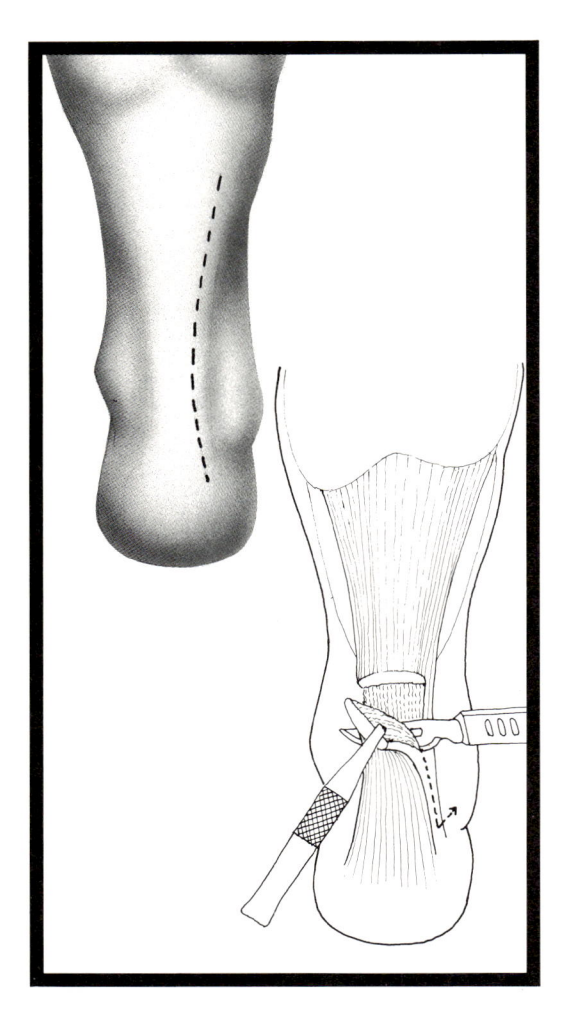

18. (links) hinterer Zugang, direkt (1): Wenn eine breitflächige Darstellung des hinteren Zugangs des Sprunggelenks und der Malleolen angestrebt wird, kann die Achillessehne abgeklappt werden. Die Hautinzision sollte direkt medial zum lateralen Rand der Achillessehne erfolgen. Nachdem die Haut eröffnet wurde, wird die Sehne durch eine Z-Plastik durchtrennt, sodaß sie am Ende des Eingriffs problemlos readaptiert werden kann.

19. (rechts) hinterer Zugang, direkt (2): Die beiden Anteile der durchtrennten Sehne werden nach proximal (1) und nach distal (2) geklappt. Die Sehne des Flexor hallucis longus (3) kann dann aus ihrer Vertiefung in der Tibia (4) und dem Talus (5) mobilisiert werden und nach medial (6) gehalten werden. Dies erlaubt Zugriff auf die Sprunggelenkskapsel (7) und zum Subtalargelenk (8). Um die Sprunggelenkskapsel mehr medial darzustellen muß die Sehne des Flexor hallucis longus nach *lateral* gehalten werden, wobei darauf geachtet werden muß, das Gefäßnervenbündel, das medial hierzu liegt, nicht zu schädigen. Am Ende des Eingriffs werden die Enden und durch die Schnittführung entstandenen Ränder der Sehne vorsichtig und sorgfältig approximiert und genäht, und die Extremität in einem immobilisierenden Verband 6 Wochen ruhiggestellt, bis eine volle Heilung eingetreten ist.

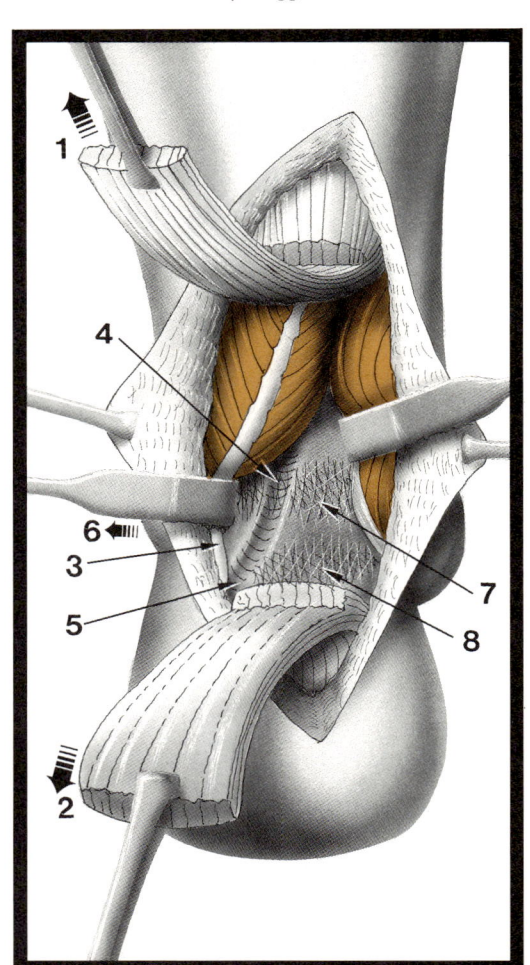

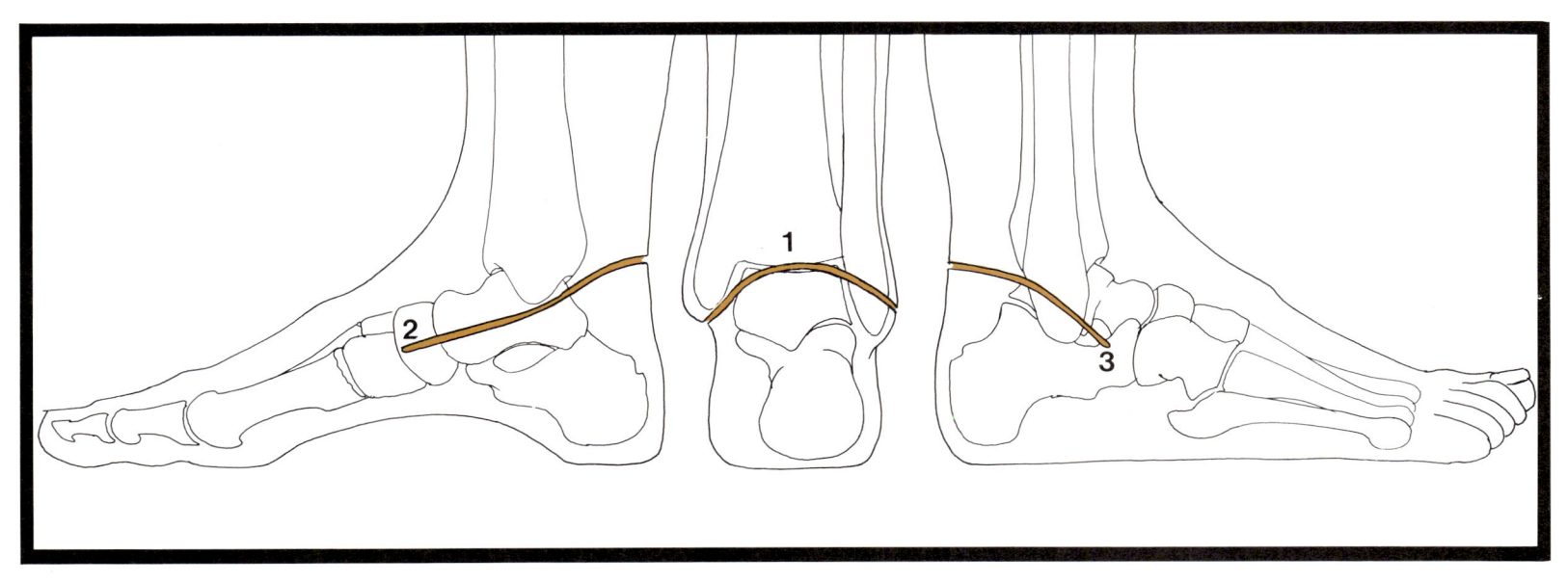

20. Hinterer Zugang, Cincinnati-Darstellung [12]: Dieser Zugang ist besonders für verschiedene Eingriffe bei Kindern angegeben worden; er ermöglicht eine breitflächige Darstellung und zeigt weniger Celoidbildung als die meisten vertikalen Inzisionen. Die Inzision ist in Höhe der hinteren Gelenklinie des Sprunggelenks (1) transvers. Nach medial verläuft sie unter dem medialen Malleolus zum distalen Rand des Naviculare (2). Lateral läuft sie über den lateralen Malleolus zur Höhe des Sinus tarsi (3). Einer oder auch beide Schenkel der Inzision können verkürzt werden: der Fersenlappen kann nach unten geklappt werden, falls dies notwendig wird. Um noch weiteren Zugriff auf das Sprunggelenk zu erhalten kann eine Z-Plastik der Achillessehne (wie in den vorausgegangenen zwei Darstellungen beschrieben) durchgeführt werden. In entsprechenden Fällen kann die sich hier anschließende Sehnennaht mit einer Verlängerung der Achillessehne kombiniert werden.

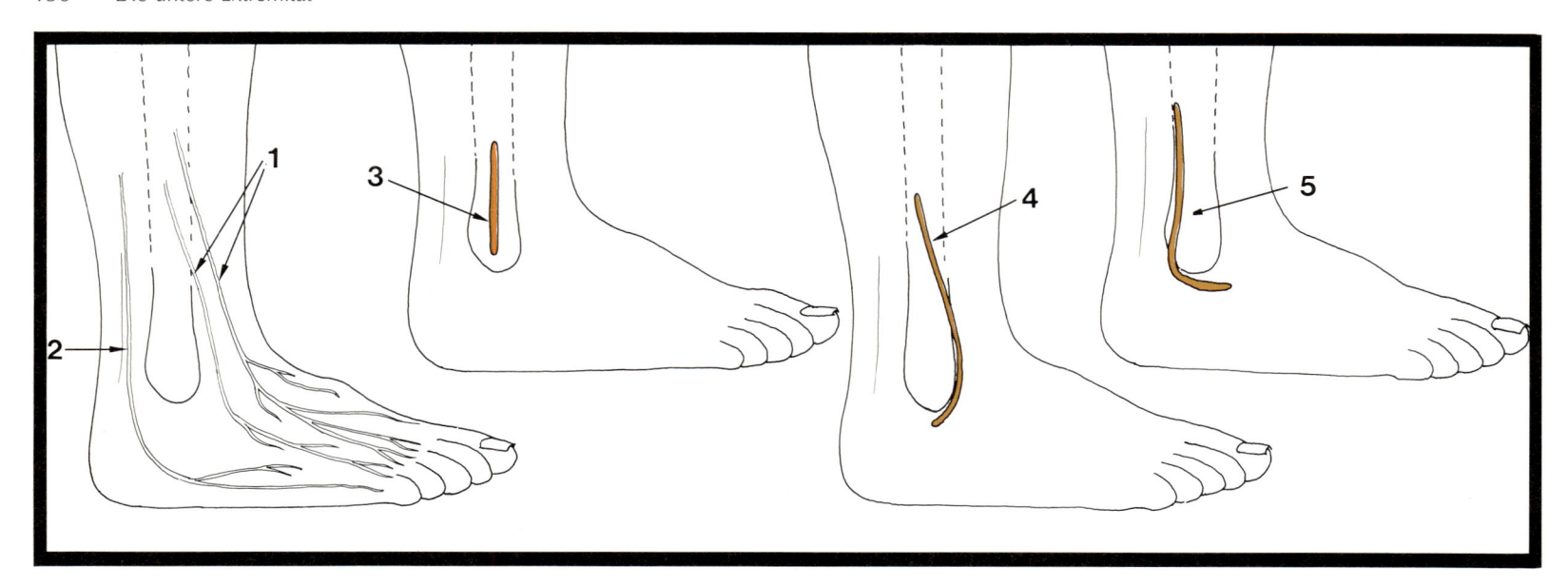

21. Laterale Zugänge: Man beachte, daß der N. peroneus superficialis (1) und der N. suralis (2) gefährdete Strukturen eines lateralen Zugangs darstellen und wo immer das möglich ist sollte man darauf achten, sie nicht zu schädigen. **Lateraler Zugang; laterale Inzision:** Eine kurze laterale vertikale Inzision (3) über der distalen dreieckigen subcutanen Fibulafläche kann für eingeschränkte Eingriffe, wie Biopsien und ähnliches benutzt werden und stellt den Operateur im allgemeinen auch vor keine Probleme. Proximale und distale Erweiterungen sollten vermieden werden und diese Inzision sollte nicht zur Osteosynthese von Frakturen zur Anwendung kommen, wenn die Implantate dann unter das Inzisionsgebiet zu liegen kommen. **Lateraler Zugang; vordere J-förmige Inzision:** Der proximale Anteil dieser Inzision (4) folgt der Verlaufsrichtung des N. peroneus superficialis, aber bei der Unterminierung der Hautränder muß mit Vorsicht vorgegangen werden, da die Lage des Nervens eine relativ große Variabilität zeigt. Die Inzision kann zur Darstellung des Malleolus lateralis und von Tilleaux-Frakturen benutzt werden. **Lateraler Zugang: hintere J-förmige Inzision:** (5) Er ergibt eine gute Darstellung des lateralen Malleolus. Man sollte bei der Inzision die Gegend distal der Spitze des lateralen Malleolus meiden, um den N. suralis zu schonen und nach proximal nahe am Hinterrand der Fibula bleiben, um den N. peroneus superficialis nicht zu tangieren. Die proximale Präparation beinhaltet das Zurückklappen des Peroneus brevis und das nach vorne Präparieren des Peroneus tertius.

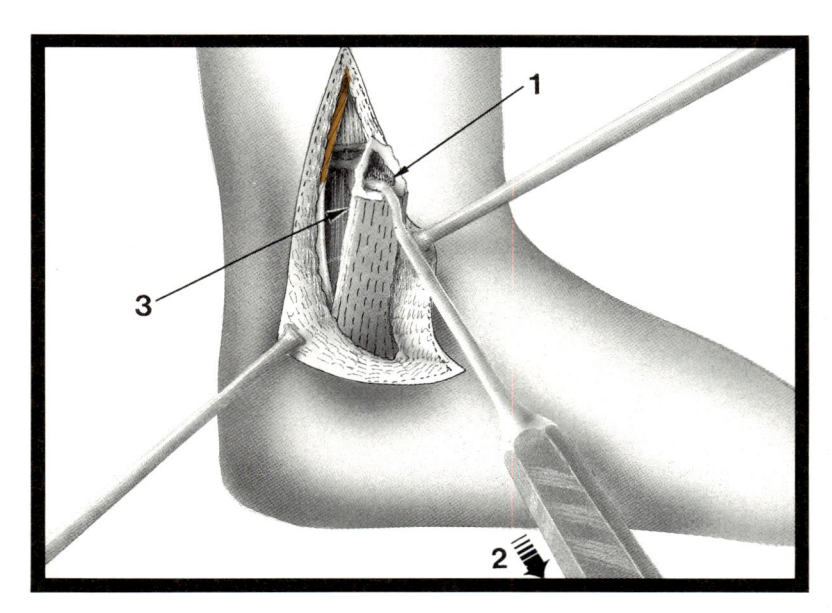

22. Laterale Zugänge; Durchführung (1): Vordere oder hintere J-förmige Inzisionen können der Präparation dazu dienen, den Malleolus posterior und die superolateralen Anteile des Talus darzustellen. Dies kann dadurch geschehen, daß das distale Ende der Fibula nach lateral abgeklappt wird. Wenn eine Fraktur bereits besteht, kann diese dazu benutzt werden, aber bei intakter Fibula wird sie etwa 10 cm oder weniger von der Spitze aus nach proximal durchtrennt. Ein Einzinker wird in den Markraum eingebracht (1) und es erfolgt Zug nach lateral (2). Indem man direkt am Knochen verbleibt, werden die ansetzenden Weichteile der Membrana interossea (3) mit einem Periostripper abgetragen.

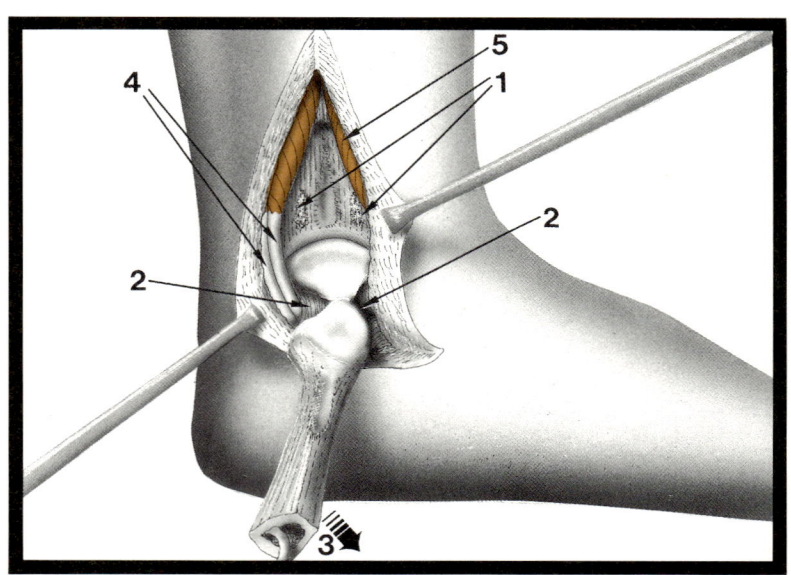

23. Laterale Zugänge; Durchführung (2): Direkt über dem Knöchel wird das Lig. fibulo-talare anterius und posterius (1) durchtrennt. Das laterale Ligament (2) sollte zugunsten der Stabilität und der Blutversorgung der Fibula erhalten bleiben. Ist die Fibula nach unten geklappt (3), können die vorderen und hinteren Oberflächen der Tibia problemlos vom Weichteil befreit werden, wobei man direkt am Knochen verbleibt. Am Ende des Eingriffs sollte die Fibula mit einer Osteosynthese versorgt werden (z. B. Kleinfragmentset der AO). Ein zusätzlicher Zugang zum hinteren Anteil der Tibia ist durch eine Z-Plastik der Peronealsehne (4) möglich. Beachte den Peroneus tertius (5).

Anm. d. Ü.: Dieser Zugang erscheint mehr als problematisch und käme im wesentlichen z. B. nur für eine Pilon-tibiale-Fraktur oder sehr distale Stauchungsfrakturen in Frage. Hierbei ist es aber in keinem Fall notwendig, die Fibula zu osteotomieren und vor allen Dingen auch nicht den lateralen Bandhalteapparat der Fibula zu durchtrennen, dem ja vermehrt Aufmerksamkeit geschenkt wird. Im deutschen Sprachraum kann dieser Zugang mit Ausnahme von Spezialfällen wohl nicht empfohlen werden.

Sprunggelenk und Fuß 157

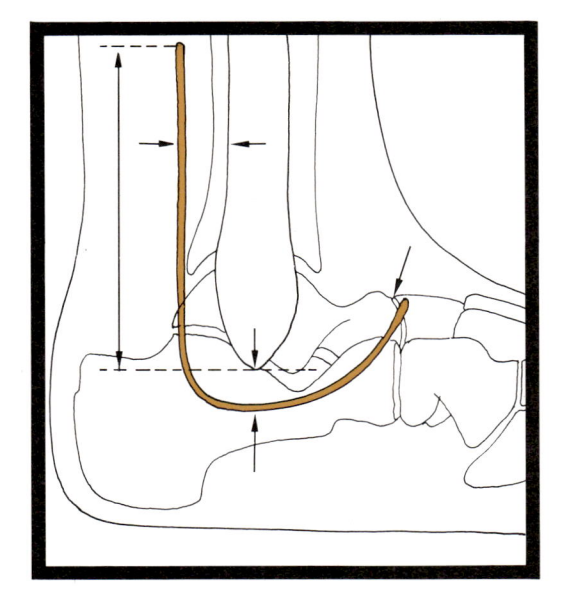

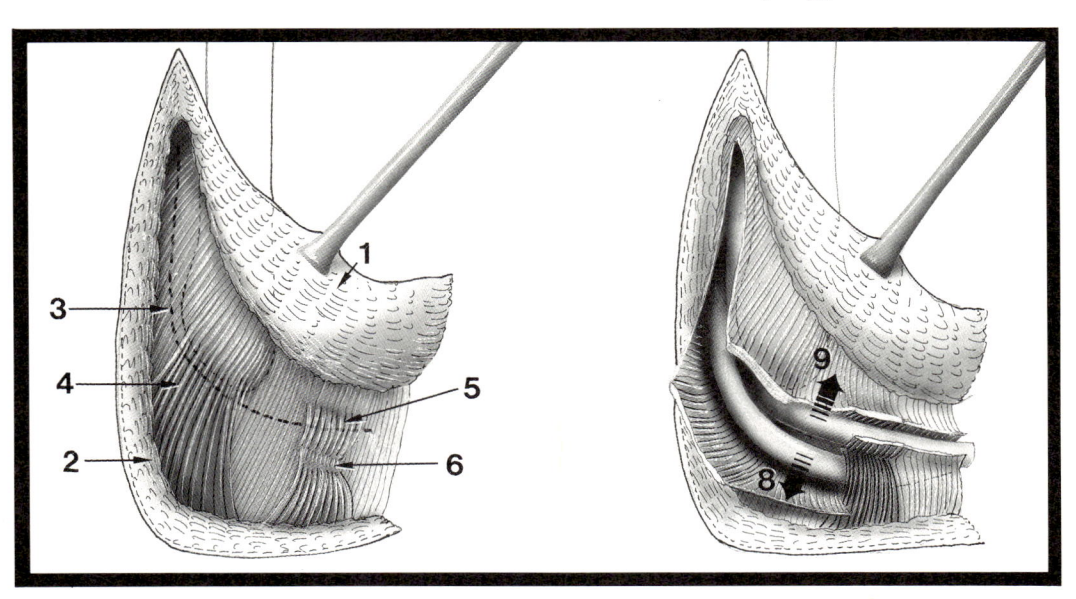

24. Laterale Zugänge: Kocher (1): Er ergibt eine breitflächige Darstellung, aber die Heilung ist oft schlecht. Eine J-förmige Inzision, ein antero-lateraler Zugang oder ein Zugang nach Ollier sind ihm vorzuziehen, falls die etwas eingeschränkte Darstellungsmöglichkeit akzeptiert werden kann. **Inzision:** Der vertikale Schenkel sollte 2 cm von der Fibula entfernt parallel zum Hinterrand der Spitze sich etwa 7–12 cm nach oben in den Unterschenkel erstrecken. Distal schwingt sich die Inzision nach medial über den Fuß bis zum Talonaviculargelenk.

25. Laterale Zugänge: Kocher (2): Der vordere Hautlappen (1) wird sorgfältig präpariert und mobilisiert, wobei die Vena saphena parva und der N. suralis aufgesucht und geschont werden: Normalerweise sind diese Strukturen aber Teil des hinteren Lappens (2), der *minimal* mobilisiert wird, um das Risiko einer Hautnekrose zu vermindern. Die Peronealsehnen sind die hauptsächliche Barriere dieses Zugangs. Die Fascie, die die Sehne (3) bedeckt wird eröffnet und die Inzision wird in der Tiefe durch das Retinakulum peroneale superius (4) und den Anteil des Retinakulum peroneale inferius (5), der den Peroneus brevis enthält und der über dem Tuberculum peroneale liegt, durchgeführt. Nachdem die Sehnen mobilisiert sind, werden sie entweder nach hinten (8) oder nach vorne (9) über den lateralen Malleolus gehalten. Wenn der Zugang immer noch inadäquat ist, werden die Sehnen vermittels einer Z-Plastik durchtrennt und am Ende des Eingriffs entsprechend wieder vernäht.

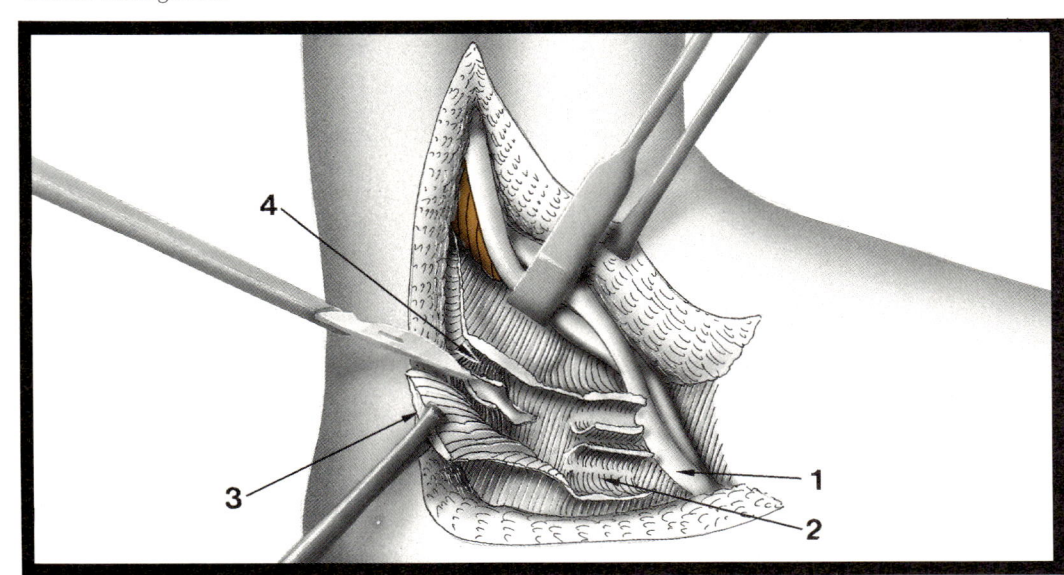

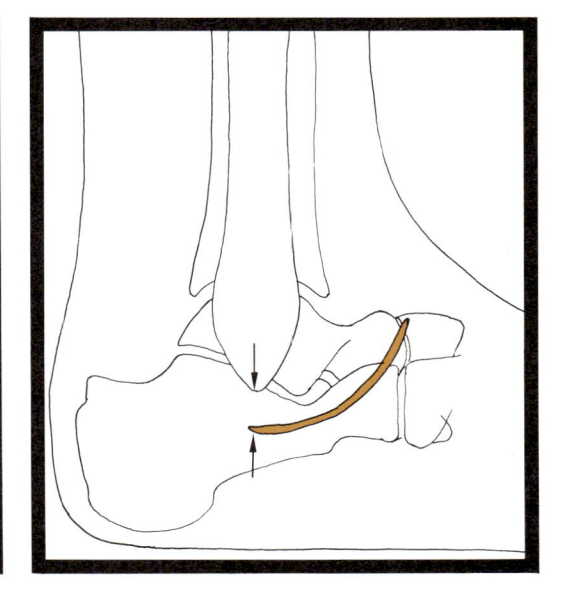

26. Laterale Zugänge; Kocher (3): Falls notwendig kann der Peroneus longus (1) auch vom Retinaculum peroneale inferior befreit werden (2). Wenn der Retinakulum peroneale superior nach unten geklappt ist (3), sucht man das Lig. fibulo-calcaneare (4) auf. Es wird durchtrennt, um das subtalare Gelenk darzustellen. Die Durchtrennung der zwei anderen Fascien des lateralen Bandhalteapparates ermöglicht die laterale Subluxation des Talus, wobei der größte Teil seiner oberen Gelenkfläche dargestellt werden kann. Zur Darstellung des Calcaneocuboidalgelenks und des Talonaviculargelenks (das Mittarsalgelenk) wird der Extensor digitorum brevis aus seinem calcanearen Ursprung scharf herausgetrennt (siehe Abb. 9). **Wundschluß:** Bei Schluß der Wunde werden die Retinacula der Peronei genäht. Man achte darauf, die Haut nicht zu sehr durch Quetschungen und ähnliches zu verletzen und readaptiere sie sorgfältig.

27. Laterale Zugänge; Ollier (1): Die Inzision erinnert an den distalen Anteil des Kocher-Zugangs und wird in ähnlicher Weise durchgeführt. Da hier kein Wiedereintrittswinkel vorhanden ist, ist die Wundheilung normalerweise gut. Es sollte von einem Punkt 2 cm distal der Fibulaspitze zum Talonaviculargelenk führen, oder falls dies vorgezogen wird zum Naviculare selbst in der Verlaufsrichtung des Cuneiforme mediale.

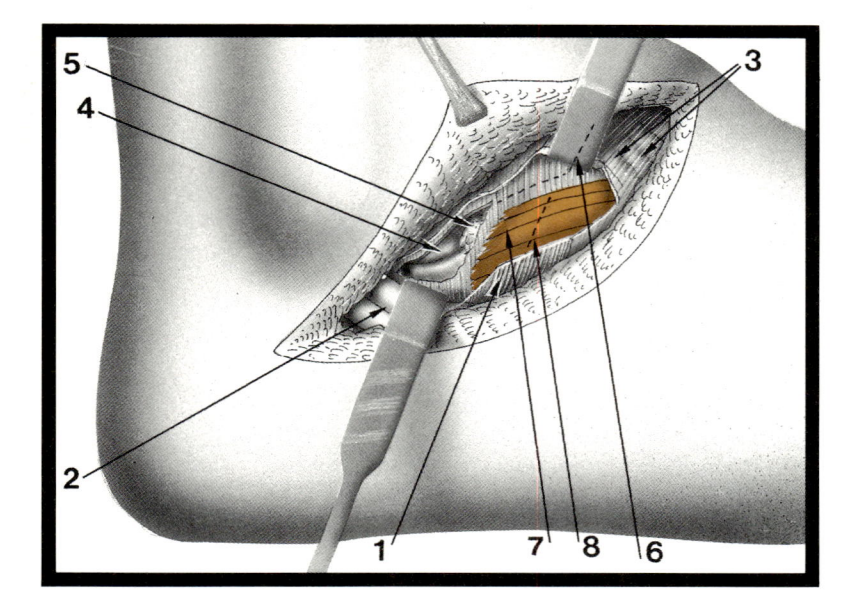

28. Laterale Zugänge; Ollier (2): Das Retinaculum der Extensoren wird in Verlaufsrichtung der Haut durchtrennt (1). Die Sehnen von Peroneus longus und brevis werden nach hinten gehalten und die des Peroneus tertius und des Extensor digitorum longus nach medial (3). Das Talocalcaneargelenk (4) kann direkt vor den Peronealsehnen lokalisiert werden, sobald das Fettpolster (5) des Sinus tarsi exzidiert wurde. Falls notwendig können die Peronealsehnen wie beim Kocher-Zugang beschrieben mobilisiert werden. Eine Inzision über dem Taluskopf führt zu einer Darstellung des Talonaviculargelenks (6). Der Ursprung des Extensor digitorum brevis (7) am Calcaneus wird durchtrennt und der Muskel wird nach distal gestrippt, um das Calcaneocuboidalgelenk (8) darzustellen.

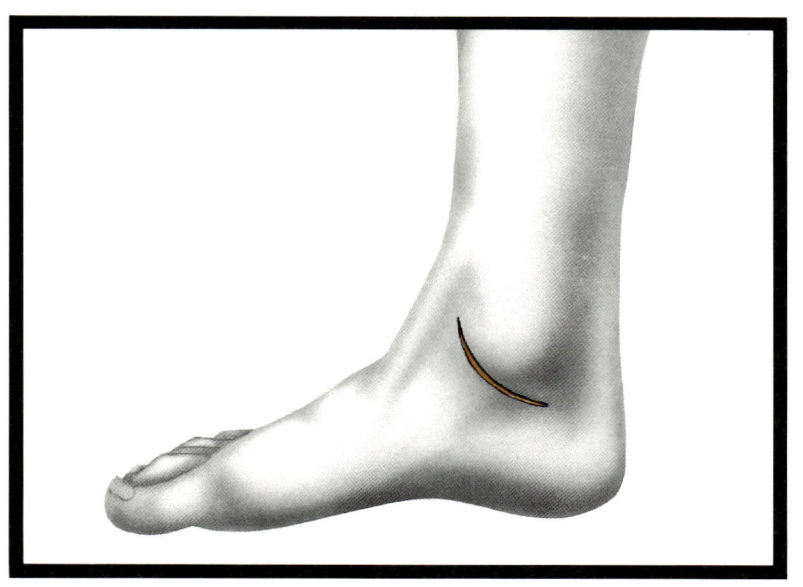

29. Mediale Zugänge; vordere geschwungene Inzision: Der mediale Malleolus liegt subcutan und seine Darstellung ergibt kaum Schwierigkeiten. Wenn ein limitierter Zugriff gewünscht wird, beispielsweise bei der Osteosynthese von einer Fraktur des Malleolus medialis kann eine vordere kurvierte Inzision benutzt werden. Der Patient liegt in Bauchlage mit der Außenseite des Fußes auf dem gegenüberliegenden Unterschenkel. Die Inzision folgt dem Unterrand des Malleolus.

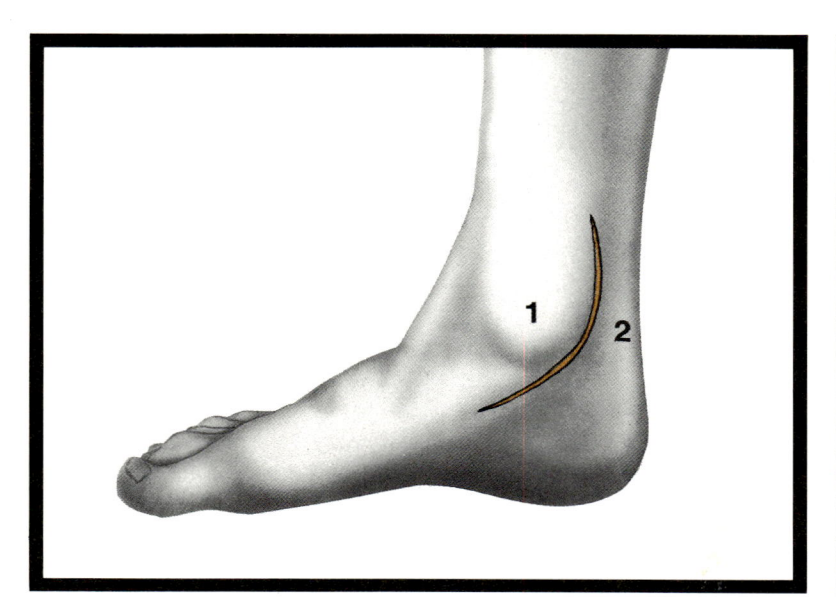

30. Mediale Zugänge; Broomhead und AO-Schule: Wenn ein breitflächiger Zugang benötigt wird (beispielsweise bei der Fraktur des Malleolus medialis und eines Volkmannschen Dreiecks) kann eine J-förmige Inzision benutzt werden. Der vertikale Schenkel sollte zwischen dem medialen Malleolus (1) und der Achillessehne (2) zu liegen kommen. Der Malleolus wird dargestellt, indem der vordere Hautlappen zurückpräpariert wird. Die Sehnen des Tibialis posterior und des Flexor digitorum longus, die sehr oft in einen Frakturspalt schlüpfen, sollten nach lateral gehalten werden. Es ist ratsam, das Gefäßnervenbündel zu identifizieren und zu schützen, wobei es zwischen Flexor digitorum longus und Flexor hallucis longus liegt. Dieser Zugang ähnelt größtenteils dem medialen hinteren Zugang (Abb. 15, 16).

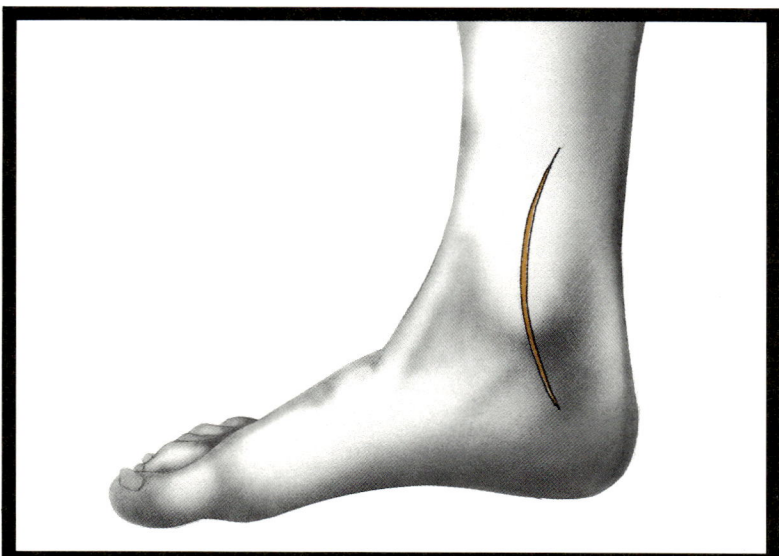

31. Mediale Zugänge; Colonna und Ralston: Dieser Zugang ist bei der Darstellung des Malleolus tertius von besonderem Wert und gibt zudem eine durchaus ausreichende Darstellung des medialen Malleolus. Die Inzision läuft von unterhalb des Unterrandes des Deltabandes etwa 10 cm proximal der Spitze des medialen Malleolus. Sie ist nach vorne konvex geschwungen. Das Retinakulum der Flexoren kann durchtrennt werden und der Flexor hallucis longus, falls notwendig, mobilisiert werden. Tibialis posterior und Flexor digitorum longus werden nach vorne, Flexor hallucis longus und das Gefäßnervenbündel nach lateral gehalten, um den hinteren Malleolus darzustellen.

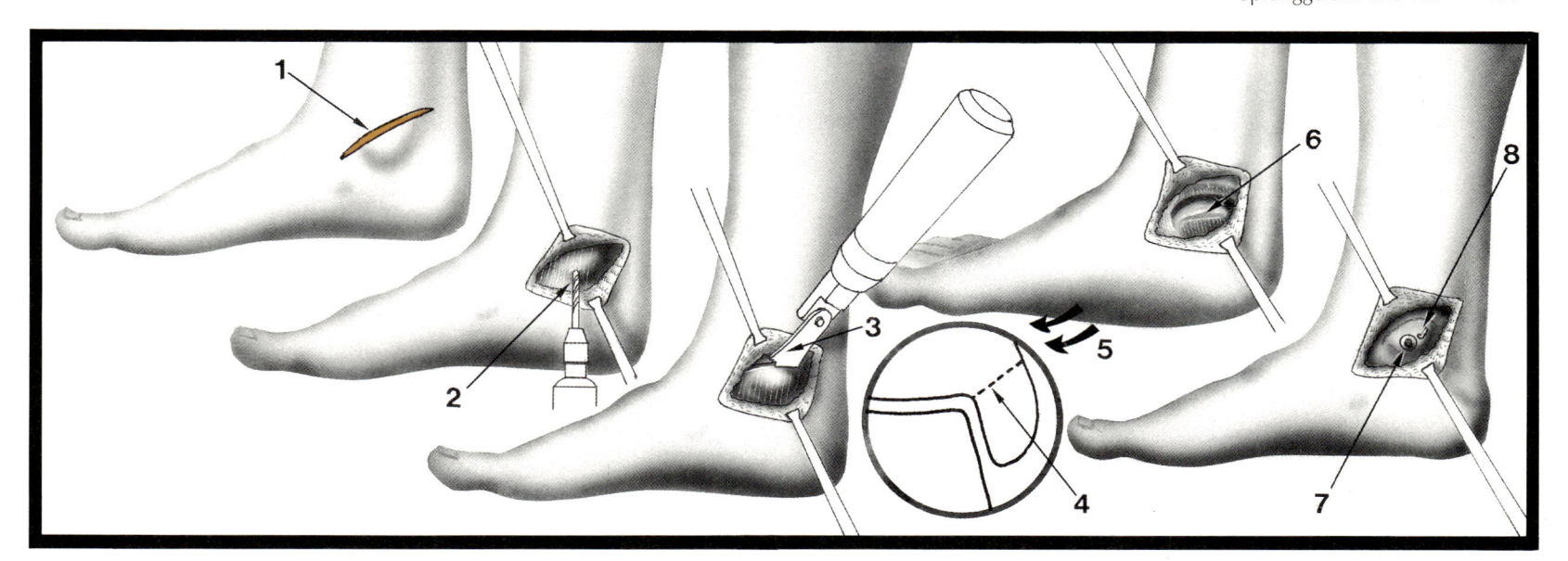

32. Mediale Zugänge; König und Schäfer: Die hauptsächliche Anwendung dieses Zugangs ist die, eine gute Darstellung des Talushalses zu erreichen. Die Inzision (1) sollte in einem leichten Schwung über der Spitze des Malleolus von vorne nach hinten verlaufen. Wenn die Hautränder präpariert wurden, wird ein 3,2 m großes Loch schräg durch den Malleolus gebohrt (2). (Dies wird dazu benutzt, später eine AO-Malleolarschraube aufzunehmen). Der Malleolus wird vorsichtig mit einer oszillierenden Säge (3) in der angegebenen Ebene (4) durchtrennt. Nun wird der Fuß (5) in Eversion gehalten, um den Talushals (6) darzustellen. Am Ende des Eingriffs wird der Malleolus readaptiert und mit einer Schraube (7) fixiert. Es ist zu empfehlen, einen einzelnen Kirschnerdraht (8) parallel zu der Einzelschraube zu verwenden, um eine Rotation des malleolaren Fragments zu verhindern (dies geschieht nach einer flächigen Durchtrennung mit einer Säge häufiger als nach einer Fraktur mit unregelmäßiger Oberfläche.) Eine zusätzliche äußere Fixation in Form eines Gipsverbandes oder ähnliches kann notwendig werden, bis ein fester knöcherner Durchbau garantiert ist, was für die Behandlung jeder Fraktur in dieser Gegend zutrifft.

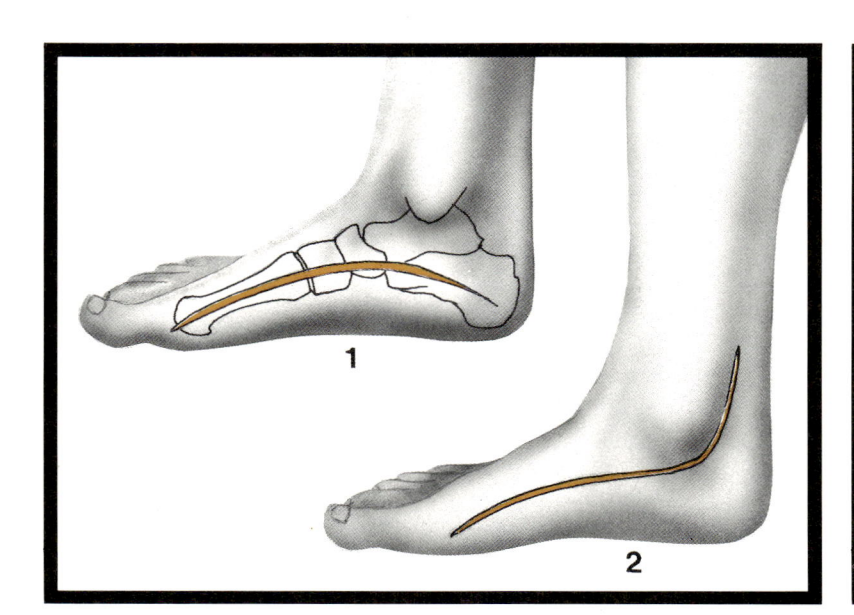

33. Porta-Pedis-Zugang zum Fuß (1): Die Operation wird im allgemeinen in Blutleere durchgeführt, der Patient liegt in Rückenlage und die Fußaußenseite ruht auf dem gegenüberliegenden Unterschenkel. Wenn dieser Zugang dazu benutzt wird, Strukturen der Fußsohle allein anzugehen, sollte die Inzision der Linie des Längsgewölbes auf der Medialseite des Fußes folgen, wobei sie am 1. Metatarsalköpfchen beginnt, die Tuberositas des Os naviculare überquert und am medialen Teil der Ferse (1) endet. Wo immer angenommen werden kann, daß Nerven, Sehnen oder Gefäße den Unterschenkel hinauf dargestellt werden müssen, sollte die Inzision hinter dem Malleolus (2) fortgeführt werden und sich dort mit dem medialen hinteren Zugang vereinen (Abb. 16).

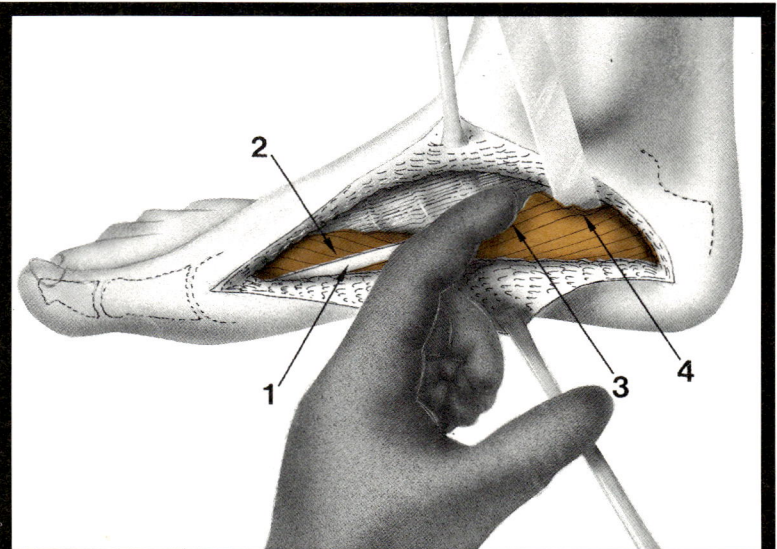

34. Porta-Pedis-Zugang zum Fuß (2): Die Sehne des Abductor hallucis (1), die direkt am 1. Metatarsalköpfchen liegt, wird identifiziert. (Ihr Ansatz ist auf der Medialseite der Basis der proximalen Phalanx des Großzehens.) Man beachte den hervorquellenden Muskelbauch des Flexor hallucis brevis, der darunterliegt (2). Mit einer Mischung aus stumpfer und scharfer Präparation wird die Sehne des Abductor hallucis proximal von den darunterliegenden Strukturen abgedrängt. Wenn der Ursprung des Muskels am Calcaneus erreicht ist, wird er mit einem Raspatorium vom Knochen (4) abgetragen und kann dann abgeklappt werden.

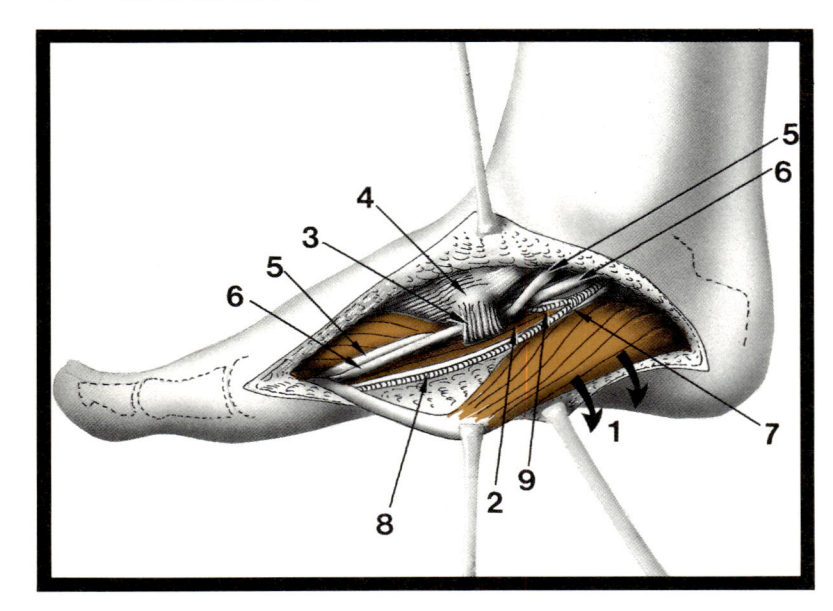

35. Porta-Pedis-Zugang zum Fuß (3): Wenn der Abductor hallucis nach unten geklappt ist (1) wird der Flexor digitorum brevis (2), der an seinem lateralen Rand liegt, sichtbar. Man beachte HENRY's «Masterknot» (3), der 2 cm lateral der Tuberositas des Naviculare liegt und an dem die sich überkreuzenden Sehnen des Flexor digitorum longus (5), des Flexor hallucis longus (6) verankert sind. Das Gefäßnervenbündel (7) spaltet sich 5 cm hinter der Tuberositas des Os naviculare auf. Die A. medialis plantaris und der Nerv (8) verlaufen distal zwischen Abductor hallucis und Flexor digitorum brevis. A. plantaris lateralis und Nerv (9) verlaufen nach lateral in Richtung auf die Basis des V. Metatarsale unterhalb der Muskeln, die als erste Muskelschicht des Fußes fungieren.

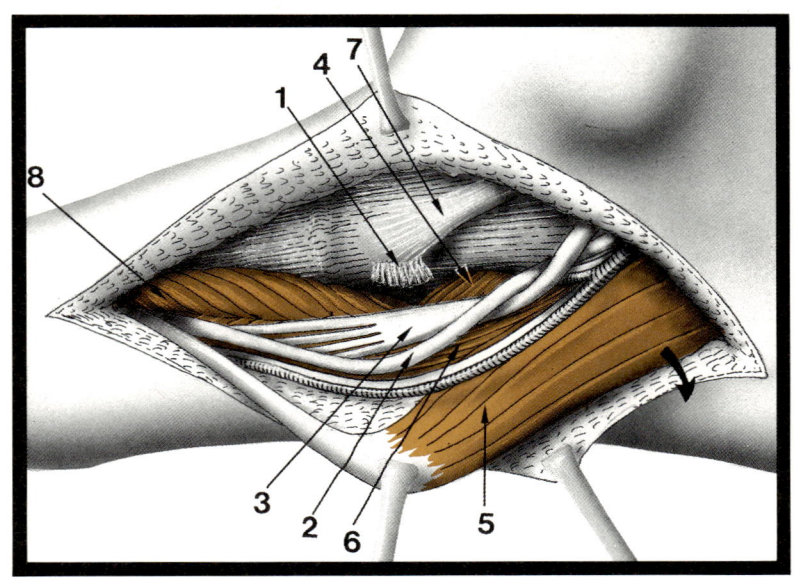

36. Porta-Pedis-Zugang zum Fuß (4): Um Zugang zur Ebene zwischen II. und III. Schicht der Fußsohle, oder zu den skelettären Strukturen zu bekommen, durchtrenne man den «Masterknot» (1) und bringe die Sehne des Flexor hallucis longus (2) und Flexor digitorum longus (3) (zusammen mit dem Flexor accesorius (4)) nach unten gegen die dorsal liegenden Oberflächen des Abductor hallucis (5) und Flexor digitorum brevis (6). Beachte: Tibialis posterior (7); Flexor hallucis brevis (8).

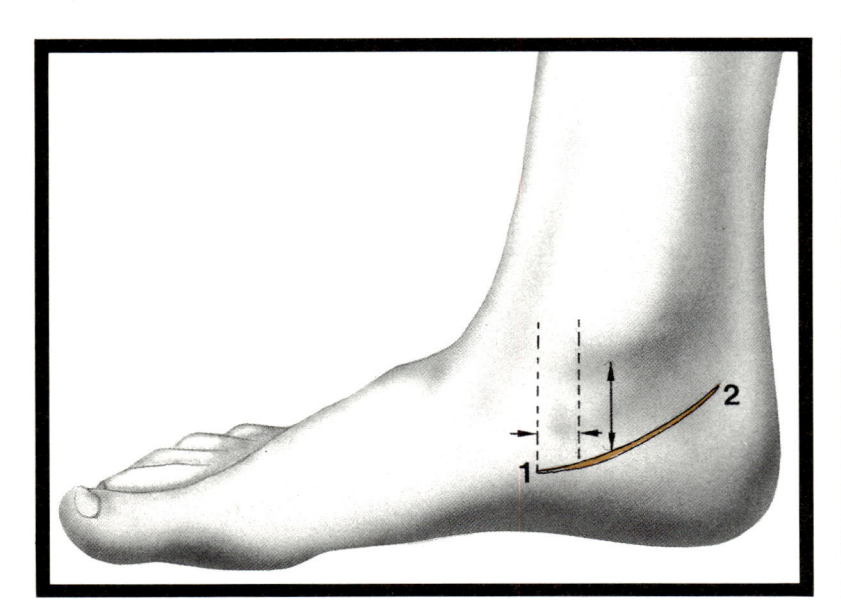

37. Calcaneus-Zugänge: Der Calcaneus liegt oberflächlich und kann leicht von beiden Seiten dargestellt werden. **Medialer Zugang:** Der Patient liegt in Rückenlage, der Fußrand ruht auf dem gegenüberliegenden Unterschenkel. Die Inzision (1) wird 2 cm vor dem medialen Malleolus und 4 cm distal zu ihm begonnen. Sie verläuft gekrümmt nach hinten in Richtung auf den Achillessehnenansatz (2). Der darunterliegende Muskelbauch des Abductor hallucis wird präpariert und nach dorsal gehalten, um den Calcaneus zur Darstellung zu bringen. Ein kleiner Teil der Unterfläche des Calcaneus kann dadurch dargestellt werden, daß die Plantaraponeurose scharf abgetrennt wird.

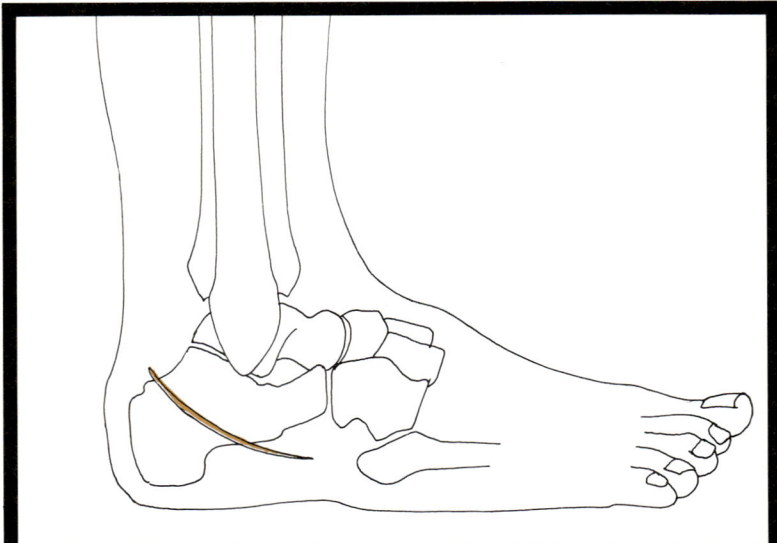

38. Calcaneus-Zugänge; lateral: Der Patient liegt auf der Seite und die zu operierende Seite liegt nach oben. Die Inzision stellt ein Spiegelbild der Darstellung des medialen Calcaneus dar: in Worten erstreckt sie sich von der Gegend des Achillessehnenansatzes zu einem Punkt unterhalb und vor dem lateralen Malleolus. Falls die Peronealsehnen den Zugriff erschweren, können sie durch eine Z-Plastik durchtrennt werden und am Ende des Eingriffs wieder genäht werden.

Sprunggelenk und Fuß

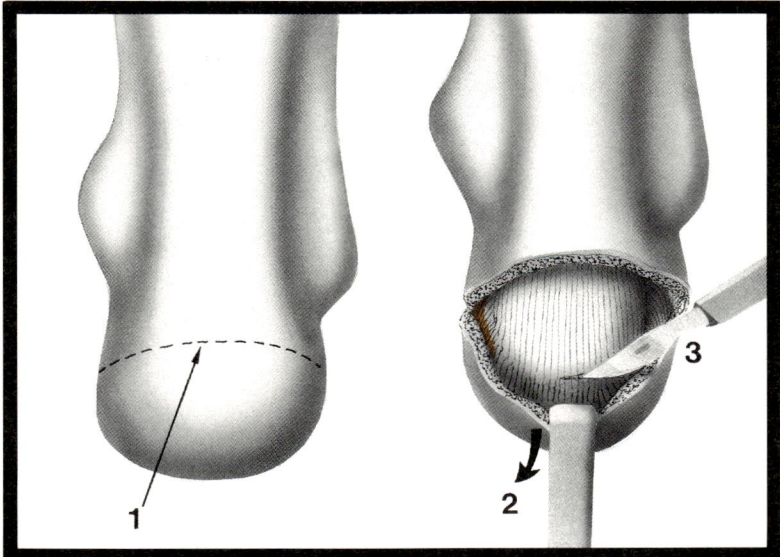

39. Calcaneus-Zugänge; horizontal von hinten: Der Patient liegt in Bauchlage, ein Sandsack unter dem vorderen Sprunggelenkspalt. Diese Darstellung kombiniert den medialen und lateralen Zugang, indem ihre jeweiligen Inzisionen hinter der Ferse (1) kombiniert werden. Das Fersenkissen wird danach umgeklappt (2) und falls notwendig werden die Strukturen, die am medialen lateralen Tuberkel ansetzen durch scharfe Präparation (3) abgetragen, bevor sie nach distal gehalten werden. (Diese Präparation kann die Plantarfascie und die Muskeln der ersten Schicht des Fußes, namentlich den Abductor hallucis, den Flexor digitorum brevis und den Abductor digiti minimi einschließen. Tiefer noch liegt der Flexor accessorius in der zweiten Schicht.)

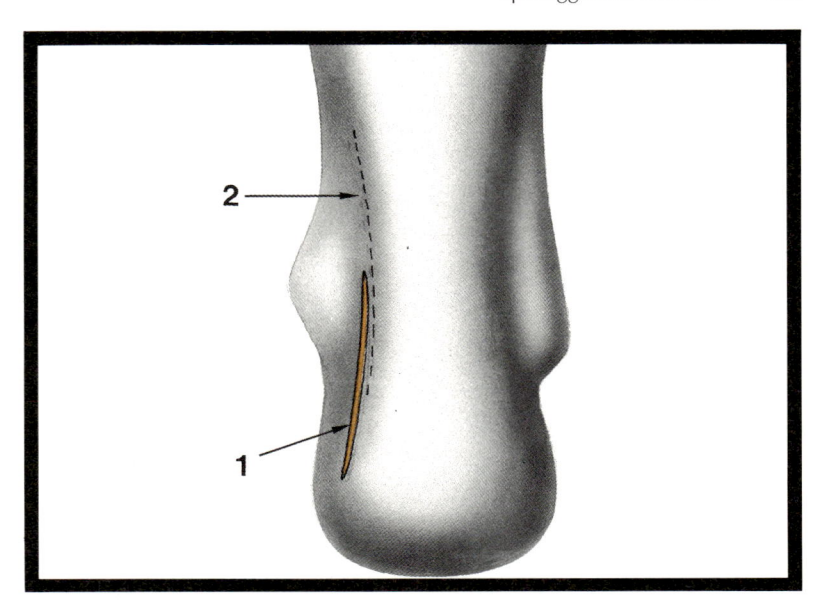

40. Calcaneus-Zugänge; vertikaler hinterer Zugang: Der Patient liegt in Bauchlage, ein Sandsack unter dem Fußrist: er kann auch in Rückenlage mit der Fußseite auf dem gegenüberliegenden Unterschenkel gelagert werden. Die Inzision (1) wird am medialen Rand der Achillessehne angelegt und verläuft parallel zu ihr. Dieser Zugang kann für Eingriffe wie die Exzision von Calcaneusexostosen benutzt werden. Wenn die Inzision nach proximal (2) angehoben wird, kann sie zur Achillessehnennaht verwandt werden. Die Wundheilung ist bedauerlicherweise oft langsam und durch Celoidbildung erschwert. (Dieser Zugang ist ähnlich zum hinteren medialen Zugang zum Sprunggelenk und kann in ähnlicher Weise präpariert werden – siehe Abb. 16 und 17).

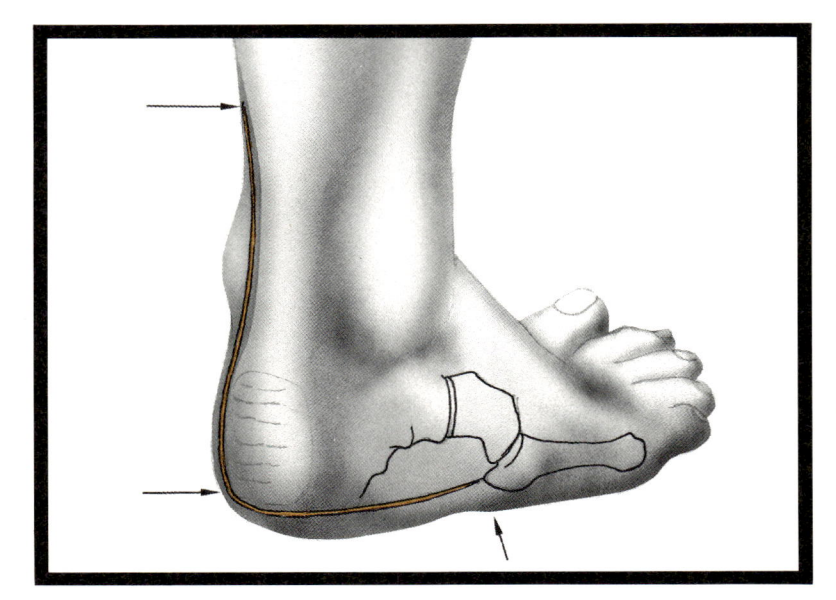

41. Calcaneus-Zugänge; Kocher: Dieser Zugang wird hauptsächlich für die Exzision des Calcaneus verwandt. Der Patient liegt in der Halbseitenbauchlage oder in Bauchlage. Die Inzision folgt dem medialen Rand der Achillessehne und beginnt etwa 8 cm proximal des Unterrandes der medialen Tuberositas des Calcaneus. Am distalen Rand des Calcaneus verläuft sie um die Ferse und entlang der lateralen Fußseite bis zur Basis des Os metatarsale V. Die Achillessehne sollte nahe an ihrer Ansatzstelle durchtrennt werden. Wenn der Calcaneus exstirpiert wird, sollte man dies damit beginnen, daß man das untere talocalcaneare Gelenk von hinten her angeht.

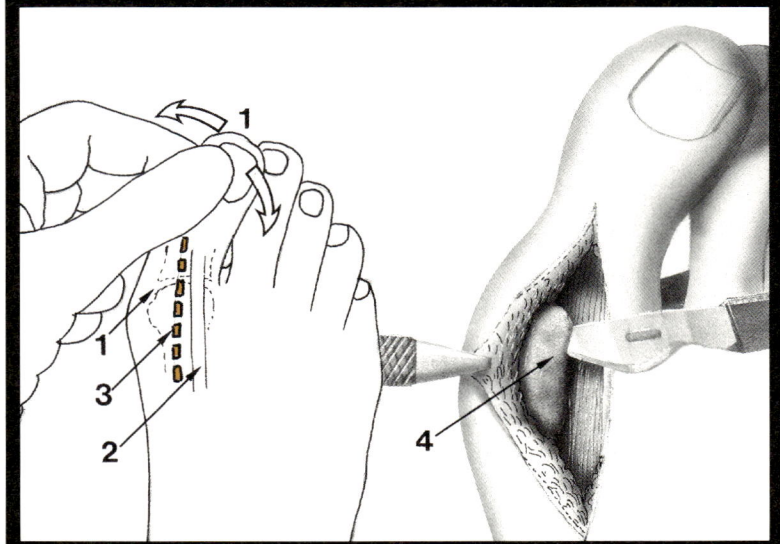

42. Metatarsophalangealgelenk des Großzehens; Dorsomedialer Zugang (1): Die große Zehe wird gebeugt und extendiert, die Lage des MP-Gelenkes (1) festgestellt und die Sehne des Extensor hallucis longus (2) identifiziert. Die Inzision wird so geplant, daß die direkt medial zur Extensorsehne (3) liegt, wobei etwa zwei Drittel proximal des MP-Gelenks liegen. Durch scharfe Präparation wird jede etwaige darunterliegende Bursa (4) von der Kapsel des MP-Gelenks abpräpariert, wobei diese Bursa dann mit dem medialen Hautlappen aufgenommen wird. Am lateralen Lappen sollte nur eine minimale Dissektion durchgeführt werden.

162 Die untere Extremität

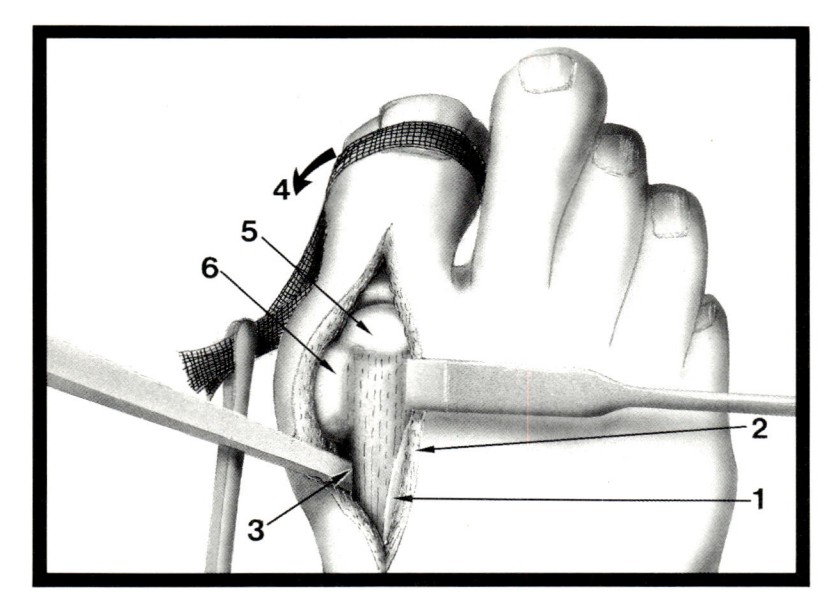

43. Metatarsophalangealgelenk des Großzehens; Dorsomedialer Zugang (2): Die Sehne des Extensor hallucis longus (1) wird nach lateral zusammen mit dem lateralen Hautlappen (2) gehalten. Die Kapsel wird vertikal eröffnet und ein Knochenhebel entlang der medialen Seite des Halses des 1. Metatarsale inseriert. Nun wird der Zeh voll gebeugt (4) um das Metatarsalköpfchen (5) und eine etwaige Exostose (6) darzustellen, wobei letztere aus dem Wundgebiet heraus dargestellt wird. Dieser Zugang ist der sicherste und direkteste und ergibt die besten Heilungstendenzen für chirurgische Eingriffe am MP-Gelenk; diese Vorteile überwiegen den kosmetischen Vorteil der gelegentlich angewandten geschwungenen Inzision.

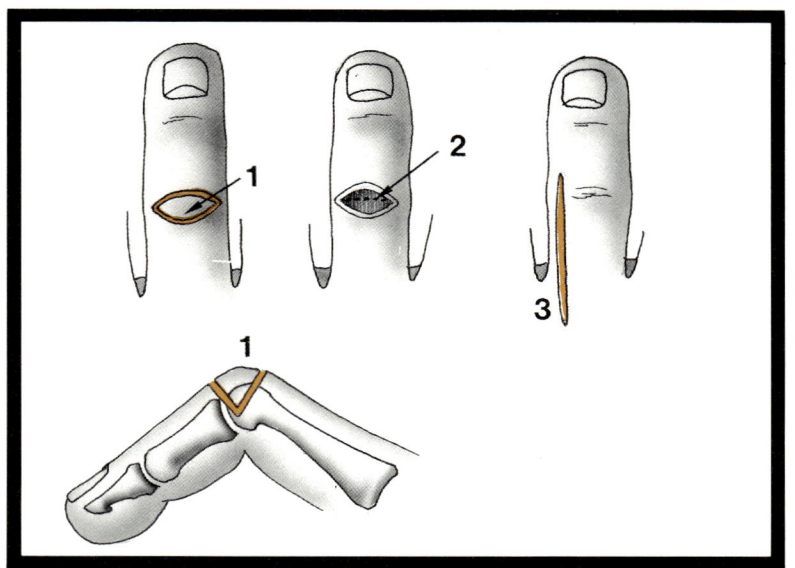

44. Zehen II–V; Interphalangealgelenke: Transverse Inzisionen ergeben die schönsten Narben. Falls eine Krallen- oder Hammerzehendeformität korrigiert werden soll, wird eine Hautellipse über dem Gelenk (1) ausgeschnitten, die Extensorsehne (2) der Länge nach gespalten, um das Gelenk darzustellen. Die Gesamtlänge der Inzision sollte nicht ein Drittel des Umfangs des Zehens überschreiten, um die Blutversorgung nicht zu gefährden; man verbleibt direkt auf der skelettären Oberfläche, um Schaden im neurovaskulären Versorgungsbereich zu vermeiden. Exzessiver Zug am Zeh sollte vermieden werden (besonders nach knöchernen Exzisionen), um einen arteriellen Spasmus zu vermeiden. Für das «Filetieren» der Zehe sollte eine longitudinale Inzision im Bereich der Extensorsehne (3) zur Anwendung kommen.

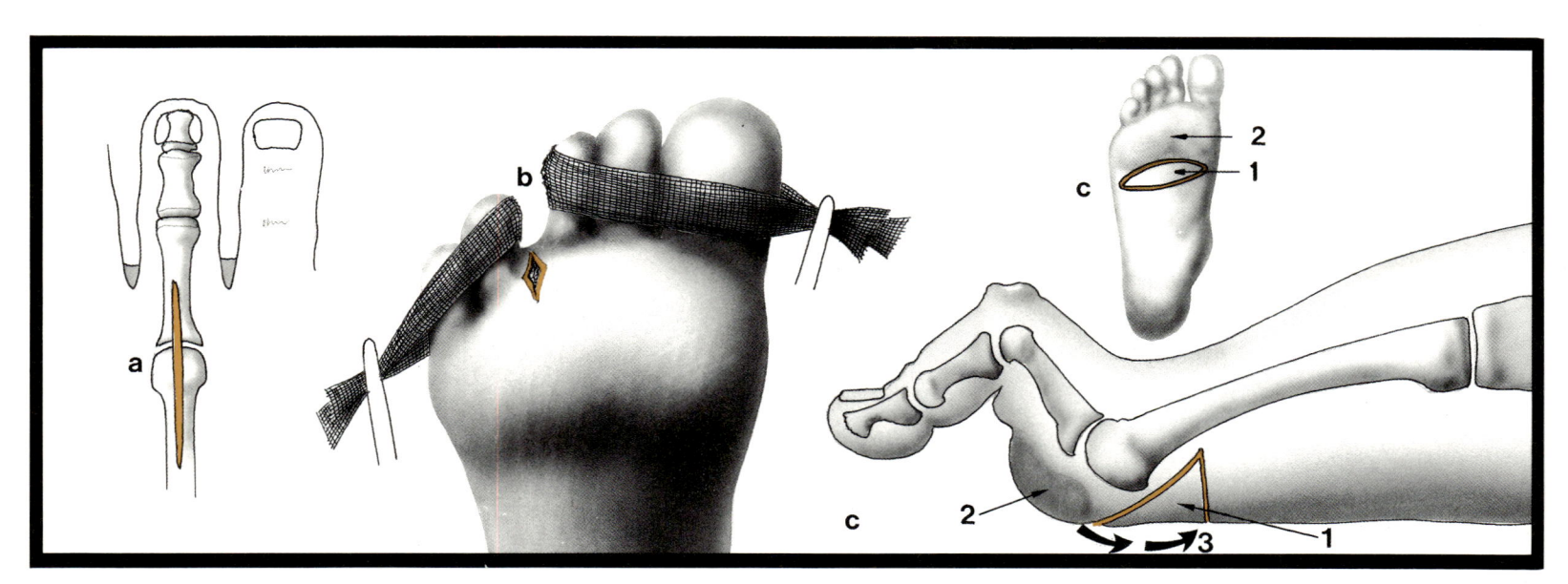

45. Zehen II–V; Metatarsophalangealgelenke: a) Um ein MP-Gelenk darzustellen wird eine dorsale Inzision über der Extensorsehne angelegt, wobei dies nach beiden Seiten zur Seite gehalten wird. Vertikale Inzisionen tendieren jedoch dazu, Celoide zu bilden und sollten wo immer möglich vermieden werden. b) Um einen Plantarnerv nahe an seiner Bivokation darzustellen muß die entsprechende Zwischenzehenfalte aufgespreizt werden, wobei Schlingen von Gazetupfern verwandt werden können. Man sollte versuchen jede Erweiterung der Wunde nach proximal in die druckaufnehmenden Fettpolster zu vermeiden. Wenn der Hautschnitt angelegt ist, wird das darunterliegende dicke Fettpolster mit einer Pinzette stumpf eröffnet, um den digitalen Nerv darzustellen. c) Um alle MP-Gelenke, beispielsweise beim rheumatischen Fuß, in einer Operation nach FOWLER oder einer ähnlichen Operation darzustellen, wird eine elliptische Hautinzision (1) proximal des metatarsalen Fettpolsters angelegt (2). Am Ende des Eingriffs kann das Fettpolster zurückgezogen werden, damit seine Schutzposition (3) unter den rekonstruierten Metatarsophalangealgelenken wiederhergestellt wird. Ausgedehnte Wunden dieser Art, besonders beim Rheumafuß, heilen oft langsam. Besondere Sorgfalt sollte bei der Behandlung der Hautkanten erfolgen, um hier Quetschungen zu vermeiden und die Vernähung der Wunde sollte sehr sorgfältig erfolgen. Postoperativ wird der Fuß hochgelegt bis eine gute Wundheilung eingesetzt hat.

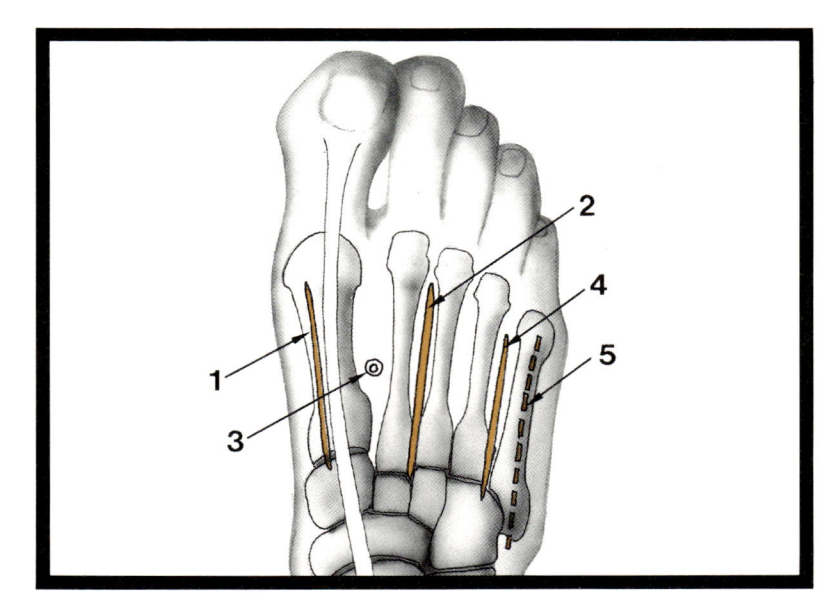

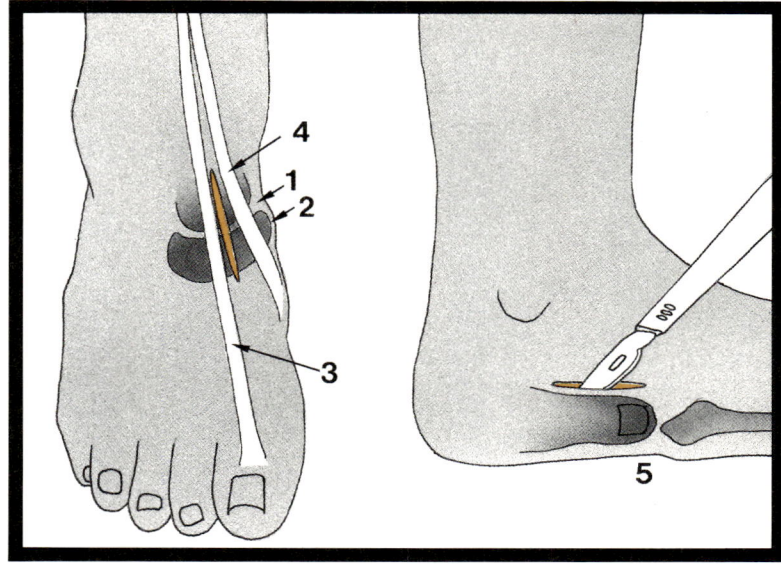

46. Metatarsalia: a) Für Zugang zum 1. Metatarsale wird eine dorsomediale Inzision direkt medial des Randes des Extensor hallucis longus (1) angelegt. b) Bei Metatarsalfrakturen mit lateraler Abweichung wird eine Inzision (2) zwischen dem 2. und 3. Metatarsale angelegt, die Zugang zu beiden Metatarsalia gewährt. So kann auch eine Stabilisation des wichtigen 2. Metatarsales durchgeführt werden und dies vermeidet die Eröffnung des Raums zwischen dem 1. und 2. Metatarsale, der die wichtige Anostomose (3) zwischen der A. dorsalis pedis und den lateralen plantaren Arterien enthält. Wenn das 4. und 5. Metatarsale dargestellt werden müssen, kann eine zusätzliche Inzision zwischen ihnen (4) angelegt werden. c) Das 5. Metatarsale kann durch eine dorsolaterale Inzision (5) dargestellt werden.

47. Talonaviculargelenk: Das Gelenk (1) wird durch Palpation seiner dorsalen Oberfläche identifiziert, wobei die Tuberositas des Naviculare (2) als Anhaltspunkt dient. Der große Zeh wird bewegt, um die Sehne des Extensor hallucis longus (3) zu identifizieren und der Fuß wird proniert und supiniert, um die Sehne des Tibialis anterior (4) darzustellen. Die Inzision wird über dem Gelenk und zwar zwischen den Sehnen angelegt. Das Retinakulum der Extensoren und die Kapsel werden durchtrennt, um das Gelenk darzustellen. **Calcaneocuboidalgelenk:** Der Daumen des Operateurs wird auf den Prozessus styloideus der 5. Metatarsale gelegt und eine horizontale Inzision wird genau darüber angelegt. Die Fascie des Extensor digitorum brevis wird im Verlauf der Hautinzision eröffnet, um das Gelenk darzustellen (5).

Literatur, Sprunggelenk und Fuß

1. Colonna PC, Ralston EL 1957 Am J Surg 82:44
2. Scaglietta Nicola 1980 Campbell's operative orthopedics. Mosby, St Louis, p 34
3. Henry AK 1957 Extensile exposure. Livingstone, Edinburgh, p 268
4. Henry AK 1957 Extensile Exposure. Livingstone, Edinburgh, p 247
5. Koenig F, Schaefer P 1929 Z Chir 215:196
6. Muller, Allgower, Schneider, Willeneger 1977 Manual of internal fixation. Springer Verlag, Berlin, p. 245
7. Gatellier J. Chastang 1924 J Chir 24:513
8. Patrick J 1947 J Bone Joint Surg [Br] 47B:236
9. Ollier P 1892 Paris (Quoted In: Steindler A 1925, Appleton, New York)
10. Müller, Allgöwer, Schneider, Willeneger 1977 Manual of internal fixation. Springer Verlag, Berlin, p 290
11. Broomhead R 1932 Proc R Soc Med 25:1082
12. Crawford A et al 1982 J Bone Joint Surg [Br] 64A:1355
13. Henry AK 1957 Extensile exposure, Livingstone. Edinburgh, p 303
14. Fowler A 1959 J Bone Joint Surg [Br] 41B:507.

Sachregister

Acetabulum 88, 91–93, 97–98, 100–101
–, Frakturen 89
Achillessehne (Tendo calcaneus) 150, 153–155, 158, 160, 161
Acromionektomie 25, 37
Arteria
– axillaris (s. a. Axillargefäße) 30, 33
– brachialis 30, 56
– femoralis 113, 125
– peronealis 154
– plantaris (medial u. lateral) 160
– poplitealis 123, 136–138
– radialis 69, 70, 78
– subclavia 24, 33–34
– tibialis anterior 141, 143, 151, 152
– tibialis posterior 144, 154
– ulnaris 71, 76
Arthroplastik
–, Ellenbogen 51, 58, 62–63
–, Hüfte 89, 90–91, 95–98, 102–105
–, Knie 129, 133–134
–, Schulter 26–29
Atlas u. Atlantooccipitalgelenk 5, 7–8
Avila-Zugang zum Iliosacralgelenk 101
Axillargefäße 24, 30
Axis 5, 7–8

Bandnaht
–, Knie 129
–, Sprunggelenk
–, –, lateral 149, 150, 157
–, –, medial 158
Blindnagelung 114
Boyd-Zugang zum Ellenbogen 72
Broomhead-Zugang zum Sprunggelenk 158
Bruch s. *Fraktur oder Körperteil bzw. Knochen*

Calcaneocuboidalgelenk 163
Calcaneus, Zugänge 150, 160, 161
cervicale Spondylodese 4, 5
cervicale Traktion s. Schädelextension
Cincinnati-Zugang (Sprunggelenk u. Fuß) 149, 155
Colonna u. Ralston (Sprunggelenk) 150, 158
Costo-Transversektomie 11, 12–14
Cuboid s. Os cuboideum

Darstellung: *siehe Körperregion bzw. -struktur*
De Quervain's Tenosynovitis 73
Dekompression des vorderen Kompartiments (Schien- und Wadenbein) 140
Dekompression des Rückenmarks
–, cervical 4, 5
–, lumbal 11
–, thoracal 16

Ellenbogenzugang
–, hinterer 51, 62–64
–, Indikationen 51

–, lateral 51, 56–58
–, medial 51, 60–61
–, nach Boyd 72
–, nach Fiolle u. Delmas 55–56
–, nach Gordon 71–72
–, nach Kocher 58
–, vorderer 51, 52–56
Epiphyseolysis capitis femoris
–, distaler Femurteil 114
–, proximaler Femurteil 107

Femurzugang
–, distaler Femurteil 114, 123–125, 129, 133–138
–, proximaler Femurteil (s.a. Hüfte) 89, 92, 113, 114, 115–118
–, Schaftmitte
–, –, antero-lateral nach Henry 113, 120–121
–, –, lateral 119–120
–, –, medial 113, 123–125
–, –, posterior 125–127
–, –, postero-lateral 113, 120–123
Fibulazugang
–, distaler Fibulateil 157–158
–, proximaler Fibulateil 145–146
–, Schaftmitte 140, 145
Fiolle u. Delmas, Zugänge
–, Ellenbogen 55–56
–, Plexus brachialis 33–34
Fowler, Vorfußrekonstruktion 148, 162
Fraktur
–, Acetabulum 89, 90–98, 100–101
–, Barton-Fraktur 66, 70
–, Femur
–, –, distaler Teil 113, 114, 123–125, 129
–, –, proximaler Teil 89, 92, 113–118
–, –, Schaftmitte 113, 114, 119–123, 125–127
–, Fibula
–, –, distaler Teil 140, 154–155, 157
–, –, proximaler Teil 140, 142, 145–146
–, –, Schaftmitte 140, 145
–, Galeazzi-Fraktur 66, 70
–, Humerus
–, –, distaler Teil 51, 52–53, 55–58, 60–64
–, –, proximaler Teil 25, 26–29, 36–39
–, –, Schaftmitte 43, 44–50
–, Malleolus
–, –, lateral 149, 156
–, –, medial 149, 158–159
–, –, posterior 149, 153–154
–, Monteggia-Fraktur 66, 71–72
–, Olecranon 51, 62–63, 66, 71–73
–, Os naviculare 76–78
–, Patella 129, 133–134
–, Radius
–, –, distaler Teil 66, 70
–, –, proximaler Teil 51, 56–58, 66, 68–69
–, –, Schaftmitte 66, 68–69
–, –, zusammen mit Ulna-Fraktur 71–72

–, Scapula 25, 39–41
–, Smith-Fraktur 66, 70
–, Tibia
–, –, distaler Teil 150, 151–157, 159
–, –, proximaler Teil 121, 129, 132–135, 139
–, –, Schaftmitte 140, 141–144
–, –, zusammen mit Fibula-Fraktur 145
–, Ulna
–, –, distaler Teil 78–79
–, –, proximaler Teil s. Olecranon
–, –, Schaftmitte 67–72
–, Wirbelsäule
–, –, cervicaler Teil 4, 5, 6–8
–, –, lumbaler Teil 16, 17–18
–, –, thoracaler Teil 11
freie Körper (im Gelenk)
–, Ellenbogen 51
–, Knie 129
Fuß, Zugang in der Porta pedis 159, 160

Galeazzi-Luxationsfraktur 66, 70
Gelenkersatz (s. a. Arthroplastik)
–, Ellenbogen 51
–, Hüfte 89
–, Knie 129
Gordon-Zugang zum Ellenbogen 71, 72

Hämorrhagie, Kontrolle
–, bei Zugängen zur Halswirbelsäule 4
–, bei Zugängen zur Lendenwirbelsäule 16
Handfläche 84–85
Handgelenkszugang
–, anterior 74, 75–76
–, lateral 74, 78
–, medial 74, 78, 79
–, posterior 74, 77
Hardinge (Hüfte) 88, 106
Hasting-Rahmen 17
Henry, Zugang
–, antero-lateraler, zum Femur 120–121
–, vorderer, zum Radius 68–69
–, vorderer, zur Schulter 24, 26–28
–, zur Identifikation des N. axillaris 31
Hochgeschwindigkeitsbohrer z. Decortication 4
Hüftzugang
–, Carnesale-Zugang 88, 100–101
–, Hardinge-Zugang 88, 106
–, hinterer 88, 93–98
–, lateraler 88, 102–106, 107
–, medialer 88, 109–110
–, Moore-Zugang 88, 92–98
–, Ollier-Zugang 107
–, Smith-Petersen-Zugang 88, 90–93
–, «southern approach» 88, 92–98
–, Stookey-Zugang 99
–, vorderer 88, 90–93
–, Watson-Jones-Zugang 118

Sachregister

Humeruszugang
–, distaler 51, 52–53, 55–58, 60–64
–, Indikationen 43
–, proximaler 25, 26–29, 36–39
–, Schaftmitte
–, –, antero-lateral 43, 44–45
–, –, antero-medial 43, 45–47
–, –, posterior 43, 48–49

Infektionen
–, Knochen u. Gelenke: *siehe Körperregion bzw. -teil*
–, Weichteile am Finger 83
Interphalangealgelenke
–, der Finger 82–83
–, der Zehen 162
Intramedulläre Nagelung
–, Femur 113
–, Tibia 139

Judet-Zugang (Schulter) 139

Keats u. Margese-Zugang (Hüfte) 110
Kniezugang
–, hinterer (s. a. postero-) 129, 136–138
–, Indikationen 129
–, Kocher-Zugang 128, 134–135
–, Mercedes(-stern)-Zugang 128, 135
–, parapatellärer
–, –, lateral 128, 134–135
–, –, medial 128, 133–134
–, postero-lateral 128, 132
–, postero-medial 128, 132
–, transversaler (Meniskus) 132–133
–, vertikaler (Meniskus) 128, 130–132
Kocher-Zugang
–, antero-lateral (Knie) 128, 134–135
–, Calcaneus 161
–, Ellenbogen 58
–, Sprunggelenk u. Fuß 157
König u. Schafer-Zugang (Sprunggelenk) 159
Körper, freie s. *freie Körper (im Gelenk)*

Lendenwirbelsäulenzugang
–, antero-lateraler 16, 19–20
–, Indikationen 16
–, postero-lateraler 16, 19
–, postero-medianer 16
–, thoraco-abdominaler 16
Ludloff-Zugang (Hüfte) 109
Luxation
–, Acromioclavicular-Gelenk 25, 34
–, Hüfte
–, –, instabile, hintere 89, 95–98
–, –, kongenitale 89, 90–91, 109–110
–, –, zentrale 89, 90–98, 100–101
–, Patella, rezidivierend 129, 132–134
–, Schulter
–, –, hintere 25, 39–40
–, –, vordere 25, 26–29
–, –, vordere, rezidivierend 25, 26–29, 34–35

Meniskektomie, Inzisionen 129
Metacarpophalangealgelenke
–, Finger und Daumen 81
–, Großzehe und kleine Zehen 161–162
Mercedes(-stern)-Inzision (Knie) 128, 135
Metacarpale 81
Metatarsale 149, 150, 163

Nagelung
–, blind, Hüfte 114
–, intramedullär
–, –, Femur 114

–, –, Tibia 139
Nervus
– axillaris 31, 39–40
– cutaneus lateralis femoris 111
– interosseus posterior 51, 59–60
– ischiadicus 114, 149, 154
– medianus
–, –, Axilla 30
–, –, Ellenbogen 51, 54–55
–, –, Handgelenk 75
–, –, Oberarm 50
–, –, Unterarm 71
– musculocutaneus 28, 30
– obturatorius 110
– peronealis communis 140, 146
– peronealis profundus 140, 151, 152
– plantaris 159, 160
– radialis
–, –, Ellenbogen 51, 55
–, –, Oberarm 43, 45, 49
–, –, Schulter 36
– tibialis 144, 149, 154
– ulnaris
–, –, Ellenbogen 51, 61, 62
–, –, Handgelenk (tiefer Ast) 79
–, –, Oberarm 49
–, –, Unterarm 71
Neurom, plantares 149, 150, 162

Ollier-Zugang
–, Hüfte 107
–, Subtalargelenk 149, 150, 157, 158
Os
– cuboideum 150, 163
– lunatum 75
– naviculare 78
– trapezium 78
Osteochondritis dissecans
–, Ellbogen 51
–, Knie 129
–, Sprunggelenk 149, 150

Palmar manus s. *Handfläche*
Parapatellärer Zugang
–, –, lateral 131–132
–, –, medial 133–134
Phalangen
–, Finger 82–84
–, –, mittellateraler Zugang 82–83
–, Zehen 161–162
Plexus brachialis
–, Darstellung, vorderer Zugang 30, 31–33
–, –, Zugang n. Fiolle u. Delmas 33–34
–, –, Konfiguration 41
–, –, Identifikation der Bestandteile 30
Porta pedis, Zugang zum Fuß 159–160
Psoasabszeß 16

Radiuszugang
–, distaler 70
–, kombiniert mit Ulnazugang 71–72
–, proximaler 57–58
–, Schaftmitte (Henry) 68–69
Rhachiotomie, laterale 11, 12–14
Roberts-Zugang (Acromioclaviculargelenk) 34
Rotatorenmanschette 25

Salzer u. Zuckriegel-Zugang (Hüfte) 109
Schädelextension 4, 6
Schulterzugang
–, hinterer 24, 39–40
–, Indikationen 25
–, Judet-Zugang (hinterer) 41

–, Roberts-Zugang (Dislokation des Acromioclaviculargelenks) 34
–, subdeltoidaler 24
–, –, distale Abklappung des M. deltoideus 39
–, –, proximale Abklappung des M. deltoideus 38, 39
–, supero-lateraler 24, 30
–, –, erweiterter 37
–, –, mit Acromionektomie 37
–, von vorne (Henry) 24, 26–28
–, –, axillär 24, 34–35
–, –, erweiterter 29, 31
–, –, für Dislokation des Acromioclaviculargelenks 34
–, –, Wundschluß 35
Sehnen (s. a. Tendo)
–, Hand
–, –, Extensorsehnen 81
–, –, Flexorsehnen 84
–, Handgelenk
–, –, Extensorsehnen 74, 77
–, –, Flexorsehnen 74, 75, 76
–, Unterarm
–, –, des M. abductor pollicis longus 73
–, –, des M. extensor pollicis brevis 73
Sprunggelenk und Fuß, Indikationen 150
Sprunggelenkszugang
–, anterolateral 152–153
– AO-Schule (Broomhead) 158
– Cincinnati-Darstellung 155
–, hinterer 149
–, –, direkt 155
–, –, lateral zur Achillessehne 153–154
–, –, medial zur Achillessehne 154
Stookey-Zugang (Hüfte) 99
Subtalargelenk 149, 150, 152, 156, 158, 159
Synovektomie
–, Ellenbogen 51
–, Knie 129

Taluszugang
–, hinterer Anteil des Halses od. calcaneale Oberfläche 154, 156
–, Kopf und Hals 163
–, obere Gelenkfläche 151–153, 158–159
Talonaviculargelenk 163
Tendo calcaneus 150, 153–155, 158, 160, 161
Thompson-Zugang (Femur) 113, 120–121
Thoracalwirbelsäulenzugang
–, Indikationen 11
–, hinterer 11
–, postero-lateral 11, 12–14
–, transthoracal 11, 14–15
Tibiazugang
–, antero-lateral 140, 142
–, antero-medial 140, 141–142
–, hinterer 140, 143–144
–, Indikationen 140
–, postero-lateral 145
Tillaux-Fraktur (Tibia) 150
Trochanter major
–, Abtragung 108
–, Refixation 100, 104
Trochanter minor, Darstellung 110
Tuberositas ischii 99

Ulnazugang
–, hinterer 67
–, kombiniert mit Radiuszugang 71

Veleanu (N. obturatorius) 110

Watson-Jones-Zugang (Hüfte) 118

Z-Plastik, Planung 83–84
Zugang: *siehe Körperteil bzw. -region oder Autor*

Aus unserem Fachbuch-Programm

McRae
Praxis der Frakturenbehandlung
2. Aufl. 1987. X, 318 S., 1212 Abb., kt. DM 58,–

Dieser Leitfaden erzielt eine hohe Anschaulichkeit durch seine didaktische Gliederung, durch eine außerordentliche Fülle von Bildmaterial mit sehr guten Röntgendarstellungen und straff gehaltenen Texten.

McRae
Klinisch-orthopädische Untersuchung
2., bearb. Aufl. 1989. VIII, 215 S., 821 Abb., kt. DM 54,–

Ein sehr hilfreiches Kompendium, das durch seine Systematik, Vereinfachung und Bildhaftigkeit den Zugang zur orthopädischen Untersuchungstechnik und Befunderhebung als Grundlage für Diagnose und Behandlung in der Praxis erleichtert.

Hempfling
Einführung in die Arthroskopie
1989. XII, 457 S., 422 Abb., 98 Tab., geb. DM 128,–

Das Buch gibt Richtlinien an die Hand, wie die Indikationsstellung kritisch durchdacht werden soll und wie die Arthroskopie an allen Gelenken angewandt werden kann. Klinische und röntgenologische Voraussetzungen werden genannt, die die Indikation zur Arthroskopie kritisch durchleuchten sollen; dazu wird die Anatomie als Voraussetzung zur endoskopischen Untersuchung von Gelenken ausführlich geschildert.

Hempfling
Arthroskopie
Indikation · Bedeutung · Begutachtung

1990. Etwa 272 S., 70 Abb., 49 Tab., kt. etwa DM 98,–

Hempfling
Farbatlas der Arthroskopie großer Gelenke
1987. XII, 361 S., 649 teilw. vierfarb. Abb. mit 712 Einzeldarst., geb. DM 330,–

Inhalt: Historische Entwicklung, Technik und Anästhesie der Arthroskopie · Das Schultergelenk · Das Ellenbogengelenk · Das Handgelenk · Das Hüftgelenk · Das Kniegelenk · Das obere Sprunggelenk · Eigene Ergebnisse · Sachregister

Keats
Röntgenatlas der Normvarianten
Röntgenbilder, die Krankheiten vortäuschen

1990. Etwa 1085 S., 2164 Abb. mit 3618 Teilabb., geb. etwa DM 348,–

Hoerster et al.
Regionalanästhesie
Operativer Bereich – Geburtshilfe – Schmerztherapie

3., neubearb. u. erw. Aufl. 1989. 299 S., 225 meist farb. Abb., geb. DM 124,–

Renton
Orthopädie
1990. Etwa 384 S., etwa 431 Abb., etwa 54 Tab.

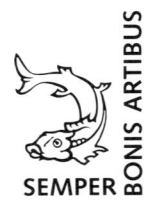

Preisänderungen vorbehalten

GUSTAV FISCHER VERLAG — SEMPER BONIS ARTIBUS — Stuttgart New York